Beate Steiner ■ Klaus Krippner

Psychotraumatherapie

Beate Steiner ■ Klaus Krippner

Psychotraumatherapie

Tiefenpsychologisch-imaginative Behandlung
von traumatisierten Patienten

Mit einem Geleitwort
von Léon Wurmser

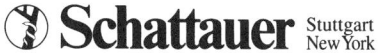

Dipl.-Psych. Beate Steiner
Liebigstr. 13a
64293 Darmstadt
E-Mail: Beate-Steiner@t-online.de

Dr. med. Klaus Krippner
Wiesenstr. 19–21
58452 Witten
E-Mail: klaus_krippner@web.de

Bibliografische Information der Deutschen Bibliothek
Die Deutsche Bibliothek verzeichnet diese Publikation in der Deutschen Nationalbibliografie;
detaillierte bibliografische Daten sind im Internet über <http://dnb.ddb.de> abrufbar.

Besonderer Hinweis:
Die Medizin unterliegt einem fortwährenden Entwicklungsprozess, sodass alle Angaben, insbesondere zu diagnostischen und therapeutischen Verfahren, immer nur dem Wissensstand zum Zeitpunkt der Drucklegung des Buches entsprechen können.
Das Werk mit allen seinen Teilen ist urheberrechtlich geschützt. Jede Verwertung außerhalb der Bestimmungen des Urheberrechtsgesetzes ist ohne schriftliche Zustimmung des Verlages unzulässig und strafbar. Kein Teil des Werkes darf in irgendeiner Form ohne schriftliche Genehmigung des Verlages reproduziert werden.

© 2006 by Schattauer GmbH, Hölderlinstraße 3, 70174 Stuttgart, Germany
E-Mail: info@schattauer.de
Internet: http://www.schattauer.de
Printed in Germany

Lektorat: Anne Katrin Bläser, Bonn
Umschlagabbildung: Veronika Oepen-Duré, „Angst vor Nähe"; E-Mail: verodure@gmx.de
Satz: YellowHand GbR, 73257 Köngen, www.yellowhand.de
Druck und Einband: fgb – freiburger graphische betriebe

ISBN-10: 3-7945-2465-9
ISBN-13: 978-3-7945-2465-5

Geleitwort

Alle Patienten mit schweren Neurosen und Borderline-Störungen kommen zu uns, beladen mit der Wirkung schwerer, wiederholter, früherer oder späterer Traumatisierung und oft, aber nicht immer, mit den Erinnerungen daran. Bei manchen sind diese Traumata entweder stark verdrängt oder in anderer Form abgespalten und dissoziiert, oder sie sind so sehr zum Bestandteil der eigenen Identität geworden, dass sie niemals symbolisch repräsentiert werden konnten (s. Küchenhoff 1990). Bei anderen ist die Traumatisierung ganz offensichtlich, in Form von schwerer Gewalttätigkeit gegen sich selbst oder als Gewalt zwischen den Eltern oder sonst im Umfeld (aus politischen oder sozialen Gründen) oder in Form von sexuellem Missbrauch. Ganz häufig finden wir aber auch viel besser versteckte Formen von Traumatisierung: Chronische Demütigung, seelenblinde oder seelenmörderische Behandlung und namentlich auch ständige „Doublebind"-Mitteilungen, die beinhalten, gleich was man auch tue, man verfehle immer die richtige Antwort.

> Es ist eine riesige und oft ungeheuer schwierige Arbeit, solche Traumatisierungen, auf welcher Ebene sie immer erfolgt sein mögen, durchzuarbeiten und so den Patienten Hilfe und Erleichterung zu bringen und tiefere strukturelle Veränderungen zu bewirken.

Eine Zugangsweise ist die Psychoanalyse oder psychoanalytisch orientierte Psychotherapie, mit der ich am meisten vertraut bin. Aber auch ich bin mir der Grenzen dessen, was wir mit dieser Methode bei diesen Patienten zu erreichen vermögen, nur zu oft schmerzlich bewusst. Die Aufgabe ist zumeist dann die, wie wir besser mit den „Introjekten", den „inneren Objekten", und den durch sie bedingten überwältigenden Affekten und Trieben umgehen können – bei diesen Patienten, „die letztlich versuchen, mit einer Erfahrung zu leben, mit der sich nicht leben lässt". Es bedeutet vor allem, die „Introjekte" und Affekte durch die Worte und Bilder im achtungs- und verständnisvollen Gespräch, also durch die emotionale Gegenwart eines verstehenden Anderen, allmählich zu entgiften. Ein Patient, selbst Kind von Holocaust-Überlebenden, erwähnte das Wort des chassidischen Rabbi Elimelech von Lizensk, dass jeder Chassid einen „*chavér ne'emán* – einen treuen Freund" haben solle, mit dem er oft, zumindest einmal wöchentlich, über seine inneren Konflikte mit seinen Triebwünschen („*Jetzer haRa*") sprechen könne. Nirgendwo ist dies besser möglich als in jenem intimsten aller Gespräche: der Psychoanalyse, der psychoanalytisch orientierten Psychotherapie und dem durch die psychoanalytischen Einsichten geleiteten freundschaftlichen Gespräch.

Aber die beiden Autoren zeigen uns noch einen anderen Weg, wie man als „treuer Freund oder Freundin" die Last vermindern, ja vielleicht abnehmen und tiefere Veränderungen bewirken kann, nämlich durch die intensive Arbeit an der Imagination: der suggestiv und mit viel klinischem Takt angeleiteten, aber doch dann letztlich vor allem innerlich gesteuerten Wirkkraft innerer Bilder, der systematischen Belebung von Phantasien auf manchen Ebenen und mit starker affektiver Beteiligung, der Öffnung eines „schöpferischen Raumes". Dies ist jedoch einzig möglich dank der starken emotionalen Unterstützung, einer Art „liebender Begleitung" durch einen *„chavér ne'emán"* (oder eine *„chaverá ne'emaná"*, die Femininform), das heißt durch einen loyalen Freund oder eine getreue Kameradin, wie das die Therapeuten bei diesem Verfahren sein müssen, und wie das in wunderbarer Weise feinsinnig und in vielen Einzelbeispielen von den beiden Autoren dargestellt wird.

Die Wirkung der Methode wird vielleicht in den folgenden Sätzen am besten erläutert: „In der imaginativen Symbolisierung wird in der Vorstellung eine neue Lösung angestrebt: Dadurch wird eine unterbrochene Handlung zu Ende geführt und erlebt, dass die erwachsene Person heute wirkmächtig ist. Dieses Erleben von Wirkmächtigkeit heute setzt eine deutlich erfahrbare Grenze gegenüber der Ohnmacht und Hilflosigkeit von damals. Die Anwesenheit der hilfreichen Gestalten, des unterstützenden und schützenden Psychotherapeuten und die kompetente Präsenz des erwachsenen Patienten verhindern, dass die ursprüngliche traumatische Szene affektüberflutenden Charakter bekommt und damit retraumatisierend wird. Auch wenn regressiv starke Affekte wiederbelebt werden, wird das erwachsene Ich der Patientin oder des Patienten innerhalb eines solcherart gestalteten Vorgehens vor einer Affektüberflutung bewahrt und eine Retraumatisierung so verhindert. Denn wir nehmen an, dass das beschriebene Vorgehen auch eine allmähliche *Mentalisierung von Affekten* … bewirkt, durch ein gleichzeitiges Erleben und selbstbeobachtendes Verarbeiten des Erlebens." Dies trifft gut die oft sehr schwierig einzustellende Balance auch in der psychoanalytischen Arbeit zwischen affektivem Erleben und intellektuellem Verstehen, zwischen Hier und Da und Damals und Dort, zwischen der emotional intensiven Arbeit an und in der Übertragung und der symbolischen Darstellung und Wortgebung. Gerade bei schwer Traumatisierten ist es vielfach sehr schwierig, ein richtiges Gleichgewicht zu finden. Dies aber scheint den Autoren vortrefflich geglückt zu sein.

Die sorgfältigen und eingehenden Beschreibungen vieler Patienten zeigen in überzeugender und für mich sehr eindrücklicher Weise, welche Veränderungen und Entwicklungen mit dieser Behandlungsmethode der Katathym Imaginativen Psychotherapie (KIP) möglich sind. Diese Umgestaltung der Phantasiewelt besitzt eine frappante Macht der Konfliktlösung, die vielleicht auch vermehrt im klassisch-analytischen Verfahren angewandt werden könnte, und ist der Spieltherapie bei Kindern und Jugendlichen sehr vergleichbar. Besondere Aufmerksamkeit wird dabei der Wiederholung der Traumata in der Über-Ich-Übertragung in ihrer masochistischen Form und der traumatisierenden Übertragung in ihrer sadistischen Form geschenkt, aber auch vor vorzeitigen oder unzeitigen Übertragungsdeutungen wird gewarnt.

Ein weiterer großer Wert dieses Werkes liegt in der sehr umfassenden Darstellung der Theorien der Traumabehandlung aus verschiedenen Perspektiven, namentlich auch der klassisch-psychoanalytischen (das Vorgehen basiert auf den Erkenntnissen der KIP „und der Tiefenpsychologie, den neueren Strömungen der Psychoanalyse sowie der Psychotraumatologie" und der Neurowissenschaft). Gerade die Übersicht über das gesamte theoretische Feld des Traumaverständnisses und der Traumabehandlung (v. a. der Werke von Fischer und Riedesser, von Reddemann und Sachsse) und die genaue Untersuchung der Verflechtung von Trauma und Konflikt – immer begleitet von kürzeren oder eingehenderen Fallbeispielen – geben dem Buch einen zusätzlichen großen Wert.

Namentlich kritisieren die beiden Autoren das langjährige Verkennen des traumatischen Hintergrunds in der Borderline-Theorie und -Behandlung. So zitieren sie Ursula Gast (1997), wie die 20-jährige Borderline-Forschung zwar die gewalttätige und vergewaltigende Dynamik wahrgenommen habe, „ohne diese jedoch als das Ergebnis realer Gewalt zu begreifen".

Es ist daher ein Werk, das sowohl eine bedeutende theoretische wie praktische Hilfe für alle Therapeuten sein kann, als auch eine schöne Synthese des psychoanalytischen Denkens und Wirkens mit einem suggestiv-kathartisch-imaginativen Vorgehen darstellt.

Léon Wurmser

Motto

„Die Wunden können nie völlig verheilen, die Traumata nie ganz ungeschehen gemacht, die damit verbundenen Affekte nie ganz ausgelöscht und die Konflikte nie ganz gelöst werden. Doch scheint es mir ein ganz wesentlicher Teil der Psychotherapie, und ganz besonders auch der Analyse zu sein, das unerträgliche Erleben in das Schöpferische und Allgemeinmenschliche einzubinden und so eine Distanz von der tiefen Trauer und dem Schmerz zu schaffen. Das Schöpferische gerade in seiner Komplexität integriert das Gegensätzliche und hebt das, was im Konflikt steht, auf eine Ebene, wo es sich gegenseitig ergänzt, wo es also komplementär wird. Nicht alle Patienten sind dazu bereit und fähig. Aber diese Sublimationsfähigkeit ist eine ganz gewaltige therapeutische Hilfe. Allgemeiner gesprochen sind die Phantasien als gewaltige Gegenmacht zur Traumatisierung zu sehen, selbst wenn sie zu einer Spaltung zwischen wirklicher Welt und Welt der Tagträume führen (analog dem Spiel Winnicotts ‚potential space between me-extensions and the not-me' und dem ‚pretend mode of functioning', siehe Target & Fonagy 1996, S. 471)." (aus Léon Wurmser „Magische Verwandlung und tragische Verwandlung"; Göttingen: Vandenhoeck & Ruprecht 1999, S. 308)

Danksagung

Wir möchten an dieser Stelle vor allem Alfred Schulze in Frankfurt am Main danken, der mit umfangreichen Literaturrecherchen, -hinweisen und -auszügen zu den Schlüsselbegriffen „inneres Kind", „Introjekt" und „Trauma", in zahlreichen Gesprächen und mit redaktionellen Bearbeitungen viel dazu beigetragen hat, dass dieses Buch möglich wurde. Besonders bedanken möchten wir uns auch bei unseren Patientinnen und Patienten, die uns die Erlaubnis zur Veröffentlichung von Stundenmitschriften gegeben haben. Unser Dank gilt weiterhin den Teilnehmerinnen und Teilnehmern unserer Seminare. Auch möchte ich – Klaus Krippner – besonders meiner Frau danken, die mir in vielen Diskussionen und durch ihr kritisches Zuhören wertvolle Anregungen gegeben hat.

Vorwort

Die Vorstellung, dass traumatische Ereignisse nicht nur aktuelle seelische Erschütterungen, sondern auch nachwirkende, manchmal sogar unauslöschliche Veränderungen des Erlebens und des Wohlbefindens bewirken können, stößt immer wieder auf Ablehnung und Unglauben. Davor bewahrt auch nicht das Phänomen, dass die Beschäftigung mit dem Trauma wieder in Mode gekommen ist. Im Gegenteil, oft genug wird dies wiederum als Argument genommen, um die Bedeutung von Traumatisierung in der Psychogenese einer Erkrankung zu schmälern.

Nach wie vor findet die Beschäftigung mit „Trauma" in einem affektiv hoch aufgeladenen Raum statt, der genaues Hinsehen und Urteilen – auch wissenschaftliches Erforschen – immer wieder erschweren und beeinträchtigen kann. Es fällt schwer anzuerkennen, dass bei jeder Patientin und jedem Patienten, letztlich bei jedem Menschen traumatische Erlebnisse in seiner Lebensgeschichte und persönlichen Dynamik eine Rolle spielen. „Es ist lediglich eine Frage unterschiedlicher Schwere, inwieweit Persönlichkeit und Schicksal dadurch geprägt worden sind" (Wurmser 1999, S. 77).

Wenn das Anerkennen traumatischer Erlebnisse in der Lebensgeschichte und der persönlichen Dynamik verleugnet werden muss, kann dies dazu führen, weniger schwere Traumatisierung im klinischen Alltag zu übersehen und auch die Folgen schwerer Traumatisierung nicht angemessen zu diagnostizieren – und somit auch nicht angemessen zu behandeln.

Womit hängt es zusammen, dass die Beschäftigung mit Traumatisierung immer wieder auf Ablehnung und Unglaube stößt? Ihr scheint ein oft unauflöslicher Widerstand zu Grunde zu liegen, der damit im Zusammenhang steht, dass „der Einbruch traumatischer Gewalt noch bis ins hohe Alter jede Lebensgeschichte in ihren Grundfesten erschüttern und möglicherweise auch endgültig zerstören kann". Das Bewusstsein, „dass wir alle, solange wir leben, psychisch verwundbar, zerstörbar und damit immer in einem radikalen Sinne schutzbedürftig bleiben, stellt eine fortwährende narzisstische Wunde dar, an die niemand gerne erinnert werden möchte – auch Psychoanalytiker (und Psychotherapeuten; die Autoren) bilden da keine Ausnahme" (Ehlert-Balzer 1996, S. 291).

Vor allem auch, wenn es um Extremtraumatisierung geht, setzt dieser hartnäckige Widerstand ein. Ernst Federn, der die Judenverfolgung und das KZ überlebte, schreibt:

Vorwort

„Der bloße Bericht über den Schrecken ist unheimlich für die Nichtbetroffenen, weil er sie an etwas allzu Vertrautes, aber längst überwunden Geglaubtes, in den Bereich bloßer Phantasie Abgeschobenes erinnert (vergleiche Freud 1919). Menschen, denen so Schreckliches widerfahren ist, geht man aus dem Weg, man meidet sie wie die aus der Hölle Zurückgekehrten in Dantes ‚Inferno' – und die Opfer nehmen Rücksicht und meiden ihrerseits das Gespräch über ihre Erlebnisse: Wer davon erzählt, muss fürchten, dass die Zuhörer ihm nicht glauben oder dass ihnen das Gehörte so peinlich ist, dass man mit dem Erzählen lieber aufhört" (Federn 1986, S. 465, zit. in Ehlert-Balzer 1996, S. 292).

Jean Améry, ebenfalls Opfer der Judenverfolgung und KZ-Überlebender, bringt seine Erfahrung eindringlich zum Ausdruck:

„Wer der Folter erlag, kann nicht mehr heimisch werden in der Welt ... Das zum Teil schon mit dem ersten Schlag, im vollen Umfang aber schließlich mit der Tortur eingestürzte Weltvertrauen wird nicht wiedergewonnen. Dass der Mitmensch als Gegenmensch erfahren wurde, bleibt als gestauter Schrecken im Gefolterten liegen: Darüber blickt keiner hinaus in eine Welt, in der das Prinzip Hoffnung herrscht" (Améry 1966, S. 73, zit. in Ehlert-Balzer 1996, S. 292).

Diese – nach Federn und Améry zitierten – eindrücklichen Beschreibungen dessen, was traumatische Erfahrungen aus einem Menschen machen können, werden uns später als Teil der wissenschaftlichen Definition von Fischer und Riedesser (1999) wieder begegnen, in der die dauerhafte Erschütterung von Selbst- und Weltverständnis als ein wichtiges Kriterium eines Traumas gilt.

Je weiter Traumata historisch zurückliegen, umso eher scheinen wir bereit, sie als solche erinnernd ertragen zu können. In den siebziger und achtziger Jahren des vorigen Jahrhunderts waren in vielen Ländern Lateinamerikas die Militärs an der Macht. Erst allmählich wagen sich zivile, meist nominal linksgerichtete Nachfolgeregierungen daran, die düstere Vergangenheit aufzuarbeiten. Jüngstes Beispiel ist der Bericht einer unabhängigen Kommission in Chile, der die Gräueltaten – Folter, Verschleppung, Tötung – des Regimes Augusto Pinochet schonungslos offen legt (vgl. *Süddeutsche Zeitung* Nr. 279, 1.12.2004, S. 2) Die gegenwärtigen Berichte über Folter, über weltweite Kriegsgewalt, -verfolgung und deren Folgen nehmen wir oft in Mustern vorgegebener „Betroffenheit", jedoch meist distanziert und affektisoliert zur Kenntnis und gehen danach wieder zur Tagesordnung über.

Die vielen Traumata, die sich in Beziehungen ereignen, die vielgestaltig und -gesichtig sind und durch Seelenblindheit (vgl. Wurmser 1990, 1993, 1999) bis hin zum Seelenmord (Shengold 1989) verursacht werden, wozu auch Kindesmisshandlung und sexueller Missbrauch gehören, werden immer wieder gerne in den Bereich der Phantasie abgeschoben, weil nicht sein kann, was nicht sein darf. Weltweit werden vor allem Kinder im Rahmen des so genannten Sextourismus körperlich und seelisch ausgebeutet und per Internet Kinderpornografie tausendfach an den Mann gebracht.

Unseres Erachtens sind gerade die Traumata, die auf Seelenblindheit und Seelenmord basieren, einem Teufelskreis gleich, mitverantwortlich für die historischen Grauen der Vergangenheit und gebären fortwährend neues familiäres und gesellschaftliches Grauen.

Erwähnt sei hier auch ein Urteil des Bundesgerichtshofs (BGH) in Karlsruhe, der eine vierjährige Haftstrafe für den sexuellen Missbrauch an einem Baby durch einen zweiunddreißigjährigen Angeklagten als zu hoch ansah und deshalb das Verfahren an das Landgericht Bielefeld zurückverwies. Diese Entscheidung begründete der BGH unter anderem damit, dass „Spätfolgen" für das zur Tatzeit erst drei Monate alte Mädchen „nicht zu erwarten" seien. Diesen „zu Gunsten des Täters sprechenden Umstand" hätten die Bielefelder Richter bei der Verurteilung des Angeklagten ungenügend berücksichtigt (Aktenzeichen: 4 STR 64/03, zit. in *Focus* 7/2003).

Eine solche, das Opfer verhöhnende Entscheidung kommt einer Einladung an potenzielle Täter gleich, sich möglichst an Säuglingen zu vergreifen.

Die Verharmlosung von Traumatisierung, das Verleugnen und das Nicht-wahr-haben-Wollen dessen, was geschieht und geschehen ist, betrifft die Gesellschaft als Ganzes und leider auch immer wieder unsere Profession. Die Angst vor eigenen Konflikten, die durch die Berichte über schreckliche traumatische Erfahrungen und ihre Folgen in uns ausgelöst, und eigene Traumata, die damit berührt werden könnten, spielen auf der Seite der Behandelnden mehr oder weniger latent grundsätzlich immer eine Rolle (vgl. Ehlert-Balzer 1996). Nicht zuletzt deshalb bedarf es unseres Erachtens eines geschützten Raumes, in dem sich Behandler und Patienten dem Trauma stellen können, damit es gelingt, dem Unerträglichen Worte zu geben und mit Hilfe von Phantasie und Imagination in einer übergreifenden Synthese „dem Schöpferischen in unserem Dasein den Weg zu öffnen" (Wurmser 1999, 2003, 2004).

Ende der 90er Jahre hat, ausgehend von den USA, das Interesse an Traumaproblemen in der modernen psychiatrischen Literatur zugenommen, haben Herman und van der Kolk (1987) sowie Reddemann und Sachsse (1997a) „die enge Beziehung zwischen Borderline-Pathologie und schwerer Traumatisierung beschrieben. Dabei wurde vor allem als Trauma nur körperliche Misshandlung, sexueller Missbrauch und die Anwesenheit bei Gewalttätigkeit zu Hause betrachtet. Ausgelassen sind andere wichtige Traumata, wie frühes Verlassenwerden, schwere körperliche Erkrankungen und operative Eingriffe, und vor allem auch emotioneller Missbrauch, der ja besonders nachhaltig wirkt" (Wurmser 1999, S. 70).

Wir wissen heute, dass die Verarbeitung von Realtraumatisierungen zur Symptombildung vieler schwerer Neurosen und Persönlichkeitsstörungen beiträgt. So gilt es heute als sehr wahrscheinlich, dass es in der Kindheit von Patientinnen und Patienten mit zum Beispiel Konversionssymptomatik nicht nur pathogene Konflikte, sondern auch Entwicklungsschäden im Sinne von Traumata,

Verlusterlebnissen und schlecht verarbeiteten Bedingungen des sozialen Milieus gab (vgl. Hoffmann u. Hochapfel 1995, S. 194). Für die schweren dissoziativen Störungen des Bewusstseins ist die ätiologische Rolle von Kindesmissbrauch gesichert. Bei psychogenen Krampfanfällen ist an die Möglichkeit von realem Inzest bei den Patientinnen und Patienten zu denken.

Schwere, pathogene Traumatisierungen, wie sie sich in schweren Neurosen, Persönlichkeitsstörungen und der chronischen Psychotraumatischen Belastungsstörung (Fischer u. Riedesser 1999) niederschlagen, sind häufig frühkindlicher Art, doch nicht auf diese beschränkt. In der Pathogenese sollten wir dem besondere Beachtung schenken, was wir als Seelenblindheit und Seelenmord kennen, die Verachtung für das Individuell-Seelische, die Überstimulierung und Grausamkeit (vgl. Wurmser 1999 u. a.).

Seelenblindheit verstehen wir als „die Vereitelung eines menschlichen Grundbedürfnisses ... in seiner Individualität geachtet, als Selbstzweck anerkannt und als Subjekt gewürdigt, ... im tiefsten Sinne gesehen oder erkannt zu werden". „... je schroffer die Individualität missachtet wird, je rücksichtsloser der Andere einen zu seinen Zwecken missbraucht und je mehr man als Objekt, als Gegenstand behandelt wird" (Wurmser 1999, S. 209), umso tiefer und umfassender empfindet man Scham. Seelenblindheit ist eine Sonderform, ein Aspekt dessen, was Shengold als Seelenmord beschreibt.

> „Shengold definiert ,Seelenmord' als ,den absichtlichen Versuch, die besondere Identität eines anderen Menschen auszulöschen oder zu kompromittieren, ... das Opfer der Fähigkeit zu berauben, Freude und Liebe als eigenständige Person zu empfinden'. Der Begriff bezeichnet ... eine bestimmte Kategorie traumatischen Erlebens: von Zeiten wiederholter und chronischer Überstimulierung, die mit solchen emotionaler Versagung abwechseln und absichtlich von einem anderen herbeigeführt wurden. Diese Überstimulierung führt zu traumatischer Angst und Wut, aber auch zur Grausamkeit, Unmenschlichkeit und doch auch wieder Unverlässlichkeit des Gewissens." (Wurmser 1999, S. 209)

Bei der Darstellung unseres Konzeptes zur Behandlung traumatisierter Menschen mit Imaginationen im Rahmen tiefenpsychologischer und analytischer Psychotherapie geht es uns in erster Linie um die in Kindheit und Jugend durch Seelenblindheit und Seelenmord traumatisierten Patientinnen und Patienten. Sie bilden die Patientengruppe, die nach wie vor zu einem beträchtlichen Teil die ambulanten Praxen aufsucht. Uns ist daran gelegen, in unserer psychotherapeutischen Arbeit reale Traumatisierungen, insbesondere solche, die sich in Beziehung ereignen und auch rein emotional-kommunikativer Art sein können, zu berücksichtigen und die daraus resultierende Bedeutung auch intrapsychischer Konflikte zu beleuchten. Das schließt nicht aus, dass sich unser Ansatz auch gut eignet, im Rahmen von Krisenintervention (vgl. Teil II) bei akuter Traumatisierung in der Behandlung fruchtbar zu werden.

Unser psychotherapeutisches Vorgehen basiert auf theoretischen und praktischen Erkenntnissen der Katathym Imaginativen Psychotherapie (KIP) und der Tiefenpsychologie, den neueren Strömungen der Psychoanalyse sowie der Psychotraumatologie und versucht, neurowissenschaftliche Erkenntnisse mit einzubeziehen. Auch wir zielen, wie in den modernen Psychotraumatherapien üblich und wie es bereits Janet, als einer der Pioniere der Psychotraumatherapie, formuliert hat, auf eine Abfolge von Stabilisierung, Traumabearbeitung und Integration des Traumas in die Persönlichkeit. Unser Konzept der Psychotraumabehandlung erweitert und vertieft die Methode der Katathym Imaginativen Psychotherapie, in die es eingebunden ist. Wir sprechen von Psychotraumabehandlung mit der Katathym Imaginativen Psychotherapie. Katathym Imaginative Psychotherapie wird im Rahmen der Richtlinienpsychotherapie als Methode der tiefenpsychologisch fundierten Psychotherapie anerkannt. Sie wird aber auch in der Praxis im Rahmen analytischer Psychotherapie angewendet. Ein 2001 in Halle abgehaltener Kongress widmete sich dem Thema der Traumatisierung; das Buch *Psychotraumatologie und Katathym Imaginative Psychotherapie*, herausgegeben von Bahrke und Rosendahl (2001), fasst Ergebnisse aus der Praxis der KIP, die bei diesem Kongress vorgetragen wurden, zusammen.

Wir, die Autoren dieses Buches, haben das uns vorliegende erfahrungsbezogene und theoretische Wissen sowie eigene Erfahrungen und Kenntnisse zu einem speziellen Fortbildungscurriculum (100 Stunden umfassend) gebündelt und vermitteln ärztlichen und psychologischen Psychotherapeuten und Kinder- und Jugendlichen-Psychotherapeuten diese Kenntnisse und Erfahrungen. Darüber hinaus haben die Kolleginnen und Kollegen die Möglichkeit, an vertiefenden Fortsetzungsseminaren über die Bedeutung besonders von Scham, Schuld und Masochismus in Verbindung mit Traumatisierung und an fortlaufender Supervision teilzunehmen.

Die Erfahrungen und Ergebnisse unserer bisherigen Arbeit und ihre theoretische Verortung stellen wir in diesem Buch vor. Es wendet sich vor allem an die Kliniker in der ambulanten psychotherapeutischen und analytischen Arbeit, die vorzugsweise mit chronisch traumatisierten Patienten arbeiten. Das heißt, es geht um solche Patientinnen und Patienten, die, wie Fischer und Riedesser (1999) es ausdrückten, sich oft schon seit ihrer Kindheit darum bemühen, die überwältigenden, physisch und/oder psychisch Existenz bedrohenden, oft unverständlichen Erfahrungen zu begreifen, die letztlich versuchen, mit einer Erfahrung zu leben, mit der sich nicht leben lässt.

Um die vorgeschlagenen Behandlungsmöglichkeiten angemessen anwenden zu können, ist ein bestimmtes Basiswissen über traumatische Erfahrungen und ihre Verarbeitung und Psychodynamik unabdingbar. Das Buch ist deshalb so aufgebaut, dass es in Teil I diese Basisinhalte vermittelt. Teil I kann vom kundigen Leser als Repetitorium und von weniger Kundigen als Einstieg in die Theorie der Psychotraumatologie genutzt werden. In dem vertiefenden, breit angelegten praktischen Teil II werden dann die Arbeitsweise und die theoretische Verortung der Psychotraumabehandlung mit der KIP dargestellt, die auf der Tiefenpsychologie, der Psychoanalyse, fußen.

Vorwort

Wenn wir zunächst skizzenhaft verschiedene Konzepte zum „psychischen Trauma", wie sie in der Vergangenheit verstanden wurden, darstellen, berufen wir uns auf eine Entwicklung von über 100 Jahren, an deren Anfang Charcot, Janet, Freud und Ferenczi stehen, deren Pionierleistungen für das Verständnis traumatischer Einflüsse auf psychische Vorgänge bis in die Gegenwart von Bedeutung sind. Danach gehen wir der Frage nach, wie „psychisches Trauma" heute konzeptualisiert wird. Dabei beziehen wir uns auf eine Definition von Fischer und Riedesser (1999), die die wichtigsten Merkmale des Traumas zusammenfasst, die in der modernen Traumaforschung gegenwärtig diskutiert werden, und das Ineinandergreifen von innerem und äußerem Geschehen in den Blick nimmt. Ihre Traumadefinition erweitern sie zu einem „Verlaufsmodell psychischer Traumatisierung". In diesem „Verlaufsmodell" ist der moderne Pionier der psychotraumatischen Disziplin, Horowitz, ein nordamerikanischer Psychoanalytiker, mit seinem Ansatz vertreten. Trauma wird in diesem Konzept als Prozess verstanden und so auch die zeitliche Dimension einbezogen. Darüber hinaus stellen wir Wurmsers Konzept psychischer Traumatisierung vor. Wurmser beschäftigt sich seit vielen Jahren aus psychoanalytischer Sicht mit den weitreichenden Folgen vor allem psychischer Traumatisierung. In seinem Konzept betont er explizit die Dialektik von Trauma und Konflikt in der Neurose und von innerem und äußerem Geschehen. Er versteht Trauma und Konflikt nicht als Gegensätze, sondern als komplementär und weist seit über zwei Jahrzehnten darauf hin, dass die Konflikte umso absoluter sind, je schwerer die Traumatisierung ist (vgl. Wurmser 1990, 1993, 1999, 2003, 2004). Eine solche Sichtweise löst die strikte Dichotomisierung von Konflikt und Trauma, wie sie im herkömmlichen Verständnis der Psychoneurosen vorherrscht, auf. Hier wird angenommen, dass bei den Psychoneurosen die Abwehrmechanismen eine Traumatisierung verhindern und es stattdessen zu einem inneren neurotischen Konflikt und zu einer Symptombildung kommt, wohingegen bei der traumatischen Neurose das Ich durch das Trauma überwältigt werde und die Abwehrmechanismen zunächst nicht zum Einsatz kämen (vgl. Mertens 1992, S. 254). Löst man die strikte Dichotomisierung von Konflikt und Trauma auf, entdeckt man: Psychoneurotischer Konflikt und Symptombildung und die traumatische Neurose weisen viele Gemeinsamkeiten und Überlappungen auf.

Sowohl der Ansatz von Fischer und Riedesser als auch der von Wurmser ist psychoanalytischem Denken verpflichtet; alle drei betonen die Dialektik innerer und äußerer Faktoren.

Zusätzlich diskutieren wir die Bedeutung einiger neuerer neurowissenschaftlicher Erkenntnisse über die Grundlagen von Traumatisierung. Mittlerweile zeigt sich auch, dass neurobiologische Verstehensansätze psychoanalytische Denkmodelle untermauern können (vgl. *Spektrum der Wissenschaften* 10, 2004; *Psyche* 9/10, 1998).

Für ein einführendes Verständnis von Traumaverarbeitung und Symptomproduktion ist die Kenntnis der Basissymptome der Traumatisierung – 1. Übererregung, 2. Intrusion und 3. Konstriktion – notwendig und ihre Kenntnis ist für das Verständnis der psychodynamischen Prozesse wie für eine diagnostische

Einordnung unerlässlich. Deshalb werden auch sie in Teil I vorgestellt und anschließend wird verdeutlicht, dass eine Zuordnung zu diagnostischen Kategorien nicht immer einfach oder gar eindeutig ist. Da sie aber für den Praktiker von großem Interesse ist, möchten wir verdeutlichen, welche Diagnosen möglich sind, je nachdem, ob man von einem symptomatischen oder neurosenpsychologischen Ansatz ausgeht. Die Diagnose der Posttraumatischen Belastungsstörung wird in Anlehnung an Fischer und Riedesser (1999) einer kritischen Sichtung unterworfen, und es werden zusätzliche Diagnosekategorien benannt sowie differenzialdiagnostische Kriterien diskutiert. Eine Beschäftigung mit der Diagnostizierung von Traumatisierung kommt dabei unseres Erachtens nicht daran vorbei, sich mit der psychiatrischen Diagnose der Borderline-Persönlichkeitsstörung auseinander zu setzen und daneben die Diagnose schwerer Neurosen (vgl. Wurmser 1987, 1999, 2004) als zumindest gleichwertig zu diskutieren.

In Teil II werden wir die Arbeitsweise und die theoretische Verortung der Psychotraumabehandlung mit der KIP veranschaulichen. Dabei nehmen wir auch kurz Bezug auf die Behandlung akut Traumatisierter im Sinn einer Krisenintervention. Doch liegt der Schwerpunkt unserer Darstellung, wie betont, auf der Behandlung von Patientinnen und Patienten, die in der Kindheit und Jugend traumatisiert wurden. Dabei leistet nach unserer klinischen Erfahrung die Psychotraumabehandlung mit der KIP als imaginatives Verfahren, mit der Abfolge von Stabilisierung, Traumabearbeitung und Integration des Traumas in die Persönlichkeit, einen wichtigen Beitrag.

Die Psychotraumabehandlung mit der KIP legt von der ersten Begegnung mit den traumatisierten Patientinnen und Patienten Wert darauf, eine therapeutisch verlässliche und stabile Beziehung mit einer entsprechenden Rahmengestaltung aufzubauen und therapeutisch Ich-stabilisierend und -stützend zu arbeiten. Wie in der KIP üblich, wird den Patientinnen und Patienten ein imaginärer Raum (Schnell 1997) als Projektions- und Übertragungsfeld zur Verfügung gestellt. Dadurch wird die therapeutische Beziehung entlastet, und sie kann verstärkt Arbeitsbeziehung sein. Übertragungs- und Gegenübertragungsphänomene werden auch hier beachtet und thematisiert, wenn sie die Arbeitsbeziehung zu beeinträchtigen drohen (Leuner 1985, Wilke 1996a).

Stabilisierende narzisstisch restitutive Motive und Motive, die ermöglichen, neue Subjekt-, Objekt- und Interaktionsrepräsentanzen zu generieren, unterstützen in der Phase der Stabilisierung zusammen mit einer tragenden und haltenden psychotherapeutischen Beziehung und einem sicheren Rahmen einen Prozess, „das akut (oder chronisch; die Autoren) geschwächte Ich so schnell wie möglich in seine angestammte Position zurückzuführen". Denn eine psychotherapeutische Bearbeitung des Traumas und der traumatischen Reaktion setzt zwingend voraus, dass sich das Ich „von der traumatischen Erschütterung so weit erholt hat, dass es sich sicher genug fühlen kann, sich auf die Schwächung seiner Position … einlassen zu können" (Ehlert u. Lorke 1988, S. 352ff).

Auf der Basis von Sicherheit und Vertrauen wird in Gegenwart der Psychotherapeutin im weiteren Verlauf der Psychotherapie vor allem mit Hilfe

Vorwort

von Tagträumen und deren schöpferischem Potenzial die Phantasiewelt umgestaltet und so „eine neue Formung von Konfliktlösungen in der Auseinandersetzung mit Traumatisierung und überwältigenden Affekten" (Wurmser 1994, S. 10) ermöglicht und erreicht. Denn Tagtraum, Phantasie und inneres Sprechen enthalten die Möglichkeit, die Realität im „Als-ob-Modus" zu erleben, Kontrolle über die Situation zu gewinnen und sie aktiv zu modifizieren (vgl. Dornes 2004a, S. 186). Der „Als-ob-Rahmen" lässt uns in der „phantasierten Situation unsere Affekte nicht wie in realen Situationen (erleben), sondern probeweise oder abgeschwächt" (ebd., S. 186). „Wir kontrollieren die Szene nicht nur, sondern wir können sie auch aktiv gestalten und nach Belieben modifizieren, denn der Phantasie sind keine Grenzen gesetzt" (ebd., S. 197).

Diese regulatorische Kraft des Mentalen erlaubt es der Patientin oder dem Patienten, sich das Abgespaltene allmählich resymbolisierend wieder anzueignen. Im geschützten psychotherapeutischen Raum können so isolierte Fragmente langsam wieder zusammengeführt und kann Distanz zu überflutenden Affekten geschaffen werden. Auf diese Weise können Spaltung und Dissoziation allmählich aufgehoben und die traumatischen Erfahrungen als zur eigenen Biographie zugehörig angenommen werden.

Auf dem Hintergrund unseres tiefenpsychologischen Ansatzes bedeutet Psychotraumatherapie für uns Verschiedenes:
- Stabilisierung des geschwächten Ichs hin zu einer Funktionsweise, die es der Patientin oder dem Patienten ermöglicht, sich so weit von der traumatischen Erschütterung zu erholen, dass er oder sie sich sicher genug fühlt, sich auf den weiteren psychotherapeutischen Prozess einzulassen.
- Durchbrechen des Wiederholungszwangs, bei dem bedingt durch den Wechsel von Verleugnung (bis hin zur totalen Amnesie) und Intrusion – einem Teufelskreis gleich – die in der traumatischen Situation erlebte bedrohliche Realität ständig neu reinszeniert werden muss. Das Durchbrechen des Wiederholungszwangs geschieht durch die gezielt dosierte, auch imaginativ induzierte Auseinandersetzung mit den traumatischen Erfahrungen und Reaktionen, wobei das beobachtende Ich der Patientin bzw. des Patienten stets angesprochen wird und aus einer stabilisierten Position heraus agiert.

Unser Ziel ist es, dem stabilisierten Ich „einen Verstehensrahmen für die bis dahin unbegreiflichen Einbrüche traumatischer Realität" (Bohleber 2000, 2003) anzubieten und Schritt für Schritt die Wahrnehmungs- und Bedeutungsverleugnung und damit die Ich-Spaltung, die Dissoziation, aufzuheben. Mit Hilfe von Phantasie und Imagination wird versucht, dem Schöpferischen einen Weg zu öffnen, um in einer übergreifenden Synthese dem Unerträglichen Worte zu geben. So kann ein Prozess in Gang gesetzt werden, bei dem langsam das Traumatisierende psychisch repräsentiert, kontrolliert und allmählich integriert werden kann.

In einem länger dauernden Prozess der Behandlung werden mittels induzierter Tagträume verinnerlichte Traumata, die Bestandteil der inneren Struktur im Sinne der Introjektion geworden sind und sich in stetiger Selbsterniedrigung und

-bestrafung äußern, imaginativ und sprachlich symbolisiert, im „Als-ob-Modus" der Phantasie langsam modifiziert und so be- und durchgearbeitet.

Der gesamte psychotherapeutische Prozess beinhaltet den Versuch, die durch die Traumata bewirkten Konflikte, Paradoxien und Widersprüche, die das Seelenleben der Patientinnen und Patienten zerreißen, so miteinander zu vermitteln, dass eine Transformation gelingt und eine Ich-Erweiterung möglich wird (vgl. Wurmser 1987 u. a.; Fischer 1998).

Der psychotherapeutische Prozess zielt für uns wesentlich darauf, auf der Basis neuer Erfahrungen in der psychotherapeutischen Beziehung und mittels des imaginativen Erlebens und Interagierens, des bildhaften und wortsprachlichen Symbolisierens und Modifizierens allmählich veränderte Selbst-, Objekt- und Interaktionsrepräsentanzen aufzubauen, was nicht nur die intrapsychische Situation verändert, sondern konkrete Auswirkungen auf aktuelle zwischenmenschliche Interaktionen und die gesamte Lebensgestaltung hat. So kann eine neue Art und Weise des „Selbst-mit-dem-Anderen" (Fonagy et al. 2003, S. 846) entstehen, weil die traumabedingten Beziehungsstörungen nicht weiter lebensprägend bleiben.

Aus neurobiologischer Sicht haben Imaginationen über die gesamte Therapie (Stabilisierung, Traumabearbeitung und Integration des Traumas) hinweg Brückenfunktion. Sie besteht u. a. darin, die zwischen der Amygdala als Angstzentrale und dem Hippocampus als Vermittler verbaler Erinnerungen durch das Trauma zerstörte Verbindung wieder aufzubauen. Dadurch werden die emotional-nonverbalen traumatischen Eindrücke und Erinnerungsbilder – im Gedächtnis vor allem sensomotorisch und bildhaft, rechtshemisphärisch gespeichert –, die abgespalten vom verbalen und explizit logischen Denken sind, wieder mit der verbalen Erinnerung verbunden (vgl. Fischer u. Riedesser 1999, S. 221).

Wir möchten an dieser Stelle darauf hinweisen, dass wir Zitate orthographisch modernisiert haben. Wenn wir im Weiteren von Patienten sprechen, verwenden wir sowohl die weibliche als auch die männliche Form, manchmal aber auch nur eine der beiden. Das gleiche gilt, wenn von der Psychotherapeutin bzw. dem Psychotherapeuten die Rede ist.

Den dargestellten Fallbeispielen liegen handschriftliche Stundenmitschriften zu Grunde. Die Namen der Patientinnen und Patienten sind anonymisiert, und die Erlaubnis zur Veröffentlichung wurde eingeholt.

Beate Steiner
Klaus Krippner

Inhalt

Teil I Tiefenpsychologie und Trauma

1 Zum Konzept des psychischen Traumas 3
1.1 Neuere Konzepte des psychischen Traumas 13
    1.1.1 Der psychotraumatologische Ansatz
    von Fischer und Riedesser 16
    1.1.2 Der psychoanalytische Ansatz von Wurmser 24

2 Neurobiologische Erkenntnisse im Rahmen der Traumaforschung 44
2.1 Anatomische Strukturen 45
2.2 Auswirkungen von Extremstress 47
    2.2.1 Neurotransmitter und Neuromodulatoren 47
    2.2.2 Auswirkungen auf die Informationsverarbeitung 48
    2.2.3 Symptomatik aus neurobiologischer Sicht 50

3 Diagnostische Überlegungen 52
3.1 Die basalen Dimensionen von Traumaverarbeitung und Symptomproduktion 58
    3.1.1 Übererregung 58
    3.1.2 Intrusion 58
    3.1.3 Konstriktion 59
3.2 Dialektik des Traumas 61
3.3 Diagnose der Folgeerscheinungen eines Traumas auf symptomatischer Ebene 62
3.4 Neurosenpsychologische Diagnose 63
3.5 Anmerkungen zur Borderline-Diagnose 65

4 Allgemeine Regeln einer Psychotraumabehandlung 69

Teil II Imagination und Trauma

5 Psychotraumabehandlung mit der Katathym Imaginativen Psychotherapie (KIP) ___ 77

5.1 Katathym Imaginative Psychotherapie ___ 77
    5.1.1 Mentale Bilder und Imaginationen ___ 80
5.2 Grundvoraussetzungen der Psychotraumabehandlung mit der KIP ___ 82
    5.2.1 Stabilisierung als Voraussetzung der Psychotraumabehandlung ___ 84
    5.2.2 Wiederholungszwang und die Bedeutung von Übertragung und Gegenübertragung ___ 95
5.3 Phasen des psychotherapeutischen Prozesses in der Psychotraumabehandlung mit der KIP ___ 112
    5.3.1 Initial- und Stabilisierungsphase ___ 113
    5.3.2 Arbeit mit dem Konzept des „inneren Kindes" ___ 171
    5.3.3 Phase der imaginativen Auseinandersetzung mit dem traumatischen Geschehen ___ 194
    5.3.4 Integration des Traumas: Phase des Durcharbeitens und Trauerns ___ 254
    5.3.5 Abschlussphase der ambulanten Arbeit: Abschied und Neuorientierung ___ 309

Teil III Anhang

6 Diagnostische Klassifikationen ___ 321

6.1 Symptomorientierte Klassifikationen ___ 321
6.2 Schwere Neurosen ___ 327

7 Fortbildungscurriculum zur Psychotraumabehandlung mit der KIP ___ 329

8 Literatur ___ 332

Sachverzeichnis ___ 344

Teil I
Tiefenpsychologie und Trauma

1 Zum Konzept des psychischen Traumas

„Der psychologische Kern oder die Wahrheit des Traumas wird von einer unerträglichen seelischen Grausamkeit gebildet. Auf der Ebene des Subjekts bedeutet ein Trauma unermessliches seelisches Leiden." (Hillebrandt 2004, S. 23)

In diesem Kapitel werden wir skizzenhaft verschiedene Konzepte zum „psychischen Trauma" darstellen. Der in diesen Konzepten enthaltene Traumabegriff, dies sollten wir bedenken, versucht eine extrem verdichtete leidvolle emotionale oder affektive Erlebnisqualität darzustellen, wodurch sein Bedeutungsschwerpunkt auf der affektiven beziehungsweise emotionalen Dimension liegt (vgl. Hillebrandt 2004, S. 23).

Bei der nun folgenden Darstellung verschiedener Traumakonzepte beziehen wir uns vor allem auf Arbeiten von Sandler et al. (1987), Hirsch (1987), Fischer und Riedesser (1999) und Mertens (1992). Wir tun dies vor allem, um den historischen Bezug herzustellen und um die Kongruenzen und Divergenzen der verschiedenen Konzepte deutlich werden zu lassen, bis hin zu den heute gebräuchlichen.

Zunächst sei festgehalten, dass es neben den wissenschaftlichen Konzepten in der Naturgeschichte der Menschheit auch zahlreiche Belege gibt, die zeigen, dass die Menschen bereits in frühester Zeit über Kenntnisse und Praktiken verfügten (verschiedene Rituale, Sitten, Gebräuche), um die traumatischen Folgen von seelischen Verletzungen, Katastrophen, Verlusten und Kränkungen zu mildern.

Mit den Auswirkungen von Leiden, Tod, sozialer Gewalt und Naturkatastrophen und den Sinnfragen, die diese aufwerfen, beschäftigen sich Mythen, Religionen, Literatur und Philosophie. Ganz häufig werden in Dichtung und Literatur, in Märchen und Mythen traumatische Erfahrungen und Reaktionen geschildert sowie die tiefgreifenden, oft tragischen Konflikte (vgl. Wurmser 1989; Fischer 2000; Cremerius 2000), die sie erzeugen – aber auch Versuche zur Bewältigung und Überwindung.

Die Geschichte der modernen Wissenschaft und ihrer Beiträge zur Begründung explizit traumatologischer Konzepte psychologischer oder psychosomatischer Art beginnt in der Medizin mit der Übertragung des Traumabegriffs auf den Bereich des Psychischen und steht im Zusammenhang mit der Erforschung der Ursachen der Neurosen.

„Trauma bedeutet im Griechischen ‚Verletzung, Wunde', auch ‚Niederlage', und ist abgeleitet von den Verben *troein*, ‚durchbohren, verwunden, betören', und *terein*, ‚reiben, aufreiben, quälen, ängstigen' (verwandt mit dem lateinischen *terere* und dem deutschen *drehen*)" (Wurmser 1999, S. 67).

„1888/1889 gebrauchte der Neuropathologe Oppenheimer den Terminus ‚traumatische Neurose' erstmals für ein damals als ‚railway-brain' oder ‚railway-spine' bezeichnetes Leiden, das in der Folge von Eisenbahnunglücken beobachtet worden war". Zwar stellte er „einen Zusammenhang zwischen äußeren traumatischen Ereignissen und dem Krankheitsbild der Neurose her, führte dessen Symptome jedoch auf eine mikrostrukturelle Schädigung des ZNS zurück." (Fischer-Homberger 1975, S. 29f; Lorenzer 1966, S. 481, zit. in Sandler et al. 1987, S. 7)

Janet (1889), der als erster Gedächtnisstörungen beschrieben hat, die mit Traumatisierung einhergehen, erklärte post-expositorische Amnesien oder Hypermnesien (übergenaue Erinnerungsbilder) als eine Art Übersetzungsfehler, als Unfähigkeit, die traumatische Erfahrung in eine weniger furchterregende Erzählung zu übertragen. Er definierte als erster das wesentliche pathologische Element der Hysterie als „Dissoziation". Im Zustand der Dissoziation verlieren Hysteriker die Fähigkeit, die Erinnerung an überwältigende Ereignisse ihres Lebens zu integrieren. Teils unter Einsatz von Hypnose konnte Janet zeigen, dass traumatische Erinnerungen abnormal, getrennt vom übrigen Bewusstsein gespeichert werden. Die Auflösung der normalen Verbindungen zwischen Gedächtnis, Wissen und Gefühl betrachtete er als eine Folge der intensiven emotionalen Reaktion auf traumatische Ereignisse. Die vom Bewusstsein abgespaltenen, dissoziierten Erfahrungen können sich zu einem späteren Zeitpunkt erneut zeigen. Sie manifestieren sich als emotionaler und körperlicher Erlebniszustand, in Form von Vorstellungen und Bildern oder von Reinszenierungen im Verhalten. Können die Erlebniszustände nicht integriert werden, kann es im Extremfall zur Ausbildung unterschiedlicher Teilpersönlichkeiten kommen (entspricht der heutigen Diagnose der dissoziativen Identitätsstörung). Janet entdeckte, „dass traumatische Erfahrungen, die nicht mit Worten beschrieben werden können, sich in Bildern, körperlichen Reaktionen und im Verhalten manifestieren. Der ‚unaussprechliche Schrecken', den das Trauma hinterlässt, entzieht sich den höheren kognitiven Organisationsebenen, hinterlässt aber seine Spuren auf elementaren, semiotisch niedrigeren Repräsentationsstufen"[1] (Fischer u. Riedesser 1999, S. 33).

Auch in Freuds frühen Werken findet sich der Begriff der Dissoziation. Freud (1895) sieht in der Sexualität den entscheidenden Faktor der Pathogenese

---

1 Fischer und Riedesser bezeichnen diese psychische Struktur mit Erinnerungsfragmenten auf unterschiedlichen Repräsentationsebenen und der charakteristischen Spaltung von Wahrnehmungs- und Handlungsteil als Traumaschema.

1 Zum Konzept des psychischen Traumas

der Neurosen. Die hysterischen Symptome verstand er als „Wiederkehr einer Erinnerung" an intensive emotionale Erlebnisse – psychische Traumata –, die dem Bewusstsein nicht zugänglich waren, da die mit dem Erlebnis verbundenen Vorstellungen nicht psychisch verarbeitet und die Affekte nicht abreagiert worden waren. Indem Freud die anhaltenden Störungen der assoziativen Erlebnisverarbeitung durch psychische Traumata als Mechanismen der (hysterischen) Symptombildung beschrieb, konzipierte er das *psychische Trauma* nicht im Sinne eines einmaligen Auslösers, sondern als *„Fremdkörper"* (1893, S. 85), einem Herd vergleichbar, der im Psychischen als dauerndes psychopathogenetisches Agens wirksam bleibt.

Die für die Psychoneurosen (Hysterie, Zwangsneurose, Phobie – damals als „Abwehrneurosen" bezeichnet) spezifisch pathogenen Bedingungen sah Freud in traumatischen Kindheitserlebnissen aufgrund realer äußerer Ereignisse. Die entscheidenden Erfahrungen wurden als „wirkliche Irritationen der Genitalien" durch Bedienstete, Erzieher und Geschwister beschrieben (1896b, S. 380), die durch die *Verführungstraumata* verursachte „sexuelle Schädigung" (ebd., S. 382) schien über die neurotische Disposition zu entscheiden.

Die späteren Auswirkungen der sexuellen Kindheitstraumata, Verdrängung und Symptombildung, sah Freud von zusätzlichen, exogenen, endogenen und intrapsychischen Faktoren beeinflusst. Er führte aus, dass nicht die Verführungserlebnisse allein traumatisch wirken, sondern deren „Wiederbelebung als Erinnerung" in der Folge postpubertärer „Erlebnisse und Erregungen", die er als „spätere Traumata" bezeichnete (1896b, S. 381, 383, in Sandler et al. 1987, S. 7f). „Manchmal erst in der Pubertät kommen dem Kind die sexuellen Anklänge der Situation zu Bewusstsein. So wird die frühe Szene rückwirkend neu bewertet, diesmal im Bedeutungshorizont der entwickelten sexuellen Phantasien und Wünsche eines Adoleszenten" (Begriff der Nachträglichkeit).

„Hier nimmt der Traumabegriff eine Tendenz in sich auf, die sich in der gesamten Fortentwicklung des Freudschen Denkens findet: die zeitliche Einbindung der seelischen Phänomene in den Lebensentwurf und die Lebensgeschichte. Die Zeitstruktur der Nachträglichkeit muss beim Studium traumatischer Prozesse generell berücksichtigt werden. Dem trägt das ‚Verlaufsmodell der psychischen Traumatisierung' Rechnung." (Fischer u. Riedesser 1999, S. 36)

„Während Freud dem Verführungstrauma die ätiologisch entscheidende Rolle zuschrieb, verwendete er den Traumabegriff selbst pragmatisch zur Bezeichnung verschiedener, aber den Prozess der Psychopathogenese in signifikanter Weise beeinflussender innerer und äußerer Momente." (Sandler et al. 1987, S. 7f)

Unterschiedliche Phasen kennzeichnen Freuds Beschäftigung mit dem psychischen Trauma. Seine ursprüngliche Annahme (1895/1896a), dass eine reale traumatische Erfahrung, insbesondere sexuelle Verführung, jeder späteren hysterischen Störung zu Grunde liege, relativierte er später. Die Erforschung des kindlichen Sexuallebens ließ ihn seine verallgemeinernde Auffassung spezifizieren und die Rolle kindlicher Triebwünsche und Phantasiebildungen bei der Entstehung neurotischer Störungen herausarbeiten (1905d). Gleichwohl hielt Freud an einer realen Verführung als möglicher Ursache späterer Störungen weiterhin fest (vgl. Freud 1905, S. 91).

„Indem phasenspezifische Triebäußerungen, Ängste und Konflikte als die prototypischen, inneren Bedingungen hervorgehoben wurden, die dem Erleben gegebenenfalls traumatische Wirkung verleihen, wurde der Vorgang der Traumatisierung mehr als ‚Realisierung' unbewusster, triebhaft-lustvoller und zugleich bedrohlich-schuldhafter Wünsche aufgefasst. Damit erfolgte eine Akzentverschiebung auf die Bedingungen psychischer Traumatisierung und die traumatische Bedeutung akzessorischer Erlebnisse. Neben den wesentlich durch die ‚psychische Realität' determinierten traumatischen Erlebnissen unterschied Freud weiterhin durch äußere Einflüsse herbeigeführte Traumata – wie zum Beispiel bei traumatischen (Kriegs-)Neurosen – und andere massive, ‚die bisherigen Grundlagen des Lebens erschütternde' traumatische Erlebnisse, die er zwar für die Betroffenen als mit schweren Leiden und einer ‚Fixierung' an die Vergangenheit verbunden sah, aber dezidiert aus der Psychopathogenese der Neurosen ausklammerte (1916/1917, Seite 285)." (Sandler et al. 1987, S. 18)

„Freud nahm den Traumabegriff in ‚Jenseits des Lustprinzips' (1920g) wieder (im) Konzept vom Durchbruch des normalen Reizschutzes (auf). Die Frage nach den längerfristigen Auswirkungen, den früher postulierten ‚dauernden Störungen im Energiebetrieb' (1916/1917, Seite 284) beantwortete er mit der Einführung des von vielfältigen Motiven durchsetzten und im Todestrieb verankerten Wiederholungszwangs. 1926 griff Freud den Traumabegriff im Rahmen seiner zweiten Angsttheorie erneut auf (1926d.) Er unterschied zwischen der traumatischen und der Gefahrensituation und entsprechend zwischen automatischer Angst und Signalangst. Eine ‚traumatische Situation' stellt sich demnach ein, wenn das Ich einen exzessiven Zuwachs an unlustvoller Erregung, aus äußeren oder inneren Quellen herrührend, nicht durch ein Angstsignal antizipieren und entsprechende Abwehrmaßnahmen einleiten kann, oder das Ich nicht in der Lage ist, den Spannungszuwachs abzuführen und zu bewältigen. Das Ich befindet sich dann in einem Zustand der Hilflosigkeit und Überwältigung durch traumatische Angst." (Sandler et al. 1987, S. 18/19)

Ferenczi sagt: „In Momenten des Traumas verschwindet die Objektwelt ganz oder teilweise; alles wird objektlose Sensation" (1932a, S. 271). In seinem Aufsatz „Sprachverwirrung zwischen dem Erwachsenen und dem Kind – die Sprache der Zärtlichkeit und der Leidenschaft", gehalten als Vortrag auf dem Wiesbadener psychoanalytischen Kongress (1933), stellte er den interpersonellen und Prozess-

1 Zum Konzept des psychischen Traumas

Charakter psychischer Traumatisierungen im Verlauf der kindlichen Entwicklung heraus. Als Traumafolge beschrieb er einen Abwehrmechanismus „Identifizierung mit dem Angreifer aufgrund überwältigender Angst und Hilflosigkeit des Kindes und dessen Introjektion des Schuldgefühls des Erwachsenen" (1933, S. 309). Ferenczi fand diesen Mechanismus bei Patientinnen und Patienten, die reale inzestuöse Verführungen erlitten hatten. Die noch zu schwach entwickelte Persönlichkeit reagiere auf plötzliche Unlust anstatt mit Abwehr mit ängstlicher Identifizierung und Introjektion des Bedrohenden oder Angreifenden, weil für das nicht ganz entwickelte Kind das „Alleinsein ohne mütterlichen oder sonstigen Schutz und ohne ein erhebliches Quantum an Zärtlichkeit unerträglich ist" (1933, S. 310). In dieser Phase der passiven Objektliebe oder der Zärtlichkeit liegt aktive Objektliebe nur als spielerische Phantasie vor, zum Beispiel die Stelle des gleichgeschlechtlichen Elternteils einzunehmen, wohlgemerkt in der Phantasie, denn real könnten Kinder die Zärtlichkeit, insbesondere die der Mutter, nicht missen.

Einen weiteren Abwehrmechanismus sieht Ferenczi im plötzlichen „Aufblühen neuer Fähigkeiten nach Erschütterung". Dabei bringe „das sexuell angegriffene Kind ... die in ihm virtuell vorgebildeten zukünftigen Fähigkeiten, die zur Ehe, zur Mutterschaft, zum Vatersein gehören, und alle Empfindungen eines ausgereiften Menschen unter dem Druck der traumatischen Notwendigkeit plötzlich zur Entfaltung ..." (1933, S. 311). Diesen Vorgang nennt er traumatische (pathologische) Progression oder Frühreife. Dieser Vorgang kann unseres Erachtens auch in dem von Mentzos (1982) so bezeichneten pseudoprogressiven Modus der hysterischen Konfliktverarbeitung enthalten sein. Die Frühreife des sexuell angegriffenen Kindes bezieht sich neben dem emotionalen Bereich auch auf den intellektuellen und befördert oft, Verständnis und Sorge für die ganze Familie zu übernehmen und zum Psychiater der Erwachsenen zu werden. „Die Angst vor den hemmungslosen, also gleichsam verrückten Erwachsenen macht das Kind sozusagen zum Psychiater, und um das zu werden und sich vor den Gefahren seitens Personen ohne Selbstkontrolle zu schützen, muss es sich mit ihnen zunächst vollkommen zu identifizieren wissen" (S. 311).

1941 verfasste Kardiner sein Werk über die traumatische Neurose, basierend auf seinen klinischen psychotherapeutischen Erfahrungen mit amerikanischen Soldaten während des Zweiten Weltkriegs. Er beschrieb das wesentliche pathologische Element der Kriegsneurose mit ähnlichen Worten wie vor fünfzig Jahren Janet. Wenn ein Mensch von Hilflosigkeit und Angst überwältigt wird, „zerbricht der gesamte Apparat, der harmonisches, koordiniertes und zielgerichtetes Handeln möglich macht. Die Wahrnehmungen werden unpräzise und von Angst überflutet, das koordinierte Funktionieren von Entscheidung und Urteilsvermögen setzt aus ... sogar die Sinnesorgane können ausfallen ... Aggressive Impulse entladen sich chaotisch und nicht der Situation angemessen ... In manchen Fällen funktioniert das vegetative Nervensystem ohne Verbindung zum übrigen Organismus" (Kardiner u. Spiegel 1947, S. 186, zit. in Herman 1989).

Als erster bezeichnete er die traumatische Neurose als „Physioneurose", um damit die massiven physiologischen Erscheinungen traumatischer Reaktionen kenntlich zu machen. Viele Symptome, die bereits bei Soldaten des Ersten Weltkriegs beobachtet worden waren – „Schreckreaktionen, Überwachheit, ständiges Gefasstsein auf die Wiederkehr der Gefahr, Alpträume und psychosomatische Beschwerden – konnten ... als Folge der chronischen Erregung des vegetativen Nervensystems erklärt werden. Reizbarkeit und unerwartete Ausbrüche von Aggression bei traumatisierten Männern interpretierte er als zusammenhanglose Teile der ‚Kampf-oder-Flucht'-Reaktion, die aufgrund der überwältigenden Gefahr zerstört war" (Herman 1989, S. 36).

Er formulierte ein Syndrom von Folgeerscheinungen, das als Vorläufer der heutigen posttraumatischen Belastungsstörung gelten kann. Für ihn war eine von Rado geprägte Sichtweise der Neurose als einer Form des Anpassungs- und Bewältigungsversuchs leitend und wichtig. Es ging ihm darum, den Sinn hinter den Symptomen zu entdecken, um sie als Folgeerscheinungen zu verstehen. Er führte drei Leitmerkmale auf:
1. Schrumpfen oder Einengung des Ichs (ego contraction),
2. Verlöschen der inneren Ressourcen oder energetische Verarmung,
3. „Disorganization" (zu verstehen als Strukturverlust und möglicher Dissoziation).

Im Einzelnen beschrieb er eine sehr komplexe Symptomatik, die akut oder chronisch sein konnte und situationsbezogen mit dem Trauma assoziiert war: „mit Ermüdungserscheinungen und Lustlosigkeit, Depressionen, schreckhaften Reaktionen, wiederkehrenden Alpträumen, Phobien und Ängsten", sowie „eine Mischung aus impulsivem Verhalten und Unbeständigkeit der zwischenmenschlichen Beziehungen" und „eine Neigung zu Misstrauen, Verdächtigungen und Ausbrüchen von Wut und Gewalttätigkeit" (Fischer u. Riedesser 1999, S. 37).

> „Die kontinuierliche Untersuchung traumatischer Kindheitserlebnisse, ... wegen ihrer prädisponierenden, pathogenetischen oder auch adaptiven Auswirkungen ... Zentrum psychoanalytischen Interesses ..., hat in den letzten Jahrzehnten zu vielfältigen Ergänzungen und einer Reihe von Reformulierungen des Traumabegriffs geführt und insgesamt erheblich zu seiner Ausweitung beigetragen" (Sandler et al. 1987, S. 22).

Von Winnicott (1960) wurde die Rolle der Mutter, ihre Fähigkeit, den abhängigen Säugling vor Reizen zu schützen und „Halte-Funktion" auszuüben, betont, und damit der Einfluss der Objekte und Objektbeziehungen auf das Kind (vgl. Sandler et al. 1987, S. 22). Daraus folgend beschrieb er das Trauma als „Drohung des Nichtseins" (Winnicott 1958).

> „Die Untersuchungen von Spitz (1965) zur Entwicklung der Objektbeziehungen beim Säugling und den möglichen Folgen der Trennung von Mutter und Kind

1 Zum Konzept des psychischen Traumas

waren ein wesentlicher Ausgangspunkt für eine ganze Reihe weiterer Arbeiten über die Auswirkungen des Objektverlustes und der sensorischen und emotionalen Deprivation auf die Entwicklung der Objektbeziehungen und der Trieb- und Ich-Reifung. Im Zusammenhang mit diesen Untersuchungen wurde der Begriff des ‚Deprivationstraumas‘ geprägt."

„Greenacre (1952) hat sich mit unterschiedlichen Typen und Verlaufsformen psychischer Traumata in verschiedenen Entwicklungsabschnitten befasst. So untersuchte sie die Zusammenhänge zwischen der Geburt und dem Übergang vom neurophysiologischen Status des Säuglings zum psychischen, der subjektive Erfahrungen, Beobachtungs- und Kommunikationsverhalten einschließt, einerseits und der Entwicklung individueller Muster der Spannungstoleranz, Angstbereitschaft und narzisstischen Besetzung andererseits. Letztere beurteilte sie als prädisponierende Faktoren für spätere Traumata und Fehlentwicklungen. Ein späteres Überwiegen der somatischen Komponenten der Angstreaktion führte sie auf frühere Traumata zurück. Die phasenspezifischen Themen der libidinösen Entwicklung galten lange Zeit als Schlüssel zum Verständnis des psychischen Traumas und seiner Folgen." (Sandler et al. 1987, S. 11)

Von Bowlby stammt das auch heute noch bedeutendste Standardwerk zum Deprivationstrauma (1976, 1987). Als einer der ersten Psychoanalytiker hat er auf dem Hintergrund psychoanalytischer Theorie und Praxis die Auswirkung von frühkindlicher Deprivation – früher Elternverlust, häufig wechselnde Beziehungserfahrungen und Trennungstraumata – empirisch erforscht. Nicht nur in methodischer und methodologischer Hinsicht betrachten Fischer und Riedesser Bowlbys Werk als Vorbild für die Psychotraumatologie, auch in Bezug auf seine Herangehensweise, psychoanalytische Konzepte mit anderen Ansätzen, wie kognitiver Entwicklungspsychologie, neurobiologischen Konzepten und Verhaltensbiologie bis hin zur Soziologie, Epidemiologie und Kulturgeschichte, miteinander zu verbinden (vgl. Fischer u. Riedesser 1999, S. 38).

M. R. Khan (1963) hat mit seinem Konzept des „kumulativen Traumas" auf ein spezifisch pathogenes Potenzial der frühen Mutter-Kind-Beziehung hingewiesen, das auftrete, wenn die Mutter ihre Reizschutzfunktion für das Kind nicht ausreichend erfüllen kann. Dadurch komme es zu zahlreichen Mikrotraumata und sukzessiven Reaktionen des Kindes, die nur kumulativ traumatisch wirken, aber zu einer gestörten Mutter-Kind-Beziehung, einer Verzerrung der Ich- und Sexualentwicklung des Kindes und zu späteren Charakterstörungen, zum Beispiel schizoiden Charakterzügen, führen.

Balint (1970) schlägt eine (von Ferenczi angeregte) Drei-Phasen-Theorie des Traumas „im Felde der Zwei-Personen-Psychologie" vor. Seine Hypothese über die dynamische Feinstruktur traumatischer Situationen in der Kindheit stellt die Objektbeziehungen zwischen dem Kind und dem traumatogenen Objekt in den Mittelpunkt. Sein Trauma-Modell umfasst drei Phasen:

- Die Phase der vertrauensvollen Abhängigkeit des Kindes vom Erwachsenen.
- In der zweiten Phase verstößt der Erwachsene drastisch gegen die Bedürfnisse des Kindes (Überstimulierung durch Zärtlichkeit oder Grausamkeit), so dass sich eine durch gegenseitige Missverständnisse oder Verführung gekennzeichnete, leidenschaftliche Interaktion entwickelt.
- In der dritten traumatisierenden Phase wird die leidenschaftliche Interaktion vom Erwachsenen durch Abweisung abgebrochen. Es kommt zu einer für das Kind völlig unerwarteten und unverständlichen Zurückweisung, zu einem Erlebnis des „Fallengelassenwerdens" (vgl. M. Balint 1970, S. 346–358).

E. Kris (1956) schlägt eine Differenzierung zwischen „Schock"- und „Belastungstraumata" vor und weist auf die vielschichtige Einbettung traumatischer Episoden in die Thematik der jeweiligen Entwicklungsphase hin. Er betont, dass Traumata von ihrer Vorgeschichte und der Abwehr der mit ihnen verbundenen Phantasien überlagert würden. Auch der weitere Lebenslauf scheine mit darüber zu entscheiden, welche Erfahrungen traumatische Bedeutung annehmen. Ähnliche Beobachtungen teilte bereits A. Freud (1951) mit. Sie und Glover (1929) verweisen auf die Deckerinnerung traumatischer Episoden, für die der Begriff „screen-trauma" geprägt wurde.

„Sandler (1967) hat die Beziehung zwischen Schock- und Belastungstrauma zum Gegenstand einer Untersuchung aufgrund der Materialien des Hampstead Index gemacht". Er „kommt zu dem Schluss, dass hinsichtlich der längerfristigen Folgen weniger die traumatische Erfahrung selbst als vielmehr die Ich-Belastung und die Bewältigungsmöglichkeiten des Kindes in der posttraumatischen Phase ausschlaggebend seien. Bei letzteren komme der Unterstützung durch die Umwelt besondere Bedeutung zu" (Sandler et al. 1987, S. 13).

1967 hat A. Freud auf einem Symposium den Traumabegriff klar expliziert. Sie trug vor, dass nach wie vor davon ausgegangen werden muss,

„dass die traumatische Situation aus einer Erfahrung der Hilflosigkeit gegenüber einem Erregungszuwachs aus inneren und äußeren Quellen besteht (vergleiche Freud 1926). Innere und äußere Faktoren können interferieren: So kann es zum Beispiel vorkommen, dass an sich harmlose äußere Reize aufgrund innerer Konstellationen für den Betreffenden bedrohlich werden. (Ein Kind, das zum Beispiel mit starken aggressiven Impulsen gegenüber seinem jüngeren Geschwister beschäftigt ist, bekommt mit, wie sein Geschwister einen Gegenstand verschluckt hat und von der aufgeregten Mutter mit dem Notarzt sofort ins Krankenhaus gefahren wird: Der äußere Reiz bekommt so aufgrund der inneren hasserfüllten Phantasien eine immense Bedeutung, die traumatisierende Qualität annehmen kann.) Ein traumatisches Ereignis ist vor allem durch sein plötzliches und unerwartetes Eintreten gekennzeichnet, das die Abwehrmaßnahmen (zu denen auch Flucht gehören kann) außer Kraft setzt." (A. Freud 1967, S. 1834)

1 Zum Konzept des psychischen Traumas

Ein wesentliches Kriterium für ein Trauma ist nach dieser Auffassung das völlige Darniederliegen der Handlungsfähigkeit; kein einziger Ich-Mechanismus ist für die Bewältigung mehr verfügbar. Ein Trauma im eigentlichen Sinn des Wortes meint „eine innere Katastrophe, einen Zusammenbruch der Persönlichkeit aufgrund einer Reizüberschwemmung, die die Ich-Funktionen und die Vermittlertätigkeit des Ichs außer Kraft gesetzt hat" (A. Freud 1967, S. 1834, zit. in Mertens 1992, S. 248–249). Anhand von klinischen Beispielen verdeutlicht sie Traumatisierung als subjektives Erleben unabhängig vom Standpunkt eines äußeren Betrachters.

A. Freud betont die Bedeutung des gesamten psychischen Entwicklungsstandes des Kindes und der Umwelteinflüsse bei der Entsehung von Traumatisierung.

In einer erweiterten psychoanalytischen Sicht des Traumas gehen die Beobachtungen und Schlussfolgerungen überwiegend dahin,

> „dass Traumata nicht vereinzelt, sondern zumeist in Clustern auftreten (Milrod 1974) und dass auch das traumatische Potential einmalig akuter, dramatisch-bedrohlicher Ereignisse, zum Beispiel der Tod eines Elternteils, im Umfeld der gesamten familiären Atmosphäre und im Hinblick auf das kindliche Entwicklungsniveau zu beurteilen bleiben. Das Trauma steht im Kontext internalisierter und aktueller Objektbeziehungen. Lebensbedingungen, Charakterhaltungen, persönliche Bedürfnisse und unbewusste Phantasien der primären Objekte spielen eine wesentliche Rolle bei der Auslösung und Verarbeitung psychischer Traumata. Die Spanne der Einflüsse reicht von der familiären Toleranzschwelle für Stimulation und Erregung bis hin zu Kindesmisshandlungen und sexuellem Missbrauch." (Sandler et al. 1987, S. 1)

Verschiedene wissenschaftliche Konzepte zur Erklärung und Heilung psychischer Traumata sind bei historischen Anlässen entstanden:

Das Konzept der „traumatischen Neurose" wurde im 19. Jahrhundert entwickelt und im Ersten Weltkrieg ausgebaut, als die Psychiatrie mit den Opfern von Kriegsneurosen konfrontiert war. 1941 hat Kardiner wie 50 Jahre vor ihm bereits Janet die pathologischen Elemente der Kriegsneurose als „Physioneurose" beschrieben. Die wissenschaftliche Beschäftigung mit psychischer Traumatisierung wurde nachhaltig nach dem Zweiten Weltkrieg durch Überlebende des Holocaust angeregt.

> „Die psychotisch verzerrten Umweltbedingungen der Judenverfolgung und KZ-Inhaftierung durch die Nationalsozialisten haben den Opfern Brüche und radikale Modifikationen ihrer psychischen Strukturen aufgenötigt, deren anhaltende und gravierende symptomatische Folgen von Niederland (1980) als ‚Überlebenden-Syndrom' gekennzeichnet wurden." (Sandler et al. 1987, S. 1)

„Grubrich-Simitis (1979, 1984) beschreibt in ihrer Darlegung psychoanalytischer Studien über die psychischen Auswirkungen der KZ-Haft bei

Überlebenden und ihren Kindern die regressiven Veränderungen des Ichs, des Über-Ichs und des Es ... im Dienste des Überlebens und als Anpassung an die anhaltende Notstandssituation." – „Unter Verzicht auf die Ich-Funktionen und Über-Ich-Inhalte, die ihre Funktion für die Regulation des psychischen Gleichgewichts verloren hatten, kam es zu einer massiven Verleugnung und Entwicklung des Erlebten, zu einer ‚Armierung des Ichs', einem roboterhaften, affektlosen Funktionieren im Sinne einer ‚Ad-hoc-Entwicklung eines falschen Selbst' (1979, Seite 998). Es kam zu einer Schrumpfung der Libido auf orale Interessen der Selbsterhaltung, zum Andrängen archaischer sadomasochistischer Triebimpulse wegen der Unabwendbarkeit ständiger sadistischer Angriffe und gegebenenfalls zum ‚Muselmann-Syndrom', gekennzeichnet durch Fatalismus, Zerfall der Körperkräfte, süchtiger Züge und Rückzug von der Realität bis zum totalen Verlust der eigenen Aktivität (Lorenzer 1966). Die Auswirkungen der Verfolgungserlebnisse, die nicht integrierbar waren und oft mit dauerhaften Verleugnungen und Blockierungen der Trauerarbeit beantwortet wurden, reichen über die Generationsgrenze hinweg. So berichtet zum Beispiel Kestenberg (1974), dass das Verschweigen und Ignorieren der Massenmorderlebnisse, über die zu sprechen von den Eltern erneut als traumatisch erlebt wird, von manchen Kindern mit dem Ausagieren von Verfolgungserlebnissen, mit Identifikationen mit umgekommenen Verwandten oder mit Rettungsphantasien ‚beantwortet' wird." (Sandler et al. 1987, S. 1)

Die wissenschaftliche Beschäftigung mit psychischer Traumatisierung als Folge des Holocaust wurde weiterhin intensiviert durch die Folgen des Vietnamkriegs. Viele Kriegsveteranen entwickelten psychopathologische Auffälligkeiten. Sie wurden in Anlaufstellen und „veteran-centers" betreut.

„Die moralische Überzeugungskraft der Antikriegsbewegung und die nationale Erfahrung der Niederlage in einem nicht zu rechtfertigenden Krieg hatten es möglich gemacht, dass psychische Traumata als dauerhafte und unvermeidliche Spätfolgen des Kriegs anerkannt wurden. 1980 war das charakteristische Syndrom des psychischen Traumas zum ersten Mal eine ‚richtige' Diagnose: Der amerikanische Psychiaterverband (American Psychiatric Association) nahm eine neue Kategorie, das so genannte ‚posttraumatische Syndrom' (Posttraumatic Stress Disorder, PTSD) in das offizielle Handbuch seelischer Erkrankungen auf. Damit fand das Syndrom des psychischen Traumas, das im Laufe des vergangenen Jahrhunderts wiederholt vergessen und wiederentdeckt worden war, endlich offizielle Anerkennung in der Diagnostik." (Herman 1989, S. 44)

Die Frauenbewegung hat immer wieder verdeckte Gewaltverhältnisse gegen Frauen und Kinder an die Öffentlichkeit gebracht. Durch sie erfuhr die Traumaforschung einen neuen Aufschwung.

> „Die feministisch inspirierte Forschung über sexuelle Traumatisierungen schuf ein neues Wissen über die Häufigkeit und die Folgen familiärer sexueller Gewalt. Browne und Finkelhor (1986) berichteten, dass die Opfer von sexuellem Missbrauch eine Konstellation von Symptomen aufwiesen, die dem der Borderline-Persönlichkeitsstörung ähnlich war. Hierzu gehörten Depressionen, Substanzmissbrauch, Reviktimisierung und Selbstverletzungen." (Gast 1997, S. 273)

Die Frauenbewegung leistete Pionierarbeit beim Thema Vergewaltigung und auf dem Gebiet häuslicher Gewalt und sexuellen Missbrauchs von Frauen. Die Psychologin Lenore Walker beschrieb anhand der Beispiele von Frauen, die in Frauenhäuser geflüchtet waren, ein „Misshandlungssyndrom". Nachdem 1980 der Begriff des posttraumatischen Stress-Syndroms fest etabliert war, „wurde deutlich, dass die psychischen Syndrome, an denen die Opfer von Vergewaltigungen, häuslicher Gewalt und Inzest litten, im Wesentlichen den Syndromen der Kriegsopfer entsprachen" (Herman 1989, S. 49f).

Die Auseinandersetzung mit der Bedeutung von Traumata in der kindlichen Entwicklung (narzisstischer und sexueller Missbrauch, Misshandlung und psychische Brutalität) im Kontext eines psychoanalytischen Ansatzes wurde von Alice Miller (1978, 1980, 1981) neu initiiert und u. a. der Frage nachgegangen, inwieweit die Psychoanalyse die Bedeutung „intrapsychischer" Faktoren und externer Umweltfaktoren für die psychische Entwicklung anerkennt und angemessen berücksichtigt.

Die Theoriegeschichte des Traumabegriffs macht deutlich, dass mindestens zwischen vier verschiedenen Definitionen des Konzepts „psychisches Trauma" unterschieden werden kann:

1. Trauma als Verletzung oder Wunde in Analogie zum ursprünglichen medizinischen Sprachgebrauch als psychische Folgeerscheinung eines Ereignisses,
2. Trauma als reales Ereignis im Sinne eines als schmerzlich erlebten überwältigenden Ereignisses im Gegensatz zu psychisch verarbeitbaren Erfahrungen,
3. Trauma als Erlebnis im Sinne eines bedeutsamen Ereignisses in Abgrenzung zu seelisch unwichtigen Ereignissen,
4. Trauma als unmittelbare oder langfristige Folgeerkrankung im Sinne einer nosologischen Kategorie (vgl. Sandler et al. 1987; Barwinski-Fäh 2001).

1.1 Neuere Konzepte des psychischen Traumas

Wir konnten bisher verfolgen, dass schon Freuds Traumakonzept komplex war und die genauere Kenntnis der frühkindlichen Entwicklung durch die psychoanalytische Entwicklungspsychologie und die neuere Säuglingsforschung zu weiteren Ergänzungen, Revisionen und Reformulierungen geführt hat. Außerdem sind die „Untersuchungen der Folgeerscheinungen des Holocaust, von Krieg,

Verfolgung und Folter ... eine dauernde Herausforderung zur Auseinandersetzung mit dem Konzept ‚psychisches Trauma'. Entsprechendes gilt für die psychischen Bedingungen und Auswirkungen von körperlichen Verletzungen und Erkrankungen. Unter klinischen und theoretischen Gesichtspunkten gilt dem Traumabegriff bleibendes Interesse, da er speziell auf die kritische Frage abhebt, wie das Ineinandergreifen von innerem und äußerem Geschehen verstanden und konzeptualisiert wird" (Sandler et al. 1987, S. 27).

Wir möchten nun weiter der Frage nachgehen, wie das Konzept psychisches Trauma heute begriffen wird.

In der Einleitung haben wir bereits darauf hingewiesen, dass wir uns bei unserem Verständnis von psychischem Trauma im Wesentlichen auf das Konzept von Fischer und Riedesser (1999) konzentrieren werden. Denn es fasst die wichtigsten Merkmale des Traumas zusammen, die in der modernen Traumaforschung gegenwärtig diskutiert werden, und nimmt das Ineinandergreifen von innerem und äußerem Geschehen und die zeitliche Dimension in den Blick. Darüber hinaus stellen wir Wurmsers Konzept psychischer Traumatisierung vor, das explizit die Dialektik von Trauma und Konflikt in der Neurose und ebenfalls die Dialektik von innerem und äußerem Geschehen betont. Beide Verstehensweisen sind psychoanalytischem Denken verpflichtet.

Bevor wir diese beiden Ansätze eingehender vorstellen, möchten wir einige allgemeine Charakteristika darlegen, auf die beim Vorliegen eines Traumas geachtet werden sollte.

Zunächst muss man sich immer vergegenwärtigen, dass eine eingetretene körperliche oder seelische Verletzung (Trauma) leicht sein kann, aber auch extrem schwer.

Die diagnostischen Manuale wie die ICD (International Classification of Diseases) und das DSM (Diagnostisch-Statistisches Manual) definieren psychisches Trauma als Ereignis und unterscheiden:
- Menschlich verursachte Traumata (sexuelle und körperliche Misshandlung in der Kindheit, kriminelle und familiäre Gewalt, zivile Gewalterlebnisse, Vergewaltigungen, Kriegserlebnisse, Folter und politische Inhaftierung, Massenvernichtung),
- Katastrophen und unfallbedingte Traumata (Naturkatastrophen, technische Katastrophen, berufsbedingte Katastrophen, Arbeits- und Verkehrsunfälle). Lebensbedrohliche Erkrankungen werden nicht aufgeführt.

Auf der Ebene der menschlich verursachten Traumata berücksichtigen ICD und DSM Traumata rein emotional-kommunikativer Art und somit auch die reinen Beziehungstraumata nicht. Zu ihnen zählen unter anderen emotionaler Missbrauch, Vernachlässigung und seelische Grausamkeit durch nahe Bezugspersonen.

Eine Phänomenologie menschlich verursachter Traumata sollte unseres Erachtens immer auch die Traumata rein emotional-kommunikativer Art mit berücksichtigen, so dass dann zunächst grob unterschieden werden kann zwischen:

1.1 Neuere Konzepte des psychischen Traumas

- politisch-gesellschaftlichen Instanzen und kriminellen Strukturen, die das Subjekt einschüchtern, unterwerfen, zu Hörigkeit und Verrat zwingen, seine Persönlichkeit manipulativ verändern bis hin zu Gehirnwäsche,
- persönlichen Beziehungen, die zu fortgesetzter Verunsicherung führen durch Double-bind, Missachtung des eigenen Ausdrucks und der eigenen Wahrnehmung (Seelenblindheit) oder durch emotionale Kälte, Vernachlässigung, Demütigung und seelische Grausamkeit,
- sexuellem Missbrauch und anderen physischen Gewalttaten bis hin zu physischer Folter.

Bedacht werden muss immer, dass dem traumatischen Ereignis auf menschlicher Ebene stets das traumatische Erlebnis entspricht. Nur eine undialektische Definition setzt Trauma und Ereignis gleich (was im psychologischen Bereich ebenso unsinnig ist, wie wenn in der Chirurgie etwa ein „Schädel-Hirn-Trauma" mit dem Unfallereignis, das es hervorgerufen hat, gleichgesetzt würde). Eine solche Gleichsetzung geschieht im Konzept der so genannten „Posttraumatischen Belastungsstörung" in ICD und DSM.

„Dieser Terminologie liegt ein behavioristischer Kurzschluss zugrunde, der nach dem elementaren Reiz-Reaktions-Schema verfährt, unsere traumakompensatorischen Möglichkeiten unberücksichtigt lässt und, allgemeinmenschlich gesprochen, die menschlichen Möglichkeiten übergeht, Situationen nicht passiv hinzunehmen, sondern sie aktiv zu ‚definieren' und zu gestalten." (Fischer 2000, S. 12)

Das traumatische Ereignis kann sowohl einmalig, kurz- oder längerdauernd sein als auch wiederholt oder kumulativ (verschiedene traumatische Erfahrungen) und von unterschiedlicher Intensität. Die Qualität des traumatischen Erlebnisses beziehungsweise der Erfahrung ist abhängig vom Alter der Person und den individuellen Verarbeitungs- und Bewältigungsmöglichkeiten.

Was die Folgen von Traumatisierung angeht, so ist zwischen den Folgen früher infantiler psychischer Traumatisierung und den Folgen im Erwachsenenalter zu unterscheiden. Hinsichtlich der Folgen früher infantiler psychischer Traumatisierung „ist eines der konsistentesten wissenschaftlichen Ergebnisse, dass Traumata, Notlagen und Härte in der Kindheit das Risiko für eine ganze Reihe späterer Probleme und Schwierigkeiten erhöhen können. Das gilt für alle Formen früher Traumata, einschließlich Unfälle und Katastrophen und das Miterleben von Gewalt", trifft „jedoch besonders auf Opfer von Kindesmissbrauch und Vernachlässigung zu". Letztere haben „eine zwei- bis fünfmal so hohe Wahrscheinlichkeit, als Erwachsene an einer seelischen Krankheit zu leiden, als diejenigen, die eine solche Erfahrung nicht machen mussten" (Sachsse 2004, S. 416).

Wie und auf welche Weise ein traumatisches Ereignis bei einem Kind, Jugendlichen oder Erwachsenen seine subjektive traumatische Qualität erhält, wird jedoch stets beeinflusst durch die Verwobenheit momentaner und lebensgeschichtlich-vergangener individueller Bedingungen und die Intensität des traumatischen Ereignisses.

1.1.1 Der psychotraumatologische Ansatz von Fischer und Riedesser

Der psychotraumatologische Ansatz von Fischer und Riedesser ist ein Plädoyer dafür, seelische Verletzungen und deren natürliche Wundheilungsmechanismen mit gleicher Aufmerksamkeit zu studieren wie die körperlichen. Ihr Ansatz, der sich vor einfachen Kurzschlüssen hütet, ist in seiner Differenziertheit für das Verständnis traumatischer Vorgänge unverzichtbar. Aus diesem Grund beziehen wir uns auch immer wieder auf diesen und verweisen zur Vertiefung auf das ausgezeichnete Lehrbuch.

In der Hinführung zu ihrer Definition der traumatischen Erfahrung formulieren Fischer und Riedesser die vielfachen Bedingungen, die in die Qualität dieser Erfahrung eingehen und diese bestimmen (äußere und innere Faktoren, Merkmale der traumatischen Situation und des traumatischen Ereignisses, individuellen Bedingungen, die die Reaktion auf dieses Ereignis und seine weitere Bearbeitung bestimmen). Außerdem stellen sie, psychoanalytischem Denken verpflichtet, die Verwobenheit momentaner und lebensgeschichtlich-vergangener individueller Bedingungen dar, die mitbestimmen, wie und auf welche Weise ein Ereignis seine traumatische Qualität erhält. Zusätzlich arbeiten sie die Bedeutung von sozialen Beziehungen, von gesellschaftlichen Wert- und Bedeutungszusammenhängen bei der Abmilderung oder Akzentuierung und Verschärfung traumatischer Ereignisse heraus. Sie betonen, dass alle diese Bedingungen dialektisch aufeinander bezogen sind und im Sinne einer Ergänzungsreihe ihre Wirkung entfalten. Sie verstehen die Traumawirkung darüber hinaus prozesshaft als eine Entwicklung entlang einer Zeitachse, die ihrerseits immer wieder dafür sorgt, dass die verschiedenen Elemente traumatischen Erlebens (die individuell-persönlichen, situativen, sozialen und die gesellschaftlichen) unterschiedliche Bedeutungen gewinnen können. Diese prozesshafte Entwicklung der Traumawirkung wird in einem „Verlaufsmodell psychischer Traumatisierung" konzeptualisiert.

Traumadefinition

„Psychisches Trauma ist ein vitales Diskrepanzerlebnis zwischen bedrohlichen Situationsfaktoren und individuellen Bewältigungsmöglichkeiten, das mit Gefühlen von Hilflosigkeit und schutzloser Preisgabe einhergeht und so eine

1.1 Neuere Konzepte des psychischen Traumas

dauerhafte Erschütterung von Selbst- und Weltverständnis bewirkt"[1]. (Fischer, Gurris, Pross u. Riedesser 1996; Fischer u. Riedesser 1999)

Mit dem Bezug auf ein „vitales Diskrepanzerlebnis" wird Trauma auf einen vitalen, im Extremfall lebensbedrohlichen Typ von Ereignissen oder Lebensumständen eingeschränkt (wie etwa Geiselnahme, politische Verfolgung, Krieg, Missbrauch, Misshandlung oder lebensbedrohliche Erkrankungen, entsprechend dem A-Kriterium in den modernen diagnostischen Manualen, zum Beispiel dem ICD). Diese Traumadefinition beinhaltet, dass nicht Angst oder „Stress" eine traumatische Wirkung hervorrufen, sondern das Erlebnis von Hilflosigkeit und schutzloser Preisgabe an bedrohliche Umwelteinflüsse, an eine paradoxe Situation, in der wir nichts mehr tun können. Die Definition nimmt des Weiteren Bezug darauf, dass Traumaopfer das Vertrauen in die Verlässlichkeit der physischen Welt und in die Gerechtigkeit der sozialen Welt, das Vertrauen in das „pragmatische beziehungsweise das kommunikative Realitätsprinzip" verlieren (von Uexküll u. Wesiak 1988 in Fischer 2000, S. 13). Sie betont die Überforderung des psychischen Systems durch Traumata nicht nur in quantitativer, energetischer Hinsicht, sondern auch in einer qualitativen Weise: durch qualitativ unerträgliche Information. Denn das Trauma als „Informationstrauma" (Horowitz 1976) sprengt die Kategorien oder Schemata unseres Selbst- und Weltverständnisses: „Traumatische Information" ist in ihrem qualitativen Kern das, was wir nicht verstehen, was uns „einfach nicht in den Kopf hinein will" (Fischer 2000, S. 13).

Wir möchten neben dieser allgemeinen Traumadefinition eine spezifische von Becker-Fischer und Fischer (1996, S. 125) hervorheben, die für den Fall, dass der Täter oder die Täterin zugleich eine enge Beziehungsperson, ein Vertrauter des Opfers ist, den Begriff des *„Beziehungstraumas"* vorschlagen. Da dabei das Urvertrauen in die Zuverlässigkeit sozialer Beziehungen umfassend erschüttert werden kann, wirkt sich dies nachhaltig auf das Selbst- und Weltverständnis aus. Die Definition Beziehungstrauma geht von einer traumatischen Verzerrung der Beziehungsschemata aufgrund langanhaltender, unangemessener Beziehungserfahrungen aus, die paradoxerweise meist durch die Bindungsfiguren hervorgerufen werden, die eigentlich Sicherheit und Schutz gegen Traumatisierung gewährleisten sollen. Opfer geraten so in die paradoxe Lage, Schutz und Hilfe bei diesen Personen suchen zu müssen (Fischer u. Riedesser 1999, S. 125). Eine Sonderform bilden bei langfristigen, kumulativen Beziehungstraumata Double-

---

[1] Nach dieser Definition „entsteht Trauma, wenn die Bewältigungsmöglichkeiten eines Individuums von bedrohlichen Situationen versagen. Freud sieht es auch so: ‚Traumatische Neurosen', dazu zählt er auch Kriegsneurosen, entstehen, wenn der ‚Reizschutz' eines Menschen ‚schockartig durchgebrochen wird'. ‚Überraschung' und ‚Schreck' seien dabei die entscheidenden Momente. Freud verweist als Beispiel auf einen Eisenbahnzusammenstoß. Den Reizschutz zählt er zu den Bewusstseinsfunktionen" (Cremerius 2000, S. 176).

bind-Situationen, bei denen das Vertrauen in die Zuverlässigkeit der eigenen Wahrnehmung und Kognitionen und damit in die eigene Orientierung untergraben wird (vgl. ebd., S. 124).

Verlaufsmodell psychischer Traumatisierung

Fischer und Riedesser verstehen Trauma als Prozess, der sich in dem von ihnen konzeptualisierten „Verlaufsmodell psychischer Traumatisierung" abbildet. Indem sie die seelischen Phänomene zeitlich in den Lebensentwurf und die Lebensgeschichte des Subjekts einbinden, nehmen sie u. a. Bezug auf Freuds Traumabegriff. Die einzelnen Phasen des Modells stehen in einem dynamischen Verhältnis zueinander. Sie gehen auseinander hervor, laufen parallel und durchdringen einander.

Die drei Phasen sind eingeteilt in:
- „traumatische Situation",
- „traumatische oder (post)-expositorische Reaktion",
- „traumatischer Prozess".

Situation, Reaktion und Prozess sind intern aufeinander bezogen und bilden drei unterscheidbare Momente einer einzigen dynamischen Verlaufsgestalt. Ein Verstoß gegen die Regeln des Modells ist, so Fischer und Riedesser, zum Beispiel die isolierte Untersuchung einzelner Phasen ohne Rücksicht auf diese Verlaufsgestalt.

Die „traumatische Situation"

Die „traumatische Situation" wird aus einem Zusammenspiel von Innen- und Außenperspektive, von traumatischen Umweltbedingungen und subjektiver Bedeutungszuschreibung, von Erleben und Verhalten verstanden. Sie wird begriffen als ein Ereignis-Erlebnis-Zusammenhang. Der „Ort" des Traumas wird klar nach innen gelegt, gleichgültig, ob das traumatische Ereignis sich in der Außenwelt abspielt oder in Form überwältigender Triebimpulse. Die Erfahrung, das Erleben der Traumatisierung, wird als ein intrapsychischer Prozess verstanden, der durch Gefühle der Hilflosigkeit, Angst und Panik gekennzeichnet ist (vgl. auch A. Freuds Traumabegriff und den von Ehlert u. Lorke 1988).

Die „traumatische Situation" kennzeichnet eine Innen- und Außenperspektive. In der Innenperspektive ist sie das, was das betroffene Subjekt erlebt, wenn sich das Trauma ereignet. Wobei im Zustand der Dissoziation, die noch während des traumatischen Ereignisses eintritt, der Betroffene sich aus einer Außenperspektive wahrnimmt, so, als wäre er nur ein Beobachter.

Aus der Außenperspektive des Beobachters stellt sie, so Fischer und Riedesser, die minimale und elementare Beobachtungseinheit dar, die vom Beobachter verlangt, sich in die „Situation" des Betroffenen hineinzuversetzen, wenn er eine traumatische Erfahrung verstehen will. Die traumatische Situation bringt den Betroffenen in eine paradoxe Lage. Denn sie verlangt dringend, oft um zu überle-

1.1 Neuere Konzepte des psychischen Traumas

ben, eine angemessene und „not-wendige" Handlung und lässt gleichzeitig keine subjektiv angemessene Reaktion zu (vgl. Fischer u. Riedesser 1999, S. 59).

Die traumatische Situation wird von dem Betroffenen so erlebt, als ob sie „repräsentativ" für zentrale Aspekte des Weltbildes sei, was zu einer Erschütterung des Verhältnisses zur eigenen Person und zur Welt in den Bereichen führt, die durch die traumatischen Erfahrung angesprochen sind. Handelt es sich um Erfahrung von Todesnähe, wird die Erschütterung umfassender, globaler. Aus diesem Grund muss therapeutische Veränderung darauf zielen, den Welt- und Selbstbezug der traumatisierten Person so zu bearbeiten, dass ein emotionales und kognitives Begreifen der traumatischen Situation in ihrer relativen Position zur sozialen Lebenswelt möglich und verständlich wird im Rahmen der allgemeinen Welterfahrung (vgl. ebd., S. 71).

Fischer und Riedesser plädieren dafür, auch die zeitliche Dimension des Traumatisierungsprozesses zu berücksichtigen. Denn in einer objektiven Betrachtungsweise endet eine traumatische Situation, wenn die reale Bedrohung vorüber ist. Unter subjektiven und intersubjektiven Gesichtspunkten jedoch enden menschlich verursachte traumatische Situationen erst dann, wenn es gelingt, die zerstörte zwischenmenschliche und ethische Beziehung durch Anerkennung von Täterschaft und Schuld wieder anzubahnen (vgl. ebd., S.72).

Die „traumatische Reaktion"

Der Ausdruck „traumatische Reaktion" wird in aktivischer und passivischer Bedeutung verwendet, erstens als gegen den traumatischen Einfluss gerichtete Notfallreaktion und zweitens als Schadensbegrenzung bei einem schon eingetretenen Schaden. Außerdem werden zwei Phasen unterschieden:

- die expositorische oder peritraumatische Phase, während derer das Individuum der traumatischen Situation unmittelbar ausgesetzt (exponiert) ist,
- die post-expositorische Einwirkungsphase, wenn die akute Bedrohung vorüber ist und die traumatischen Erfahrungen weiter auf die Betroffenen einwirken.

Die „traumatische Reaktion", „eine Notfallreaktion", tritt auf als paradoxe Reaktion auf eine Situationserfahrung, die unsere subjektive Verarbeitungskapazität überschreitet und eine angemessene Reaktion nicht zulässt.

Auf psychologischer Ebene beinhaltet die „traumatische Reaktion" die individuellen Abwehr- und Bewältigungsversuche, die als *psychophysiologische Gesamtreaktion* verstanden werden müssen. Sie ist eine normale Antwort auf eine außergewöhnliche Situation. Sie ist in Analogie zur „Immunreaktion" zu verstehen als ein komplexer Abwehrvorgang, in dem der psychophysische Organismus versucht, das „Trauma" aufzulösen, auszuscheiden oder aber zu assimilieren oder mit ihm als nicht assimilierbarem innerem „Fremdkörper" weiter zu leben. Das Fortbestehen des „Traumas als ‚Fremdkörper'" charakterisiert den ‚traumatischen Prozess'" (Phase 3 im Verlaufsmodell der psychischen Traumatisierung) (Fischer u. Riedesser 1999, S. 92).

Das Konzept der „traumatischen Reaktion" stammt von Horowitz (nordamerikanischer Psychoanalytiker, ein Pionier der Traumaforschung), der den Ansatz Janets von den dissoziierten Erlebniszuständen als zentrale Traumafolge und Freuds Abwehrlehre verbindet. Der Phasenfolge der traumatischen Reaktion nach Horowitz entspricht eine erwartbare Sequenz. Sie ergibt sich aus dem Streben des Organismus, anhaltende Panikzustände zu vermeiden und sie mit den verfügbaren Abwehrkräften zu beenden. Naheliegenderweise kann dieses Bestreben im Einzelfall scheitern, aus Gründen, die in der Persönlichkeit liegen (zum Beispiel Abwehrschwäche) oder in spezifischen Situationsfaktoren (etwa untergründiges Fortbestehen der traumatischen Situation) (Vgl. Horowitz 1976 in Fischer u. Riedesser 1999, S. 95).

Nach Horowitz durchläuft die post-expositorische Reaktion mehrere Phasen, die jeweils nach einer normalen und einer pathologischen Variante unterschieden werden können. Die normale Reaktion gilt als „stress response", die pathologische Variante stellt die „traumatische Reaktion" im engeren Sinne dar.

- **Peri-traumatische Expositionsphase**
  Als „normale" Antwort sind Aufschrei, Angst, Trauer und Wutreaktionen anzusehen.
  Kennzeichen der traumatischen Reaktion sind: *Überflutung von überwältigenden Eindrücken und Affekten.* Ein Zustand von Panik beziehungsweise Erschöpfung besteht manchmal noch über lange Zeit fort. Er resultiert aus den eskalierenden emotionalen Reaktionen (vgl. Fischer u. Riedesser 1999, S. 92).

- **Verleugnungsphase bzw. -zustand**
  Ein Sichwehren gegen Erinnerungen an die traumatische Situation ist bei Betroffenen obligat.
  Bei der pathologischen Variante ist ein *extremes Vermeidungsverhalten* zu beobachten. Unter Umständen werden Drogen und Medikamente eingesetzt, um den seelischen Schmerz nicht erleben zu müssen (vgl. Fischer u. Riedesser 1999, S. 92f).

- **Intrusionsphase bzw. -zustand**
  Gedanken oder Erinnerungsbilder dringen ins Bewusstsein.
  Bei der pathologischen Variante drängen sich ständig Gedanken und Erinnerungsbilder vom Trauma auf *(intrusive Phänomene des* PTSD) und führen zu entsprechenden Erlebniszuständen (vgl. Fischer u. Riedesser 1999, S. 93).

- **Phase bzw. Erlebniszustand des Durcharbeitens**
  Die Betroffenen setzen sich mit den traumatischen Ereignissen und ihrer persönlichen Reaktion auseinander.
  Bei der pathologischen Variante kommt es zu *erstarrten Zuständen* („frozen states") *mit psychosomatischen Symptomen* (körperlichen Missempfindungen

1.1 Neuere Konzepte des psychischen Traumas

verschiedener Art). Die Hoffnung, die traumatische Erfahrung durcharbeiten und abschließen zu können, geht verloren und es kommt zu ausgedehnten Vermeidungshaltungen (vgl. Fischer u. Riedesser 1999, S. 93).

- **Relativer Abschluss (completion)**
Als Kriterium wird hier die Fähigkeit angesehen, die zentralen Bestandteile der traumatischen Situation ohne zwanghafte Fixierung erinnern zu können (vgl. Fischer u. Riedesser 1999, S. 93).
Pathologische Varianten im Rahmen des relativen Abschlusses stellen *erstarrte Zustände* („frozen states") dar, *mit Charakterveränderungen* als Versuch, mit der subjektiv nicht zu bewältigenden traumatischen Erfahrung zu leben. Die Vermeidungshaltungen gehen mit der Zeit in *phobische Charakterzüge* über. Als ein allgemeines Merkmal traumabedingter Charakterveränderung kann die Störung von Arbeits- und Liebesfähigkeit angesehen werden (vgl. ebd.).

Die traumatische Reaktion ist durch ihren *biphasischen Charakter* (durch Horowitz entdeckt) gekennzeichnet (Abb. 1.1). Es handelt sich um einen zentralen psychobiologischen Verarbeitungsmechanismus, *ein regelhaft wiederkehrender Wechsel von Intrusion* (Eindringen) *und Verleugnung* der traumatischen Erinnerungsbilder, der im Dienste einer Tendenz zur Erledigung unvollendeter Handlungen steht[1].

Das Durcharbeiten der traumatischen, vital bedeutsamen unerledigten Handlungen wird, so Horowitz, erst möglich, wenn die *Fähigkeit zur Selbstberuhigung* so weit gestärkt ist, dass ein kontrolliertes Wiedererleben der traumatischen Situation möglich wird und die traumatische Erfahrung allmählich integriert werden kann. Das bedeutet, die erschütterten Annahmen des Selbst- und Weltverständnisses müssen in mühsamen Schritten qualitativ wieder neu aufgebaut werden.

Wichtig ist unseres Erachtens für den Praktiker, Folgendes zur Kenntnis zu nehmen: Es gibt Symptombilder, die manifest nur durch eine der beiden Phasen von Konstriktion (Quadrant II) oder Intrusion (Quadrant III) bestimmt sind. Sie werden aber bisher nicht zu dem diagnostischen Algorithmus des PTSD (Posttraumatic Stress Disorder des DSM-IV und ICD-10) gerechnet, obwohl sie ohne Zweifel zum Traumaspektrum gehören, da verlangt wird, dass beide Quadranten mit Symptomen besetzt sind (vgl. Horowitz in Fischer u. Riedesser 1999, S. 96).

---

1 Die Tendenz zur Erledigung unvollendeter Handlungen, die in der Psychologie auch experimentell untersucht wurde, hat in der Tendenz zur „guten Gestalt" der Wahrnehmungspsychologie ihre Entsprechung. Auch der von Freud beschriebene „Wiederholungszwang" folgt in seinen positiven, zukunftsgerichteten Aspekten dieser Tendenz, als ein Versuch, unbewältigte lebensgeschichtliche Erfahrungen zu einem Abschluss zu bringen.

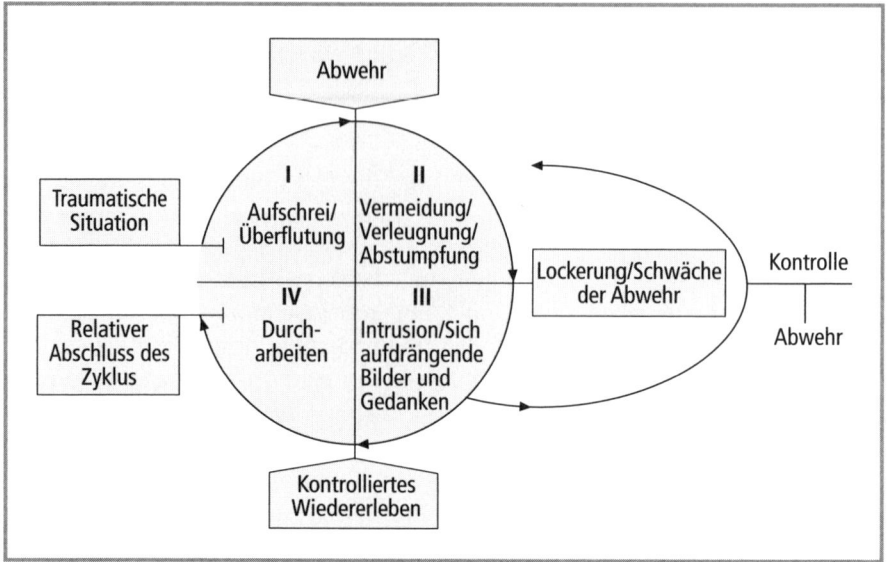

Abb. 1.1 Übersicht über die biphasische Reaktion und den Zyklus der Traumaverarbeitung im post-expositorischen Zeitraum (mod. nach Fischer u. Riedesser 1999).
Die Quadranten I bis IV stellen graphisch die Phasen der traumatischen Reaktion dar; bei einer Fixierung dieser Phasen stehen sie für die zu erwartenden, zeitlich überdauernden Erlebniszustände. Die Rückkopplungsschleife deutet graphisch den biphasischen Wechsel von Verleugnung und Intrusion an, der für die Traumareaktion und das PTBS charakteristisch ist.
Quadrant I entspricht der peritraumatischen Erlebnissituation mit Aufschrei beziehungsweise Reizüberflutung. Ein erster Abwehrversuch zielt darauf, die überschießenden Affekte zu kontrollieren oder zu modulieren und leitet über zur Vermeidungs- beziehungsweise Verleugnungsphase (Quadrant II). Bei einer Fixierung dieser Phase tritt eine Gefühlsabstumpfung (numbing) ein, bis hin zu einer allgemeinen Erstarrung der Persönlichkeit. Sie entsteht durch übermäßige Abwehr im Sinne einer pathologischen Übermodulation der vorausgehenden oder drohenden Reizüberflutung.
Wenn die Abwehr gelockert oder dispositionell geschwächt ist, stellt sich der Intrusionszustand ein, mit sich aufdrängenden Vorstellungsbildern, Gedanken und Körperempfindungen, die assoziativ mit der traumatischen Situation verbunden sind (Quadrant III). Ein funktionsfähiges Kontrollsystem aus Coping- beziehungsweise Abwehrmechanismen kann verhindern, dass die Intrusionsphase in einen Zustand dauerhafter pathologischer Reizüberflutung übergeht (vgl. Fischer u. Riedesser 1999, S. 94f).

Drei Ausgangsweisen der post-expositorischen Reaktion sind denkbar.

- **Abschluss im Sinne der „completion-tendency"**
  Der Persönlichkeit ist es gelungen, die traumatische Erfahrung mit ihrem Selbst- und Weltverständnis in Einklang zu bringen. Eine Neigung, in unrealistischer Weise Schuld zuzuschreiben oder eine Wiederkehr des Traumas zu erwarten, besteht nicht mehr, auch keine Erinnerungsverzerrungen oder Abwehrprozesse. Innere und äußere Hinweisreize, die an das Trauma erinnern, können in ihrer Bedeutung zugelassen und erkannt werden. Auch kann mit adäquatem Affekt (zum Beispiel Empörung) vollständig von den trauma-

1.1 Neuere Konzepte des psychischen Traumas

tischen Erlebnissen berichtet werden (vgl. Horowitz in Fischer u. Riedesser 1999, S. 97).

- **Vorzeitige Unterbrechung des Verarbeitungsprozesses**
  Zwar zeigen die Traumatisierten nach einiger Zeit keine Symptome mehr, doch weisen sie Erinnerungsverzerrungen auf und eine erhöhte Somatisierungsneigung und bleiben untergründig weiterhin mit der traumatischen Erfahrung beschäftigt. Das bedeutet, sie reagieren auf traumabezogene Hinweisreize mit Schrecken und intensivem Vermeidungsverhalten. Für eine vorzeitige Unterbrechung des Verarbeitungsprozesses schienen u. a. folgende Faktoren zu disponieren: eine verstärkte Tendenz zu Verleugnung und Verdrängung, eine unrealistisch optimistische Weltsicht und eine ausgeprägte dissoziative Neigung. Selbstverständlich spielen die sehr unterschiedlichen traumatischen Situationen und das Lebensalter bei der traumatischen Erfahrung bei all den zahlreichen vorzeitig beendeten Verläufen und entsprechenden Varianten des traumatischen Prozesses eine entscheidende Rolle (vgl. Horowitz in Fischer u. Riedesser 1999, S. 97).

- **Chronisches Fortbestehen der traumatischen Reaktion**
  Diese Reaktion findet sich vor allem nach Extremtraumatisierung, sie entspricht dem chronischen und dem komplexen PTBS (vgl. ebd.).

Der „traumatische Prozess"

Der traumatische Prozess stellt den lebensgeschichtlichen Bewältigungsversuch der traumatisierten Persönlichkeit dar, wenn die traumatische Reaktion nur relativ ungenügend abgeschlossen werden kann und nicht in eine Erholungsphase übergeht. Die Betroffenen bemühen sich dann manchmal ein volles Leben lang, die überwältigende, physisch oder psychisch existenzbedrohende und oft unverständliche Erfahrung zu begreifen, sie in ihren Lebensentwurf, ihr Selbst- und Weltverständnis zu integrieren. In einem Wechselspiel von Zulassen der Erinnerung und kontrollierender Abwehr oder Kompensation wird versucht, erneute Panik und Reizüberflutung zu vermeiden und sich an eine unerträgliche Erfahrung anzupassen, mit ihr zu leben, ohne sich mit ihr wirklich konfrontieren zu können (vgl. Fischer u. Riedesser 1999, S. 116).

Bei genereller Schwäche der Kontrollfunktionen entwickelt sich ein chronisches psychotraumatisches Belastungssyndrom mit intrusiver Symptomatik.

Bei überstarken, starren Kontrollmaßnahmen (können bei einer Erfahrung von Extremtraumatisierung, wie etwa der Folter, überlebensnotwendig sein) kommt es zu einer generellen Erstarrung der Persönlichkeit mit Verlust der emotionalen Spontaneität (vgl. ebd., S. 117).

Manchmal haben Traumatisierte noch lange nach dem traumatischen Ereignis das Gefühl, als sei ein Teil von ihnen gestorben. Besonders schwer Betroffene wünschen sogar ihren Tod herbei (vgl. Herman 1989). Die „Vernichtungsdrohung", die den traumatischen Augenblick kennzeichnet, verfolgt das Opfer häufig noch lange, nachdem die Gefahr vorüber ist. Freud sprach deshalb der traumatischen Neurose „dämonischen Charakter" zu. Angst, Wut und Hass des traumatischen Augenblicks leben in der Dialektik des Traumas, im Wechsel von Intrusion und Konstriktion fort.

Der in der akuten Situation erforderlichen Notmaßnahme des „Abschaltens" entsprechen im traumatischen Prozess, wenn dieses Abschaltenmüssen chronisch geworden ist, veränderte Ich-Zustände, die sich in der Kindheit auf die Charakterbildung auswirken und im Erwachsenenalter bei Extremtraumatisierung eine Charakteränderung bewirken können. Ein „mechanisch-gehorsames Wesen" (Ferenczi 1933, S. 309) kann die Folge sein, auch ein „hypnotisches Lebendigtot-Sein" (Shengold 1989, S. 538) mit Depersonalisationszuständen, fehlendem Selbstwertgefühl, Gefühlen des Andersseins. Hinzu kommen Denkstörungen, z. B. das *doubting* (Kramer 1983), als ein ständiges Zweifeln, ob das, was man tut, real ist, ob man etwas weiß, gar an etwas schuldig ist, bis hin zu Erscheinungen von Pseudo-Debilität. Spaltungsphänomene des Selbst sind zu beobachten, die die Selbstrepräsentanzen betreffen, das Selbstgefühl und das Identitätsgefühl bis hin zur Erscheinungsform der Multiplen Persönlichkeit (vgl. Hirsch 1997b, S. 132).

1.1.2 Der psychoanalytische Ansatz von Wurmser

Da wir als tiefenpsychologische und analytische Psychotherapeutinnen und -therapeuten in der Regel vorzugsweise mit Patientinnen und Patienten arbeiten, die unter den Langzeitfolgen von Traumatisierung (vor allem chronisch schwere Beschämung und körperliche Misshandlung) aus der Kindheit und Jugend leiden, ist es unseres Erachtens theoretisch sinnvoll und technisch hilfreich, mit einem Traumakonzept zu arbeiten, das neben der Dialektik innerer und äußerer Faktoren auch explizit die von *Trauma und Konflikt* berücksichtigt. Wurmser verdanken wir eine erweiterte und damit umfassendere Sichtweise der Konflikte, die er empirisch anhand vieler Fallbeispiele belegt, wie seine uns vorliegenden Schriften von 1987 bis heute ausweisen. Im Weiteren beziehen wir uns immer wieder auf diese Schriften (s. Literaturverzeichnis), ohne jeweils alle aufzuführen, in denen das Grundsätzliche, das wir hier referieren, dargestellt ist. Allerdings werden wir bei wörtlichen Zitaten entsprechende Angaben machen. Wurmser spricht sich dafür aus, „notwendigerweise in unser Verständnis der Konflikte, die in sie hinein wirkende Macht massiver Traumatisierung mit einzubeziehen, da sie der Verarbeitung von Traumata und traumatogenen Affekten dienen". Aus seinen Behandlungsverläufen ergibt sich „die folgende Korrelation: Je schwerer die Traumatisierung, desto globaler die traumatogenen Affekte und desto schroffer die Konflikte, damit auch desto umfassender sowohl Abwehr wie Abgewehrtes, desto archaischer und grausamer das Über-Ich, desto intensiver die masochistischen und narzisstischen Phantasien und Neigungen, und desto stärker schließlich die 3 Grundzüge des neurotischen Prozesses von Zwanghaftigkeit, Absolutheit (oder

1.1 Neuere Konzepte des psychischen Traumas

Globalität) und Polarisierung" (1999, S. 76; 2004, S. 1f). Da, wo er vom archaischen Über-Ich spricht, hat er vor allem die Massivität von Schuld- und Schamgefühlen im Blick, die massiven Gefühle erlittenen Unrechts, also das Ressentiment, und außerdem die ausgeprägte Tendenz, sich zu bestrafen, sich immer wieder selbst zu sabotieren und sich nichts Gutes gönnen zu dürfen (vgl. u. a. Wurmser 1987, 1999, 2004).

Wurmsers psychoanalytische Konzeption von schweren Neurosen und von Neurosen generell geht mit einem dynamisch dialektischen Traumaverständnis einher. Darüber hinaus berücksichtigt sie die aktuellen Ergebnisse der Traumaforschung sowie ein breitgefasstes Konfliktmodell und die genetischen und dynamischen Auswirkungen konkret-perzeptueller (wie körperliche oder sexuelle Misshandlung) und vor allem verbal-emotionaler Traumata (wie seelische Grausamkeit, Vernachlässigung, Double-bind), die besonders schwer wiegen. Seelenblindheit und Seelenmord sind zentrale Begriffe in seinem Verständnis schwerer Neurosen. *Seelenblindheit* geschieht immer da, wo der Mensch seelenblind gegenüber einem anderen handelt, wo er dessen Grundbedürfnis, in seiner Individualität geachtet und als Subjekt gesehen oder erkannt zu werden, vereitelt. *Seelenmord* (Shengold) zielt absichtlich darauf, die Identität eines anderen Menschen anzugreifen oder auszulöschen, ihm seine Fähigkeit zu nehmen, als eigenständige Person Freude und Liebe zu empfinden (vgl. Wurmser 1999, S. 77 u. 209).

Wurmser geht davon aus, dass sich das Trauma im Über-Ich als Erbe der Identifizierung mit dem Aggressor und seiner affektiven Reaktion auf diesen Aggressor verewigt und es dann zur Wendung der Aggression gegen die eigene Person kommt. Mit diesem Ansatz konzipiert er unseres Erachtens das psychische Trauma im Sinne Freuds (1893, 1895) als „Fremdkörper", der im Psychischen als dauerndes psychopathogenetisches Agens wirksam bleibt. Theoretisch folgerichtig ist, dass er es im Über-Ich lokalisiert, als der Instanz, die aus dem Konflikt zwischen Umwelt und Individuum sich im Laufe der Sozialisation bildet.

„Defekt" oder „Defizit" bei schwerer Traumatisierung in der Kindheit betrachtet er als Ergebnis der fehlgeschlagenen Versuche, die Traumata zu verarbeiten, als eine mangelhafte Abwehr gegen überwältigende traumatogene Affekte, die in Form von unlösbaren, inneren Konflikten erscheinen. Die Absolutheit des Erlebens, die bei schweren Neurosen (Autoren wie Kernberg sehen darin Borderline-Persönlichkeitsstörungen) zu beobachten ist und oft als „Ich-Schwäche" beschrieben wird, bezeichnet er als die narzisstische Dimension der Neurose (vgl. Wurmser 1999, S. 36).

Traumadefinition

Für Wurmser stellt „Trauma" einen „nicht bewältigbare(n) äußerer(n) Konflikt zwischen Selbst und Umwelt" dar, „wobei sich dieser Konflikt zwischen Selbst und Außenwelt zu einem bewussten, aber unlösbaren inneren Konflikt wandelt. Die im

Widerstreit stehenden Affekte überwältigen die Fähigkeit des Ich, mit ihnen fertig zu werden, und schaffen eben die Spaltung zwischen den Vorstellungsgruppen, die Unbewusstmachung der Zusammenhänge, von der Freud ursprünglich sprach" (Wurmser 1999, S. 71; 1987, S. 325).

Dies hat zur Folge, dass fortan die Wahrnehmung der bedrohlichen Wirklichkeit abgewehrt wird und verleugnet werden muss, ein Vorgang, den Fonagy und Target (1996) als *Abwehr der Fähigkeit zur Mentalisierung*[1] bezeichnen. Das beinhaltet, dass die bedrohliche traumatische Situation nicht repräsentiert ist, weil sie nicht gedacht werden darf und verleugnet werden muss. Selbstverständlich sind *Dissoziation* oder *hypnoide Zustände* für Wurmser bedeutsame Begriffe, um die traumatische Genese schwerer Neurosen zu verstehen, doch verlangt er, diese im Sinne der Verarbeitung innerer Konflikte zu sehen. Vor allem, wenn Traumata nicht in der frühen Kindheit stattgefunden haben, kommt es zu einer Ich-Spaltung (Freud 1940b): Zwar wird das traumatische Ereignis erinnert, aber gleichzeitig in seiner subjektiven Bedeutung nicht wahrgenommen. Die mit der Ich-Spaltung einhergehende Wahrnehmungs- und Bedeutungsverleugnung des traumatischen Geschehens macht es möglich, dass ein Teil der Persönlichkeit weiter funktionsfähig bleibt. Das hat den Preis, dass keine weitere psychische Verarbeitung der traumatisierend erlebten Realität stattfindet, mit der Folge, dass das Traumatisierende permanente Aktualität besitzt (vgl. Wurmser 1999, S. 71).

Auch für Wurmser ist der von van der Kolk erwähnte zentrale Begriff der *Affektdysregulierung* notwendiger Bestandteil des Konzeptes der Traumatisierung. Er bezieht sich auf Krystal (1978, 1997), der von *Affektregression* spricht. Bei früher infantiler psychischer Traumatisierung ereignet sich „totale Stimulation", „Maximalerregung"[2]. Sie hat fatalerweise zur Folge, dass jedes neue emotionale Erleben mit der Erwartung der Wiederkehr des Traumas verbunden ist und zu einem (gewöhnlich partiellen) *affektiven Entwicklungsstillstand* führt. Dadurch wird aber eine Desomatisierung der Emotionen verhindert, ebenso ihre Differenzierung und Verbalisierung, was wiederum eine Verminderung der Affekttoleranz nach sich zieht und immer wieder Affektregression (Krystal)

---

1 Fonagy et al. „bezeichnen die Fähigkeit, den anderen (und die eigene Person) als Wesen mit geistigseelischen Zuständen zu betrachten, als Mentalisierung. Sie datieren den Erwerb dieser Fähigkeit auf das Alter von 1½ Jahren; damit beginnt ein mentales Selbst- und Weltbild. Unter ‚Mentalisierung' wird indes nicht nur die Fähigkeit verstanden, hinter Verhalten seelische Zustände zu vermuten, sondern auch die weitergehende Fähigkeit, die vermuteten mentalen Zustände selbst wieder zum Gegenstand des (Nach-)Denkens zu machen. Diese Fähigkeit zum Denken über das Denken wird Metakognition genannt und entsteht mit etwa vier Jahren. Dann verfügt das Kind nicht nur über ein mentales, sondern auch über ein repräsentationales Weltbild, in dem es den subjektiven Charakter seiner geistigen Hervorbringungen durchschaut" (Dornes 2004b, S. 297).

2 „Wegen der Natur der Affektvorläufer (Uraffekte) ... neigen die Affekte zur lawinenartigen Ausbreitung, so dass fast jeder Teil der Innenwelt, ja der ganze Organismus in einen Zustand maximaler Erregung gerät" (Krystal 1997, S. 131, zit. in Wurmser 1999, S. 74).

1.1 Neuere Konzepte des psychischen Traumas

einleitet. Im Teufelskreis der Affektregression werden die erregten Gefühle immer wieder aufs Neue überwältigend und entgleiten dabei der inneren Kontrolle. Indem sie global werden, werden sie unfassbar und nicht mehr symbolisierbar. In ihrer Resomatisierung werden sie so empfunden, als wären sie körperlicher Natur (Krystal). In diesem globalen, undifferenzierten Zustand neigen sie dazu, in sexualisierter Form zu erscheinen. Vor allem, wenn ein missbrauchtes Kind aggressive Angriffe erfahren hat, geht mit diesen Erfahrungen fast immer eine defensive Sexualisierung einher, hervorgegangen aus einer sadomasochistischen Mischung unerträglicher Affekte (vgl. Shengold 1989, S. 1). Aggressive Wünsche, Impulse und Phantasien dienen dann als Mittel zur Wiederherstellung der Kontrolle. Diese zusätzliche archaische Abwehr zielt darauf, der Affektüberflutung Einhalt zu gebieten und soll den weiteren Absturz in eine regressive Spirale aufhalten. Jedoch zieht diese defensive Sexualisierung ein überwältigendes Gefühl des sich Schämens und der Demütigung nach sich. (vgl. Wurmser 1999, S. 75). Wurmser leitet daraus eine Art Gleichung ab, die besagt:

> „Schwere Traumata bedeuten beängstigende, globale Affekte und damit schwere innere Konflikte, die ihrerseits zu schweren Neurosen führen. Und umgekehrt: Wo wir schwere Neurosen haben, existieren massive innere Konflikte und massive Traumatisierung. Chronische Traumatisierung besteht aus Tausenden von akuten Mikrotraumata. Allerdings, dies ganz so linear zu sehen, wäre … eine Vereinfachung." (Wurmser 1999, S. 76)

Folgende Intensitätsskala (Abb. 1.2) soll auch grafisch die Wechselbeziehung zwischen Neurose, Traumatisierung und Konflikt in ihrer Intensität und Globalität verdeutlichen helfen und zeigen, wie sich schwere Neurose und Neurose mit Traumatisierung und Konflikten in der Schwere ihrer Ausprägung darstellen.

Wurmser betont, dass unseligerweise das frühe Trauma, einhergehend mit überwältigenden Affekten, zu den Absolutheitsforderungen im Über-Ich führt. Durch diese werden dann die intrapsychischen Konflikte selbst prinzipiell unlösbar und die dadurch immer wieder neu angestoßenen Affekte werden unbewältigbar stark. Auf diese Weise lebt das Trauma als Tyrann im Gewissen weiter (vgl. Wurmser 1999, S. 130).

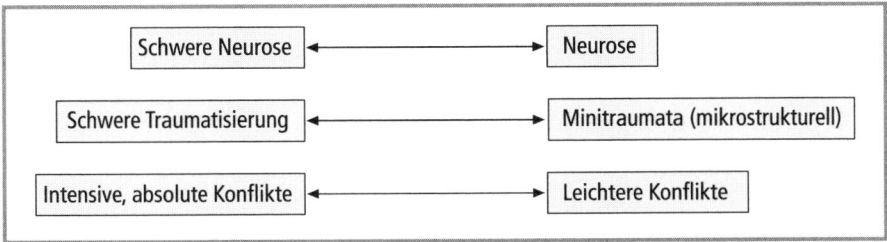

Abb. 1.2 Intensitätsskala.
Wechselbeziehung zwischen Neurose, Traumatisierung und Konflikt in ihrer Intensität und Globalität.

Ebenfalls mit Bezug auf Krystal nimmt er dessen Differenzierung von Trauma im Kindesalter und im Erwachsenenalter auf. Traumata im Erwachsenenalter sieht er nicht durch intensive Stimuli oder intensive Emotionen bewirkt wie bei Kindheitstraumata, sondern durch subjektive Hilflosigkeit angesichts unvermeidbarer und unentrinnbarer Gefahr und der Kapitulation davor. Die Kapitulation führt zu einer katatonoiden Reaktion, einer Art Trancezustand, bei der körperlicher und seelischer Schmerz betäubt werden. Es treten kataleptische Unbeweglichkeit auf und Wächsernheit („Kadavergehorsam"), und die dissoziativen Phänomene nehmen zu (vgl. Krystal 1997, S. 133, zit. in Wurmser 1999, S. 74).

Bei *Extremtraumatisierung* in Kindheit und Erwachsenenalter beginnt eine schwere und progressive Einengung und Abschaltung aller geistigen Funktionen, bis hin zum psychogenen Tod. Teil dieser Abschaltung ist die Alexithymie, die Unterdrückung aller Gefühle.

Wendung der Aggression gegen das Selbst und Identifizierung mit dem Aggressor

In einem Modell der Schichtung der Aggression versucht Wurmser deutlich zu machen, wie aggressive Wünsche, Impulse und Phantasien als Mittel zur Wiederherstellung der Kontrolle eingesetzt werden. Diese Schichtung der Aggression findet sich vor allem bei psychogenetisch Frühtraumatisierten, aber auch mit gewissen Modifikationen generell bei in der Kindheit Traumatisierten.

Unseres Erachtens kann Wurmsers „Modell der Schichtung der Aggression" als eine Erweiterung des „Verlaufmodells psychischer Traumatisierung" von Fischer und Riedesser (1999) angesehen werden – spezifisch um die weitreichende Bedeutung der Aggressionen bei der Verarbeitung von Traumatisierung in der Kindheit. Das „Modell der Schichtung der Aggression" macht deutlich, wie äußere und innere Aggression in die traumatische Reaktion und den traumatischen Prozess eingehen und die Dynamik langfristig mitbestimmen.

Im Schichtenmodell besteht die tiefste Schicht der Traumatisierung in einer massiven Überstimulierung (Affektüberflutung) und damit in einer sehr frühen Sexualisierung. Denn die Globalität und Undifferenziertheit der Affekte führt im Erleben der Patientinnen und Patienten zu einer Art archaischer Gleichsetzung. Sexualität und sexuelle Erregung sind gleichgesetzt mit Gewalt, Grausamkeit, Explodieren und mit schmerzhafter Spannung, mit überwältigenden, unerträglichen Gefühlen (mit Überstimulierung). Liebe und Gewalt sind im Erleben eins geworden. Sexualität ist gleichbedeutend mit Gewalttätigkeit und Leiden und Penetration (vgl. Wurmser 1987, 1999).

Die Traumatisierung besteht in der lebenslangen Verdinglichung des eigenen Selbst, begleitet von einem Unwertgefühl, einer Art alldurchdringender Scham. Dieses Gefühl ist zu verstehen als Antwort darauf, dass jeder Versuch der Selbstbehauptung und des Selbstausdrucks als unpassend, unannehmbar und verächtlich behandelt wurde. In der Folge werden alle mitmenschlichen Beziehungen

1.1 Neuere Konzepte des psychischen Traumas

als Ausbeutungs- und Ausnutzungsverhältnisse, als solche mit „Objekten", gestaltet.

Wurmser vermutet, dass die Sexualisierung und die Dehumanisierung des eigenen Selbst wie des Anderen zur Reaktion auf das Trauma gehören. Es ist dies die Wendung der Aggression gegen die eigene Person und die frühe Internalisierung des aggressiven Umgangs mit ihr (vgl. Wurmser 1999, S. 210f).

Über diese früheste Schicht der Traumatisierung ist eine zweite gelagert, bestehend aus Wut und Empörung. Sowohl in den aktuellen Beziehungen als auch in der Behandlung wird versucht, aus dem passiven Erlebnis der Ohnmacht zu einem aktiven Tun zu gelangen, wieder wirkmächtig zu werden und sich voll Trotz und Rache zu wehren. Trotz und Rache machen sich in der Behandlung als verhüllte masochistische Übertragung bemerkbar. Eine besondere Rolle spielt das Ressentiment, ein Gefühl des Unrechts und Grolls, das wiederum Trotz und Rache legitimiert.

Als dritte Schicht findet sich die Verinnerlichung, die Introjektion. Erkennbar wird sie in der Selbsterniedrigung, die die verinnerlichte Beschämung verkörpert, bei der das eigene Selbst durch den inneren Richter verhöhnt wird. Im Rollentausch werden nun alle anderen so ausgenutzt, wie man das selbst wurde, was aber ständig Schuld hervorruft. Durch die Introjektion hat die Grausamkeit der Misshandlung Eingang ins Über-Ich gefunden und bekommt zusätzlich Nahrung durch die Wendung des eigenen Zorns und der Verachtung gegen das Selbst (moralischer Masochismus) (vgl. Wurmser 1999, S. 210).

Die vierte Schicht ist die Externalisierung der ganzen Grausamkeit des eigenen Über-Ichs. Jetzt werden andere ebenso verhöhnend und bestrafend behandelt, wie es das eigene Gewissen dem Selbst antut. Damit wird man zum grausamen Richter der anderen – der Sadismus verhüllt als Moralität. Parallel zu dieser Wendung der Über-Ich-Aggression nach außen finden sich die grandiosen Allmachtphantasien. Sie sind das Gegenstück zum grausamen inneren Richter und ein überaus wichtiges Reparativum. Das bedeutet, Aggression und Narzissmus fungieren als Abwehr. Dabei dienen die narzisstischen Phantasien zuerst dem Schutz gegen die Hilflosigkeit in traumatischen Situationen und in zweiter Linie dem Schutz gegen den Ansturm der Über-Ich-Verurteilungen (vgl. Wurmser 1987, 1999, S. 210).

Als Teufelskreis mündet all das letztlich immer wieder in die Stellung des Opfers. Dies, der äußere und sexuelle Masochismus, der mehr oder weniger im Vordergrund steht, prägt die Symptomatik (vgl. Wurmser 1987, 1999, 2004).

In der Behandlung von Patientinnen und Patienten, die in der Kindheit traumatisiert wurden, und auch bei Traumata im Erwachsenenalter sollten die Wucht der reaktiven Wut, vor allem auch der „mörderischen Wut", sowie die damit einhergehenden Schuldgefühle und als Folge die vielfältigen Formen der Wendung dieser mörderischen Wut gegen die eigene Person nicht aus dem Blick verloren werden. Denn wenn ein tragfähiges Arbeitsbündnis aufgebaut ist und positive Übertragung sich als Basis für die therapeutische Arbeit nutzen lässt, ist es wichtig, die Patientin oder den Patienten allmählich für diese Vorgänge zu sensibilisieren. Es scheint wichtig, vorsichtig mit direkten Deutungen von Aggressionen zu sein, besonders solchen in der Übertragung (vgl. Wurmser 2004, S. 43). Wurmser empfiehlt, die abgewehrte Aggression immer als sekundär zu sehen, sie von der Abwehrseite anzugehen und sie indirekt anzusprechen als befürchtete, gemiedene, bedrohliche (vgl. Wurmser 1999, S. 304). Denn das eigene Leben und innere beobachtende Auge lässt sich nicht mit Gewalt, nicht mit eindringlicher Konfrontation und emotionalem Druck, sondern nur mit großer Behutsamkeit und Einfühlung verwandeln (vgl. Wurmser 2004, S. 43).

Spezifische Verarbeitungsmuster bei schweren Neurosen und Traumatisierung im Kindesalter

Wurmser ergänzt das Modell der Schichtung der Aggression, das verdeutlicht, wie aggressive Wünsche, Impulse und Phantasien als Mittel zur Wiederherstellung der Kontrolle eingesetzt werden, durch die spezifischen Verarbeitungsmuster, die sich vor allem bei schweren Neurosen und Traumatisierung im Kindesalter aus dem klinischen Material herauskristallisierten. Er hält sie aber nicht für geeignet, sie in ein Schema zu pressen.

Als Kern findet sich „die Angst vor gewissen Gegenständen oder Situationen, die sich in Abwandlung von früh an durch das ganze Leben hindurch zieht. Dieser gegenüber steht ein Schutzsystem. Die beiden sind eng miteinander verbunden: sie sind klare Abkömmlinge der ambivalent erlebten Eltern-, Geschwister- oder Pflegeperson (oder von mehreren sich überschneidenden Figuren). Dabei wird der gehasste Teil in einer drohenden Gestalt gesehen und gefürchtet, der geliebte Teil wird als Schutz gesucht. Der gehasste und gefürchtete Teil wird dabei zum Träger aller eigenen hassenswerten Eigenschaften – der Eifersucht, Bosheit und Rachsucht (vgl. Wurmser 1987, S. 292).

Auf diese Weise können schlechte Erfahrungen im nur bösen Anderen personifiziert werden, wodurch sie begrenz-, beherrsch- und kontrollierbarer werden. Denn die polaren Eigenschaften, Verhaltensweisen und Handlungen der realen Beziehungspersonen dürfen keinesfalls erfahren werden, da sie unerträglich sind.

Die eigentliche Brisanz gewinnt die Psychodynamik dadurch, dass sich diese beiden Aspekte im Über-Ich verewigen. Es kommt dann zu einer phobischen Trennung der guten von der bösen Seite der Beziehungsperson und zu einer ebensolchen Trennung in eine innere Angst- und Schutzfigur, die als innere Autorität fungiert. Die Angstfigur spricht dann als innere böse Stimme, die fortwährend verurteilt und kein gutes Haar an einem lässt. Manchmal wird nur ein Ausweg im Selbstmord gesehen, der ein Entrinnen von dieser verurteilenden Stimme verspricht, oder es kommt zu bestimmten Impulshandlungen in der Außenwelt (vgl. Wurmser 1987, S. 292f).

In der Außenwelt binden sich die Patientinnen und Patienten an eine Person, die beide gegensätzlichen Über-Ich-Gestalten in sich vereinigen, somit zugleich Schutz- und Angstfigur sind. Dabei zielt der unbewusste Wunsch und Auftrag darauf, diese Person möge die Gegensätze versöhnen, die Spannung lösen, die Spaltung überwinden. Beides ist getragen von der unbewussten Phantasie, dass

1.1 Neuere Konzepte des psychischen Traumas

durch die eigene Unterwerfung die verurteilende, anklagende Person in eine schützende, annehmende, billigende und verzeihende verwandelt werden könnte.

> „In Form einer masochistisch-impulsiven Handlungssequenz wird Verzeihung erhofft und angestrebt, und doch nach flüchtigem Einswerden die Bestrafung und Erniedrigung erreicht. Doch ist es gerade Teil dieser Handlungssequenz, dass sich auch der Eigensinn, der Trotz, die aufrührerische Wut zeigen und der Partner dazu aufgerufen wird, diese wilden Gefühle und Wünsche niederzuhalten und seine Macht gerade durch Fesselung und Niederhalten zu bezeugen. Nur wer diese Macht des Nein zeigt, bekräftigt seinen Wert und seine Stärke als Beschützer, das heißt, er muss ebenso grausam sein, wie das eigene Über-Ich, um als versöhnende und beschützende Gegenmacht glaubhaft zu werden." (Wurmser 1987, S. 293; vgl. Küchenhoff 2004, S. 827)

Darüber hinaus ist bei diesen Patientinnen und Patienten und ihren Familien das Vorherrschen der Abwehr durch Verleugnung zu beobachten. Das beinhaltet, die emotionale Bedeutung gewisser Anteile der Wirklichkeit nicht wahrnehmen zu wollen, das außer Kraft zu setzen, was man eigentlich weiß, und das zu ignorieren, was man wahrgenommen hat (vgl. Wurmser 1987, S. 293ff). Das geschieht deshalb, weil in diesen Familien das Angenommenwerden davon abhängig gemacht wurde, dass man sich mit der dort herrschenden Grundeinstellung identifizierte. Durchgehend ist zu beobachten, dass die Patientinnen und Patienten von sehr früher Zeit an bis hin zur Gegenwart nicht sie selbst sein durften.

> „Die eigenen Bedürfnisse, Antriebe, Gefühle wurden systematisch ausgeklammert, mussten übersehen und unwirklich gemacht werden – ob dies nun die Selbstbehauptung oder den Zorn, sexuell-zärtliches Verlangen oder Hunger oder ob sie die Einbildungskraft, das Schöpferische, also das in seinem Wesen Unabhängigste betrafen. Die Verleugnung großer Anteile des Selbst, der eigenen Individualität, war die Voraussetzung dafür, von den Eltern angenommen zu werden, nicht verworfen zu sein und nicht zum Fremdling im eigene Haus und in der Welt überhaupt zu werden." (Wurmser 1987, S. 295)

Das bedeutet, um angenommen zu werden, muss man sich völlig anpassen und unterwerfen, muss sich selbst immer ganz verbergen und wird nicht erkannt und nicht gesehen. Letztlich hat man sich dafür zu schämen, überhaupt sein eigenes Selbst leben zu wollen. Dazu gehört ganz besonders, seine Gefühle nicht zu zeigen. Weil sie das Allerpersönlichste sind, werden sie als das Verdächtigste und Geheimste angesehen, als der gefährliche Kern des Selbst-sein-Wollens. Deshalb ist es am besten, die echten starken Gefühle zu verstecken, z. B. hinter einer kühl abweisenden Fassade, der Fassade des freundlichen Lächelns und der Zustimmung oder auch der Unterwürfigkeit.

Das Ganze vertieft sich, wenn äußere Katastrophen (massive Auseinandersetzungen zwischen den Eltern, Alkoholismus der Eltern, Brutalität gegenüber dem Kind oder ernsthafte körperliche Erkrankung) diese überwältigenden Ängste bestätigen. Denn das Kind gibt sich grundsätzlich immer die Schuld, egal, um welches Unglück es sich auch handelt. Diese Wendung vom Passiven ins Aktive des eigenen Schuldigseins beinhaltet die Illusion der Macht, das vermeintlich Verschuldete am Ende wieder gutmachen zu können (vgl. Wurmser 1987, S. 295, 19).

Immer an allem schuld zu sein, bringt den Menschen aber in ein grässliches Dilemma. Um diesem zu entgehen, versucht er alles Eigene, das sich nicht verleugnend und verdrängend an die familiäre Grundeinstellung angleichen lässt, als etwas Trotziges bei sich abzulehnen und zu unterdrücken. Und doch wird es ihm zur Quelle tiefster Angst und tiefster Scham. Wenn in kurzen Episoden des Böseseins, des trotzigen Sichaufbäumens die abgelehnte, abgewiesene andere Seite immer wieder durchbricht, tauchen auch die so lange unterdrückten Wünsche und Gefühle der Macht, Rivalität und Eifersucht auf, melden sich Neid und Hass, das nagende Gefühl des Ressentiments und schließlich auch die mörderische Wut. Danach kann man sich nur schuldig fühlen, weil man es gewagt hat, sich selbst durchsetzen, rivalisieren und Rache üben zu wollen. Die *Trennungsschuld*, die hier entsteht, beinhaltet wiederum radikal und gleichzeitig Selbstverurteilung dafür, nicht zu sich selbst stehen zu können und ein so abhängiges Geschöpf zu sein (*Abhängigkeitsscham*) (vgl. Wurmser 1987, S. 295; 1990, S. 69; 1999, S. 195, 289).

Die Verstrickung in diesen Schuld-Scham-Konflikt bedeutet ein schier unerträgliches Gefangensein in dem Dilemma zwischen Selbstaufgabe und damit Selbstverrat und Auflehnung, die aber ständig an Schuld gebunden ist. Wie man sich auch verhält, man kommt nicht aus diesem tragischen Scham-Schuld-Dilemma heraus – ein extremer Konflikt (vgl. Wurmser 1987, S. 296; 1990, S. 69, 113ff; 2004, S. 22).

Zu einer solch massiven Selbstverurteilung kommt es, wenn es zu einer Introjektion des als extrem verachtend und anklagend empfundenen Objekts oder mehrerer gekommen ist. Einerseits wird ständig der Versuch unternommen, sich mit der Gestalt des grausamen Über-Ichs zu identifizieren und sich anderen gegenüber so rücksichtslos und unerbittlich zu verhalten, wie es der innere Richter einem selbst gegenüber tut. Andererseits muss dieser Versuch sofort niedergeschlagen werden, da er dem Gebot der Unterwerfung und Passivität widerspricht.

Zur Introjektion tritt die Projektion hinzu. Projiziert wird die Verurteilung, ähnlich wie beim phobischen Vorgang, weil das, was von außen droht, leichter vermieden werden kann als die innere, vom Über-Ich drohende Gefahr. Man wähnt, dem äußeren Richter besser entrinnen zu können als dem inneren.

Gleichzeitig bedingen jedoch Projektion und Introjektion „eine Polarisierung des ganzen Selbst- und Welterlebens in absolute Gegensätze. Beschützer und Feind, die zwei Seiten des ambivalent erlebten anderen, dehnen sich zu ganzen Schutzsystemen und Welten der Gefahr aus, obwohl sie sich auf einzelne Dinge oder Personen zu konzentrieren pflegen. Die Spaltung von Gut und Böse betrifft nun nicht nur Macht und Aggression, nicht nur Neugier und Selbstbehauptung, sondern wesentlich auch das Sexuell-Sinnliche, das von der Liebe und den

1.1 Neuere Konzepte des psychischen Traumas

Wünschen nach Vereinigung als etwas Verwerfliches abgespalten werden muss" (Wurmser 1987, S. 297).

Neben der Verleugnung und der ihr immer folgenden Verdrängung kommt es zu einem anderen großen Abwehrversuch, dem der Umkehrung der Gefühle und Wünsche. Zum Beispiel wird versucht, in Angst und Schmerz etwas Lustvolles zu finden und die Bilder umzuwandeln: So werden aus schreckerregender Gewalt Stärke und Willkür, und dies wird zu bewundernswerter Macht. Mit ihr muss man sich dann wiederum identifizieren, um selbst stark und unberührbar zu werden.

Es kann aber auch, nachdem eine Spaltung der inneren und äußeren Autorität in Gut und Böse erfolgt ist, zu einer Verkehrung ins Gegenteil von Affekten und Trieb kommen und damit zur Trennung des Zusammengehörigen, indem die Affekte und Triebe voneinander isoliert werden. Dies scheint ein Versuch zu sein, sich des Schutzes der guten Machtfigur durch Vereinigung zu versichern und die böse Gegenkraft dadurch unwirksam zu machen, dass man sie als nicht existent erklärt.

Gleichzeitig wird ein Ideal der undurchdringlichen Panzerung entwickelt, ein Selbstschutz der Unberührbarkeit, der helfen soll, gegen die überwältigenden Gefühle von innen und außen gefeit zu sein. Alles, was dann diesem Ideal widerspricht, fällt der Verurteilung anheim, muss verachtet, ausgerottet werden, alle Schwäche ist dann höhnenswert und lächerlich. Auf diese Weise wird der verletzliche und verwundbare Teil der eigenen Person zum Opfer des inneren Henkers. Doch dieser wird auch immer wieder in der Projektion im Außen gesucht. Dort tritt er dann als Verächter und Quäler auf, der zum Träger eines absoluten Ideals der Stärke wird und wiederum die eigene Person verhöhnt, da sie diesem nicht genügen kann. Man kann aber auch in der Phantasie den anderen zum ohnmächtigen Opfer machen, ihn sogar ausrotten und sich selbst als den mächtigen Triumphator feiern (vgl. Wurmser 1987, S. 297f).

Mit diesem Ich-Vorgang der Identifizierung mit dem Aggressor ist eine andere Form von Trieb- und Affektumkehrung verbunden, die Wendung vom Passiven ins Aktive, und die oft daraus resultierende Rollenvertauschung. Dem anderen wird das zugefügt, was einem selbst widerfahren ist, eine Abwehrform, die sich gegen die Außenwelt richtet.

Die Wendung vom Passiven ins Aktive kann zu einem Grundzug des ganzen Charakters werden. Eine Sonderform ist die vorübergehende Absetzung der äußeren Autorität als ein Versuch, die innere ungültig zu machen – durch Lügen, äußere Rebellion oder durch Drogen.

Eine andere Form, die Absolutheitsansprüche des Gewissens abzuwehren, ist die regressive Abwehr überwältigender Konflikte. Dabei kommt es zu einer radikalen Abkehr von der Außenwelt. Die Person zieht sich in einen passiv-abhängigen, hoch erotisierten Zustand, bei gleichzeitig beängstigender Innenwelt, zurück (vgl. Wurmser 1987, S. 298).

Das Endresultat von all diesen Abwehrvorgängen kann im Einzelfall ganz unterschiedlich sein. Häufig jedoch haben diese Menschen das durchdringende Gefühl der Unechtheit, des falschen Selbst, der Pseudoidentität. Regelmäßig ist damit eine Doppelidentität verbunden, eine Identitätsspaltung, zum Beispiel ein Leben unter dem Diktat des inneren Richters, der einen für alle verbotenen Impulse unablässig zu strafen versucht, daneben ein Leben der Verschleierung, der Maskierung, der Verleugnung.

Konflikt und Traumatisierung

Es zeichnet die tiefenpsychologisch fundierte, die analytische Psychotherapie und ganz besonders die Psychoanalyse aus, der Patientin bzw. dem Patienten bei entsprechender Introspektionsfähigkeit einen Zugang zu äußeren und inneren, zu bewussten, vorbewussten und den tieferen unbewussten Konflikten zu ermöglichen. In der tiefenpsychologisch fundierten Psychotherapie wird stets von einem aktuellen Problem bzw. Konflikt ausgegangen und dieser auf dem Hintergrund eines zentralen unbewussten Konfliktes in seiner psychodynamischen Auswirkung beleuchtet.

Auf dem Hintergrund des bisher Dargestellten sollte hinlänglich deutlich geworden sein, dass sich die Bearbeitung von Konflikten und die Verarbeitung von Traumata nicht ausschließen, sondern wir ganz im Gegenteil in unser Verständnis der Konflikte die in sie hineinwirkende Macht massiver Traumatisierung mit einbeziehen müssen. Die Bearbeitung von Konflikten dient somit der Verarbeitung von Traumata und traumatogenen Affekten.

Deshalb möchten wir hier noch einmal festhalten, von welchen Annahmen wir uns im Weiteren leiten lassen wollen. Mit Wurmser gehen wir davon aus, dass

1. Ausprägung und Ausmaß der inneren Konflikte stets von der Schwere der Traumatisierungen abhängig sind, ebenso wie die Globalität von Abwehr und Abgewehrtem;
2. sich die Grundzüge der neurotischen Prozesse von Zwanghaftigkeit, Polarisierung und Absolutheit proportional zum Ausmaß der Traumatisierung verhalten;
3. sich das Über-Ich dann umso archaischer und grausamer gebärdet und die masochistischen und narzisstischen Neigungen umso stärker ausgeprägt sind;
4. je massiver die Traumatisierung ist, umso massiver, das heißt globaler und absoluter sind die Konflikte und damit einhergehend die Spaltungsbereitschaft.

Vor allem bei in der Kindheit traumatisierten Patientinnen und Patienten sind Scham- und Schuld-Konflikte und damit Über-Ich-Konflikte besonders ausgeprägt. Daneben finden sich selbstverständlich auch alle übrigen Konflikte, die mit den Entwicklungskrisen der Kindheit verbunden sind. Die auffindbaren Konflikte können von milder Ausprägung bis hin zu Absolutheit und Globalität reichen. Im Fall der schweren Neurose und generell bei Traumatisierung in der Kindheit sind die bekannten Hauptkonflikte immer zu finden: die gewöhnliche oder positive ödipale Dreieckskonstellation mit dem Doppelkonflikt sexueller und aggressiver Natur, der negative Ödipuskomplex und der Wettstreit mit den Geschwistern um

1.1 Neuere Konzepte des psychischen Traumas

die Aufmerksamkeit der Eltern einschließlich der Beseitigungswünsche hinsichtlich dieser Eindringlinge. Wurmser fasst den Ödipuskomplex weiter als eine ganze Serie von Dreieckskonflikten und bezieht auch die Geschwister mit ein (vgl. 1987, S. 328).

Sich beziehend u. a. auf Daniel Stern nimmt Wurmser an, dass die Prozesse der Individuation sowie des Zusammengehörens und der Bezogenheit sich von Anfang an entwickeln. Schwere Individuations- und Trennungskonflikte, so die Säuglingsforschung, können von den ersten Monaten des Lebens an auf interpersoneller Ebene beobachtet werden. Diese Konflikte sind auch in späteren Entwicklungsphasen von gesonderter Bedeutung und unabhängig von den ödipalen Konflikten explorierbar. Als Sonderformen solcher Individuationskonflikte betrachtet Wurmser die analen Konflikte, die dyadischen Ambivalenzkonflikte sowie die damit verbundenen schweren Aggressionen (vgl. Wurmser 1987, S. 328). Aber auch die Konflikte um Trennung und Individuation, verbunden mit dem Wunsch, sich von der übermächtigen Mutter zu lösen und sich selbst zu behaupten und im Gegenbedürfnis weiterhin ihren Schutz und ihre Geborgenheit in Anspruch nehmen zu können, gehören zu den schweren Individuationskonflikten. Hinzu kommen die damit verbundenen Konflikte hinsichtlich der Körperkontrolle, Neinsagen und Nachgeben, Zurückhalten und Hergeben, Reinheit und Unreinheit (die analen Konflikte) sowie die Konflikte um Wünsche nach Abhängigkeit – wenn nicht nach völliger Verschmelzung – gegenüber solchen der Abwendung und Unabhängigkeit, der grenzenlosen Befriedigung und der totalen Entsagung, als mehr oder weniger ferne Abkömmlinge oraler Strebungen.

Die Probleme um die Regulation der Affekte und die Konflikte, die damit einhergehen, können nicht einfach als Abkömmlinge von Triebkonflikten betrachtet werden. Vielmehr. führen die Konflikte über globale Affekte zu psychischen Phänomenen, die als orale oder narzisstische Probleme beschreibend zusammengefasst werden können (vgl. Wurmser 1987, S. 328).

Bei den Konflikten zwischen Ich und äußerer Wirklichkeit spielen die Konflikte um Wissen versus Nichtwissen, Sehen versus Nichtsehen, Benennen versus Nichtbenennen eine entscheidende Rolle. Sie alle basieren darauf, verleugnen zu müssen. Es sei hier daran erinnert, dass die Traumaforschung in der Verleugnung im Wechsel mit Intrusion einen der Hauptabwehrmechanismen eines Individuums bei akuter und chronischer Traumatisierung sieht. Das Vorherrschen der Abwehr durch Verleugnung in starker Ausprägung macht das gesamte Familienklima traumatogener Familien aus und gehört zur „Familienhaltung". Dies bedeutet, die verleugnende Familienhaltung bedingt die traumaspezifische individualpsychologische Abwehr. Vor allem die Patientinnen und Patienten, die von sehr früher Zeit an nicht sie selbst sein durften, leben in einen permanenten Konflikt um Wissen versus Nichtwissen, Sehen versus Nichtsehen, Benennen versus Nichtbenennen. Dieser Konflikt kann so weitreichend sein, das mit ihm ein Gefühl einhergeht, seiner Wahrnehmung nicht mehr trauen zu können.

Dies ist immer dort der Fall, wo der Täter oder Co-Täter in Familien in perfider Weise versuchte, die Wahrnehmung des Kindes gezielt zu verunsichern: Das Kind soll die emotionale Bedeutung gewisser Anteile der Wirklichkeit nicht wahrnehmen, es soll ignorieren, was es wahrgenommen hat und was es weiß.

Dieser Konflikt um die eigene Wahrnehmung spiegelt sich selbstverständlich stets auch in der psychotherapeutischen Beziehung wider, u. a.
- darin, der Wahrnehmung des Psychotherapeuten mehr zu trauen als den eigenen,
- in der Angst, von ihm manipuliert zu werden.

Was die Schuld angeht, nimmt das Kind in der Regel die verleugnete Schuld der Erwachsenen via Introjektion in sich hinein. Darüber hinaus verstärkt sich die Schuld durch die verdrängte mörderische Wut auf den, der missbraucht und manipuliert und das eigene Selbst zu rauben sucht.

Wird die Verleugnung großer Anteile des Selbst, der eigenen Individualität, schließlich doch zu Gunsten der Realität aufgegeben und kann sich der Impuls und der Wunsch, sich selbst durchzusetzen und sogar Rache zu üben, durchsetzen, entsteht Trennungsschuld. Dies, weil man es wagt, sich loslösen zu wollen und das eigene Selbst zu behaupten (vergleiche Fallbeispiel Larissa).

„Jede Getrenntheit wird, subjektiv und gewöhnlich auch genetisch akkurat, das heißt als Familienrealität, so erlebt, als wäre sie etwas Vernichtendes und Mörderisches. Den anderen zu verlassen bedeutet, ihn zu verwunden, wenn nicht zu töten. Ebenso ist Verlassenwerden unerträglichem Schmerz oder dem Tode gleich. So lädt man mit jedem Schritt der Unabhängigkeit große Schuld auf sich; jede Eigenwilligkeit, ja jeder Erfolg wird als Vermessenheit geahndet, zuerst äußerlich, dann innerlich. Der Trotz wird zur Todsünde gestempelt. Diese Trennungsschuld ist das eine. Begibt man sich indes dieses Wagnisses und unterwirft man sich dem bindenden Anderen, verliert man das eigene Selbst, seine Würde, seine Identität. Die Opferung des eigenen Selbst, um eine menschliche Beziehung zu erhalten, wird mit Selbstverachtung erlebt. Das Opfer selbst, das passive, abhängige Selbst wird mit Ekel, mit tiefer Scham angesehen. Diese Abhängigkeitsscham muss früher oder später zu offener oder verhaltener Wut und zum Trotz führen, und damit schließt sich der Zirkel" (Wurmser 2004, S. 38).

Denn wie man sich auch immer verhält, man kommt nicht aus diesem extremen Konflikt, dem tragischen Scham-Schuld-Dilemma heraus (vgl. Wurmser 1987, S. 298; 1999; 2004, S. 22f).

In der folgenden kurzen Fallvignette werden Dehumanisierung der Patientin (letztlich „ein Stück Scheiße" zu sein) und Trennungsschuld thematisiert: sich nicht trennen zu dürfen, da alles Eigene mit dem Tod des Anderen assoziiert ist.

1.1 Neuere Konzepte des psychischen Traumas

> **Fallbeispiel Larissa**
> Die Patientin, die während der Pubertät an einer Anorexia nervosa erkrankte und längere Zeit in einer Klinik war, in der sie sich durch rigide Methoden gequält und gedemütigt erlebte, kam mit massiven Selbstzweifeln, Zwängen, Essproblemen und Suizidphantasien zur Behandlung. In einer der Sitzungen sprach sie davon, dass die Selbstmorddrohungen ihrer Mutter letztlich immer über allem gestanden hätten (mehr zum biographischen Hintergrund später). Während eines aktuellen Telefonates sagte die Mutter zu ihr: *Wenn ich mir deinen Lebenslauf anschaue, das kann ja nichts mehr werden. Alles ist ja sowieso nur Scheiße. Am besten nimmt man sich den Strick.*
> Der Kommentar der Patientin: *Ich kann meinen eigenen Weg nicht finden, wenn ich versuche, etwas für mich zu entscheiden, darf ich das letztlich nicht. Sie oder ich – beide geht nicht. Mein Eigenes bewirkt ihren Tod. Ich darf nicht überlegen, was ich vom Leben will.*

Auch bei Larissa hat dies zur Folge, wie bei anderen Patientinnen und Patienten, denen das Wagnis der Trennung nicht gelingt, dass sie sich dem bindenden Anderen unterwirft und ihr eigenes Selbst, ihre Würde und Identität verliert. Jedoch geht die Opferung des eigenen Selbst, um eine menschliche Beziehung zu erhalten, mit dem Erleben der Selbstverachtung einher, bzw. zieht sie nach sich. Sich selbst als Opfer zu erleben, passiv und abhängig, ruft Ekel und tiefe Scham hervor.

Loyalitätskonflikte, äußere und innere, spielen bei in der Kindheit Traumatisierten ebenfalls eine wichtige Rolle. Loyalität geht über die gewöhnliche Gebundenheit an ein „Objekt" hinaus. Da Loyalität den Anderen als geliebte Autorität, der man die Treue wahren muss, über die eigene Person setzt, erweist sie sich als Über-Ich-Bindung. Bestehen gegensätzliche Loyalitäten, zerreißen sie das Innere, da sie jeweils im Grunde unbedingt sind und die Forderung kompromissloser Treue erheben. In schwerer Ausgestaltung rufen Loyalitätskonflikte ungeheure Affekte hervor. Loyalitätskonflikte können bestehen gegenüber sich bekämpfenden Eltern, gegenüber offenen und versteckten und damit widersprüchlichen Werten in der Familie, zwischen Familie und Umwelt. Sie können sich aber auch ergeben aus der Loyalität einer äußeren Instanz und der Loyalität sich selbst gegenüber (vgl. Wurmser 1987, S. 329).

Loyalitätskonflikte bilden oft eine Variante des Scham-Schuld-Dilemmas. Ganz besonders geraten sexuell Missbrauchte gegenüber ihren Eltern in Loyalitätskonflikte, wenn in der Psychotherapie der Missbrauch, mit allem, was dazu gehört, zum Thema wird. In der Psychotherapie über traumatische Erfahrungen mit den Eltern zu sprechen bedeutet auf bewusster Ebene, einen Verrat an ihnen zu begehen. Dieser zieht auf unbewusster Ebene einen intrapsychischen Konflikt zwischen Ich und Über-Ich nach sich, der meist massive Selbstbestrafung zur Folge hat.

Äußere Loyalitätskonflikte können sich u. a. vor allem auf Eltern beziehen, die Täter im Handeln einerseits und Täter im Wegsehen und/oder Bagatellisieren und/oder moralisierender Falschheit andererseits waren. Auf tieferer Ebene bezieht sich, vor allem bei sexuellem Missbrauch, der Loyalitätskonflikt auf das Gefühl des Verrats am ausgeschlossenen anderen Elternteil oder den Geschwistern, als Bestandteil der Janusköpfigkeit der fatalen Sonderstellung. Der tiefste unbewusste Loyalitätskonflikt findet sich im Über-Ich. Gegen den eigenen Anspruch zu merken, zu fühlen, zu erinnern steht das verinnerlichte Verbot der Eltern sowie deren Strafandrohungen bei vermeintlichem Verrat des Täters und des Familiengeheimnisses.

Auch der Loyalitätskonflikt hängt mit dem unbewussten Gebot zusammen, kein eigenes Selbst haben zu dürfen, über das man autonom verfügen darf.

Was die Schuldseite angeht, so sind Über-Ich-Bildung und Loyalitätskonflikte eng mit frühödipalen Konflikten verknüpft. Die Entwicklung der Scham erfolgt dagegen weitgehend unabhängig von der ödipalen Problematik.

Sind globale Identifizierungen, globale Introjektionen und globale Verleugnungen zu beobachten, haben diese weniger mit dem Ödipuskomplex zu tun als mit der herrschenden Grundeinstellung in der Familie und damit mit deren Wertkonflikten. Da diese globaler Natur sind, haben die damit verbundenen Schuld- und Schamgefühle ebenfalls einen absoluten, aber diametral entgegengesetzten Charakter (Trennungsschuld und Abhängigkeitsscham) (vgl. Wurmser 1987, S. 329).

Alle genannten „Konfliktgruppen sind Kernkonflikte der Neurose und immer mehr oder weniger gleichzeitig gegenwärtig und wichtig" (ebd.).

Der Affekt des Ressentiments ist ohne einen Wertkonflikt nicht zu denken. Er geht aus einem Zustand der Ohnmacht, der Hilflosigkeit und der Beschämung hervor und ist verbunden mit Gefühlen von Neid, Eifersucht und Rachsucht. Im Zustand des Ressentiments wird Ungerechtigkeit empfunden: weniger zu sein, zu haben oder zu bekommen, als einem von Rechts wegen zustünde. Erwartete Gerechtigkeit bleibt aus, obwohl man selbst sich loyal verhalten hat oder sich entsprechend gefühlt hat. Das verletzte Gerechtigkeitsgefühl mündet in die Scham des Verratenwordenseins. Um wenigstens fiktiv die gestörte Gerechtigkeitsbalance wieder herzustellen, versucht man sich dieser Scham mittels Rache zu erwehren (vgl. Wurmser 1987, S. 329).

Scham und Traumatisierung

Bei traumatischen Erfahrungen in Form von Seelenblindheit bis hin zum Seelenmord in der Kindheit entstehen, davon müssen wir ausgehen, immer Scham und Schuldgefühle; wir haben oben bereits auf das verbreitete Scham-Schuld-Dilemma hingewiesen.

Wurmser zeigt auf, dass bei schwer traumatisierten Patientinnen und Patienten ein tiefes Gefühl der Scham eine führende Rolle spielt. Es entsteht durch die charakteristische überwältigende Überflutung mit Affekten bei Traumatisierung, so

1.1 Neuere Konzepte des psychischen Traumas

dass diese nicht mehr benennbar sind und resomatisiert werden. Zur Regulierung wird dann oft die Sexualisierung als archaische Abwehr eingesetzt.

> „Beides, die Überflutung mit Affekten und die sehr urtümliche Abwehr durch Sexualisierung, führt zu einem überwältigenden Schamgefühl. Die Angst vor den Gefühlen bedeutet insbesondere ein Sichschämen für deren überflutenden Charakter, für deren *Zuviel* angesichts des Neins der Anderen. Als weitere Abwehrfront werden dann *aggressive* Wünsche, Impulse und Phantasien als Mittel zur *Wiederherstellung der Kontrolle* eingesetzt; sie sollen den weiteren Absturz in jener regressiven Spirale aufhalten. Diese archaische Gleichung von traumatischen Gefühlsstürmen, Sexualisierung und Aggression ist selber wieder zutiefst beängstigend und beschämend und führt mit der Zeit zu massiven Gegenmaßnahmen durch das Über-Ich, in Gestalt von durchdringenden, verinnerlichten und globalen Schuld- und Schamgefühlen" (Wurmser 2004, S. 2, Hervorhebungen im Original).

In ihrer tiefsten Schicht, wenn die Urliebe des Menschen verletzt wurde, ist Scham, so Wurmser, die sich vertiefende Überzeugung des eigenen Liebesunwertes. Die Verletzung der Urliebe bedeutet einen Abgrund von wortloser und bildloser Verzweiflung. Urscham ist die schmerzliche Wunde, nicht der Liebe wert zu sein, und befindet sich jenseits der Sprache.

Provozierte, konkrete äußere Scham ist ein Schutz gegen namenlose Scham, da sie die Illusion erhält, man werde doch geliebt. Auch zwanghafte Masturbation erfüllt diese Funktion. Eine ebensolche Illusion verbirgt triebhafte, entwürdigende Sexualität mit ungeliebten Partnern, Erfolg und unaufhörliche Arbeit, der Gebrauch von Drogen oder das Gebieten von Macht (vgl. Wurmser 1990, S. 158).

Das Konzept von der Überzeugung des „Liebesunwertes" ist Ausdruck dessen, was Balint als die „Grundstörung" beschrieben hat, die Verwundung der „Urliebe".

Bei der Genese der Scham entsteht um den Kern traumatischer Schamangst, die sehr rasch panische Ausmaße annehmen kann, im Laufe der Entwicklung ein komplexes affektives und kognitives Reaktionsmuster als Antwort auf Schamerfahrungen. Neuerliche traumatische Erfahrungen in späteren Entwicklungsstufen haben bei in der Kindheit traumatisierten Menschen zusätzlich verheerende Wirkung, weil ein bereits schwer vulnerables Ich betroffen ist und in der Regression frühe Angstformen des totalen Objektverlustes mobilisiert werden. Geschieht Traumatisierung auf einer späteren Entwicklungsstufe und bildet sie ein einmaliges Erlebnis, kann diese Erfahrung eventuell leichter in das bestehende Selbstsystem integriert werden. Bei schwerer und länger dauernder Traumatisierung kann es aber auch zu retrograden Zerstörungen der psychischen Struktur durch das Trauma kommen (vgl. Ehlert-Balzer 1996). Im Rahmen der traumatischen Ich-Fragmentierung können dann ebenfalls sehr frühe Angstformen mobilisiert werden.

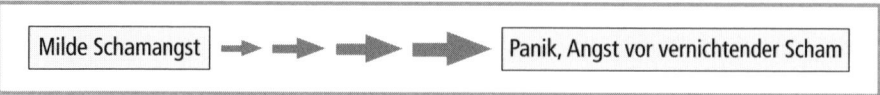

Abb. 1.3 Kontinuum der Intensität der Schamangst.

Je nachdem, welche Erfahrungen – milde oder traumatische – ein Individuum im Laufe seiner frühen Kindheit macht, vor allem kumulativer Art, entsteht eine Grundbefürchtung unterschiedlichster Intensität, die so genannte Schamangst. Schamangst lässt sich in ihrer Intensität – in Abhängigkeit vom Ausmaß der Schamerfahrungen – auf einem Kontinuum denken (Abb. 1.3). Dabei wird eine Gefahr in der äußeren Realität befürchtet: als Zurückweisung in Form von Vorwürfen, Hänseln, Belächeln bis hin zu schwerer Demütigung, Kränkung und Verachtung, Herabwürdigung und Entmenschlichung (vgl. Wurmser 1990, S. 145).

Am unteren Pol der Schamangst findet sich milde Signalangst, als ein gedankenähnliches Bewusstsein von einer möglichen Gefahr der Zurückweisung. Das Ich nutzt den Affekt auf subtile, flexible und differenzierte Weise als Signal, um Schutzmaßnahmen zu ergreifen (bewusster Verzicht, Vermeiden der entblößenden Situation, Verstecken, Maskieren). Am Ende des Kontinuums steht Panik, die Angst vor nicht beherrschbarer, vernichtender und damit traumatischer Scham, vor Affektüberflutung, vor totalem Liebes- und Objektverlust und damit Selbstverlust (bei Psychosen, Borderline-Erkrankungen, schweren Neurosen). Begleitende Gefühle sind: ein Nichts zu sein, leer, zu Eis erstarrt, wie Stein zu sein. In diesen extremen Zuständen hat die Schamangst triebähnliche Qualität, die Person versucht sich mit allen Mitteln von der Gefahr zu distanzieren. Als Schutzmaßnahmen werden dann ergriffen:
- lähmende Hemmung (symbolischer Tod),
- Blockierung durch Erfrieren aller Gefühle, Wünsche, Aktionen und Wahrnehmungen,
- Versuche der Entladung im somatischen Bereich durch Erröten, Bleichwerden, Ohnmächtigwerden, Schwindel, Muskelstarre.

Schlagen alle Versuche zur Hemmung, Blockierung und Entladung fehl, kommt es zu totaler Hilf- und Hoffnungslosigkeit, die für einen traumatischen Zustand charakteristisch sind.

Es gibt spezifische Verhaltensmuster, die bei der Schamangst beobachtet werden können. Das einfachste Muster besteht im Verstecken/Verbergen, das radikalste in Auflösung und Suizid, daneben gibt es das Erstarren in völliger Lähmung, die Verwandlung in einen Stein oder eine andere Gestalt. Am häufigsten ist das Vergessen von ganzen Teilen des Lebens und des Selbst zu beobachten bis hin zum Wandel des Charakters. Dabei reagiert das Verwandeln, Auflösen, Verschwinden auf die erlebte Verachtung von außen, die die Auslöschung, das Verschwinden des Subjekts in seiner Individualität zum Ziel hat (vgl. Wurmser 1990, S. 145–152).

1.1 Neuere Konzepte des psychischen Traumas

Bevor wir das Thema Scham und Traumatisierung weiter ausführen, möchten wir mit einem kurzen Fallbeispiel das Quälende dieses Affekts verdeutlichen und zeigen, wie er einer imaginativen Bearbeitung zugeführt werden kann. Es handelt sich um die gleiche Patientin, die eben zu Wort gekommen ist.

> **Fallbeispiel Larissa**
> *In mir ist so eine tiefe Scham. Ich habe das Gefühl, ich war meiner Mutter schon immer hochnot-peinlich. Deshalb versuche ich immer nicht aufzufallen. Und denke, hoffentlich lacht keiner über mich. Ich muss meiner Mutter so peinlich sein, und es hieß immer: Du bist unmöglich. Meine eigene Scham ist so groß, ich bin mir selbst total peinlich. Ich denke immer: Hoffentlich will niemand was von mir, hoffentlich muss ich nichts sagen. Bei Familienfesten merke ich immer wieder, ich kann die Nähe meiner Mutter nicht ertragen. Ich möchte so gerne diese Scham ablegen. Bisher war mir gar nicht klar, dass ich mich bei jedem Schritt, den ich tue, schäme. Das ist mir hier bei Ihnen immer klarer geworden, auch dass die Magersucht ein Versuch ist, mich zu verdünnisieren. Die Scham sitzt so tief, es ist so unglaublich, egal, was ich auch mache, sie ist da.*
>
> Die Psychotherapeutin schlägt dann der Patientin vor, sich eventuell im Tagtraum einmal ihre „*Maske der Scham*" vorzustellen, hinter der sie sich verstecken kann, um noch genauer zu erfahren, wie es dahinter aussieht und wie sich die Maske anfühlt, um dann die Perspektive zu wechseln und zu schauen, wie sie von außen aussieht, und schließlich sich vorzustellen, was es braucht, um diese Maske langsam ablegen zu können. Nachdem die Patientin einverstanden ist, wird ihr nach der Entspannungsvorgabe zunächst folgende Instruktion angeboten:
> Versuchen Sie nun, sich Ihre Maske der Scham vorzustellen.
> Patientin kämpft mit den Tränen und sagt: *Da gibt es ganz verschiedene. Ich als kleines Kind, das im Vergleich mit der Schwester im Hintergrund steht, ihr den Vortritt lässt. Ich glaube, später bin ich in der Grundschule immer alleine hinter allen hergegangen, und sie im Mittelpunkt, und heute ist es eher eine Versteinerung.*
> Wie sieht die aus, können Sie sich die Maske noch genauer vorstellen?
> *Wie ein Stirnband vor dem Kopf, wie eine Maske vor dem Gesicht, mehr noch, direkt mit mir verbunden, etwas was mich nur noch funktionieren lässt. Es ist wie eine Starre, eine Versteinerung. Im Moment kriege ich Magenprobleme, es sitzt jetzt im Bauchbereich, und das Atmen fällt schwer.*
> Was würde Ihnen jetzt gut tun?
> *Ein heißes Bad.*
> Ja, dann stellen Sie es sich vor, stellen sich vor, wie Sie ein heißes Bad nehmen.
> (Die Patientin schweigt.)
> Geht das?
> *Ja.*

> Ja, dann stellen Sie es sich ganz intensiv vor, stellen sich vor, wie das Wasser Sie wärmt und Sie locker macht. Entspannen Sie sich ganz in dem Wasser. Richten Sie es in Ihrer Vorstellung ganz so ein, dass es Ihnen richtig gut geht.

Scham als komplexer Affekt hat seine genetischen Vorläufer immer im Zwischenmenschlichen und entwickelt sich aus interpersonellen Konflikten. Diese entstehen, wenn Phantasien und Wünsche, Bedürfnisse nach Selbstausdruck, danach, sich zu zeigen und zu schauen, nach Liebe und Anerkennung, nach Wahrnehmung und Kommunikation auf jeder Entwicklungsstufe auf kritische Zurückweisung und schwere physische und psychische Verletzung stoßen. Sie werden zusammen mit den erlebten Aspekten von Schwäche, Hilflosigkeit und Angst verinnerlicht und zu einer komplexen Struktur verarbeitet (vgl. Wurmser 1990, S. 130ff). Die Strukturelemente dieses Reaktionsmusters enthalten die Erwartungen (Ich-Ideal[1]), die beurteilenden Aspekte, wie Vergleichen, Kritik, Strafe, Sühne (Über-Ich), und die vorbeugenden Maßnahmen, die vom „Ich" ausgehen. „Innere Scham", verstanden als Subjektpol der Scham, (das, wofür man sich schämt, verbunden mit der Scham vor sich selbst, im Gegensatz zur „äußeren Scham", dem Objektpol, den Erwartungen der anderen und dem Versagen davor), taucht auf, wenn ein vom Ich-Ideal/ideales Selbst verlangtes Ziel, eine Norm nicht erreicht wird, also bei Versagen (Schuld, wenn eine vom Über-Ich festgelegte Grenze berührt oder übertreten wird). Der komplexe Schamaffekt setzt ein inneres Messen voraus. Weitgehend unbewusst wird das ideale Selbst mit dem realen Selbst (Subjektpol) verglichen und mit den Erwartungen eines idealen Anderen (Objektpol), vor dem das Selbst bestehen will. Scham taucht auf, wenn das innere Wunschbild verraten wurde und selbstkritische, strafende und reparative Prozesse in Gang gesetzt werden. Der komplexe Schamaffekt ist immer an die Existenz des Über-Ichs gebunden. Er setzt voraus, dass das Selbst einschließlich des idealen Selbst als komplettes und komplexes Bild perzeptiv und expressiv erfahren werden kann. Bei Schuld ist der Maßstab ein System idealer Handlungen, kein globales Idealbild. Schuld ist immer viel begrenzter, bezieht sich nie wie Scham auf den Kern des Selbst. Versagen gegenüber dem Ideal führt immer zu Kritik, Missbilligung, Verurteilung. Die ursprüngliche kritisierende Autorität ist via Introjektion zum selbstkritischen Über-Ich-Anteil geworden. Diese Introjektion ist lebendig in der Identifikation mit dem Aggressor, der Wendung der Aggression gegen die eigene Person, der Wendung von passiv zu aktiv. Die kritische und ver-

---

1 Das Ich-Ideal als Teil des Über-Ichs ist zusammengesetzt aus der Identifikation mit Aspekten von geliebten, bewunderten oder gefürchteten Personen, aus dem Bild des braven, wünschenswerten Kindes, wie es von anderen, u. a. von den Eltern erwartet wird, aus idealen Zuständen des Selbst aus früheren Zeiten; es entspricht dem elterlichen Ideal eines wünschenswerten und geliebten Kindes, wie es das Kind wahrnimmt (vgl. Wurmser 1990, S. 296).

1.1 Neuere Konzepte des psychischen Traumas

urteilende Aktivität bei der Scham ist nicht weniger aggressiv als bei der Schuld. Aggressionsarten, die das Über-Ich einsetzt, haben ihre genetischen Vorläufer in äußeren Objekten. Bei der Reexternalisierung werden sie wieder an das äußere Objekt delegiert. Aggressionsarten des äußeren Objekts, die verinnerlicht werden, symbolisieren sich als inneres Auge und Stimme des Gewissens. Es sind der strafende Blick, der verächtliche Ausdruck, die demütigenden Worte, der spöttische Ton, das hämische Kichern, die zurückweisende Geste, das Naserümpfen, Zungerausstrecken, was im Gewissen wiedererscheint. Bei allem ist der affektive Ton der Verachtung entscheidend. Die verachtende Bestrafung beinhaltet immer Liebes- und Respektverlust und hat Verlust an Selbstliebe zur Folge. Der Richtende benutzt als Strafe immer Verachtung, nicht Ärger und Hass wie bei der Schuld. Verachtung ist ein kalter Affekt. Der Andere wird so behandelt, als existiere er nicht, als solle er beseitigt werden, so, wie man Dreck beseitigt. Beschämende Verachtung ist eine Form der Zurückweisung, die Verlassen und Isolation benutzt. Scham, die durch Verachtung ausgelöst wird, macht das Subjekt unbeweglich, wie gelähmt, wie ein Ding, ein Nichts, dehumanisiert es im Extrem, sein ganzer Wert wird verleugnet (vgl. Wurmser 1990, S. 141ff).

Strafende Handlungen, die eingesetzt werden, sind: Bloßstellung, zum Gespött anderer machen, Schmach und Schande ans Licht zerren, den Erniedrigten zum Verbergen bringen, meiden, ignorieren, in die Einsamkeit schicken. Sind diese Interaktionsmuster einschließlich der dazugehörigen Affekte via Introjektion und Identifikation in den psychischen Raum gelangt, sitzt fortan der Richter, Verurteiler, Verachter, Spötter im Über-Ich. Jetzt erniedrigt, verurteilt, verachtet, demütigt man sich selbst, stellt sich bloß, man führt seine Schande selbst herbei und büßt. Büßen geschieht durch Bekennen, das heißt neuerliches Bloßstellen, um wieder Anerkennung zu erlangen, durch Verbergen, man möchte verschwinden oder wenigstens nicht mehr an das beschämende Ereignis erinnert werden, durch Verleugnen und Verdrängen, durch Weglaufen, Betäuben, Selbstmord. (Bei der Schuld wird die selbstschädigende Handlung introjiziert: Selbstverstümmelung, chronische Schmerzen; auf symbolischer Ebene: Ungeschehenmachen, Wiedergutmachen) (vgl. Wurmser 1990, S. 144).

Bei traumatisierten Menschen muss die Scham wegen der verlorenen Integrität besonders ausgeprägt sein. Nicht in der Lage gewesen zu sein, sich zu wehren, und mit sich geschehen lassen zu müssen, seine persönliche und körperliche Integrität nicht geschützt zu haben und damit zu verbinden, das eigene Selbst verraten zu haben, zieht Selbstverachtung nach sich und im Extrem eine rigorose Selbstverurteilung.

2 Neurobiologische Erkenntnisse im Rahmen der Traumaforschung

Die neurobiologische Grundlagenforschung der letzten Jahre hat wesentliche Beiträge zum Verständnis der Symptomentstehung und Aufrechterhaltung der Posttraumatischen Belastungsstörung (PTBS) (deutsche Übersetzung für die Psychotraumatic Stress Disorder (PTSD) geliefert, die auch in der ICD-10 als wesentliche Diagnosekategorie im Rahmen von Psychotraumatisierung ihren Platz hat.

Moderne bildgebende Verfahren, wie PET (Positronenemissionstomographie) und fMRT (funktionelle Magnetresonanztomographie) ermöglichen es, Gehirnprozesse direkt zu beobachten. Die Intensivierung der neurobiologischen Forschung hat eine Flut von Erkenntnissen hervorgebracht, die hier nur unvollständig wiedergegeben werden können. Gute Übersichtsarbeiten finden sich bei Flatten (2003) (ausführlicher bei Roth 2001 und van der Kolk u. a. 2000).

In diesem Kapitel sollen nun die inzwischen als weitgehend gesicherten Erkenntnisse wiedergegeben werden, die geeignet sind, unser therapeutisches Vorgehen auch im Licht neurobiologischer Forschung zu bestätigen. Im Wesentlichen geht es dabei um die Frage: Welche Auswirkungen haben traumatische Erfahrungen auf die Hirnfunktion und können sich daraus Konsequenzen für die Psychotherapie Traumatisierter ergeben?

Bevor wir dieser Frage nachgehen, möchten wir kritisch darauf hinweisen, dass es sich bei dem neurobiologischen Verstehensmodell um ein eindimensionales Modell handelt, das das traumatische Ereignis mit den sich daraus ergebenden Veränderungen auf neuronaler Ebene gleichsetzt und den dialektischen Traumabegriff, wie er in diesem Buch zu Grunde gelegt wird, nicht berücksichtigt. Auch ist es uns wichtig zu betonen, dass mit dem Verweis auf neurowissenschaftliche Erkenntnisse im Rahmen der Traumaforschung es hier nicht darum gehen kann, Psychisches als Begleiterscheinung der Hirntätigkeit zu verhandeln, sondern beides als in Wechselbeziehung zu verstehen.

Die Traumaforschung hat sich schwerpunktmäßig mit der Auswirkung von Extremstress befasst, was aber direkt in der traumatischen Situation beim Menschen passiert, ist naturgemäß aus ethischen Gründen nicht erforscht. Zwar kann mit naturwissenschaftlichen Methoden untersucht werden, unter welchen Bedingungen Erlebnisprozesse überhaupt zustande kommen, doch ist es diesen Methoden nicht möglich, individuelle Erlebnisinhalte im Einzelfall zu erforschen und zu rekonstruieren. Auch im Prozess der Traumatisierung verarbeitet das jeweilige Subjekt die Traumatisierung individuell und verleiht ihr auf dem Hintergrund der eigenen Lebensgeschichte Bedeutung. Umgang mit und Verarbeitung der Traumatisierung ist auf der Seite des Subjekts eine psychische Tätigkeit, ein Bedeutungen generierender Akt, der von einer auch noch so präzisen Registrierung neuronaler Erregungsprozesse *kategorial* verfehlt werden muss.

Denn „das Gehirn ist nicht der Ursprung oder der Ort, sondern – wie der Neuropsychologe Alexander R. Lurija (1973, Seite 12) deutlich hervorhebt – das *Organ* des Psychischen. Das Psychische ist eine *Funktion* des Gehirns, dessen Gesetzmäßigkeiten in den psychischen Prozess *eingehen,* nicht aber gleich seine Gesetzmäßigkeiten *sind,* weil zugleich auch die Gesetzmäßigkeiten des gesellschaftlichen Lebens der Subjekte in den psychischen Prozess eingehen und diese sich mit jenen durchdringen und *spezifische Gesetzmäßigkeiten* hervorbringen, die allererst die Dignität der Wissenschaft der Psychologie begründen" (Soldt 2005, S. 14).

Im Folgenden werden zum besseren Verständnis neurobiologischer Abläufe bei Traumatisierung einige grundlegende anatomische Strukturen und Transmittersysteme dargestellt, die dazu beitragen können zu verstehen, wie das Gehirn arbeitet. Dieser Teil kann natürlich keine neurobiologischen Lehrbücher ersetzen, soll aber zeigen, „dass die psychische Tätigkeit nicht vom Gehirn getrennt werden kann". Doch möchten wir diese Aussage Rubinsteins zu Ende zitieren, und damit deutlich machen, dass wir die psychische Tätigkeit des Gehirns nicht in seiner Zellstruktur suchen wollen. Die Auffassung, psychische Tätigkeit nicht vom Gehirn zu trennen, schließt „die Notwendigkeit und sogar die Möglichkeit aus, das Gehirn als den ‚Sitz' der Seele zu betrachten, den Ursprung der psychischen Tätigkeit innerhalb des Gehirns, in seiner Zellstruktur zu suchen und dabei das Psychische von der Außenwelt loszureißen" (Rubinstein 1957, S. 179, zit. in Soldt 2005, S. 14).

2.1 Anatomische Strukturen

Die *Amygdala* (Mandelkern) spielt anatomisch und funktionell eine entscheidende Rolle in der Emotionsentstehung und Störung der Emotionen. Sie besteht aus einer kortikomedialen Kerngruppe, die sich mit der Verarbeitung von Geruchsinformationen beschäftigt, einer basolateralen Kerngruppe, die mit Furchtkonditionierung zu tun hat, und dem Zentralkern, der „angeborene" affektive Funktionen besitzt. Sie hat direkte Verbindung zum assoziativen Kortex. Ihre Informationen erhält sie vor allem vom Hippocampus und vom Thalamus. Über den Hypothalamus, das periaquäduktale Grau und den Locus caeruleus wirkt sie auch auf das hormonale und vegetative System durch Aktivierung des sympathischen und parasympathischen Systems sowie durch Aktivierung des dopaminergen, noradrenergen und cholinergen Systems ein. Bei Zerstörung der

Amygdala gibt es keine Angst mehr. Eine Maus ohne Amygdala fürchtet sich auch nicht vor der größten Katze, allerdings um den Preis des Gefressenwerdens.

Die Amygdala versieht die vom Thalamus gesendeten, zunächst neutralen Informationen mit Emotionen. Sie ist sowohl für angeborene Furcht als auch für die konditionierte Furcht und die Verbindung zwischen beiden verantwortlich, zusammen mit den dazugehörigen autonomen Funktionen. Sie ist aber nicht nur für Emotionen zuständig, sondern spielt auch eine zentrale Rolle für die Gedächtnisleistung. Ohne affektive Beteiligung ist Lernen nahezu unmöglich. Je stärker wir emotional beteiligt sind, umso besser lernen wir. Dies gilt allerdings nur innerhalb gewisser Grenzen. Ist der Angstpegel, wie z. B. bei traumatischen Ereignissen, zu hoch, die Angst also überflutend, ist Lernen nicht mehr möglich.

Der *Thalamus* ist die Eingangspforte aller Informationen, die aus dem Körper oder der Umwelt stammen. Er entscheidet in Zusammenwirken mit dem präfrontalen Kortex über die Weitergabe von Informationen, wobei die meisten Reize nicht weitergeleitet werden, da es sonst zu einer Informationsüberflutung kommen würde. Etwa 90 Prozent aller Reize werden vom Thalamus herausgefiltert. Welche Reize weitergeleitet werden, hängt sehr von der Bedeutungszuschreibung und vom Fokus der Aufmerksamkeit ab.

Der *Hippocampus* ist der Organisator des bewusstseinsfähigen Gedächtnisses, ist somit verantwortlich für das Gedächtnis, das sprachlich ausgedrückt werden kann und deswegen auch das deklarative Gedächtnis genannt wird. Er ordnet die emotionalen Erfahrungen und stellt sie in einen Kontext mit früheren Erfahrungen. Er ist auch für die räumliche Orientierung verantwortlich. (Deswegen haben Londoner Taxifahrer auch einen besonders gut ausgeprägten Hippocampus). Im Hippocampus selbst werden keine Gedächtnisinhalte gespeichert. Dies geschieht in den entsprechenden kortikalen Arealen. Eine beidseitige Zerstörung des Hippocampus führt zum Verlust von Teilen des Altgedächtnisses sowie zur Unfähigkeit, neue Gedächtnisinhalte zu speichern.

Was die Bedeutung des *Frontalhirns* als domiante Instanz angeht, gibt es unterschiedliche Standpunkte, die jeweils zu ganz unterschiedlichen, weitreichenden Konsequenzen führen. Eine Annahme ist, das Frontalhirn stelle eine allen anderen Teilen des Gehirns übergeordnete Struktur dar. Dies beinhaltet, dass das Frontalhirn sämtliche Informationen, die das Gehirn über den augenblicklichen inneren und äußeren Zustand erhält, mit allen Informationen aus früheren Erfahrungen in Verbindung bringt. Auf dieser Grundlage kann dann die optimale Handlung erfolgen. Nach dieser Annahme ist das Frontalhirn auch für die Weiterverarbeitung und Speicherung eingehender Informationen zuständig, seien sie visueller, auditorischer oder sensomotorischer Art. Dagegen steht die Auffassung, dass es keine Hierarchie, dominante Instanz oder zentrale Schaltstelle in der Selbstorganisation des neurologischen Netzwerkes gibt (vgl. u. a. Singer 2002).

2.2 Auswirkungen von Extremstress

Wir hatten weiter oben bereits die Bedeutung von Extremstress für die Entstehung eines Teils der PTBS-Symptomatik erwähnt.

Extremstress führt zu einer gesteigerten Bildung von Stresshormonen in der Nebennierenrinde (Fuchs et al. 2001), was nicht nur zu funktionellen, sondern auch zur strukturellen Veränderung im Gehirn führt (Bremner 2001). Von der Amygdala ausgehende Signale führen zur Bildung von CRH (Corticotropin Releasing Hormon) im Hypothalamus, das die Hypophyse zur Ausschüttung von ACTH anregt. ACTH setzt in der Nebennierenrinde Cortisol frei. Cortisol ist zunächst nicht schädlich, sichert im Gegenteil das Überleben, indem es dem Körper vermehrt Nährstoffe zur Verfügung stellt und dafür sorgt, dass der Muskeltonus der Herz- und Blutgefäße erhöht und Entzündungsreaktionen unterdrückt werden. Erst wenn der Cortisolspiegel an Intensität zunimmt (Garcia et al. 2000) oder ständig erhöht ist (Sapolsky 1995), spricht man von unkontrolliertem Stress, der zu morphologischen Schädigungen mit einer möglichen Zerstörung von Neuronen führt (Fujiwara u. Markowitsch 2003). So können frühkindliche Traumata zu *Dysfunktionen* in der Ausbildung von Synapsen, Störung der Migration sich entwickelnder Nervenzellen oder einer fehlerhaften Differenzierung funktioneller Zellverbände mit entsprechenden Fehlanpassungen führen. Interessant ist, dass im Gegensatz zur Depression, in der ein erhöhter peripherer Cortisolspiegel gefunden wird, bei der Posttraumatischen Belastungsstörung ein peripherer Hypocortisolismus festgestellt wird. Diesen scheinbaren Widerspruch erklärt Yehuda (1998) mit Sensibilisierungsprozessen durch eine Zunahme der hippocampalen Glucocorticoidrezeptoren.

Eine weitere physiologische Antwort auf Stress stellt die Erhöhung endogener Katecholamine dar (Adrenalin, Noradrenalin). Diese Katecholamine bewirken eine Erhöhung der Herzfrequenz, des Blutdrucks, der Atmung, des Sauerstoffverbrauchs und des Blutzuckerspiegels. So wird die „Kampf- oder Fluchtreaktion" als unmittelbare Antwort auf Bedrohung ermöglicht. Vor allem in frontalen Hirnregionen kommt es zur Noradrenalinausschüttung, die ein grundlegendes Kampf-Fluchtverhaltensmuster vorbereitet und zu vermehrter Reizbarkeit im Sinne von Aufmerksamkeit und ängstlicher Wachsamkeit führt. Über Rückkoppelungsmechanismen wird Noradrenalin durch Cortisol reduziert. Ebenfalls führen erhöhte Cortisolspiegel selbst zur Reduzierung des Cortisols durch eine negative Rückkoppelung.

2.2.1 Neurotransmitter und Neuromodulatoren

Serotonin hat im Allgemeinen einen hemmenden Einfluss auf die neuronale Aktivität und ist für eine ausgeglichene Stimmung verantwortlich. Dauernder Stress führt zur Abnahme der Serotoninkonzentration, was klinisch als Depression imponiert.

Serotonin ist auch für eine flexible Realitätsorientierung und einen situationsadäquaten Einsatz von Reaktionsweisen verantwortlich (Kapfhammer 2001). Geringe Serotoninspiegel sind verantwortlich für Depersonalisation, Halluzinationen, Depression, Apathie mit Impulsdurchbrüchen und zwanghafter Reinszenierung traumabezogener Verhaltensmuster (van der Kolk 1996).

Endogene Opioide als Gegenspieler des Noradrenalins führen zu psychomotorischer Erstarrung und affektiver Betäubung („Freezing – Numbing"). Dies hat den Sinn, bei Überwältigtwerden durch Extremstress möglichst wenig Schmerzen und Ängste zu erleben, und geht einher mit einer Einengung der Wahrnehmung und damit verbundener schlechter Speicherung von Lern- und Gedächtnisinhalten. Dieser kurzfristige Schutz ist auf Dauer allerdings sehr nachteilig (van der Kolk u. Saporta 1993). Die erhöhten Opioidkonzentrationen beziehungsweise das damit verbundene Gefühl wird auch für die erhöhte Abhängigkeitsgefahr Traumatisierter verantwortlich gemacht und die oft beobachtete Tatsache, dass Traumatisierte sich gehäuft Situationen mit Retraumatisierungsgefahr aussetzen („Traumaaddiction").

2.2.2 Auswirkungen auf die Informationsverarbeitung

Die wenigen Informationen zu anatomischen Gegebenheiten beziehungsweise zur Informationsverarbeitung und dem Einfluss von Neuromodulatoren mögen vielleicht genügen, um zu verstehen, was im Gehirn bei Extremstress passiert (Abb. 2.1).

Wie die Abbildung zeigt, ist die Informationsbearbeitung bei Extremstress gestört. Normalerweise werden die ankommenden sensorischen Reize im Thalamus gefiltert und gleichzeitig zum Kortex und zur Amygdala weitergeleitet. Die Weiterleitung erfolgt im Sinne einer Überlebensstrategie wesentlich schneller zur Amygdala als zum Kortex, um im Gefahrfalle eine sofortige Kampf- oder Fluchtreaktion über die Aktivierung der Stressachse zu gewährleisten. Der direkte Weg zur Amygdala ermöglicht eine schnelle Verarbeitung der Reize und eine Bereitstellung entsprechender Abwehrformationen. Der wesentlich langsamere Weg über höherkortikale Bahnen ist für die genaue Reizanalyse und das daraus erfolgende Verhalten verantwortlich. Dieses Verarbeitungsergebnis ist abhängig vom Gedächtnissystem und in der Lage, die niederen Bahnen zu korrigieren, indem es hemmend oder aktivierend auf die Aktivitäten der Amygdala einwirkt. So wird die automatische Verarbeitung in eine willentliche Steuerung und Selektion von Verhaltensantworten verändert. Dies geschieht durch Vergleichen von Merkmalen und komplexen Merkmalsmustern mit Gedächtnisinhalten und Kontextinformationen. (Miltner et al. 2000). Die Stärke der emotionalen Bedeutung, die die Amygdala den aus dem Thalamus ankommenden sensorischen Reizen zusteuert, ist dafür verantwortlich, inwieweit etwas im Gedächtnis abgespeichert oder wieder vergessen wird. Unter Extremstress kommt es jedoch zu einem Zusammenbruch der Verbindung zwischen Amygdala und Hippocampus,

2.2 Auswirkungen von Extremstress

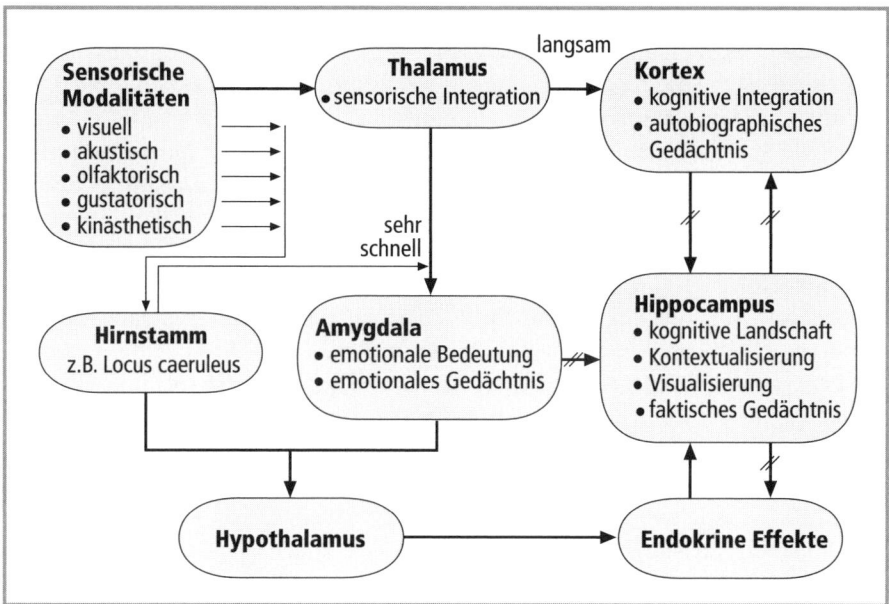

Abb. 2.1 Grundlegende Veränderungen der zerebralen Verarbeitung bei Extremstress. Pfade der zerebralen Verarbeitung bei Extremstress (mod. nach Kapfhammer 2001).

so dass hemmende Reize vom Hippocampus nicht mehr erfolgen. Dadurch wird eine korrigierende Bewertung der im Kortex gespeicherten Informationen nicht mehr möglich, was das hilflose Ausgeliefertsein an überflutende Emotionen bei Traumatisierten erklären kann. Die Zerstörung der Thalamus-Kortex-, der Amygdala-Hippocampus- sowie der Hippocampus-Kortex-Verbindungen führt dazu, dass letztlich alle traumaassoziierten Stimuli zu einer unkontrollierten Angstreaktion in der Amygdala führen, die nicht durch frühere Erfahrungen modifiziert werden kann. Dies wird tierexperimentell unterstützt durch das Reminder- oder Erinnerungsmodell (Pynos et al. 1996). In diesem Experiment wurden Mäuse wöchentlich einmal für eine Minute in einen Käfig gesetzt, in dem sie einmal einen starken Elektroschock erlitten hatten. Dies führte zu einem kontinuierlichen Anstieg der Ausgangserregung und nicht, wie von Seiten der Verhaltensforschung erwartet wird, zur Habituation. Das erklärt, warum unkontrolliertes Wiedererinnern zu Retraumatisierung führt.

Extremstress bewirkt einen zytotoxischen Prozess mit strukturell nachweisbaren Läsionen des Hippocampus. Bremner stellte durch kernspintomographische Aufnahmen bei 26 Vietnamveteranen mit PTBS fest, dass sie ein im Schnitt um 8 Prozent geringeres Hippocampusvolumen hatten. In dieser Studie wurde auch ein Zusammenhang gefunden zwischen dem Grad der Atrophie und der Verminderung des verbalen Kurzzeitgedächtnisses (Bremner et al. 1995). Diese Befunde wurden teilweise kritisiert, da sie meistens bei Patienten durchgeführt wurden, deren Traumatisierung sehr lange zurücklag, und möglicherweise auch andere Einflüsse, wie zum Beispiel Alkoholmissbrauch, zu einer Verminderung des Volumens hätten beitragen können. Andere Untersuchungen aus neuerer Zeit, die feinere Parameter mit Hilfe der Kernspin-Protonenspektroskopie untersuchten, zeigten, dass es zwar keine Reduktion des Hippocampusvolumen gab, aber eine Substanz, nämlich das N-Acetyl-Aspartat (NAA) vermindert war. Dies bedeutet, dass es bereits zu feinstrukturellen Veränderungen kommt, ohne dass grobstrukturelle Veränderungen auftreten. Für die Neurotoxizität verantwortlich ist offensichtlich eine exzessive Ausschüttung von Stresshormonen, insbesondere Cortisol. Natürlich sind diese Veränderungen auch kontrovers diskutiert worden, da auch anzunehmen ist, dass Patientinnen und Patienten mit einem angeborenen kleineren Hippocampusvolumen anfälliger für Stress sind.

Interessant ist in diesem Zusammenhang, dass das Hippocampusvolumen nicht nur abnehmen, sondern auch zunehmen kann, was für die Neuroplastizität der Hippocampusregion spricht und natürlich für das therapeutische Vorgehen wichtige Konsequenzen hat. Man fand bei Londoner Taxifahrern in Abhängigkeit von den Dienstjahren eine Zunahme des Hippocampusvolumens. Dies wurde als Anpassungsleistung an die überdurchschnittlichen Anforderungen an das Orientierungsvermögen im Londoner Straßennetz gedeutet (Maguir et al. 2000, zit. nach Flatten 2003).

2.2.3 Symptomatik aus neurobiologischer Sicht

Die wesentlichen Symptome der Posttraumatischen Belastungsstörung bestehen in Übererregung, einer emotionalen Betäubung sowie speziellen Erinnerungsmodalitäten wie Hypermnesie, Amnesie und Flashback-Rekollektionen. Als vierte Symptomatik möchten wir die *Neigung zur Retraumatisierung* nennen, die sich aus neurobiologischer Sicht aus der beschriebenen funktionellen Unterbrechung des Amygdala-Hippocampus-Komplexes ergibt.

Für die Psychotherapie Traumatisierter lässt sich auch vom neurobiologischen Standpunkt aus folgern, dass vor allem die Kontrollierbarkeit emotionaler Zustände wiederhergestellt werden muss. Um es in diesem Kontext bildlich auszudrücken, geht es darum, die Verbindung von Thalamus zum Großhirn, von der Amygdala zum Hippocampus und von Hippocampus zum assoziativen Kortex wieder aufzubauen. Dies setzt kontrollierte Bedingungen voraus: einerseits ein ausreichend hohes affektives Niveau, in dem Neulernen möglich ist, andererseits ein Vermeiden jeglicher Überstimulierung. Daraus lässt sich für die Psychotraumabehandlung folgern, dass weder eine rein verbale, noch eine rein erlebnisorientierte Psychotherapie sinnvoll ist. Lediglich die Verbindung zwischen emotionalem Erleben und gleichzeitiger kognitiver Bearbeitung, wie es zum Beispiel in der KIP geschieht, ermöglicht eine Neuorientierung, die auf neurophysiologischer und -biologischer Ebene zur einer Schaffung neuer synaptischer Verbindungen führt. Das bedeutet für den psychotherapeutischen Prozess, einerseits unbedingt Retraumatisierungen zu verhindern, andererseits der Patientin

2.2 Auswirkungen von Extremstress

oder dem Patienten zu ermöglichen, Kontrolle neu zu lernen. Erinnert sei noch einmal daran, dass wir ein affektiv anregendes Klima schaffen müssen, in dem früher überflutende Symptome gut ausgehalten und einer neuen Bewertung zugeführt werden können. Das bedeutet zunächst Stabilisierung und Aktivierung der gesunden Persönlichkeitsanteile der Patientin oder des Patienten. Ist dies geschehen, kann vorsichtig dosiert traumatisches Material integriert werden. Das heißt, aus ehemals überflutenden Erinnerungen können kontrollierbare Erinnerungen werden.

3 Diagnostische Überlegungen

„Das Seelische ist sehr weit und tief; seine Wege und Grenzen lassen sich kaum ergründen." (Heraklit, zit. in Wurmser 2005, S. 219)

In der klinischen Praxis sind wir stets zu Beginn einer Behandlung vor die nicht immer einfache Aufgabe einer diagnostischen Klassifizierung gestellt. Viele schwere psychische und psychosomatische Erkrankungen gehen mit Traumatisierung einher. Sie spielt bei Alkoholismus und Drogenabhängigkeit, Essstörungen, Depressionen und einer Reihe anderer Erkrankungen eine viel größere Rolle, als bisher angenommen wurde. Was die langfristigen Auswirkungen von Traumata angeht, kommt schon Furst zu dem Schluss, „dass das Trauma, mehr als jede andere Form der Erfahrung, zu verschiedenen Symptomen, Hemmungen, Charakterhaltungen und Phantasien führt, die in Form und Inhalt detailliert und hoch spezifisch sind. Gleichwohl finden sich sehr verschiedene Verläufe und, sowohl bei Kindern wie auch bei Erwachsenen, ein Spektrum unterschiedlicher Auswirkungen, das von der relativen Bewältigung bis zu weitreichenden und chronischen, strukturellen und Persönlichkeitsänderungen reicht" (Furst 1967, 1978, zit. in Sandler et al. 1987, S. 14). Auch Fischer u. Riedesser (1999) und Barwinski-Fäh (2001) betonen, dass sich die Langzeitfolgen von Traumata weder mit einem bestimmten Symptomkomplex noch einer diagnostischen Kategorie erfassen lassen.

Traumatisierte Patientinnen und Patienten können u. a. durch extremes Verhalten wie aggressive Durchbrüche, extreme Stimmungsschwankungen, massive Zurückgezogenheit oder Selbstverletzungen imponieren, aber das ist, zumindest was den ambulanten Bereich betrifft, nicht die Regel. Viele dieser Patientinnen und Patienten gehen oft normalen Berufen nach, die meist leicht unter ihren Möglichkeiten liegen, sind verheiratet, haben Familie und nehmen am gesellschaftlichen Leben im durchschnittlichen Umfang teil. Sie leiden zwar unter ihrer Symptomatik, nehmen diese aber als zu sich gehörig an und ziehen sich mit der Symptomatik eher zurück, als dass sie diese nach außen demonstrieren. Sie versuchen im Gegenteil oft, ein sehr normales Erscheinungsbild abzugeben. In der allgemeinärztlichen und psychiatrischen Praxis fallen sie zunächst überhaupt nicht aus dem Raster des normalen Patienten oder der normalen Patientin. Es ist eine gängige klinische Beobachtung, dass sich traumatisierte Patientinnen

3 Diagnostische Überlegungen

und Patienten mit PTSD – Psychotraumatic Stress Disorder (in deutscher Übersetzung: Posttraumatische Belastungsstörung – PTBS) vor allem mit körperlichen Beschwerden in ärztliche Behandlung begeben, ohne dass die traumabedingte Genese der Beschwerden zur Sprache kommt (Fiedler 2001; Danfoort et al. 2001).

Häufig kommen diese Patientinnen und Patienten auch in die psychotherapeutische Praxis mit diffusen Beschwerden wie Niedergeschlagenheit, gelegentliche Panikanfälle, Beziehungsstörungen, Eheproblemen oder Schwierigkeiten im Umgang mit den Kindern, mit beruflichen Problemen wie Mobbing oder mit schwammigen Diagnosen wie Fibromyalgie, Bandscheibenvorfälle, Migräne, Sehstörungen, Schwindel und Ähnlichem mehr. Nur durch genaueres Nachfragen wird oft die weitere Symptomatik, die auf Traumatisierung beruht, deutlich, oder es eröffnet sich durch szenische Evidenz und durch biographische Informationen der Blick auf mögliche Traumatisierung, was möglicherweise in der Diagnose einer PTBS münden kann.

Selbstverständlich geht es nicht darum, bei jeder Patientin und jedem Patienten Traumatisierung auszumachen und zu diagnostizieren, aber wachsam für das Vorliegen von Traumatisierung sollten wir sein, vor allem, wenn man bedenkt, dass etwa 60 bis 80 Prozent unserer Patientinnen und Patienten in ihrem bisherigen Leben wenigstens ein traumatisches Ereignis erlebt haben (Resik 2003). So steht immer mit im Raum, wie die Patientin bzw. der Patient es verarbeitet hat und welche Symptome er hervorgebracht hat, um damit zu leben.

Statistisch betrachtet, klagen Patientinnen und Patienten mit PTBS im Vergleich zu nichttraumatisierten und traumatisierten Patientinnen und Patienten ohne PTBS signifikant häufiger über somatoforme Beschwerden, wobei im Vordergrund neurologische Symptome, gefolgt von gastrointestinalen Symptomen, kardio-pulmonalen Schmerzsymptomen und sexuellen Dysfunktionen stehen. Im Vergleich zu traumatisch erlebten Naturkatastrophen, Krankheiten oder Unfällen werden durch Menschen verursachte Traumata häufiger mit kardio-pulmonalen und sexuellen Beschwerden verbunden. Wahrscheinlich erhöhen Traumata die Vulnerabilität für somatische Beschwerden (Solomon u. Mikulincer 1987).

Oft werden die Patienten, daran sollte der Kliniker denken, eine Mitteilung der Symptome aus Angst vor Retraumatisierung und Stigmatisierung zurückhalten. Auch führen Schuld- und Schamprobleme und ein allgemeines Misstrauen Patientinnen und Patienten oft anfänglich dazu, ihre Symptomatik gar nicht zu berichten. Hinzu kommt, dass ein Großteil der Kindheitstraumata der Amnesie unterliegt und folglich nicht berichtet werden kann. Außerdem betrachten viele Patientinnen und Patienten nach längerer Zeit die Symptome nicht mehr als ichfremd und erwähnen sie deshalb auch gar nicht mehr. Sie verleugnen ihre Symptome, um mit allen Mitteln die intrusive Symptomatik zu vermeiden.

Bedenkt man dies, so kann der Kliniker leicht in eine Zwickmühle geraten, was seine Diagnosestellung angeht. Dies vor allem, weil er zur Abrechnung mit den Krankenkassen eine ICD-verschlüsselte Diagnose vornehmen muss und bei

Traumatisierung bevorzugt die Diagnose der PTBS nahegelegt wird. Damit ist aber verbunden, dass viele Patientinnen und Patienten, obwohl sie die Symptome aus dem Symptomkatalog der PTBS aufweisen, dennoch nicht nach den Kriterien der ICD-10 oder des DSM-IV als PTBS-Patientinnen und -Patienten diagnostiziert werden dürfen, da das Verrechnungssystem sowohl das Vorhandensein konstriktiver als auch intrusiver Symptome verlangt, worauf wir schon hingewiesen haben. Wenn aber das Trauma schon lange zurückliegt, ist meist kein Nebeneinander von intrusiver und konstriktiver Symptomatik mehr zu beobachten, da viele Patientinnen und Patienten gelernt haben, die Intrusionen zu vermeiden. Es ist mehr als fraglich, ob die Diagnosestellung einer PTBS sich allein an den Kriterien, die von der offiziellen Gesundheitsstatistik angegeben werden, orientieren sollte. Denn für eine angemessene Behandlung wäre es in vielen Fällen sinnvoll, großzügiger die Arbeits- oder Verdachtsdiagnose einer PTBS zu stellen, also von Traumatisierung auszugehen.

Wir möchten an dieser Stelle den Diagnosevorschlag von Fischer und Riedesser favorisieren, die begründen, warum die Diagnose einer *basalen* (b) *Psychotraumatischen Belastungsstörung* (bPTBS) bzw. einer *spezifischen* (s) *Psychotraumatischen Belastungsstörung* sPTBS sinnvoll ist. Sie verlangt nicht das Vorliegen intrusiver und konstriktiver Symptome, geht nicht davon aus, dass das Trauma vorüber ist, wenn das traumatische Ereignis vergangen ist, sondern geht von einem *Verlaufsmodell psychischer Traumatisierung* aus und setzt das Trauma nicht mit dem Ereignis gleich. Wir werden diese Diagnosemöglichkeit im Weiteren genauer darlegen.

Bei der Diagnose der Folgeerscheinungen von Traumatisierung ist als Erstes zu klären, ob es sich um akute und/oder und chronische Traumatisierung handelt. Dabei müssen wir mit einer Vielzahl von Symptomen und Syndromen als mögliche Folgeerscheinungen von Traumata rechnen. Diese sind zurückzuführen – daran sei erinnert – auf:
- die Variationsbreite traumatischer Situationen,
- die individuellen Reaktionen.

Darüber hinaus hängt die Vielzahl der Symptome und Syndrome als Folgeerscheinung davon ab, ob es sich:
- um Traumata in früher Kindheit, in der Kindheit, im Jugend- oder im Erwachsenenalter handelt,
- um verbal-emotionale Traumata, wie Seelenblindheit und Seelenmord,
- und/oder um konkret-perzeptuelle Traumata, wie z. B. körperliche oder sexuelle Misshandlung.

Um terminologisch der Bandbreite möglicher Folgeerscheinungen des Traumas zu entsprechen, schlagen Fischer und Riedesser vor, von *allgemeinen* und *speziellen psychotraumatischen Syndromen* zu sprechen. Vor allem auch deshalb, weil sich

3 Diagnostische Überlegungen

bei Forschern und Klinikern die Gewohnheit gebildet hat, besondere Syndrome[1] in speziellen Erfahrungsbereichen zu beschreiben, etwa:
- ein Verlassenheitstrauma,
- ein Vergewaltigungstrauma,
- ein professionales Missbrauchstrauma,
- spezielle Dynamiken und Folgen bei sexuellem Kindesmissbrauch,
- ein KZ-Syndrom,
- ein Foltersyndrom.

Natürlich treten auch bei den speziellen Syndromen aus den genannten Gründen wiederum vielfältige individuelle Varianten auf.

Als *allgemeine Psychotraumatische Belastungsyndrome* bezeichnen Fischer und Riedesser hingegen solche Klassifikationen, die versuchen, Symptome und Syndrome zu formulieren, die mehreren speziellen Syndromen oder vielleicht sogar allen gemeinsam sind (abstraktere Ebene mit allen Vor- und Nachteilen weitreichender Verallgemeinerung). Hier am bekanntesten ist das so genannte „Posttraumatische Stresssyndrom" (Posttraumatic Stress Disorder, PTSD) aus dem Diagnostisch Statistischen Manual (DSM) der nordamerikanischen psychiatrischen Gesellschaft. Es besteht aus den Symptomgruppen:
- unfreiwillige Erinnerungsbilder vom Trauma – „Intrusion",
- Verleugnung/Vermeidung – „Konstriktion",
- Übererregung.

Diese drei Symptomgruppen gehen in das Syndrom der akuten beziehungsweise chronischen Posttraumatischen Belastungsstörung (PTBS) der ICD (International Classification of Desease) ein, analog dem Posttraumatic Stress Disorder (PTSD), bzw. als Reaktionen auf schwere Belastungen in Form einer Anpassungsstörung (ICD, F43.2).

Wegen der Vorsilbe „posttraumatisch" in der Bezeichnung Posttraumatic Stress Disorder (PTSD), die eine Gleichsetzung von Trauma und traumatischem Ereignis suggeriert, während Trauma auch im üblichen Sprachgebrauch eher einen prozessualen Verlauf nahe legt, schlagen Fischer und Riedesser für die deutsche Übersetzung die Bezeichnung *basales Psychotraumatisches Belastungssyndrom (bPTBS)* vor. Die Bezeichnung basal im Terminus *bPTBS* ist zu verstehen als *Grunddimensionen* der traumatischen Reaktion, die auch dann wirksam sind, wenn phänomenal noch andere Merkmale in Erscheinung treten.

---

1 Fischer und Riedesser bezeichnen diese als „Syndrome der speziellen Psychotraumatologie" oder als „spezielle psychotraumatische Belastungssyndrome" (sPTBS). Sie werden zumeist nach der traumatischen Situation benannt.

Fischer und Riedesser halten die Wortverbindung von Trauma und Stress für problematisch, da speziell in Deutschland historisch belastet[1] und Grund zur Annahme besteht, dass sich die Physiologie der Stressreaktion von der der traumatischen Reaktion qualitativ unterscheidet. Der Ausdruck „psychotraumatisch" erscheint ihnen klarer als die Wortkombination von Trauma und Stress. Unter Stressreaktion verstehen sie die Antwort des Organismus auf eine *kritische Belastungssituation* und *kritische Ereignisse*, dabei kommt es in der Regel nicht zu der für die Traumareaktion charakteristischen qualitativen Veränderung von psychischen und/oder organischen Systemen.

Da die von Fischer und Riedesser vorgeschlagene Wortwahl Übergänge zwischen Trauma und Stress nicht ausschließt und darauf verzichtet, beide Termini in einem Ausdruck zusammenzufügen, ergibt sich der Vorteil, das im „PTSD" (nach DSM und ICD) benannte Symptombild in ein breites Spektrum psychotraumatischer Syndrome einzufügen. Die Bezeichnung *basales Psychotraumatisches Belastungssyndrom (bPTBS)* führt fort von der Vorstellung, es gäbe auf der phänomenalen Ebene ein einziges Syndrom, *das* PTSD. All das sind unseres Erachtens gute Gründe, diese Bezeichnung in der Praxis zu übernehmen und in Berichten an den Gutachter zur Kostenübernahme auf die genannten Autoren zu verweisen.

Die drei grundlegenden Dimensionen des bPTBS, intrusive Erinnerungsbilder, Verleugnung/Vermeidung und das physiologische Übererregungsniveau repräsentieren die basalen Dimensionen von Traumaverarbeitung und Symptomproduktion, die bei jeder Traumatisierung angesprochen sind (Fischer u. Riedesser 1999, S. 44f).

Ihre Ausprägung kann recht unterschiedlich sein, abhängig von der Natur der jeweiligen traumatischen Situation und der Disposition des Individuums. Daraus ergeben sich phänomenal unterschiedliche Symptombilder:

- Ist die Verleugnungs-/Vermeidungsdimension extrem ausgeprägt, finden sich die so genannten „frozen states" (nach Horowitz 1976). Dabei handelt es sich um apathisch-depressive Erstarrungszustände mit emotionaler Anästhesie und einem katatonieähnlichen Verhaltensbild, eventuell auch psychosomatischen Begleiterkrankungen.
- Bei extremer Ausprägung der Intrusionskomponente kommt es zu einem agitierten Übererregungszustand und hilfloser Überflutung durch traumatische Reize beziehungsweise Erinnerungen. Diese Extremvarianten beinhalten einen langanhaltenden physiologischen Übererregungszustand, der ebenfalls

---

[1] In deutschen KZ-Gutachterverfahren der Nachkriegszeit wurde der Stressbegriff beispielsweise dazu verwendet, ein Trauma auszuschließen. Einige Gutachter gestanden zwar zu, dass der Aufenthalt in einem KZ für die Betroffenen „Stress" bedeutet habe, noch anhaltende Symptome seien aber auf konstitutionelle biologische Faktoren zurückzuführen. Denn die klassische Stresstheorie sah keine irreversiblen Symptome und Langzeitschäden vor (vgl. Fischer u. Riedesser 1999, S. 44).

3 Diagnostische Überlegungen

eine Reihe körperlicher Erkrankungen[1] nach sich ziehen kann (vgl. Fischer u. Riedesser 1999, S. 45).

Legt man ein verlaufstheoretisches Verständnis des Syndroms zu Grunde, das Momentaufnahmen von *Prozessen* traumatischer Erlebnisverarbeitung wiedergibt, können auch diese Symptome als Extremvariante der drei Komponenten (Erinnerung, Verleugnung und Erregung) erkennbar werden, die an der Traumareaktion generell beteiligt sind. Fischer und Riedesser fordern im Sinne eines dynamisierten Verständnisses des bPTBS, auch die „Extremausprägung der einzelnen Dimensionen und ihre Folgeerscheinungen in den Syndromalgorithmus einzubeziehen auf Kosten der Forderung, dass für die Diagnose alle drei Dimensionen mit Symptomen besetzt sein müssen, wie es das jetzige PTSD vorsieht" (Fischer u. Riedesser 1999, S. 45).

Wir werden im Folgenden die basalen Dimensionen der Traumaverarbeitung und Symptomproduktion ausführlicher darlegen, da deren Kenntnis unerlässlich ist, um zu einer angemessenen Diagnosestellung zu gelangen und Traumatisierung angemessener zu behandeln. Dabei ist daran zu denken, dass abhängig von der Natur der jeweiligen traumatischen Situation und der Disposition des Individuums die drei Dimensionen des bPTBS recht unterschiedlich ausgeprägt sein können. Phänomenal ergeben sich daraus dann wieder unterschiedliche Symptombilder.

Wir stellen danach Diagnosen vor, die rein nach Symptomen klassifizieren (DSM- und ICD-gestützt), Diagnosen, die nicht auf einem verlaufstheoretischen Verständnis beruhen und die Symptome nicht als Momentaufnahmen von *Prozessen* traumatischer Erlebnisverarbeitung verstehen. Daneben bieten wir die Möglichkeit der Diagnose auf neurosenpsychologischer Grundlage an, die einen psychodynamischen Ansatz verfolgt. Differenzialdiagnostische Überlegungen werden sich diesen Überlegungen anschließen, gefolgt von Anmerkungen zur Diagnose der Borderline-Persönlichkeitsstörung.

---

1 Als Beispiel solcher „Erregungskrankheiten" führen Everly und Lating (1995, S. 44) auf: Bluthochdruck, Kammerflimmern im Zusammenhang mit psychischen Belastungen, kardiale nicht-ischämische Muskeldegeneration, koronare Herzerkrankungen, Migräne, Raynaudsche Krankheit, Spannungskopfschmerz, funktionelle Störungen des muskulären Apparates, Magengeschwüre und Colon irritabile (chronische, nicht primär organische Durchfallerkrankung)
Diese Erkrankungen können sich im Gefolge extremer und langanhaltender Aktivationsperioden des autonomen Nervensystems einstellen. Viele von ihnen wurden beispielsweise als Komponenten des KZ-Syndroms bei ehemaligen KZ-Häftlingen festgestellt, jedoch erst nach langer Auseinandersetzung mit den deutschen Gutachtern auch rechtlich als Haftschaden anerkannt. Sie zählen nicht zum Algorithmus des bPTBS (im Sinne des PTSD), auch nicht die katatonieähnlichen „frozen states" oder die extremen Erregungszustände (Fischer u. Riedesser 1999, S. 45).

3.1 Die basalen Dimensionen von Traumaverarbeitung und Symptomproduktion

Wir möchten nun die drei grundlegenden Symptomgruppen, die die basalen Dimensionen der Traumaverarbeitung und Symptomproduktion ausmachen – Übererregung, die die ständige Erwartung einer Gefahr widerspiegelt, Intrusion als unauslöschliche Prägung durch den traumatischen Augenblick, Konstriktion als Reaktion auf die Niederlage – ausführlicher erläutern und beginnen damit, welche psychophysiologischen Veränderungen nach einer Traumatisierung eintreten.

3.1.1 Übererregung

Die *psychophysiologischen Veränderungen* nach einer Traumatisierung können sehr weitreichend und sehr langanhaltend sein. Die Patientinnen und Patienten leiden an allgemeinen Angstsymptomen, die mit spezifischen Befürchtungen verknüpft sind. Das normale Grundniveau wacher, aber entspannter Aufmerksamkeit fehlt. Ihr Grundniveau ist ein Zustand erhöhter Übererregung, das heißt ihr Körper ist immer in Alarmbereitschaft und auf eine Gefahr vorbereitet. Sie reagieren extrem schreckhaft auf unerwartete und vor allem auf spezifische Reize, die mit dem traumatischen Ereignis in Verbindung stehen. Sie können auch Wiederholungsreize nicht „ausschalten", sondern reagieren auf jede Wiederholung wie auf eine neue – und gefährliche – Überraschung. Die erhöhte Übererregung hält im Schlaf- wie im Wachzustand an, die Folge sind massive Schlafstörungen. Die Patientinnen und Patienten brauchen länger zum Einschlafen, reagieren empfindlicher auf Lärm und wachen in der Nacht häufiger auf als Gesunde. Traumatische Ereignisse verändern offenkundig das menschliche Nervensystem tiefgreifend (vgl. Herman 1989; Fischer u. Riedesser 1999).

3.1.2 Intrusion

Die traumatische Situation wird abnormal im Gedächtnis gespeichert und kann dann spontan ins Bewusstsein gelangen, im Wachzustand als plötzliche Rückblende und im Schlaf als angsterfüllter Alptraum. Selbst kleine, scheinbar bedeutungslose Gegenstände können Erinnerungen wecken. Deshalb fühlt sich das Opfer manchmal selbst in schützender Umgebung in Gefahr. Das Trauma stoppt jeden normalen Entwicklungsverlauf, indem es immer wieder in das Leben des Opfers eindringt, sie sind wie fixiert auf das Trauma.

Traumatische Erinnerungen weisen eine Reihe von Besonderheiten auf: Sie sind nicht als verbale, lineare Erzählung gespeichert, die Teil einer fortlaufenden Lebensgeschichte wird, sondern bruchstückhaft oder auch stereotyp in immer gleiche Worte gekleidet. Sie sind in Form intensiver Gefühle und deutlicher Bilder

3.1 Die basalen Dimensionen von Traumaverarbeitung und Symptomproduktion

gespeichert. Die intensive Dichte der fragmentierten Gefühle, der Bilder ohne Text verleiht der traumatischen Erinnerung eine gesteigerte Realität. Diese stark bildhafte und szenische Form der Erinnerung, die für Kleinkinder adäquat ist, wird offenbar in extrem schrecklichen Situationen auch bei Erwachsenen mobilisiert (vgl. Herman 1989). Die wiederkehrenden Erinnerungsbilder haben für die Betroffenen oft den Charakter einer unmittelbaren Wiederholung der traumatischen Situation (hypothetisch: Ausfall der Hippocampusregion beim Verarbeiten der traumatischen Information). Zwischen Gegenwart und Vergangenheit kann nicht mehr unterschieden werden. Die „Flashbacks" bestehen aus zusammenhanglosen (dekontextualisierten) Sinnesfragmenten (hypothetisch: zurückführbar auf Qualitäten des „heißen" Affektspeichers der Mandelkernregion, (Amygdala), einem Teil des physiologischen Gedächtnissystems, dem die kategorialen Strukturen von Raum, Zeit oder Kausalität nicht zur Verfügung stehen).

Erwachsene wie Kinder müssen oft zwanghaft die traumatischen Gedächtnisinhalte in offener oder verschleierter Form wiederholen, was eine erneute Traumatisierung darstellt. Dadurch geraten die Betroffenen bereits nach relativ kurzer Zeit in einen extremen psychophysischen Erschöpfungszustand.

Therapeutisch sollten Patientinnen und Patienten bei einem „Flashback" daher in die Gegenwart zurückgeholt, „geerdet" werden mit Interventionen wie: „Sie sind jetzt hier in Sicherheit; was Sie erleben, ist vergangen, ist nicht Gegenwart, ist nur eine Erinnerung ..." (Fischer u. Riedesser 1999, S. 352).

Tritt die traumatische Situation im Schlaf als angsterfüllter Alptraum auf, treten oft bestimmte Sequenzen des traumatischen Ereignisses in überdeutlicher Klarheit hervor. Häufig kehren die Träume in identischer Form immer wieder. Die Träumerin bzw. der Träumer erlebt den Traum meist erschreckend unmittelbar, als ob das Traumageschehen gegenwärtig wäre. Kleine, scheinbar unbedeutende Reize aus der Umgebung, die in die Träume Eingang gefunden haben, werden oft als Anzeichen eines feindlichen Angriffs interpretiert und lösen heftige Reaktionen aus.

Freud nannte dieses wiederholte Eindringen der traumatischen Erfahrung und ihrer Inszenierung den „Wiederholungszwang". Das Wiedererleben einer traumatischen Erfahrung, in Form nicht abzuschüttelnder Erinnerungen, Träume oder Handlungen, überfällt den Traumatisierten mit der emotionalen Intensität des ursprünglichen Geschehens. Die dabei mobilisierten Affekte liegen außerhalb des gewöhnlichen emotionalen Erfahrungsspektrums und überfordern das gewöhnliche Vermögen, Gefühle auszuhalten; es kommt zu einer Affektüberflutung und damit wieder zu einer Übererregung, die eine Entsymbolisierung, Entdifferenzierung, Resomatisierung und Sexualisierung nach sich zieht.

3.1.3 Konstriktion

Konstriktion, das Gegenteil von Intrusion, geht mit emotionaler Betäubung, einer gewissen Stumpfheit, Lust- und Freudlosigkeit, Anhedonie, einer Art innerer

Lähmung einher. Immer da, wo man absolut machtlos ist und jeder Widerstand zwecklos, kapituliert man, das Selbstverteidigungssystem bricht zusammen. Der oder die Ohnmächtige flieht dann aus der betreffenden Situation durch eine Veränderung des Bewusstseinszustands.

Das Gefühl der Konstriktion oder Erstarrung basiert auf einer Bewusstseinsveränderung, die sich wie folgt äußern kann: Die Ereignisse dringen zwar weiter ins Bewusstsein, aber losgelöst von ihrer üblichen Bedeutung. Die Wahrnehmung ist eingeschränkt oder verzerrt, das Schmerzempfinden kann teilweise verloren gehen, bestimmte Sinneseindrücke werden nicht mehr registriert, das Zeitgefühl kann verändert sein, oft wird das Ereignis wie in Zeitlupe erlebt. Die Erfahrung scheint für den Betroffenen in keinem Zusammenhang zur gewöhnlichen Realität zu stehen. Die Betroffenen erleben es so, als wären sie von dem Ereignis gar nicht selbst betroffen, als stünden sie außerhalb ihres Körpers und schauten nur zu (Dissoziation, Depersonalisation), als sei das Erlebte nur eine Phantasie (Derealisation) (vgl. Herman 1989, S. 66).

Diese distanzierten Bewusstseinszustände, die Wahrnehmungsveränderungen, ähneln in einigen Punkten der hypnotischen Trance: Auf freiwilliges Handeln wird verzichtet, Initiative und kritisches Urteil setzen vorübergehend aus, subjektiv kann auch Distanz und Ruhe empfunden werden, es kommt zu verstärkter Bildwahrnehmung, zu veränderten Sinnesempfindungen, auch zu Lähmung und Verlust der Schmerzempfindung sowie zu verzerrter Realitätswahrnehmung einschließlich Depersonalisation, Derealisation und verändertem Zeitgefühl. Doch besteht der Unterschied zwischen hypnotischen Zuständen und traumatischer Trance darin, dass man sich auf hypnotische Zustände freiwillig und unter Kontrolle einlässt, während die traumatische Trance unkontrolliert und ohne bewusste Entscheidung eintritt (vgl. Herman 1989, S. 66f). Die geschärfte Wahrnehmung während eines traumatischen Ereignisses gleicht den Erscheinungsformen hypnotischer Absorption, die Symptome der Lähmung gleichen der hypnotischen Dissoziation.

Neuere Studien zeigen, dass die Fähigkeit, in hypnotische Zustände zu verfallen, unterschiedlich ausgeprägt ist. Durch traumatische Ereignisse wird die Fähigkeit zur Trance stark aktiviert (Trance gehört zum normalen Spektrum menschlicher Bewusstseinszustände. Trance ist eine Form der Dissoziation). Bis heute ist ungeklärt, welche biologischen Faktoren den Bewusstseinsveränderungen der hypnotischen Trance wie der traumatischen Trance (Dissoziation) zugrunde liegen. Es wird aber angenommen, dass hypnotische Trance ähnlich wirkt wie Morphium, da seit langem bekannt ist, dass sie anstelle von Opiaten eingesetzt werden kann, um die Schmerzempfindung auszuschalten. Hypnose wie Morphium führen zu Zuständen von Dissoziation, die die Schmerzwahrnehmung und normale Reaktionen auf Schmerz verhindern und die Qual hartnäckiger Schmerzen lindern (vgl. Herman 1989, S. 68).

Traumatisierte, die nicht spontan dissoziieren können, versuchen oft, mit Alkohol oder Drogen vergleichbare Wirkungen zu erzielen. Bewusstseinsveränderungen durch Alkohol und Drogen bewirken, dass die traumatische Erfahrung nicht ins normale Bewusstsein eindringt. Dabei besteht ein hohes Risiko, dass Traumatisierte ihre Situation durch Alkohol- oder Drogenabhängigkeit weiter verschlimmern. Denn die Integration, die für die Heilung unerlässlich ist, wird auf diese Weise verhindert.

Die konstriktiven Symptome finden sich in Gedanken, Erinnerungen und Bewusstseinszuständen und im gesamten Bereich zweckgerichteten, entschlossenen Handelns. In dem Versuch, ein Gefühl der Sicherheit zu erzeugen und die allgegenwärtige Angst zu kontrollieren, beschneiden Traumatisierte ihre Lebensmöglichkeiten. Konstriktive Symptome beeinflussen die Zukunftsplanung, indem sie das Spektrum der Lebensmöglichkeiten einengen, die Lebensqualität beeinträchtigen und letztlich die Auswirkungen des traumatischen Ereignisses perpetuieren und so auch die Hoffnungen auf mehr Lebenszufriedenheit sabotieren (vgl. Herman 1989; Fischer u. Riedesser 1999).

3.2 Dialektik des Traumas

Nach einem Trauma entsteht zwischen den beiden gegensätzlichen Reaktionsmustern der Intrusion und der Konstriktion ein oszillierender Rhythmus.

Die Dialektik gegensätzlicher psychischer Zustände scheint das eindeutigste Merkmal des psychotraumatischen Belastungssyndroms. Weder die intrusiven noch die konstriktiven Symptome erlauben eine Integration des traumatischen Ereignisses. Alternierendes Auftreten dieser beiden Extremzustände ist ein ständig scheiternder Versuch, ein befriedigendes Gleichgewicht zu finden. Traumatisierte sind gefangen zwischen zwei Extremen: zwischen Gedächtnisverlust oder Wiedererleben des Traumas, zwischen dem Überwältigtwerden von intensiven, überwältigenden Gefühlen und absoluter Gefühllosigkeit, zwischen gereizter, impulsiver Aktion und totaler Blockade jeglichen Handelns. Der Verlust an Ich-Stabilität, verursacht durch das periodische Schwanken, verschlimmert selbstverständlich das Gefühl der Unvorhersagbarkeit und Ohnmacht. Im Lauf der Zeit durchläuft die Dialektik eine gewisse Entwicklung:

Am Anfang dominiert das intrusive Wiedererleben des traumatischen Ereignisses (höchst erregte Verfassung und Alarmbereitschaft, Opfer ist auf neue Bedrohungen gefasst). Intrusive Symptome treten in den ersten Tagen und Wochen nach dem traumatischen Ereignis besonders deutlich in Erscheinung, innerhalb von drei bis sechs Monaten klingen sie ab und werden dann allmählich immer schwächer. Spezifische, mit dem Trauma in Zusammenhang stehende Symptome schwächen sich zwar offenbar im Lauf der Zeit ab, können aber selbst noch Jahre nach dem Ereignis erneut auftreten, wenn das Opfer an das ursprüngliche Trauma erinnert wird. Wenn die intrusiven Symptome abklingen, treten lähmende oder konstriktive Symptome stärker in den Vordergrund (vgl. Herman 1989, S. 72f).

Traumatisierte Menschen wirken unter Umständen nicht mehr verängstigt und können äußerlich ihr früheres Leben wieder aufnehmen. Die Auflösung des Zusammenhangs zwischen Ereignis und Bedeutung und die verzerrte Realitätswahrnehmung bestehen fort. Viele absolvieren ihre alltägliche Routine, als beobachteten sie alle Ereignisse aus großer Distanz. Nur die vielen Male, in denen die furchtbaren Augenblicke wiedererlebt werden, zerbrechen kurzzeitig das Gefühl von Lähmung und Nichtzugehörigkeit (vgl. Herman 1989, S. 74).

Konstriktive Symptome werden in der klinischen Praxis leicht übersehen, da den Betroffenen oftmals der Zusammenhang mit dem traumatischen Ereignis verloren gegangen ist.

Da psychotraumatische Symptome in sehr vielfältigen Formen auftreten und über lange Zeiträume anhalten, besteht die Gefahr, sie möglicherweise als Persönlichkeitsmerkmale des Opfers anzusehen. Noch lange nach dem traumatischen Ereignis haben viele Traumatisierte das Gefühl, als sei ein Teil von ihnen gestorben. Besonders schwer Betroffene wünschen sogar ihren Tod herbei. Die „Vernichtungsdrohung", die den traumatischen Augenblick kennzeichnet, verfolgt das Opfer häufig noch lange, nachdem die Gefahr vorüber ist. (vgl. Herman 1989; Fischer u. Riedesser 1999). Freud sprach deshalb der traumatischen Neurose „dämonischen Charakter" zu. Angst, Wut und Hass des traumatischen Augenblicks leben in der Dialektik des Traumas fort. Wurmser spricht davon, dass sich das Trauma im Über-Ich verewigt.

3.3 Diagnose der Folgeerscheinungen eines Traumas auf symptomatischer Ebene

Zur Diagnose der Folgeerscheinungen eines Traumas können auf symptomatischer Ebene vorzugsweise folgende ICD-gestützte Diagnosen verwendet werden; sie werden im Anhang, Teil III, so wie sie in der ICD-10 beschrieben werden, ausführlich dargelegt:
- Akute Belastungsreaktion beziehungsweise -störung (F43.0),
- Posttraumatische Belastungsstörung (F43.1) (PTBS des ICD analog dem PTSD des DSM),
- In deutscher Übersetzung basales Psychotraumatisches Belastungssyndrom (bPTBS) (Fischer u. Riedesser 1999),
- Anpassungsstörung (F43.2),
- Sonstige Reaktionen auf schwere Belastungen (F43.8),
- Reaktionen auf schwere Belastungen nicht näher bezeichnet (F43.9),
- Dissoziative Störungen, Konversionsstörungen (F44.-),
- Andauernde Persönlichkeitsveränderung nach Extremtraumatisierung (ICD, F62.0),
- Andauernde Persönlichkeitsveränderung nach psychischer Krankheit (ICD, F62.1),
- Andauernde Persönlichkeitsveränderung bei chronischem Schmerzsyndrom (ICD, F62.2).

Die Diagnose der akuten beziehungsweise chronischen Posttraumatischen Belastungsstörung (PTBS) der ICD (F43.1) und Posttraumatic Stress Disorder (PTSD) des DSM verlangt, worauf wir weiter oben bereits hingewiesen haben, dass alle drei Dimensionen (Übererregung, Intrusion, Konstriktion) mit Symptomen besetzt sind. Eine Forderung, gegen die sich Fischer und Riedesser mit berechtigter Kritik wenden. Indem für eine Diagnose sowohl Verleugnungs- als auch Vermeidungssymptome gefordert werden, bleibt die Tatsache unberücksichtigt, dass im Verlauf (vor allem im traumatischen Prozess) Phasen von Verleugnung und Intrusion zeitlich alternieren können. Fischer und Riedesser fordern, die unterschiedliche Ausprägung der drei Dimensionen zu berücksichtigen, da manche Patientinnen und Patienten vorübergehend sogar symptomfrei sind und Symptome erst bei einer situativen Wiederbelebung der traumatischen Erfahrung entwickeln (vgl. Fischer u. Riedesser 1999, S. 43).

3.4 Neurosenpsychologische Diagnose

Wenn wir an einer neurosenpsychologischen Diagnose traumatischer Reaktionen und Prozesse interessiert sind, was ein psychodynamisches Verstehen voraussetzt, lassen wir „neben dem Konfliktmodell auch das Entwicklungstrauma und einen zu ihm gehörenden *traumatischen Bereich als genetisches und dynamisches Konzept*" zu (Müller-Pozzi 1985, S. 104, Hervorhebungen im Original). Noch allgemeiner legen wir ein Konzept zu Grunde, das die Dialektik von Trauma und Konflikt berücksichtigt, und lösen so die strikte Dichotomisierung auf, die die herkömmliche psychoanalytische Literatur zwischen Psychoneurose und traumatischer Neurose vornimmt.

Ausgehend von einem dialektischen Verständnis von Konflikt und Trauma macht es keine Mühe, vor allem auch in der Kindheit in Beziehungen traumatisierte Patientinnen und Patienten (vor allem durch chronisch schwere Demütigung, seelische Grausamkeit und körperliche Misshandlung), die sich in der Phase des „traumatischen Prozesses" befinden, in eine der uns zur Verfügung stehenden Neurosekategorien einzuordnen und die je individuelle Psychodynamik zu berücksichtigen. Auf diese Weise können wir der Vielfalt der Erscheinungen, die das weite Spektrum neurotischer und damit meist auch psychotraumatischer Symptomatik umfasst, gerecht werden. Dabei können manchmal die gezeigten Symptome identisch sein mit denen, wie sie für die oben angeführten rein symptomorientierten Klassifikationen des ICD oder DSM angegeben werden. Ein solcher Fall liegt zum Beispiel bei der PTSD bzw. PTBS vor. Sehr häufig aber finden sich Überschneidungen, auch was die basalen Dimensionen von Traumaverarbeitung und Symptomproduktion (Übererregung, Intrusion und Konstriktion) angeht. Psychotraumatische Symptomatik kann sich aber auch zusätzlich zu einer bereits bestehenden Neurose gebildet haben und so die neurotische Symptomatik ergänzen oder überlagern.

Grundsätzlich sollten wir uns bei der Diagnosestellung vor Augen führen, dass sich die Langzeitfolgen von Traumata eben nicht mit einem bestimmten Symptomkomplex noch einer diagnostischen Kategorie erfassen lassen und wir auf unser gesamtes, uns zur Verfügung stehendes diagnostisches Vorwissen zurückgreifen müssen.

Bei Traumatisierung in früher Kindheit bietet sich, so Wurmser, der stärker differenzierende und nuancierende Begriff der *schweren Neurosen* an, besonders auch für ein psychodynamisches Verstehen. Er plädiert dafür, schwere, nicht psychotische Psychopathologie nicht unter dem Borderline-Begriff zu subsumieren, weil man sonst der Vielfalt der Erscheinungen, die das weite Spektrum neurotischer und damit meist auch psychotraumatischer Symptomatik umfasst, nicht gerecht wird – gerade, was „die Intensität und funktionelle Schwere der regressiven Phänomene, die Kompromittierung wesentlicher Ich-Funktionen, vor allem die Störung der Affektkontrolle und damit der Affektregulation" (Wurmser 1987, 1999, S. 27) angeht.

Kehrt man zu dem Konzept der differenzierbaren Neurosen zurück, dann wird es auch möglich, Traumatisierung, und damit vor allem auch durch Beziehung erfolgte, im Rahmen eines psychodynamischen Verständnisses zu diagnostizieren, wodurch der Kliniker die Freiheit gewinnt, sich auch für eine Diagnose auf neurosenpsychologischer Ebene zu entscheiden.

Wenn Psychogenese und andere diagnostische Daten und Informationen des szenischen Verstehens (Argelander 1970a, 1970b) eine Traumatisierung beziehungsweise ein kumulatives Trauma erkennen, beziehungsweise spezifische Psychodynamiken eine zu Grunde liegende Traumatisierung vermuten lassen, kann, so schlagen wir vor, zum Beispiel wie folgt diagnostiziert werden:
- Schwere, mittelschwere neurotische Depression oder nur neurotische Depression (um die Schwere der Erkrankung zu differenzieren),
- ergänzt durch eine Spezifizierung des Traumas (etwa Misshandlung, sexueller Missbrauch, Vernachlässigung u. Ä. m.).

Die Diagnose könnte dann beispielsweise lauten:
- Schwere neurotische Depression auf dem Hintergrund von sexuellem Missbrauch.

Die Spezifizierung der Traumatisierung als *spezifisches Psychotraumatisches Belastungssyndrom (sPTBS)* kann auch in folgender Weise in die Diagnose eingehen, die dann lauten könnte:
- Mittelschwere depressiv-hysterische Neurose in Verbindung mit einem Psychotraumatischen Belastungssyndrom (nach Fischer u. Riedesser 1999) bei sexuellem Missbrauch.

Soll nur allgemein auf das Vorliegen von Traumatisierung hingewiesen werden, kann die Diagnose lauten:
- Schwere neurotische Depression auf dem Hintergrund von Traumatisierung (auf der Basis eines kumulativen Traumas).

Auch hier kann wiederum auf ein *basales Psychotraumatisches Belastungssyndrom (bPTBS)* verwiesen werden:
- Schwere neurotische Depression in Verbindung mit einem basalen psychotraumatischen Belastungssyndrom (nach Fischer u. Riedesser 1999).

Grundsätzlich können alle neurosenpsychologischen Diagnosen verwendet werden, ergänzt durch den Zusatz „auf der Basis eines Traumas" (eventuell spezifiziert) oder „auf der Basis eines kumulativen Traumas" oder „auf dem Hintergrund eines Traumas" (eventuell spezifiziert) oder auch „einer traumatischen Entwicklung" oder „in Verbindung zu einem psychotraumatischen Belastungssyndrom".

Die klassische Diagnose einer Hysterie kann bei Traumatisierung weiterhin durchaus sinnvoll sein, da sie die typischen Symptome bei Traumatisierung umfasst. Auch hier sollte auf das Vorliegen eines Traumas oder einer traumatischen Entwicklung hingewiesen werden.

Selbstverständlich kann auch die Diagnose „Traumatische Neurose" verwendet und jeweils spezifiziert werden. Sie ist die klassische neurosenpsychologische Traumadiagnose, die in der ICD durch das PTSD bzw. PTBS ersetzt wurde. Diagnosebeispiel:
- Mittelschwere traumatisch depressive Neurose auf der Basis eines Verlassenheitstraumas.

3.5 Anmerkungen zur Borderline-Diagnose

Bei der Frage nach der Diagnose von Traumatisierung kann die Diagnose einer Borderline-Pathologie nicht umgangen werden, da sie in der klinischen Praxis seit den 80er Jahren überproportional häufig gestellt wird.

Bereits 1987/1989 haben Autoren wie Herman, Perry und van der Kolk die enge Beziehung zwischen *Borderline-Pathologie* und schwerer Traumatisierung beschrieben (vgl. Gast 1997; Wurmser 1987, 1999; Driessen et al. 2002). Driessen et al. (2002) fanden bei der Hälfte der von ihnen untersuchten Patientinnen und Patienten mit einer Borderline-Persönlichkeitsstörung (BPD = Borderline-Personality-Disorder) eine komorbide PTSD und stellten fest, dass alle BPD-Patientinnen und -Patienten eine Traumaanamnese aufwiesen. Als Traumata definierten sie nicht nur den häufigen sexuellen Missbrauch in der Kindheit, sondern auch multiple und chronische Traumatisierungen in Form von Gewalt oder Vernachlässigung. Spitzer et al. (2000) fanden sogar bei 67 Prozent der von ihnen untersuchten BPD-Patientinnen und -Patienten eine komorbide PTSD. Traumabedingte Symptome waren in der BPD-Gruppe sehr ausgeprägt und machten eine Aussage über das Ausmaß selbstdestruktiven Verhaltens möglich. Auf traumatisierende Teilerlebnisse für die Entstehung der Borderline-Persönlichkeitsstörung wurde schon früh hingewiesen (Stein 1993; Browne u. Finkelhor 1986). Zahlreiche Studien belegen, dass Patientinnen und Patienten mit Borderline-Persönlichkeitsstörungen in ihrer Kindheit schwere Traumata, wie sexuellen Missbrauch, körperlichen Missbrauch, schwere körperliche Vernachlässigung, körperliche Gewalt in der Familie, erfahren hatten (Herman et al. 1989; Shearer et al. 1990; Resten et al. 1990; Zanarini et al. 1989, Hinweise in Gast 1997).

Im klinischen Alltag macht vor allem den Kolleginnen und Kollegen, die bisher gewohnt waren, bei bestimmter Symptomatik und Psychodynamik die Diagnose einer Borderline-Persönlichkeitsstruktur zu stellen, deren Überschneidung mit der Posttraumatischen Belastungsstörung bzw. der traumatischen Neurose Schwierigkeiten.

Die Fragen, die sich stellen, sind folgende:
- Haben beide Störungen ein ähnliches Erscheinungsbild?
- Haben sie einen gemeinsamen ätio-pathogenen Hintergrund?
- Trägt die eine Störung zur Entwicklung der anderen bei?
- Handelt es sich somit um eine separate oder komorbide Störung?
- Ergeben sich daraus therapeutische Konsequenzen? (Bronisch 2001)

Symptome wie Impulsivität, suizidale Handlungen, affektive Instabilität, unangemessen heftige Wut, paranoides Erleben und dissoziative Symptome – Letztere Hauptkriterien der Posttraumatischen Belastungsstörung – finden sich auch bei der Borderline-Persönlichkeitsstörung, scheinen hier jedoch flüchtiger und meistens auch nicht verbunden mit Amnesie oder Konzentrationsstörungen zu sein. Insgesamt zeigt sich aber überwiegend in der Vorgeschichte von Patientinnen und Patienten mit der Diagnose einer Borderline-Persönlichkeitsstörung ein Vorherrschen traumatisierender Erfahrungen, so dass vieles dafür spricht, sie als eine Form traumaassoziierter Störungen aufzufassen.

Es soll hier daran erinnert werden, dass Kernberg (1978, 1989), von dem das Konzept der Borderline-Persönlichkeitsorganisation stammt, für verschiedene borderline-typische Krankheitsmanifestationen ursächlich den Mechanismus der Spaltung verantwortlich macht. Er bedingt seines Erachtens eine strukturelle Störung. Sein Konzept der Spaltung wird jedoch zunehmend in Frage gestellt, vor allem durch empirische Forschungsmethoden in den psychiatrischen und psychotherapeutischen Disziplinen. Sie betonen den Einfluss realer krankmachender Kindheitserlebnisse, wozu Vernachlässigung, Trennung sowie pathologische Familienstrukturen zählen (vgl. Gast 1997, S. 273). Diese Ergebnisse und die der Säuglingsforschung stellen Kernbergs psychodynamische Hypothese in Frage. Gespaltene Selbst- und Objektempfindungen finden sich nach den Untersuchungen der Säuglingsforschung nicht in einer normalen Entwicklung. Ihr Auftreten ist bereits das Ergebnis gestörter Beziehungen (vgl. Dornes 1993, Reich 1995 in Gast 1997, S. 273). „Das Konzept der Spaltung als normaler Entwicklungsschritt hat in

3.5 Anmerkungen zur Borderline-Diagnose

der psychoanalytischen Lehre weite Verbreitung gefunden, muss aber inzwischen im Sinne eines „pathomorphen Mythos" (Peterfreund 1978, nach Dornes 1993, S. 24f) als überholt angesehen werden (Gast 1997, S. 286).

Da sich eine Borderline-Störung auch ohne nachweisliche Traumatisierungen entwickeln kann, liegt die Vermutung nahe, schwer fassbare „Mikrotraumata", wie Grenzüberschreitungen, Demütigungen oder Schuldzuweisungen in der Kinderheit, als Ursache folgenschwerer Fehlanpassungen zu sehen. Gast fragt, wie es möglich sein konnte, in einer 20 Jahre währenden Borderline-Forschung dieses Krankheitsbild der Borderline-Störung in seiner Psychopathologie und seinen komplizierten Übertragungsmustern zu beschreiben, auch seine gewalttätige und vergewaltigende Dynamik wahrzunehmen, ohne sie als das Ergebnis realer Gewalt zu begreifen (vgl. Gast 1997, S. 286).

Bereits 1987 hat Wurmser begründete Kritik an der Verwendung des Borderline-Begriffs geübt und sich dafür ausgesprochen, nicht-psychotische Psychopathologie nicht unter dem Borderline-Begriff zu subsumieren. Er versteht Borderline-Störungen als differenzierbare Neurosen und trennt schwere, nicht psychotische Psychopathologien nicht von diesen ab. Er arbeitet mit dem stärker differenzierenden und nuancierenden Begriff der *schweren Neurosen*, der sich besonders für das psychodynamische Verstehen anbietet (vgl. u. a. 1987, 1999). *Schwere Neurosen* (Diagnosekriterien im Anhang, Teil III) unterscheiden sich hinsichtlich der psychischen Mechanismen nicht von den normalen Neurosen, wohl aber hinsichtlich der Absolutheit/Globalität der Konflikte und Affekte (zum Beispiel: Mensch denkt in sich ausschließenden Kategorien und Werten).

Was den Mechanismus der Spaltung angeht, gebraucht er die Begriffe *Identitätsspaltung* und *Ich-Spaltung* nahezu synonym und versteht *Ich-Spaltung* rein deskriptiv im Sinne Freuds als das Nebeneinander von Anerkennung und Verleugnung von traumatisch bedrohlich empfundenen Wahrnehmungen. Dieses funktionelle Auseinanderreißen wesentlicher Ich-Funktionen tut sich in einer „Doppelheit von Wissen und Ignorieren" kund und geht auch mit zwei Daseinsweisen einher, sich wie zwei Personen zu fühlen. Ebenfalls beschreibend versteht er unter Identitätsspaltung „gesonderte Persönlichkeitsteile, bestehend aus Über-Ich-, Ich-, und Es-Fragmenten, die in regelmäßiger Anordnung einander gegenübertreten, ohne dass es dabei zur Amnesie kommen müsste"[1] (Wurmser 1987, S. 313).

---

1 Nehmen „die Objektidentifizierungen des Ichs" überhand, sagt Freud, „werden [diese] allzu zahlreich und überstark und miteinander unverträglich, so liegt ein pathologisches Ergebnis nahe. Es kann zu einer Aufsplitterung des Ichs kommen, indem sich die einzelnen Identifizierungen durch Widerstände gegeneinander abschließen, und vielleicht ist es das Geheimnis der Fälle von so genannter *multipler Persönlichkeit,* dass die einzelnen Identifizierungen alternierend das Bewusstsein an sich reißen. Auch wenn es nicht so weit kommt, ergibt sich das Thema der Konflikte zwischen den verschiedenen Identifizierungen, in die das Ich auseinander fährt, Konflikte, die endlich nicht durchwegs als pathologische bezeichnet werden können" (1923, GW 13, S. 258f, zit. in Wurmser 1987, S. 313).

Wir möchten hier nachdrücklich dafür plädieren, dieser Sichtweise zu folgen und beim Vorliegen schwerer nicht psychotischer Pathologie, deren tiefste Schicht eine Traumatisierung bildet, den differenzierenden und nuancierenden Begriff der schweren Neurose zu wählen.

4 Allgemeine Regeln einer Psychotraumabehandlung

Wilson (1989) hat einige Regeln für Psychotraumatherapien formuliert, die auf einem breiten Konsens unter Traumatherapeuten und -forschern beruhen. In Anlehnung an Fischer und Riedesser, die in ihrem Lehrbuch die wichtigsten Regeln kommentieren, sollen diese Regeln hier vorgestellt werden, weil sie hilfreiche Orientierung für die praktische Arbeit bieten:

1. Nicht beurteilende Akzeptierung des Opfers;
2. Sofortige Intervention und Beschaffung von Hilfe;
3. Erwartung massiver Gegenübertragungsreaktionen;
4. Bereitschaft, sich testen zu lassen;
5. Übertragung in der Traumatherapie verstehen als einen Prozess der Wiederaufnahme von Beziehung;
6. Ausgehen von der Hypothese, dass psychotraumatische Belastungssymptome durch das traumatische Ereignis hervorgerufen werden;
7. Information über die Natur und die Dynamik von traumatischen Reaktionen;
8. Traumatische Ereignisse können in jedem Lebensalter zu Veränderungen der Ich- und Identitätsentwicklung führen;
9. Verwerfung, Spaltung und Formen von Dissoziation gehören zu dem basalen Psychotraumatischen Belastungssyndrom (bPTBS) als Abwehrmechanismen, die einem psychischen Trauma folgen;
10. Selbstbehandlungsversuche durch Alkohol oder Drogen sind verbreitet bei psychotraumatischen Belastungssyndromen;
11. Die erfolgreiche Transformation der traumatischen Erfahrung kann die Entwicklung von positiven Charakterzügen zur Folge haben;
12. Soziales Engagement und Sprechen über das Trauma fördern den Erholungsprozess;
13. Die Transformation des Traumas ist ein lebenslanger Prozess.

Zu 1) *Eine nicht beurteilende Akzeptierung der Patientinnen und Patienten ist oberstes Gebot.* Vorraussetzung, dies leisten zu können, ist unter anderem, als Klinikerin oder Kliniker eigene Abwehrtendenzen und damit eigene Gegenübertragungsreaktionen zu reflektieren, damit sich Offenheit und empathische Bereitschaft entwickeln können, der Patientin bzw. dem Patienten zuzuhören und die emotionale Erschütterung auszuhalten (vgl. Fischer u. Riedesser 1999, S. 192).

Patientinnen und Patienten sollten zum Erzählen ihrer Traumageschichte nicht gedrängt werden. Entsprechende Signale können aber verdeutlichen, dass die Therapeutin bereit ist, die Geschichte zu hören. Besonders bei extrem traumatisierten Menschen, wie bei Folteropfern, sollte die Therapeutin dem, was für die Betroffene unsagbar ist, Worte geben, es direkt und selbstverständlich versprachlichen. Das bedeutet, die Therapeutin lässt mit ihrer Aussage erkennen, dass sie von unaussprechlichen Vorkommnissen weiß, auch von solchen, die unerträgliche Schamgefühle auslösen. Ein solches Vorgehen mildert die neuerliche Scham, die beim Mitteilen extrem kränkender und demütigender Erfahrungen entsteht (vgl. Fischer u. Riedesser 1999, S. 192).

Zu 2) *Bei Akuttraumatisierung unterstützen sofortige Intervention und die Beschaffung von Hilfe den Erholungsprozess.* So viel soziale, psychische und ökonomische Hilfe wie möglich ist für Traumaopfer dringend nötig, um wieder ein Grundgefühl von Sicherheit entwickeln zu können (vgl. Fischer u. Riedesser 1999, S. 192).

Zu 3) *Bei der Psychotherapie muss mit massiven Gegenübertragungsreaktionen und oft nur schwer kontrollierbaren Handlungstendenzen gerechnet werden* (vgl. Fischer u. Riedesser 1999, S. 192). Die mit der traumatischen Reaktion verbunden Bewusstseinsveränderungen, die heftigen oder wie erstorbenen Affekte und die latenten Handlungsbereitschaften lösen bei der Psychotherapeutin konkordante (sich z. B. genauso hilflos und ohnmächtig, verwirrt und desorientiert zu erleben) oder komplementäre Reaktionen (unbändige Wut, Ekel, heftigen Tatendrang) aus, auf die sie verstehend vorbereitet sein sollte, um sie als Reaktion auf eine traumatisierende Übertragung verstehen zu können.

Zu 4) *Die Therapeutin sollte über die Bereitschaft verfügen, sich testen zu lassen,* da Traumapatientinnen und -patienten oft jedes Vertrauen in zwischenmenschliche Hilfe und Zuverlässigkeit verloren haben. Sie werden deshalb auf ihre Weise die Therapeutin testen, ob sie Vertrauen verdient. Klinikerinnen und Kliniker, die Traumaopfer behandeln, müssen offen und ehrlich sein und in einer angemessenen Weise ihre Gedanken und Gefühle mitteilen, ohne die Grenzen der Abstinenz aufzugeben und sich in Gegenübertragungsreaktionen zu verstricken (vgl. Fischer u. Riedesser 1999, S. 192).

Zu 5) *Bei menschlich verursachten Traumata ist Psychotraumatherapie ein Prozess der Wiederaufnahme von Beziehung.* Übertragungen der Traumaopfer werden als auf das Trauma bezogen verstanden und als ein Prozess gesehen, traumatisch gestörte Beziehungen wieder aufzubauen (vgl. Fischer u. Riedesser 1999, S. 192).

Zu 6) *Psychotraumatherapie geht von der Hypothese aus, dass die gegenwärtigen psychotraumatischen Symptome durch die erlebte traumatische Situation hervorgerufen werden.* Unter dieser Voraussetzung kann die Patientin oder der Patient sich angenommen fühlen und sich auf die traumatische Erlebnisverarbeitung einlassen. Bei akuter Traumatisierung wird zunächst das aktuelle Trauma durchgearbeitet. Erst danach können Zusammenhänge mit früheren traumatischen Ereignissen

4 Allgemeine Regeln einer Psychotraumabehandlung

und der Lebensgeschichte bearbeitet werden. Die theoretisch zu erwartende Disposition zu traumatischen Reaktionen aufgrund früherer Traumatisierung darf nicht von der aktuellen traumatischen Erfahrung ablenken. Da die lebensgeschichtlichen Vorerfahrungen mit dem aktuellen Trauma verschränkt sind, sind diese beim Durcharbeiten des aktuellen Traumas implizit immer auch mit angesprochen. Fischer und Riedesser empfehlen, es der Patientin bzw. dem Patienten zu überlassen, ob er bei der gegenwärtigen Verarbeitung seiner Traumata lebensgeschichtliche Zusammenhänge einbeziehen möchte (vgl. Fischer u. Riedesser 1999, S. 193).

Zu 7) *Information über die Natur und die Dynamik von traumatischen Reaktionen ist wichtiger Bestandteil einer Psychotraumatherapie.* Den Betroffenen sollten die traumaspezifischen Symptome der traumatischen Reaktion möglichst bald als normale Folgeerscheinung einer anomalen Situation vermittelt werden, was als sehr entlastend empfunden wird. Denn wenn die Patientin ihre Symptome als eine paradoxe Reaktion auf eine Situation verstehen kann, die ihr keine adäquate Bewältigung ermöglichte, fühlt sie sich von der Psychotherapeutin verstanden, orientiert, gestärkt und stabilisiert. Dabei sollte der Therapeut die individuelle Variante des Patienten bedenken und sie ihm verständlich erläutern (vgl. Fischer u. Riedesser 1999, S. 193).

Zu 8) *Traumatische Ereignisse können in jedem Lebensalter zu Veränderungen der Ich- und Identitätsentwicklung führen,* indem normale Entwicklungsprozesse beschleunigt, verlangsamt, verhindert oder unterbrochen werden. Erschütternde traumatische Erfahrungen können die Kontinuität des Selbstgefühls unterbrechen, so dass eine prätraumatische und posttraumatische Identität entsteht mit einem entsprechenden Selbstverständnis. Eine posttraumatische Selbststörung kann aber auch durch unempathisches Verhalten der sozialen Umwelt entstehen. Eine posttraumatische Selbststörung ist verbunden mit verstärkter narzisstischer Wut und Verletzlichkeit, einer geringen Selbstachtung, Entfremdungsgefühlen, paranoiden Vorstellungen, mit Ressentiment und hoher Sensibilität gegenüber unempathischem Verhalten (vgl. Fischer u. Riedesser 1999, S. 193).

Zu 9) *Zu den Folgen psychischer Traumata gehören Verwerfung, Spaltung und Formen von Dissoziation.* Traumatherapeutinnen und Traumatherapeuten sollten auf solche Abwehrreaktionen eingestellt sein und wissen, dass diese Mechanismen zu einer dauerhaften Persönlichkeitsalterierung führen können. Dazu gehört auch das so genannte *doubling* (Lifton 1995), als tendenzieller Versuch, nach schweren Traumata eine neue Identität auszubilden, die der veränderten Selbst- und Weltsicht besser angepasst zu sein scheint (schon Winnicott hat mit der Unterscheidung zwischen wahrem und falschem Selbst diesen Mechanismus beschrieben) (vgl. Fischer u. Riedesser 1999, S. 194).

Zu 10) *Im Rahmen von Traumatisierung sind Selbstbehandlungsversuche durch Alkohol oder Drogen verbreitet.* Traumatherapeutinnen und -therapeuten sollten dafür Verständnis haben, dass der Versuch, extreme Belastung durch Alkohol und andere Drogen zu mildern, normal ist, um den extremen Erregungszustand des autonomen Nervensystems auszubalancieren. Es ist jedoch wichtig, Alkohol- und Drogenprobleme mit in die Behandlung einzubeziehen. Selbstverständlich ist ein übermäßiger Gebrauch von Drogen der Traumaverarbeitung nicht förderlich (vgl. Fischer u. Riedesser 1999, S. 194).

Zu 11) *Eine erfolgreiche Verarbeitung der traumatischen Erfahrung kann die Entwicklung von positiven Charakterzügen zur Folge haben.* Im Kampf um die Verarbeitung des Traumas können nach Wilson (1989) verstärkt positive Charakterzüge in den Vordergrund treten wie Wahrhaftigkeit, Integrität, Sensibilität für andere und starkes Bemühen um Gleichheit, Gerechtigkeit sowie Interesse an geistigen Werten. Solche Entwicklungsmöglichkeiten anzubahnen, ohne Patientinnen und Patienten zu drängen, kann helfen, dem regressiven Sog der traumatischen Reaktion zu entgehen (vgl. Fischer u. Riedesser 1999, S. 194).

Zu 12) *Soziales Engagement und Sprechen über das Trauma fördern den Erholungsprozess.* Dies zeigen entsprechende Forschungsergebnisse. Das Engagement für andere Betroffene erleichtert die eigene Traumaverarbeitung (vgl. Fischer u. Riedesser 1999, S. 194).

Zu 13) *Die Transformation des Traumas ist ein lebenslanger Prozess.* Um vor Enttäuschungen auf Seiten der Psychotherapeuten und Patienten besser geschützt zu sein, sollte man sich als Psychotherapeut oder -therapeutin, aber auch den Patientinnen und Patienten vor Augen führen, dass bei den Betroffenen nach einer traumatischen Erfahrung eine lebenslange Erschütterung zurückbleibt, auch wenn im Rahmen einer Psychotherapie die traumatische Erfahrung erfolgreich durchgearbeitet wurde. In der Folge können selbst Lebensereignisse, die auch nur entfernt an das Trauma erinnern, zu erneuter Beunruhigung führen, dies vor allem, wenn die Verbindungen zur früheren Erfahrung unbewusst bleiben. Das Aufzeigen dieser Verbindungen zwischen aktuellen Erlebnissen und vergangenen Traumata ist für den traumatisierten Patienten ein hilfreicher therapeutischer Vorgang, er kann ihm dazu verhelfen, die gegenwärtige Situation zu relativieren und so schneller wieder das psychische Gleichgewicht zu finden (vgl. Fischer u. Riedesser 1999, S. 194f).

Darüber hinaus ist Folgendes für Traumapatientinnen und Traumapatienten wichtig:

Tägliche physische Aktivität (etwa Sport oder körperliche Arbeit), um die physiologische Stressreaktion abzubauen und dazu beizutragen, den Teufelskreis von Grübeln, Wiedererleben der traumatischen Erfahrung, Abstumpfung und Rückzug zu unterbrechen. Diese Aktivitäten sollten einen rituellen Charakter haben und möglichst auch Gruppenkontakt beinhalten.

Auch *Ernährungsfragen* sollten in der Behandlung berücksichtigt werden, weil Traumapatientinnen und -patienten sich oft durch Essen, Trinken oder die Einnahme von Drogen zu trösten suchen. Auf diese Weise können gesundheitsschädliche Ernährungsgewohnheiten als Gesundheitsrisiken zu der seelischen Belastung hinzukommen. Deshalb müssen Patientinnen und Patienten für die *Bedeutung von übermäßigem Nikotin- und Koffeinkonsum* sensibilisiert werden: Es sollte ihnen aufgezeigt werden, dass sie Zustände von Angst, Ruhelosigkeit,

4 Allgemeine Regeln einer Psychotraumabehandlung

Nervosität, Erregtheit, Schlaflosigkeit, Störungen im gastrointestinalen Bereich, Herzarrhythmie, Erschöpfungszuständen und psychomotorischer Unruhe mit apathischem Rückzug zu bekämpfen suchen (vgl. Fischer u. Riedesser 1999, S.195).

Psychotraumatherapeutinnen und -therapeuten sollten bedenken, wie bedeutsam die soziale Integration von Traumapatienten ist, und diese fördern. Dies kann zum Beispiel durch die Familie, durch Selbsthilfegruppen oder soziale Dienste geleistet werden.

Die *Familie* kann bei einer günstigen Struktur eine wertvolle Hilfe zur Überwindung von Traumatisierung sein. Kriterien für ein hilfreiches Familienmilieu zur Psychotraumaverarbeitung sind:

„Die traumatische Situation wird von den Familienmitgliedern klar gesehen und nicht verleugnet; das Problem wird von der Familie getragen und nicht dem Opfer zugeschrieben; das Vorgehen ist eher lösungsorientiert als auf Schuldzuschreibung gerichtet; es besteht Toleranz; ein zugewandtes und gefühlvolles Klima unter den Familienmitgliedern; offene Kommunikation; großer Zusammenhalt; die Familienrollen sind eher flexibel als rigide; es werden Ressourcen auch außerhalb der Familie genutzt; es gibt keine Gewalt und es werden keine Drogen genommen" (Fischer u. Riedesser 1999, S. 195f).

In diesem Zusammenhang kann Familientherapie eine entscheidende Hilfe bei der Traumaverarbeitung sein, Schutz bieten und Ressourcen mobilisieren. Ist das Familienmilieu extrem ungünstig, sollten geeignete soziale Kontakte außerhalb der Familie gesucht werden.

Auch *Selbsthilfegruppen* können sehr hilfreich sein, da sie der Tendenz entgegenwirken, sich selbst zu beschuldigen und sozial zu isolieren. Dies gelingt aber nur, wenn in den Gruppen ein offenes und freies Klima herrscht und kein großer Gruppendruck ausgeübt wird. Ist dies doch der Fall, wird ein paranoides Klima erzeugt, weil sich Gruppenmitglieder als selbsternannte Autoritäten aufspielen und neue Mitglieder unter Druck setzen, ihre traumatische Erfahrung vorzeitig zu offenbaren (vgl. Fischer u. Riedesser 1999, S.195f).

In der ambulanten Praxis hat sich nach unserer Erfahrung folgendes Vorgehen zusätzlich als hilfreich erwiesen, Patientinnen und Patienten in ihren *Möglichkeiten der Selbstfürsorge* zu unterstützen und diese zu entwickeln (vgl. auch Reddemann u. Sachsse 1996):

- Von Anfang an mit dem Patienten bzw. der Patientin überlegen, was für sie in ihrem Lebenszusammenhang stützend und hilfreich sein kann. Dies sollte immer wieder ganz konkret angesprochen werden.
- Neben der Psychotherapie eine zusätzliche *Teilnahme an Entspannungs- oder Yogakursen, an Mal-, Gestaltungs- oder Tanzkursen* anregen und unterstützen, überhaupt alles, was dem Ich des Patienten bzw. der Patientin auf ihrem Weg in die Stabilisierung zuträglich ist.

- *Nach hilfreichen Menschen Ausschau halten* und deren Unterstützung als wertvoll und wichtig benennen.
- Den *Einsatz von Entspannungsmusik* und entsprechenden Kassetten anregen, auch *warme Bäder, Schwimmen* in angenehm temperierten Bädern usw.

Teil II
Imagination und Trauma

5 Psychotraumabehandlung mit der Katathym Imaginativen Psychotherapie (KIP)

5.1 Katathym Imaginative Psychotherapie

Bevor wir im Weiteren das spezifische Vorgehen der Psychotraumabehandlung mit der KIP deutlich machen, möchten wir in Kürze einiges Grundsätzliche zur Methode der KIP ausführen.

Katathym bedeutet aus dem Griechischen übersetzt „gemäß der Seele, der Emotionalität". Der Begriff stellt einen Bezug zu den emotionalen, vom Affekt gesteuerten Inhalten der Imagination her. Das Verfahren, ursprünglich „katathymes Bilderleben (KB)" genannt, wurde in seinen Grundzügen erstmals 1954 von dem Göttinger Arzt und Psychoanalytiker H. K. Leuner publiziert. Die Bezeichnung „*Katathym Imaginative Psychotherapie*" und ihre Abkürzung *KIP* bezeichnet heute umfassend den gesamten psychotherapeutischen Vorgang, in dem Imaginationen als induzierte und von der Therapeutin oder dem Therapeuten begleitete Tagträume eingebettet sind in das Setting tiefenpsychologisch fundierter und analytischer Psychotherapie. Das theoretische Grundkonzept dieses Verfahrens wurzelt in der Tradition der Psychoanalyse. Es geht von der Existenz unbewusster Motivationen und den Mechanismen der Abwehr aus und nutzt die strukturgebende Funktion der Symbolbildung. Schon Freud wies darauf hin, dass der Tagtraum ähnlichen Gesetzmäßigkeiten unterliegt wie der Nachttraum. Wir betrachten die Symbolik in Analogie zu der des Nachttraums und versuchen sie sowohl auf der Subjektstufe als auch auf der Objektstufe zu verstehen. Der individuelle Bedeutungsgehalt eines Symbols wird dabei immer zusammen mit der Patientin bzw. dem Patienten entschlüsselt.

Während des Therapieprozesses imaginiert die Patientin in einem Zustand kontrollierter Regression auf Anregung ihres Therapeuten. Das bedeutet, ein Tagtraum wird mit einer Entspannungsübung eingeleitet, bei der der Patient sitzt oder liegt. Er wird gebeten, sich zu entspannen, ruhig zu atmen, sich ein Motiv, zum Beispiel eine Wiese oder einen Bach, vorzustellen und über alles zu berichten, was in seiner Vorstellung entsteht. „Wir fügen hinzu: Wenn sich in Ihrer Vorstellung spontan etwas anderes entwickelt, dann ist es auch gut, dann erzählen Sie mir davon. Alles, was jetzt in Ihrer Vorstellung entsteht, ist wichtig" (Wilke 1996b, S. 82f). Hat der Patient zu imaginieren begonnen, bitten wir ihn, das, was er wahrnimmt, mit all seinen Sinnen zu erspüren und auf die dabei entstehenden Gefühle zu achten.

Indem der Patient bzw. die Patientin die Inhalte und die begleitenden Affekte simultan mit dem Entstehen seines Tagtraums dem Psychotherapeuten berichtet, ist dieser in ganz besonderer Weise am inneren Prozess des Imaginierenden beteiligt und es entsteht ein dialogisches Miteinander. Gleichzeitig bewirkt die Bitte des Psychotherapeuten, der Patient möge seine inneren Vorstellungen möglichst genau beschreiben, auf seine Körperwahrnehmung achten und über die begleitenden Gefühle sprechen, sehr bald einen sich selbst verstärkenden Kreisprozess von immer deutlicher werdenden Imaginationen und einer sich vertiefenden psychophysischen Entspannung (Leuner 1985; Wilke 1990, 1996a). Die Übertragungsphänomene, die sich entwickeln und sich szenisch im Tagtraum abbilden, werden von der Psychotherapeutin oder dem Psychotherapeuten über den gesamten Therapieprozess mitgelesen und da, wo es notwendig erscheint, auch außerhalb der imaginativen Phase durchgearbeitet.

In der Initialphase einer Therapie hat es sich bewährt, der Patientin oder dem Patienten bestimmte Motive vorzuschlagen, die durch ihre thematische Anregung bestimmte unbewusste Konfliktbereiche und deren Abwehr zur Darstellung bringen. An allen Motiven machen sich die konfliktbesetzten Erlebnisbereiche der Patientinnen und Patienten vorwiegend in Form von so genannten fixierten Bildern fest. Sie werden immer wieder im Tagtraum aufgesucht und bearbeitet (Leuner 1985). Es wird aber auch konfliktfreies Material geträumt, in Form der Wunscherfüllung und Befriedigung regressiver oder archaischer Antriebsbedürfnisse. Nachdem eine psychotherapeutische Behandlung mit der KIP eingeleitet ist, dient im weiteren Verlauf der Beginn jeder Sitzung der Klärung der momentanen Konfliktlage, danach kann sich ein Tagtraum anschließen. Im Rahmen einer normalen Behandlungssitzung dauert die imaginative Phase etwa 15 bis 30 Minuten. Das Nachgespräch bezieht sich meist auf die oft starken Affekte, die im Tagtraum erlebt wurden, auf die Inhalte des Tagtraums und auf mögliche Assoziationen. In den folgenden Sitzungen wird der Tagtraum durchgearbeitet, meist auch anhand einer zwischenzeitlich angefertigten Zeichnung oder einer anderen Form gestalterischer Umsetzung. Auf diese Weise wird eine Verbindung zwischen Imagination, verbalem Durcharbeiten und handelnd-kreativer Gestaltung ermöglicht.

Das Psychotherapeutenverhalten in der KIP ist auf das tiefenpsychologische/analytische Ziel ausgerichtet, der Patientin oder dem Patienten Einsichten in unbewusste, konflikthafte Objektbeziehungen zu vermitteln, in deren Entstehungsgeschichte und Auswirkungen auf das Selbstbild und auf die narzisstische Regulation. Der Psychotherapeut bzw. die Psychotherapeutin wird während ihrer Fortbildung darin geschult, den Tagtraum je nach ihrem Übungsstand unterschiedlich zu begleiten, wozu ihr ein System spezifischer Interventionstechniken vermittelt wird (Leuner 1985):

- ein mehr begleitendes Vorgehen,
- die Symbolkonfrontation,
- das assoziative Vorgehen.

5.1 Katathym Imaginative Psychotherapie

Beim begleitenden Vorgehen versucht die Psychotherapeutin, die Patientin einfühlsam auf ihrem Weg durch die imaginierte Landschaft anzuregen, sich alles anzuschauen und die Szenerie so detailliert wie möglich zu beschreiben, gerade dort, wo Verhinderungsmotive auftauchen. Dies fördert die innere Auseinandersetzung mit Abwehrprozessen und konflikthaften Situationen. Die Haltung der Psychotherapeutin ist hier überwiegend protektiv, ohne dabei aber in eine direktive Position zu verfallen. Sie orientiert sich an den affektiven Reaktionen der Patientin, die sie versucht nicht zu stark werden zu lassen.

Ein wichtiger basaler Wirkfaktor des Verfahrens ist die Rückwirkung der imaginierten Szene auf das erlebende Selbst in Gegenwart der miterlebenden Psychotherapeutin. Ihr engagiertes Mitgehen fördert die Entfaltung kreativer Imaginationen, die der Patientin bzw. dem Patienten ein Gefühl vermitteln, innerlich lebendig zu sein.

Im Verlauf einer Therapie kommt es irgendwann zum Auftauchen ängstigender und feindseliger Gestalten. Das ist der Moment, wo eine Patientin oder ein Patient zur Konfrontation mit dem Symbol durch genaue Betrachtung und Beschreibung dieser Gestalt aufgefordert wird. Ziel der Symbolkonfrontation ist es, in der Begegnung mit der Symbolgestalt neue Entwicklungsmöglichkeiten anzubahnen.

Wenn sich die Patientin in ihrer inneren Bilderwelt sicherer fühlt, ist sie bereit und in der Lage, ihre optische Phantasie frei zu entfalten. Das assoziative Vorgehen eröffnet dann der Patientin neue Freiheitsgrade und fördert besonders ihre Autonomie, da sie in ihrer assoziativen Gestaltung immer freier wird, eigene Wege zu suchen und zu finden. In solchen Verläufen beobachten wir oft Altersregressionen. Die Patientin bzw. der Patient imaginiert sich jünger und kleiner und regrediert oft in konflikthafte, ängstigende Kindheitsszenen. Geschieht dies, werden die entsprechenden Affekte durchlebt und durchlitten, verbunden mit einem vorübergehend aktiveren Therapeutenverhalten (Leuner 1985; Wilke 1996b; Steiner 2000a; Kottje-Birnbacher 2001).

Psychotraumabehandlung mit der KIP ist stets eingebunden in die tiefenpsychologisch fundierte oder analytische Psychotherapie. Auch hier spielen das begleitende Vorgehen, Symbolkonfrontation und induzierte Altersregressionen eine Rolle. Bevor wir darstellen, wie diese Interventionen im Einzelnen zusammen mit einem traumaspezifischen Vorgehen eingesetzt werden können, möchten wir noch kurz auf die Bedeutung von mentalen Bildern und Imaginationen eingehen und auf Soldts *Theorie des anschaulich-bildhaften Denkens* (2005), die in unserem Kontext von besonderer Wichtigkeit ist, da sie das Imaginieren in einen lebendigen Zusammenhang mit dem Denken *und* Fühlen stellt.

5.1.1 Mentale Bilder und Imaginationen

Nicht nur unsere Träume und Tagträume sind von Bildern durchsetzt, sondern auch unsere Denkprozesse. Anschaulichkeit, davon ist auszugehen, ist ein allgemeines Merkmal bewusster seelischer Prozesse. Innere Bilder sind, so eine der Hauptthesen Soldts, als das Bindeglied zwischen Phantasie und Realität zu betrachten. Das denkende und fühlende Subjekt ist immer auch ein imaginierendes, beständig Bilder produzierendes und sie auch ständig von außen empfangendes Wesen. Weshalb Rubinstein (1957) darin eine „Grundform des Denkens" sieht, die notwendig zu berücksichtigen ist, soll der seelische Prozess in seiner Dynamik begreifbar werden. Denn ohne Bilder kann das Seelenleben nur schwerlich gedacht werden.

Anders als der sprachliche Ausdruck, so stellt Soldt fest, besitzen bildliche Vorstellungen die Fähigkeit, Disparates in einem szenischen Ausdruck zusammenzuziehen. In Bildern kann sich auf besondere Weise das komplexe seelische Geschehen zugleich komprimiert und konkret präsentieren.

Das Denken in Bildern unterscheidet er theoretisch vom Denken in Worten (laut – als Sprechen – oder leise – in Form innerer Rede). Den „integrale(n) Zusammenhang des Seelenlebens, die interne Beziehung zwischen Körperprozessen, Vorstellungen, Gefühlen und Kognitionen, zwischen bildlichen und verbalen Darstellungsformen seelischer Inhalte" kann man sich als „das Resultat eines mehr oder minder komplexen Zusammenspiels verschiedener Funktionen und Strukturen" vorstellen (Soldt 2005, S. 157).

Begriffe und sprachliche Zeichen werden als die Strukturen des Sekundärprozesses (begriffssymbolisches Denken) angesehen und Affekte als die Strukturen des Primärprozesses (affektsymbolisches Denken). Dabei werden Affekte als Elemente der psychischen Repräsentanzwelt verstanden, die sich zunächst erst einmal bilden müssen und dabei Psychisches konstituieren und sich schließlich auch symbolisch repräsentieren (in Anlehnung an Zepf spricht Soldt von Affektsymbolen). „In einer Abfolge von immer komplexer werdenden Stufen", so die Annahme, „entstehen mehr und mehr Affekte, die als jeweils individuelle Abstraktionen aus den Erfahrungen des kleinen Kindes gebildet wurden" (Soldt 2005, S. 74).

Entgegen der bekannten Auffassung Freuds, es sei die vornehmliche Eigenschaft des Primärprozesses, in Bildern abzulaufen, geht Soldt davon aus, „mentale Bilder, beziehungsweise Bildlichkeit im seelischen Geschehen als eine Erscheinungsform des Denkens schlechthin anzusehen mit je nach dem spezifischen Zusammenspiel regressiver und progressiver Prozesse und dem Vorliegen dynamisch unbewusster Inhalte unterschiedlicher Qualitäten" (Soldt 2005, S. 153).

Dieser These, Bildlichkeit im seelischen Geschehen als eine Erscheinungsform des Denkens schlechthin anzusehen, möchten wir uns hier anschließen und den Argumenten folgen, die Soldt liefert.

5.1 Katathym Imaginative Psychotherapie

Indem Primär- und Sekundärprozess in einem dialektischen Verhältnis zueinander stehend begriffen und sowohl als widersprüchliche wie auch als sich bedingende gedacht werden können, rückt die Frage, welches von beiden Prinzipien im psychischen Prozess *funktional dominant* ist, in den Vordergrund. In dieser funktionalen Dominanz kann sich das eine der beiden Prinzipien das jeweils andere zum Mittel nehmen, „auf eine Weise, in der es selbst ein qualitativ anderes wird" (Soldt 2005, S. 103). In diesem dialektischen Modell werden seelische Prozesse als primär ganzheitliche betrachtet, werden Primär- und Sekundärprozess als Zusammenhang von affekt- und begriffssymbolischem Denken begriffen. Auch im Tagtraum, davon gehen wir aus, findet eigentlich ein ständiges Hin- und Herwechseln zwischen primärprozesshaft gefügten Bildern und Imaginationen und ihrer sekundären Bearbeitung statt, die wiederum zur Voraussetzung einer neuerlichen regressiven Verwandlung wird. So wird in dieser Konzeption „die besondere Bedeutung der Vorstellungsbilder als Mittler des plastischen seelischen Prozesses deutlich" (ebd., S. 225). Eine solche Sichtweise beinhaltet, dass jeweils das eine oder andere Prinzip im Vordergrund stehen kann und damit ein jeweils mehr primär- oder sekundärprozesshaft geprägtes bildliches Denken das Tagtraumgeschehen bestimmt.

Auch Progression und Regression werden in Anlehnung an Loch (1967) als die beiden Aspekte *eines* psychischen Anpassungsvorgangs betrachtet, die notwendig aufeinander bezogen sind. Im Rück- beziehungsweise Vorausgriff auf das Niveau des primär- beziehungsweise sekundärprozesshaften Denkens, also auf qualitativ unterschiedliche Denkformen, werden diese regressiv beziehungsweise progressiv angesteuert (vgl. Soldt 2005, S. 117).

„So macht sich das Subjekt regressiv den Primärprozess zunutze, um unter der Voraussetzung der Resultate dieses regressiven Denkens wieder auf das Niveau des sekundärprozesshaften Denkens zu progredieren. ... Jede Abwehroperation und allgemein jede psychische Neuanpassung an bestimmte Situationsanforderungen beinhaltet das Zusammenspiel von Regression und Progression, so dass man statt von einer Regression im Dienste des Ichs allgemein von einer Regression-Progression im Dienst der Unlustvermeidung sprechen könnte. Das Ziel des regressiven wie jedweden seelischen Geschehens ist es ja, die Bedingungen für unlustvolle Affekte zu verändern, das heißt solche Interaktionsformen zu aktivieren, die in günstigeren Affekten/Emotionen resultieren" (Soldt 2005, S. 123).

Dies bedeutet bezogen auf eine Psychotraumabehandlung mit der KIP, und zwar insbesondere in der so genannten Stabilisierungsphase, der Patientin dazu zu verhelfen, aus dem regressiven Sog der traumatischen Reaktion und des traumatischen Prozesses hinauszukommen, und uns als Psychotherapeuten dabei verstärkt induzierter, narzisstisch restitutiver Tagtraummotive zu bedienen. Dies beinhaltet, einer bestehenden oder sich anbahnenden Affektüberflutung strukturierend Grenzen zu setzen und das Generieren neuer Interaktionsformen auch im Tagtraum anzubieten, die geeignet sind, günstigere Emotionen zu evozieren. Wenn dies gelingt, kann die Spirale der Affektüberflutung und der damit einhergehenden Desymbolisierung, Resomatisierung und Deverbalisierung Einhalt geboten werden. Damit schaffen wir Voraussetzungen, die Patientin bzw. den Patienten wieder auf das Niveau sekundärprozesshaften Denkens progredieren zu lassen. Das bildliche Denken im sekundärprozesshaften psychischen Prozess, das wir anstoßen und durch strukturierende Interventionen unterstützen, ermöglicht es sodann der Patientin bzw. dem Patienten, den ablaufenden „seelischen Prozess nicht in abstrakter, sondern in quasi-sinnlicher Form und das heißt in seinen konnotativen Implikationen zu repräsentieren" (Soldt 2005, S. 204). Denn erst bildlich kann die betreffende Patientin die Resultate ihres jeweiligen Denkens konkret auf ihr Erleben beziehen.

Wir sollten uns auch vergegenwärtigen, dass Bilder, Imaginationen, die Verdrängtes und Verleugnetes auf entstellte Weise darstellen oder ungeschützt in die traumatische Erfahrung hineingleiten, nicht (aktiv) gedacht werden können, und solche Imaginationen eher die Eigenschaft haben, sich zu ereignen und das (ihnen gegenüber passive) Subjekt gleichsam wie ein Film, dessen Regisseur es nicht selbst ist, zu ereilen.

Indem im geleiteten Tagtraum die Patientin in die Lage versetzt wird, Kontrolle über die ablaufenden Szenen zu gewinnen, was ihr ein Gefühl der Wirkmächtigkeit verleiht, kann sie zunehmend über die Elemente verfügen, aus denen mentale Bilder über traumatische Erfahrungen erzeugt werden, und muss die Erfahrungen nicht als etwas Fremdes von sich abspalten. Die emotional-nonverbalen traumatischen Eindrücke und Erinnerungsbilder, die im Gedächtnis vor allem sensomotorisch und bildhaft, rechtshemisphärisch gespeichert sind, abgespalten vom verbalen und explizit logischen Denken, können so wieder sinnlich begriffssymbolisch als Szene erfasst und versprachlicht werden.

5.2 Grundvoraussetzungen der Psychotraumabehandlung mit der KIP

In unserem traumaspezifischen Vorgehen zielen auch wir, wie in den modernen Psychotraumatherapien üblich, auf eine Abfolge von Stabilisierung, Traumabearbeitung und Integration des Traumas in die Persönlichkeit.

Bevor wir unsere traumatherapeutische Arbeit aufnehmen, reflektieren wir, in welcher Phase der Verarbeitung die Patientin oder der Patient sich nach dem „Verlaufsmodell psychischer Traumatisierung" befindet. Denn eine akute Krisenintervention hat eine andere Funktion als eine Psychotherapie traumatischer Prozesse, und es ist sinnvoll, zwischen den Aufgaben beider scharf zu unterscheiden. Wir folgen hier der Auffassung von Ehlert und Lorke (1988). Ihres

5.2 Grundvoraussetzungen der Psychotraumabehandlung mit der KIP

Erachtens hat Krisenintervention „allein die Funktion, das akut geschwächte Ich so schnell wie möglich in seine angestammte Position zurückzuführen; es geht zunächst allein darum, dem Ich eine schnelle Rückkehr zu einer pseudonormalen Funktionsweise zu ermöglichen". Auch für sie setzt eine psychotherapeutische Bearbeitung des Traumas zwingend voraus, dass sich das Ich „von der traumatischen Erschütterung so weit erholt hat, dass es sich sicher genug fühlen kann, sich auf die Schwächung seiner Position ... einlassen zu können" (Ehlert u. Lorke 1988, S. 352ff).

Auf der Basis des prozessorientierten „Verlaufsmodells psychischer Traumatisierung", können grundsätzlich drei psychotherapeutische Ansatzschwerpunkte der Behandlung unterschieden werden:

- *Krisenintervention unmittelbar nach dem traumatischen Geschehen* (wird in zunehmendem Maße auch von speziell geschulten Laienhelfern übernommen. (Beispielsweise hat Ladenbauer (2001) für die Bergwacht entsprechende Notfallmaßnahmen entwickelt). Direkt nach dem Trauma ist es besonders wichtig, wieder ein Minimum an Vertrauen herzustellen und dem Opfer/Verunfallten Geborgenheit und Schutz zuzusichern. Oft braucht es die schlichte Gegenwart eines mitfühlenden Menschen. Sobald das Grundgefühl von Sicherheit wiederhergestellt ist, braucht das Opfer Hilfe, um wieder ein positives Selbstbild aufzubauen, Kontrolle über Intimität und Aggression neu zu finden (vgl. vor allem Herman 1989; Fischer u. Riedesser 1999).
- Psychotherapeutische *Krisenintervention in der postexpositorischen Phase* zielt darauf, den Erholungsprozess und die Traumaverarbeitung zu unterstützen. Frühe Interventionen scheinen stressreduzierend und einer Chronifizierung entgegen zu wirken und können helfen, die Fixierung pathologischer Reaktionen zu vermeiden. Behandlungspraktisch kann hier aus unserer Sicht und klinischen Erfahrung all das zum Tragen kommen, was wir für die Stabilisierungsphase zur Behandlung des traumatischen Prozesses anbieten (s. Kap. 5.2.1/5.3.1. Zur Krisenintervention bei Traumatisierung vgl. auch Stein 2001). Da traumatische Lebensereignisse unweigerlich Beziehungen beschädigen, können die Menschen im gesellschaftlichen Umfeld des Opfers durch eine verständnisvolle und unterstützende Haltung die Folgen des Traumas beeinflussen. Entsprechende Aufklärung der Mitmenschen ist deshalb ausgesprochen wichtig (Ehlert u. Lorke 1988; Fischer u. Riedesser 1999).
- Der psychotherapeutischen *Behandlung traumatischer Prozesse* (Phase 3 des Verlaufsmodells psychischer Traumatisierung) gilt unsere bevorzugte Aufmerksamkeit, und unsere Ausführungen sind vor allem auf diese abgestellt. Im Speziellen haben wir dabei vor allem *Beziehungstraumata* im Blick, wozu auch Deprivations-, Trennungs-, Missbrauchs- und Verlusttraumata zählen können, wenn sie von nahen Beziehungspersonen verursacht sind. Sie können sich auch zu kumulativen Traumata anhäufen. Die traumatischen Erfahrungen mit allen typischen Erinnerungsverzerrungen liegen schon längere Zeit zurück, meist in der Kindheit, aber auch im Jugend- oder Erwachsenenalter. Ist die traumatische Erfahrung abgespalten, wird der Ablauf des Ereignisses zwar

erinnert, jedoch ohne die zugehörigen Gefühle. Bei traumatischen Kindheitserfahrungen hat sich um die psychische(n) und physische(n) Wunde(n) die Struktur der Persönlichkeit, je nach Ausmaß und Frühe der Traumatisierung, wie ein Schutzwall organisieren und entwickeln müssen.

Üblicherweise erscheinen in der ambulanten Praxis viele Patientinnen und Patienten, die sich in Phase 3 befinden und die die Traumatisierung zunächst noch nicht kommunizieren können, weil sie verdrängt und verleugnet werden musste und oft der Amnesie anheim gefallen ist. Ihre Persönlichkeit hat sich an die traumatische Erfahrung angepasst und gelernt mit ihr zu leben, mit der gleichzeitig nicht zu leben ist.

5.2.1 Stabilisierung als Voraussetzung der Psychotraumabehandlung

Der besondere Stellenwert der Stabilisierung, der für die weitere Entwicklung der Patientinnen und Patienten nicht hoch genug veranschlagt werden kann, gilt selbstverständlich für die Krisenintervention und die psychotherapeutische Behandlung der traumatischen Reaktion genauso wie für die Behandlung traumatischer Prozesse. Wir werden im Weiteren zeigen, wie hilfreich es für die Patientinnen und Patienten ist, wenn der Psychotherapeut über den gesamten psychotherapeutischen Prozess hinweg auf ausreichende Ich-Stabilität achtet, und wie sich dies in der Behandlung umsetzen lässt. Alle modernen traumatherapeutischen Methoden beginnen mittlerweile die Behandlung mit einer Stabilisierungsphase, die der Herstellung einer sicheren psychotherapeutischen Beziehung dient. Bei schweren Traumatisierungen dauert diese Phase viele Monate und oft noch länger, manchmal ist sie überhaupt das einzig mögliche Vorgehen. Stabilisierung ist, wie weiter oben begründet, generell wichtig. Da der Angstaffekt als Kernproblem für die Pathogenese der verschiedenen Neuroseformen gelten kann (Freud), sollte unseres Erachtens vor allem bei ich-strukturell schwerer gestörten Patientinnen und Patienten mit diffusen Ängsten und bei solchen mit schweren Neurosen die Stärkung beziehungsweise Nachreifung der Ich-Funktionen im Vordergrund des psychotherapeutischen Prozesses stehen und sollten die Möglichkeiten des Ichs in der Bewältigung von Angst- und Unlustspannung verbessert werden (vgl. Hoffmann u. Bassler 1995, S. 5). Bei dieser Patientengruppe und bei allen akut traumatisierten Patientinnen und Patienten (akute und chronische bPTBS) sowie bei allen, bei denen der Verdacht auf Traumatisierung besteht, sollte, so unser Ansatz, eine Psychotherapie mit Ich-Stützung und Stabilisierung begonnen werden. Vor allem auch bei beziehungstraumatisierten Patientinnen und Patienten sollte so vorgegangen werden, da bei ihnen fortwährend Angst durch die Antizipation eines Zustandes von Hilflosigkeit entsteht, weil es an einem schützenden Objekt mangelt (Bowlby 1976) und die eigenen Affekte nicht angemessen kontrolliert werden können. Stabilisierung bedeutet keinesfalls nur, auf tröstende und stüt-

5.2 Grundvoraussetzungen der Psychotraumabehandlung mit der KIP

zende Interventionen zu setzen, denn wir intervenieren so, dass die Patientin immer auch in ihrer Eigenverantwortung und Eigenständigkeit angesprochen wird und Möglichkeiten der Entwicklung ihrer Kompetenzen entdecken kann.

Bei in der Kindheit beziehungs- und bindungstraumatisierten Patientinnen und Patienten, die meist in sich selbst auf kein konstantes Gefühl von emotionaler Sicherheit zur Selbstberuhigung und emotionaler Stabilisierung zurückgreifen können, kommt unseres Erachtens hinzu, dass die therapeutische Beziehung und das, was darin an Behandlung geschieht, so angelegt sein muss, dass neue positive Subjekt- und Objektrepräsentanzen mit entsprechenden Interaktionen aufgebaut und generiert werden, die das Denken und Fühlen beeinflussen. Auch auf diese Weise können veränderte, bzw. neue Mentalisierungen entstehen. Beziehungs- und bindungstraumatisierte Patientinnen und Patienten, die sich oft wie ein Schiff in stürmischer See erleben, das die Orientierung verloren hat, können so doch noch einen Hafen finden.

Wir versuchen sowohl durch eine sichere therapeutische Beziehung als auch durch eine Stabilisierung in der Imagination, emotionale Sicherheit herzustellen und eine Stärkung der gesunden Strukturen und Funktionen der Persönlichkeit und des geschwächten Ichs zu erreichen. Auf diese Weise ermöglichen wir es der Patientin, sich zunächst erst einmal so weit von der traumatischen Erschütterung und deren Folgen zu erholen, dass sie sich sicher genug fühlt, sich auf den weiteren psychotherapeutischen Prozess einzulassen, alte Erfahrungen aufzugeben und neue Wege zu suchen. Sobald die Patientin eine weitgehend sichere emotionale Bindung zum Psychotherapeuten oder zur Psychotherapeutin erleben kann, verringert sich ihre Angst, wodurch sich auch meist die Intensität der Symptome mildert.

Da die Bearbeitung des Traumas im weiteren Verlauf zwangsläufig mit einer passageren Schwächung des Ichs einhergeht, versuchen wir jeweils mit weiterer Stabilisierungsarbeit einer Destabilisierung entgegenzuwirken. Ein solches Vorgehen grenzt unseres Erachtens die ständig lauernde Gefahr einer malignen Objektkonfusion (Fischer 1990) in der Übertragung ein, nicht zuletzt, weil Ich-Stärkung die innere Kontrolle stärkt und die Entwicklung und Internalisierung innerer Strukturen unterstützt. Hinzu kommt, dass die Existenz konfliktfreier Ich-Sphären adaptive Funktionen erfüllt (Hartmann 1960, 1964), was für die therapeutische Arbeit bedeutet, je mehr konfliktfreie Zonen bei der Patientin vorhanden sind, umso eher wird sie in der Lage sein, sich auch später mit ihren Traumata auseinander setzen zu können.

Wir werden im weiteren Verlauf die Faktoren (wie Haltung der Psychotherapeutin bzw. des Psychotherapeuten, tragendes Setting, narzisstisch restitutive Motive) ausführlich benennen, die nach unserer klinischen Erfahrung dazu beitragen, eine Stärkung der gesunden Strukturen und Funktionen der Persönlichkeit und des geschwächten Ichs und neue Bindungssicherheit zu erreichen. Passagere Ich-Schwächung, die einer Auseinandersetzung mit dem Trauma innewohnt, wird von uns fortlaufend durch entsprechende Stabilisierungsarbeit aufgefangen. Konkret bedeutet das für die Tagtraumarbeit:

Wir beginnen die Imaginationen stets mit stabilisierenden Motiven (geschützter, sicherer Ort, lassen die hilfreichen Gestalten gegenwärtig sein, leiten die Patientin an, auch im Tagtraum immer aus der Position der Erwachsenen zu agieren – die erwachsene Person begegnet dem Kind, der traumatischen Szene) und schließen die Tagtraumarbeit in der Sicherheit des geschützten Ortes und mit Hilfe der haltenden Funktion der hilfreichen Gestalten ab.

Ein solches Vorgehen lässt die Patientin, aber auch die Psychotherapeutin, die Kraft und Fähigkeit aufbringen, Trauer und Schmerz zu ertragen und zu teilen, die mit dem Trauma verbunden sind. Wenn der Schmerz, der durch die seelische Verwundung entstanden ist, wieder gefühlt werden kann, hat die Patientin oder der Patient auch wieder eine Veranlassung, eine Wiederholung der Verletzung zu vermeiden (vgl. Bauriedl 1999, S. 7).

Unbedingt erforderlich sind die Anerkennung und das Benennen der Realität des Traumas. Es stellt eine ichstützende Maßnahme dar, auf die keinesfalls verzichtet werden sollte. Das gilt auch bei ungesichertem Inzest. Nimmt die Psychotherapeutin a priori an, es handele sich dabei lediglich um eine ödipale Phantasie, begibt sie sich möglicherweise in die Rolle der verleugnenden Mutter, wenn der Inzest wirklich stattgefunden hat (vgl. Blum 1986, S. 14, zit. in Fischer u. Riedesser 1999, S. 57), wodurch es zu einer traumatischen Reinszenierung in der Psychotherapie kommt. Stellt sich während der weiteren Arbeit heraus, dass der geschilderte Inzest doch einer ödipalen Phantasie entstammt, kann das vorige Offenhalten nicht traumatisch wirken, da die Therapeutin oder der Therapeut der Patientin folgte und ihr nichts Fremdes suggerierte. Wir kommen auf diesen wichtigen Aspekt in der Psychotraumabehandlung im Abschnitt „Containment" noch einmal zurück.

Ein Überstülpen eines Inzests aufgrund von Verdachtsmomenten muss unbedingt unterbleiben, weil ein solches autoritäres Vorgehen in seiner Wirkung ebenso traumatisierend ist wie die Verneinung der Möglichkeit eines realen Inzests.

Hilfreiche psychotherapeutische Beziehung

In unserer Arbeit mit traumatisierten Patientinnen und Patienten ist es uns von Anfang an wichtig, eine „hilfreiche therapeutische Beziehung" in dem Sinn aufzubauen, wie es auch für den Umgang mit Angstpatienten in der psychoanalytisch fundierten Fokaltherapie (Hoffmann u. Bassler 1995) und für die psychoanalytischen Arbeit mit der Katathym Imaginativen Psychotherapie (Henning 1999) vorgeschlagen wird. Diese hilfreiche Beziehung beinhaltet, der traumatisierten Patientin, deren Vorstellungen von Bindung durch traumatische Erfahrungen erschüttert, fragmentiert, desorganisiert oder sogar zerstört sind, eine „sichere Bindungsbeziehung" (Brisch 2003, S. 121) als sichere emotionale Basis anzubieten. Denn nur im Schutz der Psychotherapeutin, die der Patientin ihr Ich als Hilfs-Ich zur Orientierung zur Verfügung stellt und ihre „Gefühlsreaktion auf das Schreckliche glaubhaft ausspricht, kann sich der Patient dem Verleugneten nähern" (Eckstaedt 1981, S. 609), um es letztlich zu integrieren.

5.2 Grundvoraussetzungen der Psychotraumabehandlung mit der KIP

Für die psychotherapeutische Arbeit mit Überlebenden des Holocaust beschreiben Auerhahn und Laub (1984) die Rolle der „Anderen" im psychotherapeutischen Prozess, die die Aufgabe übernimmt, den Aufbau der „guten Objekte" zu unterstützen und über ihr Einfühlungsvermögen die zerstörte Verbindung zwischen dem Selbst und den Anderen wiederherzustellen (vgl. in Quindeau 1994, S. 267).

Den Aufbau der „guten Objekte" zu unterstützen bedeutet für uns gerade auch in der Anfangsphase, ein Arbeitsbündnis herzustellen, das es der Patientin ermöglicht, langsam genügend Vertrauen zu entwickeln, um die Psychotherapeutin allmählich an ihren seelischen Verletzungen teilhaben zu lassen. Das schließt nicht aus, dass Patientinnen und Patienten, die sich nichts sehnlicher wünschen als Bindungssicherheit zu finden, gerade in der Anfangsphase die Psychotherapeutin auf eine harte Probe stellen, was ihre Anteilnahme, ihre Empathie und ihr Verständnis angeht. Es kann auch geschehen, dass sie ein entsprechendes Angebot zurückweisen. Als Psychotherapeutin oder Psychotherapeut sollte man auf solche Beziehungstests eingestellt sein, einschließlich der dazugehörenden Gegenübertragungsreaktion, dann kann man die Übertragung der Patientin als Ausdruck ihrer Angst verstehen, auch mit dem Psychotherapeuten altbekannte negative Erfahrungen zu machen. Aus diesem Grund möchte die Patientin ihn verständlicherweise auf seine Verlässlichkeit prüfen.

In unserem Behandlungsansatz versuchen wir Winnicotts zentrale Behandlungstrias zu verwirklichen: *Halten, Behandeln und Sich-als-wirkliches-Gegenübererweisen* (1965). Das beinhaltet: Als „Erstes und Wichtigstes muss in der Beziehung zur PsychotherapeutIn eine sichere und stabile Basis geschaffen werden, die durch Internalisierung dazu führt, dass der Patient festen Boden und einen relativ sicheren Standort" erhält, so dass „der Zugang zu psychischen Destabilisierungen (Traumata, Ängste, Schmerzen, negative Übertragung, Wut- und Rachegefühle, destruktive Aggressivität) und die therapeutische Auseinandersetzung damit nur auf der Basis einer festen psychotherapeutischen Vertrauensbeziehung mit hinreichend vorhandenen positiven, ja ‚unzerstörbaren' Selbst- und Objektrepräsentanzen möglich wird" (Auchter 1995, S. 67). In die Winnicottsche Trias gehen unseres Erachtens die Faktoren *Gleichrangigkeit, Gleichmächtigkeit und einfühlsame Kooperation ein,* die Fischer und Riedesser (1999) als bedeutsam für die Psychotraumatherapie nennen.

Sichere und stabile Basis

Das Schaffen einer sicheren und stabilen Basis, die getragen ist von Gleichrangigkeit, Gleichmächtigkeit und einfühlsamer Kooperation, geht damit einher, dass wir als Therapeuten häufig positiv idealisiert werden. Diese positive Idealisierung begünstigt ganz entscheidend intrapsychisch das Entstehen eines stabilen, verlässlichen „steuernden inneren Objekts" (König 1981), wodurch sich unseres Erachtens positive Selbst- und Objekt-Interaktionen konfigurieren, die wir dann durch das Bereitstellen entsprechender Selbstobjekte (hilfreiche Gestalten), auch im Sinn des „evozierten Gefährten" (Stern 1992)¹, in der Tagtraumarbeit weiter vertiefen. Das Schaffen einer sicheren und stabilen Basis unterstützt gleichzeitig, davon gehen wir aus, auch die Fähigkeit zur Mentalisierung. So, wie die Entwicklung dieser Fähigkeit in hohem Maße von der affektiv-interaktiven Qualität der Primärbeziehungen abhängig ist (vgl. Dornes 2004b, S. 299), nehmen wir an, dass diese auch durch unsere therapeutische Haltung gefördert wird, indem wir die Erfahrung der Patientin einschließlich ihrer affektiven Zustände „spiegeln".

Daneben beziehen wir die Patientin frühzeitig als gleichberechtigte und selbstverantwortliche Partnerin in den psychotherapeutischen Dialog ein und sprechen gemeinsam mit ihr über die Ziele, die in der Behandlung anzustreben sind (vgl. Hoffmann u. Bassler 1995). In den einzelnen Phasen des psychotherapeutischen Prozesses informieren wir darüber, was wir mit einzelnen Imaginationsangeboten intendieren.

Mit Hoffmann und Bassler teilen wir die Erfahrung, dass ein vertrauensvolles und tragfähiges Arbeitsbündnis mit der Patientin gerade dort entsteht und aufrechterhalten wird, wo unsere Interpretations- und Deutungsangebote ihre Autonomie fördern und wir sie immer wieder als gleichberechtigte und selbstverantwortliche Partnerin ansprechen. Auf diese Weise verbünden wir uns zunehmend mit ihren gesunden Ich-Anteilen (erwachsene Anteile). Dadurch festigen wir den so wichtigen Vorgang der psychotherapeutischen Ich-Spaltung (Sterba 1934) als Voraussetzung für das Zustandekommen eines guten Arbeitsbündnisses, in dem das beobachtende Ich der Patientinnen und Patienten für den psychotherapeutischen Erkenntnis- und Veränderungsprozess gewonnen wird.

Zusammen mit dem erwachsenen Anteil der Patientin bzw. des Patienten initiieren wir, nachdem das Ich sich ausreichend stabilisieren konnte, im Weiteren einen Dialog über das innere Kind (Sandler 1989a/1989b). Gemeinsam beobachten wir und sinnen darüber nach, wie es sich in der psychotherapeutischen Beziehung und der imaginativen Darstellung entfaltet. Auf diese Weise kann es uns gelingen, einem stärkeren Agieren vorzubeugen und den Drang nach Wiederherstellung der Beziehungen zu inneren oder verinnerlichten Objekten vermittels ihrer Neuschaffung in der Außenwelt (Übertragung) zu kontrollieren.

Wir achten als Psychotherapeutin oder Psychotherapeut über den gesamten psychotherapeutischen Prozess hinweg darauf, ob die Fähigkeit des Ichs zu Selbstbeobachtung und somit zur psychotherapeutischen Ich-Spaltung ausreicht. Ist dies nicht der Fall, so muss unseres Erachtens verstärkt ichstabilisierend gearbeitet werden, und es sind entsprechende Motive, die sich zur narzisstischen Restitution eignen, anzubieten. Die therapeutische Arbeit ist so zu

---

1 Wurmser machte uns darauf aufmerksam, dass dieser Bergriff des „evozierten Gefährten" ursprünglich von M. Wangh (1962) stammt, in: The evocation of a proxy. Psychoanal Study Child 17: S. 451–472.

5.2 Grundvoraussetzungen der Psychotraumabehandlung mit der KIP

gestalten, dass keine zusätzlichen Ängste mobilisiert oder gar die momentanen Abwehrmöglichkeiten geschwächt werden.

Des Weiteren achten wir über den gesamten Therapieverlauf darauf, dass die Gefühle von Sicherheit, Stabilität und Halt auf dem Hintergrund des therapeutischen Arbeitsbündnisses (Greenson 1975), das in seinem Kern eine helfende und kooperative Beziehungsform zwischen Erwachsenen ist, entstehen können. Auch in unserer Entspannungsinstruktion bieten wir der Patientin an, diese Gefühle wahrzunehmen und sich ausbreiten zu lassen. Indem wir sie sprachlich in unsere Instruktion zur Imagination aufnehmen, kann sich die Patientin entsprechend einschwingen. An der Art und Weise, wie wir ihr dies in der Musikalität und Wärme unserer Stimme vermitteln, wird sie bis in tiefere Schichten ihrer Persönlichkeit hinein spüren, wie ernst es uns mit unserem Beziehungsangebot ist, und sie wird hören, ob wir sie tatsächlich empathisch wahrnehmen, sie halten und als antwortendes Gegenüber verfügbar sind und sein werden.

Insgesamt fungiert das Arbeitsbündnis, wenn es sich etablieren kann, von Therapiebeginn an und über den weiteren Verlauf als Gegenpol zu traumatischen Erfahrungen. Es bietet der Patientin die Gewähr, sich mit ihren traumatischen Erfahrungen in die therapeutische Beziehungssituation einbringen zu können. Ein tragfähiges, Sicherheit vermittelndes Arbeitsbündnis beinhaltet ein potenzielles Korrektiv, das es allmählich der Patientin bzw. dem Patienten ermöglicht, oft eingespurte und sich wiederholende Übertragungsmuster zu anderen Menschen zu erkennen und langsam aufzulösen. Dies gilt nicht nur für die psychotherapeutische Beziehung, sondern auch für die aktuellen Beziehungen.

Nur eine therapeutische Arbeitsbeziehung, so Fischer und Riedesser (1999), die weder in machtorientierte noch in missbrauchende Rollenmuster abgleitet, schafft die Voraussetzung dafür, dass Patientinnen und Patienten Vertrauen entwickeln und sich mit ihren traumatischen Erfahrungen offenbaren. Dazu gehört auch „Abstinenz" als wünschenswerte Haltung des Psychotherapeuten bzw. der Psychotherapeutin. Sie verlangt, sich sexueller Kontakte zu Patientinnen und Patienten zu enthalten und Handlungen zu vermeiden, die vor allem eigenen Interessen, Bedürfnissen oder weltanschaulichen Ansichten entsprechen. Der abstinente Psychotherapeut, so Fischer und Riedesser, erleichtert es und macht es der Patientin möglich, ihren eigenen Weg zu finden, und bewertet diesen grundsätzlich nicht. Er fördert die Entwicklung der Patientin, indem er sie darin unterstützt, die traumatische Erfahrung durchzuarbeiten (vgl. Fischer u. Riedesser 1999, S.187).

Psychotraumatherapien, wie Psychotherapien überhaupt, können dann hilfreich sein, wenn Psychotherapeutinnen und -therapeuten eine selbstkritische Abstinenzhaltung pflegen und von ihrer Grundhaltung her ein solidarisches Gespräch mit ihren Patientinnen und Patienten führen und eine nichtbeurteilende Haltung gegenüber allen ihren persönlichen Äußerungen bewahren (vgl. Fischer u. Riedesser 1999; Wurmser 1987, 1990, 1999).

Schützender Rahmen

Wir wissen als psychotherapeutisch Tätige, wie wichtig der Rahmen für die Behandlung ist. Gerade auch in der Arbeit mit traumatisierten Patientinnen und Patienten sollten wir ganz besonders auf das Herstellen eines schützenden Rahmens achten, der mit dazu beitragen kann, eine stabile Basis zu etablieren. Der Rahmen gibt den Patientinnen und Patienten zunächst eine Orientierung über ausdrückliche Vereinbarungen. Er konstituiert Regeln, die den Charakter von Grenzlinien tragen (vgl. Eckstaedt 1992), die allerdings nicht starr verwendet werden. Wir achten grundsätzlich darauf, dass das vereinbarte nicht rigide Setting auch zum Tragen kommen kann. Wie generell klare Rahmenvereinbarungen für die Einleitung einer Psychotherapie von großer Bedeutung sind, so gilt das ganz besonders für die Arbeit mit traumatisierten Patientinnen und Patienten, da sie spürbare Sicherheit und Halt brauchen. Indem die Therapeutin oder der Therapeut eine verlässliche äußere Struktur schafft, etabliert und stabilisiert sie ein tragfähiges Arbeitsbündnis. Gleichzeitig bedeutet der Rahmen eine konstruktive Grenzsetzung. Der Rahmen markiert den geschützten Raum. Zum Rahmen gehört:

- feste Zeiten für die Sitzungen,
- Sitzungen mehrmals wöchentlich, wenn nötig (Traumatisierte brauchen meist höherfrequente Therapien, um Halt zu finden),
- Bezahlung unbedingt vorab klären.

Je nachdem, ob wir als Psychotherapeuten oder Psychoanalytiker im so genannten Richtlinienverfahren arbeiten, steht uns ein unterschiedliches Stundenkontingent – von den Krankenkassen finanziell getragen – für unsere Patientinnen und Patienten zur Verfügung. Bei Kriseninterventionen und Psychotherapie in der postexpositorischen Phase der Traumatisierung werden wir in der Regel mit einem Stundenkontingent von 25–80 Einzeltherapiesitzungen auskommen, wenn das gesellschaftliche Umfeld und die nahen Beziehungen einen ebenfalls schützenden Rahmen bieten. Doch sieht die Situation dann völlig anders aus, wenn es sich um Traumatisierungen frühgestörter Patienten, um Patienten mit schweren Neurosen und Charakterstörungen handelt oder es zu akuten Traumatisierungen bei diesen Patientengruppen kommt. Hier muss in der Regel von einer Langzeittherapie ausgegangen werden, die das von den Krankenkassen angesetzte Stundenkontingent – maximal 100 (tiefenpsychologisch fundierte) bis maximal 300 (analytische Psychotherapie) – überschreitet. Darauf müssen Psychotherapeutinnen und Psychotherapeuten eingestellt und Patienten vorbreitet werden, um vermeidbaren Enttäuschungen vorzubeugen. Gleich zu Beginn der Behandlung (nach den probatorischen Sitzungen) sollte deshalb eine mögliche spätere Selbstfinanzierung angesprochen und von den Patientinnen und Patienten bedacht werden, wenn die Psychotherapien, trotz Einholung einer obergutachterlichen Stellungnahme, nicht verlängert werden.

5.2 Grundvoraussetzungen der Psychotraumabehandlung mit der KIP

Besonders schwierig ist die Situation für all die Kolleginnen und Kollegen, die als Psychotherapeuten im tiefenpsychologischen Verfahren arbeiten und in der Regel nicht mehr als 100 Einzeltherapiesitzungen für ihre Patientinnen und Patienten mit chronischer Traumatisierung genehmigt bekommen. Wobei es erfreuliche Ausnahmen gibt und Gutachter schon über 150 Sitzungen genehmigt haben. Auch bei der Beantragung der Fortsetzung für analytische Psychotherapie sollte sich die Psychoanalytikerin oder der Psychoanalytiker nicht scheuen, über die 300-Stundengrenze hinauszugehen. Hier gibt es ebenfalls meist gute Resonanz bei vielen Gutachtern. Da nach wie vor die Versorgungssituation für psychische Erkrankungen, trotz offiziell gegenteiliger Darstellungen, für Patientinnen und Patienten desolat ist (ein Patient in akuter Not, PTBS nach Golfkriegseinsatz, rief in Darmstadt und Umgebung 70 Psychotherapeuten an, keiner konnte ihm einen Termin anbieten), werden viele Patientinnen und Patienten mit schwerer Traumatisierung von vornherein mit einem niedrig angesetzten Stundenkontingent in die Behandlung aufgenommen, weil die Psychotherapierichtlinien einen viel zu engen Rahmen gesetzt haben.

Damit Patient und Psychotherapeut vor einer abwendbaren Krise durch einen nicht gesicherten Rahmen geschützt bleiben, sollte unbedingt im Vorfeld die Finanzierungsfrage in aller Offenheit angesprochen und mögliche spätere Eigenfinanzierung angedacht werden.

Schützender therapeutischer/analytischer Raum

Das Herstellen und Anbieten eines schützenden Rahmens ist eine Voraussetzung für das Entstehen eines geschützten psychotherapeutischen Raums. Diesen geschützten psychotherapeutischen Raum versuchen wir im Sinne Winnicotts Übergangsraums (1971) und Khans (1983) Möglichkeitsraums für und mit der Patientin von Anfang an zu gestalten, damit sie von ihm, vor allem in Verzweiflungs- und Unruhezuständen, (Winnicott 1971, S. 116f) Gebrauch machen kann. Dieser „potential space" ist ein der Möglichkeit nach vorhandener, ein virtueller Raum, der unter Umständen zu einem schützenden Bereich wird, in dem das Subjekt – und das ist entscheidend – tastende Versuche, erste Schritte, Experimente wagen kann, die seinem Ich noch nicht verfügbar sind (s. auch ebd., S. 151ff). Khan nennt diesen Raum den „Möglichkeitsraum". Es ist ein Raum, in dem Begegnung möglich ist und wird.

Damit die traumatisierte Patientin diesen Möglichkeitsraum angstfreier betreten kann, informieren wir sie über jeden Schritt der Psychotherapie; dies vermittelt ihr Halt. Wenn die Patientin weiß, was auf sie zukommt, kann sie sich notfalls auch gegen unser Vorgehen entscheiden. Wir sagen ihr, anders als in der klassischen KIP, welches Tagtraummotiv wir ihr anbieten möchten und worauf dieses zielt. Mit diesem Vorgehen beteiligen wir die Patientin als verantwortliches Gegenüber, lassen ihr die Kontrolle und die Entscheidung, ob sie sich behandeln lassen möchte. Wir geben ihr natürlich auch Informationen über normale Schwierigkeiten, die zum psychotherapeutischen Prozess gehören, über zusätzliche Schwierigkeiten, die auftreten können, und über solche, die sich außerhalb der Beziehung ergeben können.

Wir informieren genau über die Symptomatik, die eine notwendige Konsequenz des Traumas ist, da sie das Überleben gesichert hat und eine normale Reaktion auf ein anormales Ereignis ist. Wir anerkennen die Symtomatik als Überlebensschutz, der notwendig war, und erklären, dass wir versuchen wollen, angesichts der nicht mehr vorhandenen realen Gefahren zusammen mit der Patientin oder dem Patienten bessere innere und äußere Lebensbewältigungsmechanismen zu entwickeln, die der jetzigen Situation angemessener sind.

Die Möglichkeit in diesem „potential space" zu imaginieren, macht ihn auch zum „imaginativen Raum" (Schnell 1997) und zum „schöpferischen Raum" (Wurmser). So wie Wurmser in der literarische Erweiterung des analytischen Deutungsbereichs den „schöpferischen Raum" sieht, der „es dem Patienten u. a. erlaubt, den unerbittlichen Zwang zum Leiden durch Einsicht und Erkenntnis zu überwinden", sehen wir in der Imagination eine Erweiterung der tiefenpsychologisch fundierten und analytischen Arbeit . „Das Schöpferische ist vor allem eine Umgestaltung der Phantasiewelt – eine neue Formung von Konfliktlösungen in der Auseinandersetzung mit Traumatisierung und überwältigenden Affekten" (Wurmser 1993, S. 92). In der Psychotraumabehandlung mit der KIP können vor allem geleitete Tagträume diese Funktion übernehmen.

Worin diese Funktion bestehen könnte, vermögen unseres Erachtens die Ausführungen von Dornes anschließend an Fonagy et al. zu verdeutlichen. Danach geben uns Tagtraum, Phantasie und inneres Sprechen die Möglichkeit, die Realität im Als-ob-Modus zu erleben und

„im Geist, das heißt mit dem *inneren* Medium des Bildes und der Sprache (das zu tun), was Kinder im Spiel mit dem *externen* Medium der Spielfigur tun. Die Gemeinsamkeiten zwischen Spiel und Phantasie sind ... dreifach": „Als-ob-Umgang mit der Realität, die Kontrolle über die Situation und ihre aktive Modifizierung". „Wie das Kind im Spiel seine Spielfiguren Affekte erleben lässt und dadurch seine eigenen Affekte in einen Als-ob-Rahmen einbettet, so erleben wir in phantasierten Situationen unsere Affekte nicht wie in realen Situationen, sondern probeweise oder abgeschwächt. Wir verwechseln diese ‚simulierte' Art des Erlebens nicht mit dem Erleben in einer wirklichen Situation, sondern wir vergegenwärtigen uns ein vergangenes Erleben eher, als dass wir es erneut durchleben" (Dornes 2004a, S. 185f).

„In Bild und Sprache können wir die Szene ebenso oder noch besser kontrollieren als im Spiel. Wir gestalten sie, sie stößt uns nicht zu, und wir sind bei ihrer Kontrolle nicht einmal an die Grenzen der Spielfiguren oder den guten Willen der Spielpartner gebunden. Wir kontrollieren die Szene nicht nur, sondern wir können sie auch aktiv gestalten und nach Belieben modifizieren, denn der Phantasie sind keine Grenzen gesetzt. So betrachtet ist – erstaunlicherweise – die regulatorische Kraft des Mentalen auf genau dieselben Eigenschaften zurückzuführen wie die regulatorische Kraft des interaktiven Spiegelns und des Spielens! Alle drei Aktivitäten beziehen ihre regulatorische Kraft aus den drei Eigenschaften des Als-ob, der Kontrolle und der Modifizierung" (ebd., S. 187).

Containment

Bezogen auf die Affekte der Patientinnen und Patienten ist in der Arbeit mit Traumatisierten die Fähigkeit der Psychotherapeutin bzw. des Psychotherapeuten zum Containment zentral. Zunächst möchten wir kurz in Erinnerung rufen, was darunter zu verstehen ist. In der Klein-Bion-Tradition bedeutet dies: „Unverdaute", nicht symbolisierte emotionale „Fakten", „die untereinander durch ein Katastrophengefühl verbunden sind" (sog. „Beta-Elemente") (Bion 1963, S. 71)[1] und somit überwältigende Affekte darstellen, werden von der Psychotherapeutin aufgenommen, innerlich bearbeitet und in erträglicher, „entgifteter" Form an die Patientin zurückzugeben. Auf diese Weise werden wir zum „Container" (Bion) der vorsprachlichen, vorsymbolischen Mitteilung der Patientin, der Kommunikation vom Unbewussten zum Unbewussten (die in jeder Mitteilung eine Rolle spielt) und der Affekte und emotionalen Zustände, die uns übermittelt werden. Im Fall von Traumata sind deren Inhalte unerträgliche Ängste, zum Beispiel vor dem sadistisch-verfolgenden Täter oder der vernachlässigenden bösen Mutter, aber auch archaische Wut, Depressionen, Scham- und Schuldgefühle.

Bion sagt, sofern Beta-Elemente nicht symbolisiert[2] (nicht alphabetisiert) werden können – was bei Traumatisierung als Folge der Affektregression (Krystal), begleitet von Desymbolisierung, Deverbalisierung und Resomatisierung, immer wieder auftritt – können diese von der Psyche nicht verarbeitet, sondern nur „ausgestoßen" (mittels projektiver Identifikation) werden. Sie werden dann ausagiert, halluziniert oder somatisiert. Die psychische Funktion, die es erlaubt, Beta-Elemente in Alpha-Elemente umzuwandeln, nennt Bion die Alpha-Funktion.

---

1   Beta-Elemente sind, so Bion, Empfindungen, die „weder von körperlichen Empfindungen zu unterscheiden sind, noch von dem, was man im Lichte späterer Unterscheidungsvermögens als Dinge-an-sich beschreiben könnte. Kurz gesagt, sind Beta-Elemente Objekte, zusammengemengt aus Dingen-an-sich, Gefühlen von Depression, Verfolgung und Schuld und daher Aspekte der Persönlichkeit, die untereinander durch ein Katastrophengefühl verbunden sind" (1963, S. 71).

2   Bion hat die Bildung und den Aufbau der menschlichen Psyche als gelingende beziehungsweise misslingende Symbolisierungsprozesse beschrieben. Im Mittelpunkt stand dabei für ihn die Frage, wie emotionale Erfahrungen „gedacht", also symbolisch repräsentiert und dadurch verarbeitet werden können. Um diesen Prozess darstellen zu können, hat Bion in Analogie zu Mendelejews chemischem Periodensystem seinen berühmten „Grid", also einen „Raster" psychischer Elemente und Funktionen konstruiert (vgl. 1962). Den Nullpunkt dieses „Rasters" bilden die rohen, „unassimilierten Sinneseindrücke", die Bion als Beta-Elemente bezeichnet hat.

„Alpha-Elemente umfassen visuelle Bilder, akustische Muster, Geruchsmuster und sind geeignet für die Verwendung in Traumgedanken, unbewusstem Wachdenken, Träumen, beim Aufbau der Kontaktschranke und für das Gedächtnis" (Bion 1962, S. 72). Genetisch ist es zunächst die Mutter, die diese Symbolisierung (Alpha-Funktion) stellvertretend für den Säugling ausübt; später kann diese Funktion von uns als Psychotherapeutinnen und Psychotherapeuten übernommen werden.

Containment beinhaltet, die Affekte der Patienten nicht nur zu verstehen und zu beantworten, sondern unsere Antwort gleichzeitig so zu verändern, dass die Affekte für die Patienten erträglicher werden (vgl. Dornes 1998). Dies kann gelingen, wenn die Therapeutin oder der Therapeut ihre eigenen Gegenübertragungsgefühle und -phantasien verstehend zulässt und auch den eigenen psychischen Konflikten und der Dynamik der eigenen inneren Welt Aufmerksamkeit schenkt (Ferenczi 1919, Heimann 1950). Zu spezifischen Gegenübertragungsproblemen werden wir im nächsten Kapitel kommen.

Dass die Affekte für die Patientinnen und Patienten erträglicher werden, dazu trägt unseres Erachtens unser empathisches Verstehen und das Benennen emotionaler Erlebnisinhalte bei. Dies beinhaltet, einerseits die Patientin zu spiegeln (interaktives Spiegeln) und ihr andererseits parallel dazu eine Brücke hin zur symbolischen Tätigkeit (Tagtraum, Phantasie, inneres Sprechen) zu bauen. Diese Brücke der Symbolisierung beschreiten wir zunächst, indem wir der Patientin mittels des imaginativen Stabilisierungsangebots eine Möglichkeit zeigen, ihre Affekte positiv zu verändern und alternative Vorstellungen zu generieren (aktive Modifizierung). Auf dem Hintergrund des Verstehens und Containens der teils unerträglichen Affekte durch die Psychotherapeutin oder den Psychotherapeuten und durch das Angebot, tragende und schützende Vorstellungen zu generieren, die mit allen Sinnen wahrgenommen werden können (alles Alpha-Elemente), gelingt eine Modifizierung und baut sich Vertrauen auf in eine therapeutisch verlässliche Bindung und Beziehung.

Auf eine spezifische Bedeutung des Containment macht Hillebrandt aufmerksam, die auch wir für außerordentlich bedeutsam halten. Wir hatten weiter oben schon darauf hingewiesen, dass es unbedingt erforderlich ist, die Realität des Traumas anzuerkennen und zu benennen. Dabei geht es darum, der Patientin innerhalb der Beziehung zu einem intakten Anderen zu ermöglichen, „das traumatische Geschehen als einen Aspekt der sozialen Realität oder der historischen Wahrheit erleben zu können" (2004, S. 100) und es nicht verleugnen und derealisieren zu müssen. Denn Traumatisierte haben in der Regel nur eine undeutliche Erinnerung an das Geschehen, erkennen dessen Realität mitunter nicht als real an. Aufgrund der verhängnisvollen psychischen Nähe zum Täter bzw. zur Täterin und des regressiven Sogs, der dem Trauma innewohnt, haben sie meist nur eine labile Realitätsprüfung und „neigen auf bewusster wie insbesondere auf unbewusster Ebene dazu ... sich selber die Verantwortung für die Tat zu geben" (ebd.). Damit sie ihre Bezeugungsfähigkeit wiedererlangen und das Trauma verarbeiten können, sind sie dringend auf unsere Annerkennung des Traumas angewiesen, damit sie ihrer verleugneten Wahrnehmung und ihrem verleugneten Wissen trauen dürfen (vgl. u. a. Küchenhoff 1998, Fischer u. Riedesser 1999, Bohleber 2000 u. 2003).

Auf diesem Hintergrund ist es dann allmählich auch möglich, sich im Tagtraum mit traumatisch Erlebtem auseinander zu setzen, die Szenen aktiv in der Phantasie umzugestalten, nach Belieben zu modifizieren und einen neuen Zugang für sich zu entwickeln (Als-ob-Umgang mit der Realität).

5.2.2 Wiederholungszwang und die Bedeutung von Übertragung und Gegenübertragung

Da *Wiederholungszwang* und *Übertragung* zu den grundlegenden Mechanismen traumatischer Prozesse zählen, ist die Frage zentral, was unter Wiederholungszwang zu verstehen ist und wie dieser Zwang zur Wiederholung der traumatischen Erfahrung sich in der Übertragung des Patienten und der Gegenübertragung des Psychotherapeuten niederschlägt. Denn das Verständnis dieser grundlegenden Mechanismen ist Voraussetzung, um praktisch psychotherapeutisch/psychoanalytisch auch die imaginative Arbeit mit dem inneren Kind (vgl. Kap. 5.3.2) und die sog. Täterkonfrontation und die Konfrontation mit schädigenden Anteilen relevanter Beziehungspersonen (vgl. Abschn. „Täterkonfrontation und Konfrontation mit relevanten Bezugspersonen und deren schädigenden Anteilen", Kap. 5.3.3) sowie die Arbeit an den Über-Ich-Introjekten (vgl. dazu ebenfalls Kap. 5.3.3) angemessen durchführen und begleiten zu können.

Das Konzept des Widerholungszwangs geht auf Freud (1895) zurück. Er nannte das wiederholte Eindringen der traumatischen Erfahrung und ihrer Inszenierung den „Wiederholungszwang". Im Wiederholungszwang gelingt es dem Betroffenen nicht, seine traumatischen Erfahrung abzulegen, die ihn in Form nicht abzuschüttelnder Erinnerungen, Träume oder Handlungen heimsuchen; stattdessen muss er sie unbewusst in seinen aktuellen Beziehungen reinszenieren, selbstverständlich auch in der psychotherapeutischen. Parallel zum Zwang, der permanent in den Vordergrund drängt und versucht, das Erlebte und Überlebte wieder herzustellen, beherrscht gleichzeitig die Angst die Szene, all die schrecklichen Beziehungserfahrungen könnten sich reinszenieren. Diese Angst bedingt immer wieder das Austesten des Anderen, hinter welchem sich die Hoffnung verbirgt, gesehen, anerkannt und respektiert zu werden, Zuneigung und Liebe zu erfahren und nicht wieder hilflos und ohnmächtig ausgeliefert zu sein.

Im Behandlungsprozess manifestieren sich in der Übertragung die traumatischen Erfahrungen, die damit einhergehenden, meist unbewussten Konflikte und die sich daraus ergebenden Verhaltensweisen, d. h. sie werden beziehungswirksam und erzeugen bei der Psychotherapeutin bzw. dem Psychotherapeuten entsprechende Gegenübertragungsgefühle und -phantasien. Auch im Alltag ist die Übertragung der traumatischen Erfahrungen mit all ihren Implikationen wirksam. Sie formen die Inhalte der Probleme und Ängste, die Beziehungen zerstören oder erschweren, Partnerprobleme erzeugen und zu unterschiedlichsten psychischen, psychosomatischen und konversionsneurotischen Symptomen führen.

Im Wiederholungszwang wird meist versucht, die passiv erlittene traumatische Erschütterung der Beziehung zum Anderen mit ihren schädigenden und destruktiven Aspekten „soweit möglich aktiv mit umgekehrten Vorzeichen zu wiederholen, mit dem Ziel der Bewältigung" (Wurmser 1999, S. 130). Erinnert sei daran, dass ein wesentliches Kriterium für das Zustandekommen einer Traumatisierung die Ohnmacht, und damit das völlige Ausgeliefertsein ist. Im Wiederholungszwang mit umgekehrten Vorzeichen wird versucht, aus der Ohnmacht in die Handlung zu kommen, und das ist am besten möglich, indem ich mich so verhalte, wie ich meine, der Täter oder die Täterin wünscht es. Diesen Mechanismus hat Reemtsma in seinem Buch *Im Keller* eindrücklich geschildert (2002).

Intensive Frustrierung, die mit dem Trauma einhergeht und Frustrationsaggression zur Folge hat, motiviert den Wiederholungszwang und bietet Gelegenheiten zur Aggression, die gleichzeitig zutiefst beängstigend und mit Schuldgefühlen beladen ist. In sich stereotyp wiederholenden Inszenierungen „von Opfer und Quäler sind die Wendung der Aggression gegen das Selbst und Identifizierung mit dem Aggressor zentral" (Inderbitzin u. Levy 1996, zit. in Wurmser 1999, S. 45).

Schon Ferenczi hat die Identifikation mit dem Aggressor als zentralen Abwehrmechanismus bei psychischer Traumatisierung erkannt und benannt (1933). Er legt dar, dass Kinder nach erlittener Gewalttätigkeit „durch eine ungeheure Angst paralysiert" sind, die sie *„zwingt ..., sich dem Willen des Angreifers unterzuordnen, jede seiner Wunschregungen zu erraten und zu befolgen, sich selbst ganz vergessend sich mit dem Angreifer vollauf zu identifizieren ...* Doch die bedeutsamste Wandlung, die die ängstliche Identifizierung mit dem erwachsenen Partner im Seelenleben des Kindes hervorruft, ist *die Introjektion des Schuldgefühls des Erwachsenen*, das ein bisher harmloses Spiel als strafwürdige Handlung erscheinen lässt" (Ferenczi 1933, S. 308f, Hervorhebungen im Original).

Auch gegenwärtig wird in der Psychodynamik der Traumaverarbeitung die Identifizierung mit dem Aggressor als zentraler Mechanismus angenommen (u. a. auch Hirsch, Sachsse). Neben der Gelegenheit zur Aggression, das heißt dem Ausagieren des Konflikts um Macht versus Ohnmacht, der jedes Beziehungstrauma kennzeichnet, geschieht dies auch deshalb, weil das Ich den Versuch nicht aufgeben kann, „eine innere Einheit zu erzielen, den inneren Riss zu heilen, die innere Widersprüchlichkeit, die Doppelheit von Selbst und Welt aufzuheben. Dieses *Bedürfnis* zur Synthese, das heißt *zur psychischen Selbstbehauptung*, ... ist so überaus wichtig, dass es in Intensität und durchdringender Macht einem Trieb gleichkommt" (Wurmser 1987, S. 321ff; 1999, S. 130, Hervorhebungen im Original). Dem gegenüber steht aber gleichzeitig die Angst davor, das Zerrissene wieder zusammenzuführen. Diese Angst erhält auch die Dissoziation aufrecht und somit eine Trennung zwischen den gefühlten Affekten und Triebzuständen einerseits und den symbolischen Vorstellungen andererseits. Die Angst vor der Wiederholung der traumatischen Erfahrungen, bei denen eine Regulation unmöglich gewesen

5.2 Grundvoraussetzungen der Psychotraumabehandlung mit der KIP

und es zu einem traumatischen Verlust der Ich-Selbst-Kontrolle gekommen ist, verhindert das Zusammenführen des Zerrissenen und bildet den Hintergrund für die Konflikte um Wissen versus Nichtwissen und damit um Verleugnung sowie um Macht versus Ohnmacht.

Die mit dem Wiederholungszwang einhergehenden Konflikte und Affekte, und damit die schädigenden und destruktiven Aspekte aus der ehemals traumatischen Beziehung, begegnen uns in der Übertragung wieder. Indem versucht wird, das Trauma in der psychotherapeutischen Beziehung zu bewältigen, wiederbelebt sich auch die lebensgeschichtlich erfahrene traumatische Erschütterung von Beziehung. Da traumatisch verzerrte Beziehungserfahrungen, vor allem die in früher Kindheit, zur Absolutsetzung neigen, wird über kurz oder lang auch die therapeutische Beziehung verzerrt wahrgenommen; darauf muss jede Therapeutin und jeder Therapeut, der mit traumatisierten Patientinnen und Patienten arbeitet, vorbereitet sein (vgl. Fischer u. Riedesser 1999, S. 206). Das bedeutet, auch die psychotherapeutische Beziehung wird früher oder später eine Erschütterung erfahren. Darauf als Psychotherapeutin oder Psychotherapeut innerlich eingestellt zu sein und die entstehenden massiven Gegenübertragungsgefühle, -phantasien und -handlungsimpulse entsprechend zu verstehen, kann vor uneinfühlsamem und retraumatisierendem Gegenübertragungsagieren schützen.

In der unbewussten Reinszenierung traumatischer Beziehungserfahrungen drängt dann vor allem eine erlebte sadomasochistische Beziehungsgestaltung zur Wiederholung, mit der darin gleichzeitig enthaltenen Bitte um Aufhebung der Beschädigung. Die masochistische Beziehungsgestaltung verstehen wir in Anlehnung an Berliner als „die Bitte um die Zuneigung eines hassenden Liebesobjekts" (Berliner 1958, S. 46), „eine durch libidinöse Bedürfnisse motivierte Abwehrreaktion gegen den Sadismus eines anderen Menschen" (ebd., S. 48). Denn die Erfahrungen des Nichtgeliebt-, des Nichtgesehenwordenseins, der Ablehnung und Demütigung, des Missbrauchs oder der Misshandlung müssen verleugnet und im Erleben als Zuwendung der Eltern oder anderer naher Beziehungspersonen interpretiert werden (Libidinisierung des Leidens), da es unerträglich ist, von Menschen, die man liebt, schlecht behandelt, erniedrigt oder verwirrt zu werden.

Zwar kann Traumatisierung nie ungeschehen gemacht werden, doch eröffnet die psychotherapeutische Situation mit der Möglichkeit, *neue konstruierend-verstehende Interaktionen mit einem bedeutungsvollen Anderen* (Psychotherapeutin oder Psychotherapeut) zu machen, überhaupt erst Erinnerung an traumatische Kindheitserfahrungen (vgl. Leuzinger-Bohleber 1996, S. 225, in Holderegger 2002, S. 28), und damit die Chance zum Ausstieg aus dem Wiederholungszwang. Dies wird, so postulieren wir, in der imaginativen Tagtraumarbeit durch einen Als-ob-Umgang mit der Realität, die Kontrolle über die Situation, ihre aktive Modifizierung und das Generieren neuer Subjekt-, Objekt- und Interaktionsrepräsentanzen, unterstützt und erweitert. Damit kann eine Verwandlung unverarbeiteter schmerzhafter Erfahrungen einsetzen, eine Hoffnung, die in jeder Psychotherapie eine wichtige Rolle spielt.

In psychotherapeutischen Beziehungen, aber auch in Alltagsbeziehungen sind die Übertragungen, die sich uns bieten, stets mannigfaltiger Art. Deshalb sollte die Psychotherapeutin bzw. der Psychotherapeut stets berücksichtigen, dass bestimmte Interaktionserfahrungen, einschließlich der daran gebundenen Affekte und Phantasien, sowie die damit einhergehenden Konflikte reinszeniert werden. Sie sollte sich vergegenwärtigen, welche Inhalte gerade übertragen werden und aus welcher Entwicklungsstufe sie sich speisen (Patient verhält sich, als ob er noch ein Kind von 3, 4, 5, oder 6 Jahren usf. wäre), in welcher Art und Weise sie sich manifestieren und welche Angst gerade im Vordergrund steht.

Die jeweilige Wucht der Übertragungsneigung entsteht unseres Erachtens auf dem Hintergrund verschiedener Faktoren, u. a.:
- Art und Schwere des Traumas,
- Absolutheit der Konflikte,
- Stärke der Neigung zur Affektregression,
- frühere, spätere oder kumulative Traumata,
- das Ausmaß der Zerstörung des Selbst.

Bewusste und vorbewusste Ängste vor einer Wiederholung traumatischer Beziehungserfahrungen in aktuellen Beziehungen sind für die Patientin bzw. den Patienten leichter erkennbar, szenisch nachvollziehbar und psychotherapeutisch bearbeitbar als intrapsychische, zur Struktur geronnene Manifestationen, wie sie sich vor allem bei traumatisierenden Über-Ich-Übertragungen finden. Die imaginative Bearbeitung der Erlebniszustände der Patientin, die sich so erlebt und verhält, als ob sie noch ein Kind wäre, und die daran gebundenen Übertragungsphantasien sind wichtiger Bestandteil der psychotherapeutischen Arbeit.

Wir gehen mit Sandler davon aus, dass der Drang nach Wiederherstellung unserer Beziehungen zu inneren oder verinnerlichten Objekten vermittels ihrer Neuschaffung in der Außenwelt umso größer ist, je geängstigter und bedrohter wir uns fühlen und je weniger wir glauben, uns und unsere Umwelt kontrollieren zu können (vgl. Sandler 1989a, S. 232f). So wird bei entsprechender Übertragungsneigung sowohl in der psychotherapeutischen als auch in aktuellen Beziehungen teils bewusst, teils unbewusst befürchtet, der Psychotherapeut/der Andere könnte ebenso sadistisch, grausam, so ausbeuterisch und missbrauchend, so heuchlerisch, verwirrend und doppeldeutig sein wie das ehemals hassende Liebesobjekt. Gleichzeitig wird dann versucht, den Psychotherapeuten/den Anderen genauso hilflos, verzweifelt, aggressiv-wütend, verwirrt oder desorientiert zu machen, wie man sich selbst erlebt(e), Rache zu üben, passiv Erlebtes ins Aktive zu wenden.

Was mögliche Heuchelei des Psychotherapeuten angeht, hat Alice Balint (1935) im Übertragungs-Gegenübertragungs-Kontext auf das „feinfühlige Kind" im Patienten aufmerksam gemacht und sich dafür ausgesprochen, dieses zu Wort kommen zu lassen, damit sich nicht dieselbe Einschränkung des Wissens, die dem Patienten in der Kindheit auferlegt wurde, wiederholt (vgl. A. Balint in Mertens 1990, Bd. 2).

5.2 Grundvoraussetzungen der Psychotraumabehandlung mit der KIP

Kurz möchten wir hier daran erinnern, dass das Konzept der *Übertragung* immer komplexer geworden ist und viele verschiedene Dimensionen enthält. Eine Dimension betrifft die *Inhalte der Übertragung* (Triebimpulse, Über-Ich-Haltungen, Kompromissbildungen, Introjekte, Objektbeziehungen, transaktionelle Erfahrungen), die von unbefriedigten Es-Impulsen bis hin zu komplexen Beziehungserfahrungen reichen. Ein Beispiel für die letztere Auffassung bieten Weiss u. Sampson (1986), für die in der Übertragung fehlgeschlagene Problemlösungsversuche angesichts traumatisierend erlebter Beziehungserfahrungen zum Ausdruck kommen und als falsche Überzeugungen weiterexistierend die Grundlage für zahlreiche Persönlichkeitseinschränkungen und Symptome bilden. Eine andere Dimension der Übertragung berücksichtigt die *entwicklungspsychologische Entstehung und Herkunft interaktioneller Erfahrungen* (präverbal, sensomotorisch, verbalsymbolisch, präödipal, ödipal). Daneben können noch die verschiedenen *Modi der Übermittlung von Übertragung* unterschieden werden (wie Projektion, Verschiebung, Rollendialog) (vgl. Mertens 1992, S. 196f).

Im Folgenden möchten wir nun vor allem zwei spezifische Arten von Übertragungen hervorheben, die bei Beziehungstraumata in der Kindheit besonders ins Gewicht fallen und die die Zähigkeit der Übertragung bedingen und deshalb des zeitintensiven Durcharbeitens bedürfen. Daneben spielt selbstverständlich die Bearbeitung der Übertragung auf der Ebene des „inneren Kindes", also die *entwicklungspsychologische Entstehung und Herkunft interaktioneller Erfahrungen*, eine große Rolle. Diese Dimension der Übertragung werden wir in den Kapiteln 5.3.2 und 5.3.3 abhandeln. Bei der *traumatisierenden Übertragung* und der *traumatisierenden Über-Ich-Übertragung* wird selbstverständlich auch eine Täter-Opfer-Beziehung zu reinszenieren gesucht, die mit einer Vielzahl masochistischer und sadistischer Phänomene, Handlungen und Phantasien einhergeht, die traumatische Übertragung unseres Erachtens allgemein kennzeichnet. Sie speist vornehmlich den Konflikt um Macht und Ohnmacht sowohl interpersonal als auch intrapsychisch und operiert vor allem mit dem Modus der Externalisierung, der Projektion und dem Rollentausch. Was die internalisierten, unbewussten Aspekte angeht, enthalten sie ihre Triebkraft aus dem traumatogenen Introjekt.
Traumatische Übertragungen gliedern wir in diesem Kontext in:
- „Über-Ich-Übertragung" (Wurmser 1987–2005) als masochistische Übertragung,
- „traumatisierende Übertragung" (Holderegger 1993) als sadistische Übertragung.

Beide Übertragungsformen sind Bestandteil einer sadomasochistischen Beziehungsgestaltung mit je umgekehrten Vorzeichen.

Wir möchten bei der Über-Ich-Übertragung, die aus traumatisch wirkenden Konflikten zwischen Ich und Umwelt resultiert und verinnerlicht zu einem intrapsychischen Konflikt wird, ebenfalls von *traumatisierender Über-Ich-Übertragung* sprechen, um sie von „normaler" Über-Ich-Übertragung abzugrenzen. Denn bei der traumatisierenden Über-Ich-Übertragung wird unbewusst versucht, in der Externalisierung des traumatogenen Introjekts die alte traumatische Beziehung zu reinszenieren, einschließlich der Konflikte, die daran gebunden sind. Im Wiederholungszwang wird dann der Verbieter, Verfolger, Moralist oder Henker externalisiert und angenommen, das Gegenüber wolle beispielsweise alle Individualität, alle eigenen Gefühle und Regungen niedermachen, wolle Neid, Eifersucht und Rivalität, Wünsche zu rebellieren, zu trotzen oder gar Rache zu üben bestrafen, Verschmelzungs- und Separationswünsche schlecht machen und unterbinden. Geht der Psychotherapeut bzw. die Psychotherapeutin in diese Übertragungsfalle, lauert die Gefahr einer Retraumatisierung, genauso wie bei der traumatisierenden Übertragung. Immer da, wo der Psychotherapeut von dem Patienten in der Externalisierung und Projektion des traumatogenen Introjekts (Teil ihres Über-Ichs) wie ein grausamer Demütiger und Verachter, ein unerbittlicher Tyrann, unmenschlicher Verurteiler, Richter, Bestrafer und Henker, letztlich als quälerischer Sadist erlebt wird und diese Übertragung nicht erkennt und verstehend berücksichtigt, kann es zu schwer zu verstehenden affektiven Verstrickungen zwischen Patient und Psychotherapeut kommen. Geschieht dies, wird der Patient in der masochistischen Position des Opfers verharren. Es kann sogar dazu kommen, dass der Therapeut agierend zum Über-Ich-Täter oder gar zum Missbraucher bzw. zur Missbraucherin wird.

Wurmser empfiehlt beim klinischen Masochismus, bei dem sich das Trauma in der Grausamkeit und Unerbittlichkeit des Über-Ichs verewigt hat, die tiefen inneren Konflikte, die damit verbunden sind, durch das Tor des Über-Ichs zu betreten, und vor allem auch Loyalitätskonflikte, Scham- und Schuldkonflikte auf diesem Hintergrund zu bearbeiten (vgl. u. a. 1987, 1990, 1993, 1999). Wir werden im Abschnitt „Zum psychotherapeutischen Umgang mit traumatogenen Introjekten" (Kap. 5.3.3) ausführlicher darstellen, wie Patientinnen und Patienten für die Stimme ihres traumatogenen Introjekts sensibilisiert werden können, eine Voraussetzung, um Über-Ich-Übertragungen für den Patienten bzw. die Patientin in der Selbstreflexion und -beobachtung nachvollziehbar zu machen. Denn erst das Wahrnehmen des verfolgenden inneren Auges sowie der inneren Stimme, die einen niedermacht und demütigt, lässt die Patientin erkennen, wie sie den Konflikt, der in ihrem Inneren tobt, in die Beziehung zwischen ihr und der Psychotherapeutin verschiebt, so dass der innere Konflikt, der ehemals ein äußerer war, wieder zu einem äußeren wird. Das setzt aber das Wissen der Psychotherapeutin um seine Dynamik in der Übertragungsbeziehung voraus, ihre Sensibilität, diese Dynamik wahrzunehmen und die Kompetenz, entsprechend damit umzugehen – beispielsweise Möglichkeiten der imaginativen Be- und Verarbeitung bereitzustellen.

Ein Fallbeispiel soll das bisher Gesagte veranschaulichen helfen.

5.2 Grundvoraussetzungen der Psychotraumabehandlung mit der KIP

Fallbeispiel Antonia

Symptome zu Beginn der Behandlung (2002) waren massive Ängste, Schwindel, Schweißausbrüche und „Black-outs". Die Patientin fühlte sich handlungsunfähig, lustlos und unkonzentriert. Sie konnte kaum noch etwas essen, kaute extrem Nägel, riss sich manchmal Wimpern aus und kratzte sich, da sie seit frühester Kindheit unter Neurodermitis litt. Diese Symptome kannte sie seit ihrer Kindheit und Jugendzeit. Die schweren Kopfschmerzen waren neu.

Die Mutter der Patientin nahm sich das Leben, als diese 7 Jahre alt war. Sie erinnert, dass ihre Mutter geistig immer irgendwie abwesend gewesen sei (erstes Kind, ein Sohn war mit 7 an einer tötlichen Erkrankung verstorben). Bis heute denke sie, nicht brav genug gewesen zu sein. Als sie 12 war, heiratete der Vater wieder. Sie war sich bis dahin viel selbst überlassen. Die Stiefmutter sei sehr streng gewesen, habe ihr viel verboten, sie eingesperrt und auch geschlagen. Damals sei sie erstmals wegen Zwangshandlungen in psychotherapeutischer Behandlung gewesen. Als sie 20 war, starb plötzlich ihr Vater. Zwischen ihrem 18. und 26. Lebensjahr hatte sie einen ersten Freund, der aber von der Familie (Vater und Tante) ständig entwertet wurde, da er nicht wohlhabend war und keine höhere Schulbildung vorzuweisen hatte. (Mehr noch zum biographischen Hintergrund später.)

Diese Patientin (35 Jahre) fragt sich, warum die Krankenkasse ihre Therapie bezahle und die Psychotherapeutin ihre Zeit investiere, wo sie es doch gar nicht wert sei. Das beantwortet die Psychotherapeutin so, dass sie auf den inneren Niedermacher und Entwerter, der hier am Werk ist, verweist.

Was mir so zu schaffen macht seit Beginn der Psychotherapie, dass ich Ihnen nur was vormache, etwas konstruiere, was gar nicht der Realität entspricht. Immer Angst, ich könnte was verheimlichen und vorspielen, dass ich selbst Sie dazu bringen könnte, auf mich reinzufallen und Sie nicht sehen, dass ich doch nur schlecht und böse bin. Als wäre es so, dass alles, was ich hier sage, nur der Vertuschung diente. Die Stiefmutter, die mich wegschubst und sagt: „Ich will nicht, dass mich ein Stück Scheiße berührt." Es ist der Beleg, dass ich nur Dreck bin, ein Stück Unrat, der weggekippt werden muss. Ich war immer schuld an allem, ob am Scheitern der Ehe oder am Tod meines Vaters. Dieses Gefühl der Einsamkeit ist so erschütternd, diese vielen, vielen Fragen und Ängste, die ich hatte, auch nach dem Tod meiner Mutti, wo ich ins Krankenhaus musste mit meiner Neurodermitis, und ich wurde gebadet und musste Pipi machen, machte ins Wasser und schämte mich so, weil die Schwester ihre Hand ins Wasser hielt, und ich fühlte mich auch so schuldig, und als ich es meinem Papa erzählte, lachte er nur, und ich war wieder allein. Ich war immer so einsam mit all meinen Gedanken und Gefühlen, und es gab keine Antwort. Es ist eine tiefe innere seelische Einsamkeit, niemand, der versucht hat, mich zu verstehen. So habe ich gar keine richtige Vorstellung von Liebe, jemand mit Respekt zu behandeln und mit Verantwortung und Zärtlichkeit. Für mich sind Liebe und Gewalt eins, und es fällt mir schwer, das voneinander zu trennen. Ich musste mir alle Werte und Begriffe selbst definieren, von meiner Familie her

> blieb so vieles namenlos. Es war immer nur Sprachlosigkeit, auch was den Tod meines Bruders angeht und meiner Mutter.
> In mir gibt es ja dieses Kontrastpaar Liebe oder Geld. Toni war meine ganz, ganz große Liebe, und wir wären füreinander gestorben, aber er war nicht recht, weil er nur eine kleine Ausbildung hatte, kein Anwalt, Arzt oder Kaufmann war, den ich heiraten sollte einmal, damit ich versorgt bin. Und so hat sich in mir dieser Gegensatz gebildet, entweder Liebe oder Geld. Ich habe mich gewehrt, Geld so hoch zu bewerten. In der Außenwelt da war auch das Geld drin, zu dieser Welt hatte ich keinen wirklichen Zugang. Mit dieser Welt wollte ich nichts zu tun haben, und dann habe ich mir meine eigene Welt geschaffen, schon als kleines Mädchen bin ich mit Peter Pan weg.
> Ich hatte nie Zärtlichkeit und nie Körperkontakt, dabei, jeder braucht das, Affenbabys gehen zu Grunde, wenn sie nur eine Drahtmutter haben. Der Wunsch nach einer Mama war, dass sie mit mir in einer Badewanne im warmen Wasser liegt, Haut an Haut. Zärtlichsein von Haut zu Haut, das hatte ich nie, und als ich die Neurodermitis hatte, da durfte ein Nachbarmädchen nicht mal mit mir spielen, man hätte sich ja anstecken können.
> Ich habe das Gefühl, im Umgang mit Menschen alles nur zu spielen, ich kann gar nicht mehr authentisch sein. Ich habe Angst, gebe ich mich so, wie ich bin, werde ich abgelehnt, will niemand was mit mir zu tun haben, ekelt man sich vor mir. In der Sexualität habe ich mich wie eine Nutte verhalten, musste mich immer sehr anstrengen und anbiedern, denn Selbstwert gibt es gar nicht.

In der so genannten „traumatisierenden Übertragung" Holdereggers (1993) wird die Psychotherapeutin oder der Psychotherapeut in die Rolle des traumatisierten Kindes gebracht. „Traumatisierende Übertragung" bezeichnet „die szenische Darstellung traumatischer Erfahrungen in der Übertragung und Gegenübertragung", als Bestandteil einer hochkomplexen Beziehungssituation, in der es ebenfalls zu schwer zu verstehenden affektiven Verstrickungen kommt. Unbewusst wird die „traumatische Überforderung des Ichs zur Darstellung gebracht" (ebd., S. 17), die für beide Beteiligten sehr irritierend sein kann. Via Rollentausch werden Gefühle vermittelt, die eigentlich zur Patientin bzw. zum Patienten gehören, was zu einer „unbewussten" Rollenübernahme (Sandler 1976) führen kann. Dabei wird die Therapeutin oder der Therapeut in die Lage eines traumatisierten Kindes hineinmanövriert und erlebt hautnah, „von welchen inneren unbewussten Szenarien, Introjekten und Affekten sich diese (Patientinnen und Patienten) bedroht fühlen" (ebd., S. 19) und überfordert sind. In manipulativem Zuspätkommen oder Wegbleiben, in unaufhörlichem, eindringlichem und manchmal verwirrendem Sprechen der Patientin, verzerrter Wiedergabe von Aussagen der Psychotherapeutin, unverwartetem Gekränktsein und Infragestellen der gemeinsamen Arbeit, durch latente und direkte Abbruchdrohungen (vgl. Holderegger 1993, S. 20) manifestieren sich diese Übertragungsphänomene. Sie werden auch sichtbar in Versuchen, die Psychotherapeutin zur Verzweiflung zu bringen, sie in

5.2 Grundvoraussetzungen der Psychotraumabehandlung mit der KIP

Wut zu versetzen, in verschiedene äußere Konflikte zu verwickeln, die Beziehung zu „entmenschlichen". Die traumatische Überforderung der Patientin, die im Wiederholungszwang in Szene gesetzt wird, bedingt eine partielle Überforderung der Psychotherapeutin, denn diese bekommt die tiefe Hilflosigkeit, Ohnmacht und Irritation zu spüren sowie die in der traumatischen Situation enthaltene destruktive Aggression und die reaktive hilflose Wut der Traumatisierten. Diese Psychodynamiken zu verstehen verhindert, in ein Gegenübertragungsagieren hineinzuschlittern. Auch sollten Psychotherapeutinnen und Psychotherapeuten Trotz, Rebellion, Negativismus und andere „anale Attribute" in Verbindung mit Szenen des Klagens, Leidens, Büßens und Weinens als Versuche verstehen, sich gegen die mächtigen Unterdrücker der Kindheit zu empören, statt sich zu unterwerfen („verkappte masochistische Übertragung", Wurmser 1991, S. 13).

Letztlich versucht die Patientin unbewusst, mit ihrem Agieren der traumatischen Beziehungserfahrung, doch noch ein empathisches Gegenüber zu finden, eines, das den Übergriffen Einhalt bietet und hilft, sich dem inneren Verfolger entgegenstellen zu können. Wenn es gelingt, das Geschehen zu verstehen und ihm Worte zu verleihen, können die unintegrierten Gefühle doch noch zu einem Teil des Selbst werden (vgl. Holderegger 1993, S. 22). Metaphorisch spricht Holderegger im Zusammenhang mit der „traumatisierenden Übertragung" davon, dass „der Patient dem Analytiker das bedrohte innere Kind anvertraue, damit er dieses halte und vor Übergriffen beziehungsweise vor einer psychischen Vernichtung beschütze, dessen Gefühle ausspreche und sich an seiner Stelle auf die Gefahr einlasse, die sich durch die Neuinszenierung des Traumas ergibt" (ebd., S. 24). Diese Gefahr besteht „vor allem in der Konfrontation mit dem inneren Verfolger, dem Introjekt des Patienten, das die ursprünglich traumatisierende Affektentwicklung ausgelöst (hat) und weiterhin auszulösen droht" (ebd. S. 24f). Kann der Psychotherapeut diese bedrohlichen Gefühle zulassen, die der Patient in diesem Moment abwehren muss, erlebt sein Ich dieselbe Überforderung, der das hilflose Kind von damals ausgesetzt war. Wenn der Psychotherapeut in der affektiven Ebene der Inszenierung gefangen bleibt und sich nicht aus dem Bann der Inszenierung befreien kann, „wird die traumatische Erfahrung des kindlichen Selbst in der psychotherapeutischen Situation nur wiederholt und deren Unvermeidbarkeit bestätigt" (Holderegger 1993, S. 24).

Erkennen wir als Psychotherapeutin die traumatisierenden Übertragungen, kann hier u. a. eine Deutung hilfreich sein, etwa in der Art:

> Es kommt mir so vor, dass so hilflos und ohnmächtig (oder so elend und mutlos, so zurückgesetzt und hoffnungslos, so erschüttert und verzweifelt, so überwältigt und konfus), wie ich mich im Moment fühle, Sie sich oft als Kind gefühlt haben.

Geht die Patientin bzw. der Patient auf diese Deutung ein, kann man weiter fragen:

> Kann es sein, dass Sie, indem Sie in die Rolle des Täters schlüpfen, mich so behandeln, wie Sie als Kind behandelt wurden, um mich auf diese Weise spüren zu lassen, wie sehr Sie gelitten haben (irritiert/desorientiert u. a. m. waren), und mir auftragen, das für Sie zu fühlen?

Wenn Patientinnen und Patienten rebellieren und trotzen, erweist es sich als sehr hilfreich, die Funktion der Rebellion und des Trotzes anzusprechen und festzustellen, dass Rebellion und Trotz wichtige Versuche sind, das eigene Selbst und seine Eigenständigkeit zu bewahren, so wie Wurmser es vorschlägt. Von besonderer Wichtigkeit ist immer wieder der Umgang mit den Loyalitätskonflikten. Denn allein die Tatsache, sich in Behandlung begeben zu haben, löst sie aus und erzwingt Selbstbestrafung für diesen Verrat (der eigene Behandlungswunsch steht in Konflikt mit dem verinnerlichten Gebot der Loyalität, beispielsweise kein Nestbeschmutzer zu sein, den missbrauchenden Vater nicht ins Verderben – in den Selbstmord, in den beruflichen Abstieg – zu bringen durch das Aufdecken des Geheimnisses).

Traumatisierende Übertragungen und *Über-Ich-Übertragungen* beschädigen nicht nur die therapeutische Beziehung, wenn sie nicht erkannt und deutend verstehbar gemacht werden, sondern sie zerstören vor allem auch bestehende Beziehungen. Deshalb erscheint es uns dringend notwendig, auch hier die Dynamik aufzuzeigen und einen Weg aus dem Teufelskreis anzubahnen. Wir haben gute Erfahrungen damit gemacht, gerade da, wo Beziehungspartner partiell oder global als Missbraucher, grausamer Verfolger oder Vernachlässiger in der Übertragung erlebt werden, diese Übertragung auch als solche zu deuten sowie die psychodynamische Bedeutung von Trotz und Rebellion. Dabei ist es wichtig, sowohl den zentralen Aspekt der Selbstbehauptung anzusprechen, als auch den Versuch, beim Gegenüber herauszulocken, es möge seine Macht gebieten, weil man glaubt, nur der, der die Macht gebiete, könne einen auch heilen. Außerdem sprechen wir auch solche Mechanismen und Strukturen an, mit denen der andere so behandelt wird, wie der Patient es als traumatisiertes Kind erlebte. Regelmäßig konnten wir beobachten, wie Entängstigung einsetzte und es dann zu einer Verbesserung der realen Beziehung kam, weil eine Grenzsetzung zwischen Vergangenheit und Gegenwart möglich geworden war. Wir hüten uns davor, solche Übertragungen als Nebenübertragung zu deuten, gar dem Patienten zu sagen, eigentlich sei doch der Psychotherapeut gemeint. Solche Aussagen entwerten die Bedeutung realer Beziehungen des Patienten und die Reinszenierungen, die sich gemäß des Wiederholungszwangs darin abspielen. „Gerade Deutungen dessen, was in Gegenwartsbeziehungen abläuft", so Wurmser, „haben eine emotionale Dringlichkeit, die sie ideal zur Erkennung und Bearbeitung unbewusster Konflikte macht" (2004, S. 9).

Bevor wir Übertragungen auf uns, Partner oder andere für die Patientin bedeutsame Menschen deuten, erklären wir ihr den Vorgang der Übertragung, damit sie auch wirklich weiß, worüber wir reden und eine Verständigung möglich

5.2 Grundvoraussetzungen der Psychotraumabehandlung mit der KIP

wird. So gehen wir auch vor, wenn traumatisierende Übertragungen und Über-Ich-Übertragungen die weitere Arbeit behindern.

Ganz entscheidend ist es, so Fischer und Riedesser (1999), in der Behandlung traumatisierter Menschen darauf zu achten, dass sich die therapeutische Beziehungserfahrung genügend von pathogenen Vorerfahrungen abhebt. Denn, wenn dies nicht der Fall ist, werden alle inhaltlichen Äußerungen, psychotherapeutischen Techniken und Übungen den negativen Vorerfahrungen zugerechnet. Die psychotherapeutische Behandlung traumatisierter Patientinnen und Patienten führt in eine Sackgasse, wenn *traumatisierende Übertragungen* und *Über-Ich-Übertragungen* nicht aufgelöst werden können und sich die Therapeutin oder der Therapeut im Gegenübertragungsagieren verstrickt.

Dass sich die aktuelle therapeutische Beziehungserfahrung ausreichend von pathogenen Vorerfahrungen abheben kann, dazu trägt der Aufbau eines tragfähigen und vertrauensvollen Arbeitsbündnisses und seine Erhaltung und Stabilisierung im weiteren Verlauf der Psychotherapie ganz wesentlich bei. Die klassische KIP hat im Anbieten einer anaklitischen Beziehung (Spitz 1956/1957) stets den Einstieg in eine Psychotherapie gesehen (Leuner 1985). Vor allem bei Traumatisierung durch nahe Bezugspersonen in der Kindheit (Beziehungstrauma) ist es entscheidend, therapeutisch so zu intervenieren, dass wir „einen stabilen Bezugspunkt jenseits des konfundierten Freund/Feind-Konzeptes" (Fischer 1998, S. 84) setzen. Denn nur so kann die Patientin überprüfen, dass die Psychotherapeutin wirklich anders reagiert, als es die lebensgeschichtlich verankerte Vorerfahrung nahe legt. Sobald in der psychotherapeutischen Beziehung immer wieder erfahren werden kann, dass sich die Psychotherapeutin bzw. der Psychotherapeut „in der psychotherapeutischen Beziehung auch wirklich anders verhält als das pathogene Objekt, wird die entsprechende Hypothese wirksam widerlegt, und die Patientin gewinnt einen festen Halt jenseits des konfundierten Objektschemas" (Fischer 1998, S. 84f).

Indem wir die therapeutische Beziehung bei traumatisierten Patientinnen und Patienten vor allem auf die Arbeitsbeziehung konzentrieren, ermöglichen wir es ihnen, uns als gutes Objekt zu etablieren, damit sich auf dieser Ebene eine verlässliche Beziehung anbahnen kann. Auf diesem Hintergrund gelingt es dann, die therapeutische Ich-Spaltung anzuregen, die der Patientin oder dem Patienten dazu verhilft, immer wieder gezielt zwischen dem Hier und Heute und dem Dort und Damals der traumatischen Erfahrung, zwischen erwachsener Position und der Regression in eine kindliche zu unterscheiden, und selbstverständlich auch zwischen *Übertragung* und *realer Beziehung*. Klarifizierend bringen wir der Patientin oder dem Patienten immer da, wo sich vor allem traumatische Beziehungserfahrungen in die therapeutische Beziehung übertragen (traumatisierende Übertragung, traumatisierende Über-Ich-Übertragung), diese Phänomene vor allem im Sinn eines Rollentauschs nahe, der beinhaltet, den Psychotherapeuten nunmehr das erleiden und erleben zu lassen, was der Patientin widerfahren ist, beziehungsweise den Psychotherapeuten wie einen Verfolger, Peiniger, Quäler zu erleben, dem die Patientin hilflos ausgeliefert ist. Denn traumatisierte Patientinnen und Patienten erleben sich so, als wären sie wieder das traumatisierte Kind und setzen ihre Therapeutinnen und Therapeuten ähnlichen Kommunikations- und Beziehungserfahrungen aus, denen sie selbst ausgesetzt waren. Dazu gehören auch Doppelbindungen, Denk- und Wahrnehmungstabus, Konfusion, Patt-Situationen und unlösbare Dilemmata. Nur wenn es gelingt, eine Meta-Ebene zu erreichen, kann verhindert werden, dass die Psychotherapie zu einer Retraumatisierung mit wechselnden Rollen führt (vgl. auch Sachsse 1997; Wurmser 1999; Holderegger 1993). Nur dann lassen sich pathogene „Übertragungsüberzeugungen" (Fischer 1998, S. 84) allmählich auflösen.

Übertragungsdeutungen sollten grundsätzlich zu Beginn der Psychotherapie vermieden werden (vgl. Amati 1990). Denn eine zu frühe Übertragungsdeutung wird häufig als Schwächung oder gar Verletzung der Grenzen zwischen Subjekt und Objekt verstanden. Außerdem bedeutet die Definition des Beziehungsgeschehens zwischen Therapeut und Patient als Übertragungsgeschehen in der Regel für den Patienten bzw. die Patientin eine Irritation, da das, was für sie im Außen der Beziehung angesiedelt ist, nun von uns als von innen kommend definiert wird und damit leicht Schuldgefühle erzeugt (vgl. Hirsch 1997a), denn die Patientin müsste annehmen, die bisher gute, verlässliche Beziehung zerstört zu haben. Auch Wurmser warnt vor vorschneller Übertragungsdeutung. „Die ursprüngliche Idee von der Übertragung ist die, sie sei etwas, das der Patient in sich vorgehen fühlt, nicht etwas, das durch den Analytiker hereingezerrt wird" (Wurmser 1993). Nach Thomä liegt „die mutative Kraft nicht in der Deutung der Übertragung als Wiederholung, sondern in der korrektiven Erfahrung mit einem ‚neuen Objekt', das als Subjekt wirksam wird" (Thomä 2004, S. 151).

Uns erscheint es insgesamt wichtig, die uns gebotenen Inszenierungen von Übertragung und unsere Gegenübertragung zu einem vertieften Verständnis der traumatischen Erfahrung und ihrer lebensgeschichtlichen Versuche der Verarbeitung zu nutzen und uns auf diese Weise zusammen mit der Patientin oder dem Patienten bisher unbekannte oder noch nicht verarbeitete Aspekte des Traumas zu erschließen. Das beinhaltet immer wieder, die vor allem unerträglichen Affekte der Patientin oder des Patienten zu containen, sie verstehend zu beantworten und die Affekte so für sie erträglicher werden zu lassen. Gelingen kann dies allerdings nur, wenn die Psychotherapeutin bzw. der -therapeut seine eigenen Gegenübertragungsgefühle und -phantasien verstehend zulässt und auch den eigenen psychischen Konflikten und der Dynamik der eigenen inneren Welt Aufmerksamkeit schenkt (Ferenczi 1919; Heimann 1950).

Die Fähigkeit, ein Trauma zu verstehen, hängt in erster Linie davon ab, ob wir die affektive Dimension des Traumas in unserer Gegenübertragung zulassen können oder nicht. Denn jede Berührung mit traumatischem Geschehen führt aufgrund der ablaufenden Identifizierungsprozesse mit dem Opfer in der Gegenübertragung dazu, dass wir als Psychotherapeutinnen und Psychotherapeuten – wie alle, die ein Trauma bezeugen – mit einer traumatisierenden Qualität von Hilflosigkeit konfrontiert werden. Das Wissen um diese Abläufe hilft uns dabei, unsere Gefühle nicht in blinde Aktionen umzusetzen und statt zu verstehen zu agieren.

5.2 Grundvoraussetzungen der Psychotraumabehandlung mit der KIP

In unserer *Gegenübertragung* können mannigfache Phantasien und Gefühle wach werden, die konkordante (wie das Opfer fühlen) und komplementäre seelische Erlebnisse (wie der Täter oder die Täterin agieren wollen) aktualisieren. Dabei werden oft affektive Resonanzprozesse wachgerufen, die tief im Körperlichen wurzeln. Als Behandelnde müssen wir auf oft heftige, teils extreme Reaktionen des Ekels, des Abscheus, der Scham und Schuld, der mörderischen Wut, der Rache und des Hasses gefasst sein, auf eigenartige, sexualisierte Gefühle und erschreckend perverse Phantasien, auf lähmende Gefühle von Ohmacht und Hilflosigkeit, von Starre und Leblosigkeit und extremer Müdigkeit. Dieses extreme Erleben birgt die Gefahr, sich entweder mit der Patientin und ihrem Schicksal überzuidentifizieren oder alles, was mit der traumatischen Erfahrung und ihrer spezifischen Verarbeitung zu tun hat, zu verleugnen und zu derealisieren, eventuell sogar umzudeuten.

Fischer und Riedesser (1999, S. 189–191) machen auf *vier Grundtypen ungünstiger Gegenübertragungsreaktionen* aufmerksam, die von Wilson (1989) sowie Wilson und Lindy (1994) beschrieben werden. Sie plädieren dafür, dass Psychotherapeutinnen und -therapeuten in ihrer Arbeit mindestens diese vier Grundtypen selbstreflexiv wahrnehmen, damit sie sich nicht in unkontrollierten Gegenübertragungen verstricken. Erst wenn dies geschieht, kann die Patientin in ihrem eigenen Erleben zur Geltung kommen. Zu bedenken ist, dass Traumapatientinnen und -patienten sehr sensibel gerade auf unbewusste Abwehrvorgänge ihrer Psychotherapeutin oder ihres Psychotherapeuten reagieren, da sie es gewohnt sind, im Umgang mit anderen auf sozial verbreitete Abwehrhaltungen zu stoßen, wie vor allem Vermeiden und Verleugnen, aber auch Überengagement mit anschließendem Fallenlassen.

Diese vier ungünstigen Gegenübertragungsreaktionen (Abb. 5.1) sind:
- Überidentifizierung
- versus Vermeidung;

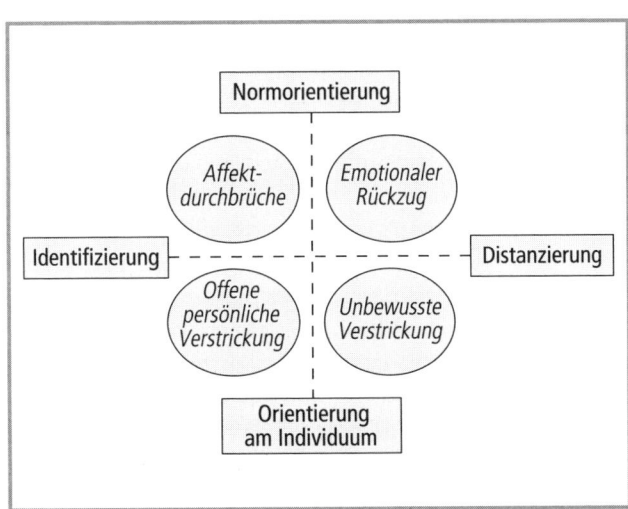

Abb. 5.1 Grundtypen ungünstiger Gegenübertragung (mod. nach Wilson u. Lindy 1994).

- eine an psychotherapeutischen Normen orientierte Haltung
- versus einer persönlichen Haltung.

Die ungünstigen Gegenübertragungsreaktionen basieren auf einer unkontrollierten Gegenübertragung und können u. a. wie folgt in Erscheinung treten:

Bei einer Überidentifizierung mit der Traumatisierten geraten die empathischen Bemühungen aus dem Gleichgewicht. Unsicherheit, Verletzlichkeit und unmodulierte Affekte (oft Ärger, Wut und Furcht sowie emotionale Anästhesie und Vermeidungsreaktionen) beherrschen die Situation und letztlich das Handeln. Die Psychotherapeutin reagiert beispielsweise mit Ärger und Wut als Reaktion auf das Überschwemmtwerden mit Affekten durch das Anhören der Traumageschichte und/oder mit Furcht als Reaktion auf den Schrecken des traumatischen Erlebnisses der Patientin oder des Patienten. Es entsteht Grenzvermischung mit Überengagement und gegenseitiger Abhängigkeit. Bei Traumata in der Kindheit, die sich im Über-Ich verewigt haben, kann die Psychotherapeutin, wenn sie auf die Übertragung aller mit dem Über-Ich verbundenen Affekte achtet, so Wurmser, besonders auf eine Gegenübertragungskonstellation stoßen, bei der sie sich mit einem Selbst der Patientin bzw. des Patienten identifiziert (Überidentifizierung), „das das Opfer ist und leidet, gegenüber einem quälenden, vorwurfsvollen Über-Ich im Patienten und dessen äußeren Repräsentanzen. So kann es dann leicht zu einem Ausagieren des Aufstands gegen das eigene Über-Ich durch den Analytiker kommen" (Wurmser 1999, S. 306).

Bei Vermeidung zieht sich die Psychotherapeutin oder der Psychotherapeut aus der empathischen Verständigung mit der Patientin bzw. dem Patienten zurück. Verleugnung und Distanzierung setzen ein, um der Hilflosigkeit und der Passivität zu entgehen, in die der Psychotherapeut durch das Anhören der Traumageschichte hineingezwungen wird. Er reagiert dann mit fassadenhaftem Verhalten und nimmt die Beziehungsdynamik nicht angemessen wahr. Es werden theoretische Scheinrationalisierungen bemüht, um die eigene Vermeidungshaltung zu begründen. Bei einem Ausspielen der Über-Ich-Gegenübertragung durch den Psychotherapeuten tut sich dieser in einem Sichaufspielen als allwissende, orakelähnliche Autorität kund, in einer Übernahme der Schuld- und Schamprojektionen des Patienten oder der Patientin durch verstecktes Moralisieren, durch lähmendes Schweigen, feines Verspotten oder durch ungehaltenes Korrigieren und ärgerliches Konfrontieren mit der Realität. So schafft man eine masochistische Beziehung in Wirklichkeit, was nicht mehr Übertragung ist (vgl. Wurmser 1991, 1993 u. a.).

Es gibt viele Formen, die eigene durch die Traumatisierung der Patienten bedingte Erschütterung zu vermeiden und die eigene emotionale Balance auch auf deren Kosten wieder herzustellen. So kann beispielsweise auch der Einsatz von Psychopharmaka einem abgewehrten Gegenübertragungsgefühl der Psychotherapeutin oder des Psychotherapeuten entspringen, besonders der Angst vor dem Verlust der emotionalen Balance. Mit dem Einsatz von Psychopharmaka wird dann versucht, diese Angst über die Patienten zu regulieren (vgl. Fischer u. Riedesser 1999, S 191).

5.2 Grundvoraussetzungen der Psychotraumabehandlung mit der KIP

Auf einen *Gegenübertragungswiderstand* möchten wir hier unbedingt noch aufmerksam machen, da er uns selbst auch immer wieder in unserer eigenen Arbeit begegnet und eine spezielle Form der Vermeidung darstellt: sich im Tagtraum nicht mit traumatischem Geschehen zu konfrontieren und keine entsprechenden Szenen imaginieren zu lassen, keine Konfrontation mit dem Täter und dem Über-Ich-Introjekt zu suchen, aus Angst, das könnte eine zu große Belastung für die Patientin oder den Patienten darstellen.

Auch Schuldgefühle spielen in der Gegenübertragung eine nicht unerhebliche, wenn nicht gar eine zentrale Rolle. Sie können motiviert sein durch sekundäre Überlebensschuld, selbst von der traumatischen Erfahrung verschont geblieben zu sein, durch unbewusste Selbstvorwürfe, das Trauma nicht verhindert zu haben, durch enttäuschte bewusste oder unbewusste Wünsche, der therapeutische Erholungsprozess möge rasch zum Erfolg führen (Ehlert-Balzer 1996; Lindy u. Danieli in Fischer u. Riedesser 1999). Gerade die Schuldgefühle, die daraus resultieren, das Trauma nicht verhindert zu haben, entstammen der „Gewissheit, dass wir häufig indirekt oder direkt mitverantwortlich für viele Traumata sind – was insbesondere für alle Formen der organisierten Gewalt wie zum Beispiel Traumata als Folge von Kriegen, Massakern, Folter, Polizeigewalt, Unterdrückung, Rassismus, Übergriffe gegenüber Minderheiten und so weiter gilt. Darüber hinaus – was noch schwerer wiegen dürfte – wird uns durch die vom Traumadiskurs aufgezwungene Konfrontation mit gesellschaftlicher und politischer Gewalt, Krankheiten und Sterben unvermeidlich nahe gebracht, dass auch wir persönlich ein (potenzielles) Opfer von solchen traumatischen Realitätsstrukturen waren, sind oder werden" (Hillebrandt 2004, S. 2).

Auf einen noch anderen „ganz wichtigen Aspekt der Gegenübertragung in der Arbeit mit sehr schwierigen, sehr frustrierenden, immer wieder enttäuschenden Patientinnen und Patienten", sei hier noch aufmerksam gemacht, ein „trotzige(s) Widerstehen- und Nichtaufgebenwollen" (Wurmser 2005, S. 26) auf Seiten der Psychotherapeutin oder des Psychotherapeuten. Dieses trotzige Widerstehen- und Nichtaufgebenwollen ist unseres Erachtens als Reaktion auf eine traumatisierende Übertragung der Patientin oder des Patienten (Psychotherapeut soll die schwierige, frustrierend aussichtslose Position, die der Patient in seiner Kindheit innehatte, erleben) zu verstehen, sich angesichts einer aussichtslosen Lage doch nicht geschlagen zu geben und sich ebenso trotzig aufzulehnen, wie die Patientin bzw. der Patient das einst tat. Zur Gegenübertragung gehört es auch immer wieder, verleugnete Gefühle des Patienten, wie zum Beispiel Wut, zu spüren, sie in ihrer Bedeutung zu verstehen und nicht auszuagieren. Stattdessen können wir versuchen, dem Patienten im Tagtraum Zugang zu seinen aggressiven Impulsen zu verschaffen. Das kann durch verschiedene Motive erreicht werden, etwa durch die Begegnung mit dem „inneren wehrhaften Tier" oder einer entsprechenden Gestalt.

Um ein *Gegenübertragungsagieren* zu vermeiden, ist es wichtig, die eigene Gegenübertragung und dabei besonders die eigenen Affekte, mit denen die Therapeutin oder der Therapeut auf die Übertragung der Patientin oder des

Patienten reagiert, sorgfältig zu reflektieren. In der KIP dienen „*Gegenübertragungstagträume*" (Bölcs 1989), die vornehmlich in der Supervision eingesetzt werden, dazu, Gegenübertragungswiderstände und -agieren bewusst zu machen und so zu erkennen. Ihr Einsatz bei der Supervision der Behandlung traumatisierter Patientinnen und Patienten erweist sich besonders da als fruchtbar, wo unerkannte traumatisierende Übertragung und Über-Ich-Übertragung den psychotherapeutischen Prozess zu sabotieren, und damit sadomasochistische Kollusionen hervorzurufen drohen.

Übertragung und Gegenübertragung in der KIP bei der Arbeit mit traumatisierten Patientinnen und Patienten

Eine tiefenpsychologische Behandlung traumatisierter Patientinnen und Patienten verlangt von der Psychotherapeutin bzw. dem Psychotherapeuten ein reflektiertes Umgehen mit eigenen Gefühlen und eigenen Traumatisierungen, einen angemessenen Umgang mit Übertragungsphänomenen, Sensibilität für die eigene Gegenübertragung und einen kontrollierten Umgang mit ihr. Dazu befähigt eine anspruchsvolle Ausbildung, die ermöglicht, „im Spannungsfeld einer oft sehr schwierigen Beziehungssituation zu arbeiten, ohne sich der manipulativen Macht der Trauma-Übertragung ausgeliefert zu fühlen und damit den Teufelskreis der traumatischen Zerstörung zu bestätigen" (Holderegger 2002, S. 27). Deshalb verbietet es sich, mit ein paar angelesenen Techniken und speziellen Motiven unreflektiert umzugehen, in der naiven Vorstellung, so traumatisierte Patientinnen und Patienten behandeln zu können. Sehr schnell ergibt sich sonst zwangsläufig für die Therapeutin oder den Therapeuten eine Situation, in der sie, einem Zauberlehrling gleich, die Geister, die sie rief, nicht mehr los wird.

Was die tiefenpsychologisch fundierte Arbeit mit Übertragungs- und Gegenübertragungsphänomenen bei traumatisierten Patientinnen und Patienten angeht, möchten wir hier noch einmal ausdrücklich darauf hinweisen, dass es nicht Aufgabe dieser Psychotherapie (im Sitzen, 1 Stunde pro Woche) ist, in der es definitionsgemäß um eine Fokussierung auf aktuelle Probleme und Konflikte geht, eine Übertragungsneurose zu entfalten (Faber u. Haarstrick 1996; Kutter 1989; Dieter 2001). Dies beabsichtigen psychoanalytische Techniken, die die Projektion aller aufkeimenden Übertragungsgefühle auf die Psychoanalytikerin bzw. den Psychoanalytiker fördern, in einem regressionsfördernden Setting (im Liegen, 3–5 Sitzungen pro Woche).

In der tiefenpsychologisch fundierten Psychotherapie sollten regressive Wünsche zwar wahrgenommen, aber nicht gefördert werden. Gleiches gilt für Übertragungsphänomene, damit die Konzentration auf die aktuellen Probleme und neurotischen Konflikte im Hier und Jetzt nicht behindert werden.

Nach Leuner ermöglicht die zwischen Psychotherapeut und Patient geschobene Ebene der Imaginationen, „dass ein großer Teil der wiederaufgelebten frühkindlichen Objektbeziehungen auf dem dauernd gegenwärtigen Projektionsschirm des Tagtraums erscheint und dort unmittelbar wahrgenommen wird. Die da-

5.2 Grundvoraussetzungen der Psychotraumabehandlung mit der KIP

bei wachgerufenen Gefühle und Affekte gelten den Szenen und Gestalten der Imagination, nicht primär dem Therapeuten. Der ‚Bildschirm' des Tagtraums ist im Vergleich zum psychoanalytischen Setting ein zwischen die Dualbeziehung Patient/Therapeut eingeführter Parameter, um die projektiven Vorgänge ‚aufzufangen'. Auf ihm können sie in ihrer ganzen frustrierenden Breite erscheinen. Sie müssen durchlebt, durchlitten und mit dem Therapeuten kommuniziert werden" (Leuner 1985, S. 249).

Dies hat „eine sehr unmittelbare, vor allem auch präzis wahrnehmbare Auseinandersetzung des Patienten mit dem Liebesobjekt in der wiedererlebten frühkindlichen Szene" zur Folge. Da der emotional beunruhigte Tagträumer unter dem Schutz des begleitenden Psychotherapeuten steht, wird aber auch ein gewisser Grad der Distanzierung dazu erreicht, die durch die dialogische Verbalisierung der Szene und der freigesetzten Affekte erweitert wird. „Der Patient ist nicht mehr allein und beistandslos dieser Szene – wie in der Kindheit – ausgesetzt" (Leuner 1985, S. 250). Er kann mit dem Beistand seines Psychotherapeuten rechnen, dass dieser ihn in seiner Not versteht.

In der Technik der Altersregression, einer Methode des Durcharbeitens, liegt in der KIP „die große Chance der korrigierenden Bearbeitung infantiler Objektbeziehungen" (ebd.), in der sich die auftretenden Gefühle und Phantasien direkt an die im Tagtraum imaginierten Objekte binden.

Selbstverständlich werden Übertragungsbereitschaften, wenn sie den psychotherapeutischen Raum dominieren, fokussiert und zeitlich begrenzt angesprochen, insbesondere wenn negative Übertragungsreaktionen, also auch traumatische, den psychotherapeutischen Prozess blockieren. Psychotherapeuten sollten bedenken, dass mit den Phänomenen der Regression, Übertragung und Gegenübertragung in einem umfassenden Sinn nur in der Psychoanalyse gearbeitet werden kann und deshalb in der tiefenpsychologisch fundierten Psychotherapie andere Vorgehensweisen hinzugezogen werden müssen (vgl. Reimer 1996). In der KIP können wir durch den Einsatz von Imaginationen den psychotherapeutischen Prozess konzentrieren und die Entwicklung einer Übertragungsneurose einschränken (vgl. Leuner 1985; Dieter 2001). Auch eine stärkere Strukturierung und das Hervorheben stützender und supportiver Motive und Interaktionen hat diese Wirkung. Gewöhnlich „lesen" wir in der Katathym Imaginativen Therapie die Übertragungsphänomene, die sich in den Imaginationen symbolisieren „mit" (Leuner 1985), ohne sie direkt anzusprechen und zu deuten. Wir sind darauf eingestellt, dass sich neben der imaginativen Darstellung immer auch feine Übertragungs- und Gegenübertragungsregungen zwischen Patient und Psychotherapeut entwickeln, die sich zu einer Übertragungsneurose ausweiten können. Deshalb sind wir gut beraten, wenn wir uns mit dieser Dynamik auskennen. Generell wird auch eine traumatisierende Übertragung, wie überhaupt eine negative Übertragung auf die Psychotherapeutin oder den Psychotherapeuten, stets bearbeitet, bevor die Imaginationen weiter vertieft werden.

Ziel der psychotherapeutischen Arbeit ist es, die traumabedingten Beziehungsstörungen auf der imaginativen Ebene und der Ebene der Übertragung so zu bearbeiten, dass sie nicht weiter lebensprägend für die Patientin bzw. den Patienten sind und eine neue Art und Weise des „Selbst-mit-dem-Anderen" (Fonagy et al. 2003, S. 846) entstehen kann.

Um dies zu erreichen, arbeiten wir, vor allem zu Beginn einer Psychotherapie mit traumatisierten Patientinnen und Patienten, stärker strukturierend und bieten vor allem stützende und narzisstisch restitutive Motive an. Wir intervenieren so, dass die Patientin nicht in einen ichschwächenden regressiven Sog gerät, sondern ihr bewusstes Ich zur Kontrolle einsetzt, unterstützt durch die Psychotherapeutin bzw. den Psychotherapeuten. Neben einer hilfreichen und unterstützenden, Wahrnehmung und Affekte klärenden Beziehung zum Psychotherapeuten bieten wir außerdem an, in der Imagination Vorstellungen zu generieren, die hilfreich, schützend und sichernd sind. So bieten wir auf der direkten Ebene zwischen Psychotherapeut und Patient und auf der Ebene der Imagination eine „Veränderung in der Art und Weise des Zusammenseins-Mit" (Stern et al. 1998) an, durch die eine neue Erfahrung entsteht. Diese neue Erfahrung entkräftet die traumatisch bedingte Handlungserwartung des „impliziten Beziehungswissens" (ebd.) und erleichtert es der Patientin, sich im weiteren Verlauf auf spezifische Motive einzulassen, die es erlauben, auf einer inneren Bühne bisher abgewehrte traumatische Erfahrungen imaginativ zu repräsentieren und zu verarbeiten. So ermöglichen wir der Patientin über das Medium der Imagination, ihre unbewältigten Beziehungstraumata und die Affekte, die damit einhergehen, allmählich zuzulassen sowie Konflikte szenisch darzustellen und einen veränderten Umgang damit zu finden.

Auf diese Weise kann sich auch die hauptsächlich unbewusste Übertragungsdynamik langsam imaginativ entfalten und symbolisieren. Dadurch wird sie einerseits langsam dem Bewusstsein zugänglich, kann andererseits aber auch aktiv so verändert werden, dass der Erwachsene nicht erneut in eine ohnmächtige Situation wie in der Kindheit gerät und sich u. a. in seiner mörderischen Wut verstrickt. Indem es dem beobachtenden Ich des Patienten bzw. der Patientin heute gelingt, die Gestaltung traumatisierender Beziehungsstrukturen in Form „grenzüberschreitender Beziehungsszenen" (Bauriedl 1998) in der Vergangenheit zu erkennen, gewinnt er oder sie eine gesteigerte Sensibilität für Reinszenierungen „grenzüberschreitender Beziehungsszenen" in aktuellen Beziehungen und kann Vorstellungen entwickeln, wie Grenzen zu wahren sind und eine neue Art und Weise des „Selbst-mit-dem-Anderen" sich gestalten kann.

5.3 Phasen des psychotherapeutischen Prozesses in der Psychotraumabehandlung mit der KIP

Der gesamte Prozess einer Psychotraumabehandlung mit der KIP zielt darauf, vor möglicher Affektüberflutung zu schützen und die Affekte für die Patientin bzw. den Patienten erträglicher werden zu lassen. Dies beinhaltet einerseits, die Patientin zu spiegeln (interaktives Spiegeln durch empathisches Verstehen und Benennen emotionaler Erlebnisinhalte), und ihr andererseits parallel dazu eine Brücke hin zur symbolischen Tätigkeit (Tagtraum, Phantasie, inneres Sprechen) zu bauen. Diese Brücke der Symbolisierung beschreiben wir zunächst, indem wir der Patientin mittels des imaginativen Stabilisierungsangebotes eine Möglichkeit anbieten, ihre Affekte positiv zu verändern und alternative Vorstellungen und damit hilfreiche Subjekt-Objekt-Interaktionen (aktive Modifizierung) zu generieren. Auf dem Hintergrund des Verstehens und Containens der teils unerträglichen Affekte durch die Psychotherapeutin oder den -therapeuten und durch das Angebot, tragende und schützende Vorstellungen zu entwickeln, die mit allen Sinnen wahrgenommen werden können, gelingt eine Modifizierung und baut sich Vertrauen auf in eine therapeutisch verlässliche Bindung und Beziehung. Auf diesem Hintergrund ist es dann möglich, sich im Tagtraum mit traumatisch Erlebtem auseinander zu setzen, die Szenen aktiv in der Phantasie umzugestalten, nach Belieben zu modifizieren und einen neuen Zugang für sich zu kreieren (Als-ob-Umgang mit der Realität). Dadurch kann es gelingen, dem bisher Unaussprechlichen Sprache und Ausdruck zu verleihen. Die Phase der Stabilisierung wird mit Hilfe der Arbeit mit dem „inneren Kind" vorsichtig in die Bearbeitung des Traumas übergeleitet, indem zwischen unterschiedlichem kindlichen Erleben, zwischen unverletztem und verletztem Kind differenziert wird. Täterkonfrontation und Bearbeitung der Über-Ich-Introjekte führen zur Grenzziehung gegenüber den als vernichtend erlebten Täterrepräsentanzen und Introjekten und zu einem deutlichen Zuwachs an Ich-Stärke. Anstelle hilfloser Wut oder Erstarrung wird Trauer möglich und damit Lösung vom Trauma. Der einsetzende Trauerprozess lässt eine allmähliche Integration des Traumas in das Ich-Selbst-System der Patientin bzw. des Patienten sowie eine Neuorientierung zu und ermöglicht es dann auch, sich aus der Psychotherapie langsam zu verabschieden.

Wir wenden uns nun den einzelnen Phasen des psychotherapeutischen Prozesses zu, gegliedert in Stabilisierung, Traumabearbeitung (Annäherung an das „verletzte Kind", Auseinandersetzung mit traumatisch Erlebtem, Konfrontation mit dem Täter, die auch Rekonstruktion beinhaltet und Arbeit an den traumatogenen Introjekten) und Integration. Wenn wir die einzelnen Phasen der traumaspezifischen psychotherapeutischen Arbeit weiter theoretisch begründen und verorten und Handlungsanweisung für die Einleitung der geleiteten Imagination geben, werden wir auch immer wieder Patientinnen und Patienten zu Wort kommen lassen. Die Stundenprotokolle ermöglichen es, Vorgehen und Wirkungsweise der Psychotraumabehandlung mit der KIP zu veranschaulichen.

5.3.1 Initial- und Stabilisierungsphase

Was wir im Folgenden zur Arbeit mit stabilisierenden und narzisstisch restituierenden Motiven anführen, gilt sowohl für die Arbeit mit Patientinnen und Patienten, die sich in der akuten Phase der Traumatisierung („traumatischen

Reaktion") befinden und versuchen, das stattgefundene Trauma zu verarbeiten, als auch für solche in der chronischen Phase des traumatischen Prozesses. Zu Beginn steht bei beiden Patientengruppen die Stabilisierungsarbeit im Vordergrund, vor allem bei geschwächter Abwehr und immer da, wo das geschwächte Ich erst so weit restituiert werden muss, dass es die Erschütterung, die eine imaginative und narrative Rekonstruktion bedeutet, verkraften kann.

Selbstverständlich geht der imaginativen Arbeit die Begegnung im Erstgespräch voraus und das Sammeln der nötigen Informationen zur Einleitung einer Behandlung. Bekanntlich gibt es verschiedene Formen und Möglichkeiten eines diagnostischen Erstgesprächs (zum Beispiel tiefenpsychologisch fundiertes und psychoanalytisches). Entsprechend ihrer psychotherapeutischen Sozialisation wird die Psychotherapeutin dieses Erstgespräch gestalten. Bei psychoanalytischer Sozialisation wird sich die Erkenntnisgewinnung vor allem auf objektive, subjektive und szenischen Informationen (Argelander 1970a, 1970b) stützen, und ein entsprechendes Evidenzgefühl (affektive Resonanzprozesse und kognitive Kompetenz) wird dann unter Umständen der Wegweiser hin zu einem Kindheitstrauma sein können.

Szenisches Verstehen, das auch für das Verstehen von Übertragungs- und Gegenübertragungsprozessen außerordentlich hilfreich ist, sucht nicht nur im Erstgespräch, sondern über den gesamten psychotherapeutischen Prozess die folgenden Fragen zu klären:

- „Wie fühlte sich der Patient als Kind gegenüber einem ihn traumatisierenden Erwachsenen, und wie fühlt sich der Patient jetzt in der Übertragungsbeziehung gegenüber dem wie ein Elternteil wahrgenommenen Analytiker? Hilflos, beschämt, abhängig und wütend angesichts eines übermächtigen, kränkenden, geliebten und gehassten Elternteils; welche Strategien hat ein Kind ersonnen, in welche Phantasien sich geflüchtet, um mit diesem traumatisierenden Erleben zu Rande zu kommen?
- Auf welche Weise hat es im späteren Leben immer wieder ähnliche Situationen aufgesucht oder herzustellen versucht, um das ursprüngliche Trauma zu meistern?
- Welche Situationen hat es mit anderen Menschen konstelliert, um jene vertraut familiären Bedingungen wieder vorzufinden?
- Wie hat es der erwachsene Patient verstanden, die ihm nahestehenden Personen immer wieder dahin zu bringen, ihn zu enttäuschen, ihn zu verletzen, zu demütigen oder ihn letztlich zu verlassen?

Nur das Verstehen der vollen Szene, der Subjekt- und der Objektdimension, der Opfer- und der Täterseite, des passiv Erlittenen und des aktiven Bewältigungsversuchs, kann den Analytiker davor bewahren, unbewusst einseitig Partei zu ergreifen und die interaktionelle Qualität menschlicher Beziehungen außer Acht zu lassen (was natürlich nicht ausschließt, kurzfristig und vorübergehend die eine oder die andere Seite zu fokussieren)" (Mertens 1990, S. 74).

5.3 Phasen des psychotherapeutischen Prozesses in der Psychotraumabehandlung

Wir empfehlen, sich diese Fragen präsent zu halten als hilfreichen Kompass für den Klärungsprozess von Affekten in gemeinsam erlebten Szenen.

Motiv der Blume als diagnostisches Instrument

In Verbindung mit den subjektiven Mitteilungen der Patientin oder des Patienten, den objektiven anamnestischen Daten, der szenischen Beziehungsgestaltung und unserem Evidenzerleben können wir als zusätzliches Erkenntnisinstrument in der so genannten diagnostischen Phase das Motiv der Blume einsetzen. Denn es gibt uns gerade auch bei einer chronischen Traumatisierung wichtige Hinweise, wie das Ich/Selbst der Patientin das traumatisch Erlebte verarbeitet hat.

Unsere klinische Arbeit hat uns gelehrt, extremen Störungszeichen beim Motiv der Blume Beachtung zu schenken, denn sie können uns wichtige Hinweise (immer bedenken, dass nur der Gesamtkontext aussagekräftig ist) auf mögliche Traumatisierung geben. Das Motiv der Blume (Krapf, mündl. Mitteilung (1970), in Leuner 1985) vermag das Selbsterleben der Patientinnen und Patienten einschließlich ihrer körperlichen und seelischen Verletzungen gut zu symbolisieren. Es vermittelt uns in seiner symbolischen Verdichtung bedeutsame Aspekte der Selbst-, Objekt-, und Interaktionsrepräsentanzen der Patientin, gibt Auskunft über ihr bewusstes, vor- und unbewusstes Selbsterleben und rückt die bevorzugten Abwehrmechanismen, die immer auch Schutzmechanismen darstellen, sowie Konflikte um das Selbst anschaulich in den Vordergrund.

Bei *akuter Traumatisierung (Krisenintervention)* empfehlen wir allerdings, auf die Vorgabe dieses Motivs zu verzichten, bei *chronischer Traumatisierung* dann, wenn sich Patientinnen und Patienten in der Phase des psychotraumatischen Prozesses (Verlaufsmodell der Traumatisierung) befinden, eine intrusive Symptomatik (Flashbacks, Panikattacken) vorherrschend ist und keine irgendwie induzierte Destabilisierung verantwortbar ist.

In diesen Fällen bieten wir das Motiv *Blume am sicheren und geschützten Ort* an und fokussieren im Tagtraum dann auf die *Blume, die alles hat, was sie zum Gedeihen braucht* (Steiner 2000b).

Wenn wir mit dem Motiv der Blume als diagnostisches Instrument arbeiten, geben uns folgende *Störungszeichen* wichtige Hinweise:

- Blume umschlungen von Stacheldraht, ihre Blätter sind ausgerissen, ihre Wurzeln abgeschnitten,
- Blume, die von einer anderen ganz erdrückt wird,
- Vereiste, verdörrte, erstarrte oder künstliche Blumen,
- abgeschnittene Blumen in einer Vase,
- Blumen, die unter starker Angstentwicklung plötzlich zu schweben beginnen und in Schwarz untergehen,
- Blumen, die in Verbindung zu einer bedrohlichen Szene in Erscheinung treten,
- Blumen, die zertreten, zerrupft oder geköpft werden.

Patientinnen und Patienten, die Blumen mit massiven Störungszeichen imaginieren, bieten wir mittlerweile – wenn möglich noch in der gleichen Sitzung – das Motiv der *Blume* an, *die alles hat, was sie zum Gedeihen braucht.*

Zur Einleitung einer Imagination beginnen wir, wie in der KIP üblich, mit einer Entspannungsvorgabe. Wir bitten die Patientin, die in einem bequemen Sessel sitzt oder die liegt, sich zu entspannen, ruhig zu atmen, sich ein Motiv, zum Beispiel eine Blume, vorzustellen und all das mitzuteilen, was in ihrer Vorstellung entsteht. Dabei ist es wichtig, den Begriff „Vorstellen" zu gebrauchen, da er die aktive Seite dieser Tätigkeit betont. Wenn die Patientin zu imaginieren begonnen hat, bitten wir sie, alle Wahrnehmungsqualitäten wie Sehen, Fühlen, Riechen und Hören zu aktivieren und auch ihre Gefühle mitzuteilen (Bartel 1984).

Auch in der Psychotraumatherapie bieten wir der Patientin oder dem Patienten je nach Bedürfnis Sessel oder Liege für die Imaginationsarbeit an. Häufig ist es so, dass die Patientin nicht die Augen schließen, geschweige sich hinlegen kann. Auch bei der Entspannung gilt, dass wir die Patientin auf das vorbereiten, was wir vorhaben und sie dann entscheiden kann, ob sie sich einlassen möchte. Selbstverständlich stellen wir ihr frei, die Augen zu schließen oder offen zu halten, zu sitzen oder zu liegen. Dann modifizieren wir die übliche Entspannungsinstruktion so, dass wir das Spüren von Gehalten- und Getragenwerden mit in die Instruktion hineingeben. Diese milde Suggestion soll die Aufmerksamkeit der Patientin auf diese Qualitäten lenken und sie schon in der Entspannung auf Stabilisierendes einschwingen.

- **Entspannungsvorgabe**
  Setzen Sie sich bequem hin, und wenn Sie möchten, schließen Sie die Augen oder lassen Sie sie geöffnet. Wenn Sie die Augen geöffnet lassen, versuchen Sie, irgendeinen Punkt im Raum zu fixieren. Spüren Sie dann, wie Ihr Körper guten Halt im Sessel hat und getragen wird, und spüren Sie Ihre Füße in gutem Kontakt zum Boden, auf dem sie stehen.
  Spüren Sie, wie Sie atmen, und wenn Sie möchten, atmen Sie tief aus und ein. Spüren Sie beim Einatmen, wie sich Ihre Lunge dehnt und eventuell auch Ihr Bauch sich mit Atem füllt. Beim Ausatmen versuchen Sie, Anspannung und Belastung nach außen entschwinden zu lassen.
  Stellen Sie sich vor, wie sich Ihre Muskeln langsam entspannen, lösen und lockern, und spüren Sie es (die einzelnen Körperpartien werden benannt).

Indem wir die Aufmerksamkeit des Patienten immer wieder auf das „Spüren" lenken, regen wir eine differenzierte Wahrnehmung an und können so auch einer möglichen Dissoziation in Form von Depersonalisation entgegenwirken.

- **Motivvorgabe der Blume**
  Stellen Sie sich nun eine Blume vor, irgendeine Blume, und warten Sie geduldig ab, bis sich eine solche einstellt. Auch wenn etwas anderes Ihnen in den Sinn kommen mag, lassen Sie es so geschehen. Wenn eine Blume vor Ihrem inneren Auge auftaucht, dann teilen Sie mir doch bitte mit, was Sie sich vorstellen.

5.3 Phasen des psychotherapeutischen Prozesses in der Psychotraumabehandlung

Fallbeispiel Sahra

Im Erstgespräch und den probatorischen Sitzungen teilte Sahra mit, dass sie seit ihrer Kindheit viel weint und unter Nackenverspannungen, Kopfdruck, Schwindel, Ohren- und Halsschmerzen leidet. Besonders stark seien die Symptome wieder geworden, als ihre Mutter in Kur gegangen und ihre Oma schließlich gestorben sei. Ihr sei aufgefallen, sie träten auf bei Veränderungen, in Situationen, in denen sie denke, einen Fehler gemacht zu haben oder zu machen; wenn sie das Gefühl habe, man wolle sie nicht, aber auch in Stresssituationen (zu viele Personen, in der Tiefgarage, jemand redet laut mit ihr, hauptsächlich ein Mann), wenn sie sich alleine fühle oder das Gefühl habe, nichts zu fühlen.

Sahra, einzige Tochter ihrer Eltern, erfuhr mit 4 Jahren, als sie aus einer Kur zurückkam, in der sie sehr unter Heimweh gelitten hatte, dass die Eltern sich trennen würden, weil der Vater eine andere Frau hatte. Nach der Wiederverheiratung ihrer Mutter seien sie zu ihrem ersten Stiefvater in dessen Elternhaus gezogen. Seine Eltern seien gegen eine Frau mit Kind eingestellt gewesen und hätten sie das immer spüren lassen, sie gar verleumdet. Im Winter hätten sie ihrer Mutter und ihr die Heizung abgedreht. Ihr Stiefvater habe sie ständig kontrolliert. Er habe auch die Toilette offen gelassen, um sie von da aus sehen zu können, ob sie ihren Teller leer esse. Sie habe sich immer vor ihm gefürchtet, habe aber fast gar keine Erinnerungen mehr an diese Zeit. Auch erst durch ein Attest, das ein Arzt ausgestellt habe, wisse sie heute, dass er sie misshandelt habe. Er müsse sie so auf den Kopf geschlagen haben, dass sie eine Gehirnerschütterung davon getragen habe. – Sexueller Missbrauch durch diesen Stiefvater und dessen Vater wird erst im weiteren Therapieverlauf erinnerbar. Sie habe dann längere Zeit bei den Großeltern gelebt, während ihre Mutter weiterhin bei dem Stiefvater bis zur Scheidung geblieben sei. Als sie 14 Jahre alt gewesen sei, habe ihre Mutter erneut geheiratet. Auch mit dem neuen Stiefvater (Frank) habe sie sich nicht so gut verstanden, aber es sei besser gegangen als mit dem ersten.

Ganz wichtig sei immer der Großvater für sie gewesen und ihre vielen Freundinnen, in deren Familien sie sich oft aufgehalten, und wo man sie freundlich aufgenommen habe. Auch ihre Lehrerinnen seien meist verständnisvoll gewesen. Eine habe ihre Mutter angesprochen, ob etwas zu Hause nicht in Ordnung sei, weil sie so oft geweint habe. Aber ihre Mutter habe nur gesagt, sie sei so nervös.

Blumenmotiv

Nach der Entspannungsinstruktion und der Motivvorgabe sagt die Patientin nach einer Weile:
Ich sehe nur noch Dunkel. (– Weint. –) Ich kann sie nicht mehr sehen.
Welche Blume sahen Sie denn?
Eine Sonnenblume, ich liebe Sonnenblumen.
Beschreiben Sie mir doch die Blume, die Sie sahen.
Sie war ganz gelb und leuchtend.

Konnten Sie sehen, wo die Blume stand?
Ja, sie stand vor mir. Ganz nah.
Konnten Sie die Umgebung sehen?
Sie war sehr nah.
Und war sie in der Erde?
Nein.
Wo denn?
Sie schwebte in der Luft, stand in der Luft.
Können Sie sie wieder sehen?
Erst andeutungsweise, es ist alles noch so dunkel.
Versuchen Sie doch in der Erinnerung, sich die Blume noch einmal vorzustellen, und versuchen Sie sich vorzustellen, sie hat alles, was sie zum Gedeihen braucht.
Patientin weint – *ich glaube, sie ist zu weit weg.*
Versuchen Sie doch jetzt in Ihrer Vorstellung noch das zu tun, was Sie gerne tun möchten.

Die Sonnenblume, die der Patientin im Dunkeln verloren geht, verstand die Psychotherapeutin als Ausdruck des Verlustes ihres lebenszugewandten Selbst, das sie in depressiven Phasen immer wieder verliert (... verschwindet im Dunkel) und das dissoziiert (... schwebt in der Luft). Indem die Blume weit wegrückt (... ist zu weit weg), schützt sich die Patientin, so die Annahme, vor einer Begegnung mit dem beschädigten Anteil ihres Selbst, der hinter der Dissoziation zu vermuten ist, und wendet die Aggression für diese Beschädigung gegen sich selbst, indem sie in der Leblosigkeit des Depressiven verschwindet.

Fallbeispiel Larissa
Die zu Beginn der Behandlung 30-jährige Patientin war zwischen dem 13. und 15. Lebensjahr an einer Anorexia Nervosa erkrankt und wurde ein halbes Jahr stationär verhaltenstherapeutisch behandelt, was sie als „Misshandlung und als Brechen meiner Persönlichkeit" erlebte. Einige Jahre später traten Depressionen in unterschiedlicher Ausprägung auf sowie Zwangshandlungen; eine Zeit lang war sie bulemisch. Nachdem sie einen Nervenzusammenbruch erlitten hatte – ein neuerlicher Klinikaufenthalt war ihr eine Horrorvorstellung –, schickte eine verhaltenstherapeutische Kollegin sie in eine analytische Psychotherapie. Larissa kam als Zangengeburt auf die Welt, der ein fünfwöchiger Krankenhausaufenthalt ohne Anwesenheit oder Besuche der Mutter folgte, der man davon abgeraten hatte. Die berufstätige Mutter überließ ihre Kinder (die Patientin hat eine 1½ Jahre ältere Schwester), die ohne Vater aufwuchsen, Tageseltern. Der Mann der Tagesmutter sei sehr streng und wenig freundlich zu ihr gewesen, was sie sehr belastet habe. Seit ihrer Anorexie erlebe sie sich als „die Personifikation einer einzigen anhaltenden Krise".

5.3 Phasen des psychotherapeutischen Prozesses in der Psychotraumabehandlung

Blumenmotiv
Ich hab Schwierigkeiten mit der Blume. Ich sehe eine Rose, und die Dornen sind überdimensioniert. (– Schweigt. –) Die Blüte ist irisiert, kann sich aber nicht so entfalten, ist nicht so überzeugend, sie ist champagnerfarben. Ich bleibe an den Dornen hängen.
Wie sieht die Rose aus?
Am Stiel sehr dick und nach oben hin gebogen.
Und die Blüte, können Sie sich die Blüte noch einmal genau anschauen?
Sie ist noch halb geschlossen und flimmert.
Was löst das in Ihnen aus?
Ich kann es nicht definieren, denke mehr an die Dornen, an denen ich hängen bleiben kann, dass es wie ein Busch ist, und die Blüte, da könnte man sagen, die will schön sein und kann nicht.
Können Sie ihren Duft riechen?
Nein.
Wo steht die Rose? Können Sie sich das vorstellen?
Nein. Die ist eher abgeschnitten im luftleeren Raum. Die ist immer hart an der Grenze, zum Stacheldrahtzaun zu werden, oder so was in der Art.
Was können Sie sonst noch wahrnehmen, vielleicht wie das Wetter ist?
Da ist kein Wetter. Es ist aber wie ein in sich abgeschlossener Raum, grau und düster.
Versuchen Sie vielleicht jetzt, wenn Sie möchten, für eine Weile in Ihrer Vorstellung das zu tun, was Sie gerne tun möchten.
Ich habe irgendwie den Zugang verloren, die Blume ist weg, und der Raum ist noch da und ziemlich eng, und ich versuchte gerade verbissen, den Ausgang zu suchen und stellte fest, dass das alles so nicht geht, und dann habe ich versucht zu entspannen.
Nach dem Tagtraum meint sie:
Ich habe fast gespürt, wie das ist, in einem Dornenbusch hängen zu bleiben. Als ich mich in dem engen Raum befand, überlegte ich zwischendurch, ob ich die Tür überhaupt will. Doch, es war ein Loch in der Mauer und ein Baum und eine Quelle, aber all das war so weit weg. Der Baum war überhaupt eher da als die Blume, ich habe mich ablenken lassen.
Und dachten, Sie müssen brav das machen, was vorgegeben wird.

Die überdimensionierten Dornen, so wird angenommen, symbolisieren die massiven autoaggressiven Tendenzen der Patientin, die auch hier wieder als Wendung der Aggression gegen die eigene Person fungieren. In der Verhinderung ihrer Selbstentfaltung (… kann sich aber nicht entfalten) und der Verdinglichung ihrer Person, so die Selbstwahrnehmung, bleibt von der Rose wenig übrig, wird diese wie zum Stacheldraht, der sie von der Welt isoliert und die Anderen von ihr abhält, so dass sie schließlich im Klaustrum ihrer Isolation sitzt. Dabei hat ein Teil ihrer Person aufgegeben, noch einen Ausweg aus dieser Situation zu suchen.

Doch findet sie im Tagtraum einen Ausgang, Baum und Quelle sind noch in der Ferne, aber schon in Sicht. Dies teilt sie aber zunächst der Psychotherapeutin nicht mit, so als befürchte sie, dass diese ihr die eigene Vision nehmen würde (Über-Ich-Übertragung). Zumal sie sich in ihrem Erleben schon vom zuerst gesehenen Baum ablenken ließ und der Vorgabe einer Blume gefolgt war, was mit großer Wahrscheinlichkeit alte Aggressionen gegen die Forderer aus der Kindheit wachgerufen hat.

Beispiel aus einem Seminar
Wir möchten jetzt noch ein Beispiel zum Blumenmotiv bringen, das in einem Seminar zum Thema „Scham und Narzissmus" in der Eingangsrunde als stiller Tagtraum vorgegeben und von einem Kollegen imaginiert wurde, dessen Bezug zu einer traumatischen Vorgeschichte sich noch in diesem Seminar erhellen ließ. Wir wählen es deshalb aus, weil es in enormer Verdichtung die zentrale traumatische Bedrohungssituation symbolisiert und die hohe Aussagekraft, die in diesem Motiv verschlüsselt ist, veranschaulicht.
Eine Kletterrose vor dem Haus meiner frühen Kindheit, und es ist eine Hummel darin, die rumkrabbelt. Dann ist mir eine Szene eingefallen von einem Fink, der da nistete und sich einen Nylonfaden in das Nest eingebaut hatte. Ich stehe da und sehe, wie der Fink sich plötzlich in diesem Faden verfängt, auf und nieder fliegt, sich fast stranguliert, und ich gerate in Panik und schreie nach meiner Mutter, die schließlich den Faden abschneidet, so dass der Vogel wieder fliegen kann. Es war schrecklich. Jetzt, wenn ich darüber nachdenke, habe ich den Eindruck, diese Szene spiegelt meine jetzige Situation wider und ich spüre, viel Wut ist da. Ich spüre meinen Wunsch nach Autonomie und gleichzeitig soll ich sie nicht haben dürfen, und ich komme mir vor wie der Vogel, der sich in seinen Bemühungen zwischen Nest und Futterbeschaffung beinahe stranguliert.
Der Kollege imaginiert einen Tag später in einem Tagtraum, in dem der Erwachsene seinem inneren Kind und dem Wunschkind begegnet, folgende Szene:
Ich sehe Füße auf einer Eisfläche, das Eis ist zu dünn, um mich zu tragen, und ich denke, ich will mir das heute nicht antun. Es ist eine endlose Eisweite und es ist, als ob der Film reißt. Ich drehe völlig weg und sehe dann eine Eisdecke und ein Baby, das unter dem Eis treibt, und ich hole es aus dem Eiswasser heraus und trage es schließlich in Tüchern auf meinem Rücken. Dann werde ich kleiner und bin am Strand von Jesolo mit meinem italienischen Freund, der so war, wie ich gerne sein wollte, und es gibt einen Katamaran, den wir bestaunen und mit dem wir gerne einmal fahren und uns vom Wind die Segel aufblähen lassen würden.
Zu dem Tagtraum fällt ihm ein:
Meine Mutter wollte sich umbringen, weil sie die Schwangerschaft nicht aushielt, sie kotzte nur noch, und mein Vater konnte sie nur mit Gewalt davon abhalten. Früher bekam ich immer, wenn es auf meinen Geburtstag zuging, schwere Depressionen, und einmal in diesem Zusammenhang erzählte mir meine

Mutter, dass sie sich erhängen wollte, als ihr wieder so schlecht war während der Schwangerschaft.
Wir können hier erkennen, wie der Seminarteilnehmer im ödipalen Alter von 6 Jahren (Mitteilung in der Nachbesprechung) die Befruchtung einer Rose beobachtet und dies mit einem spezifischen realen Erlebnis verknüpft, dessen lebensgeschichtliche Bedeutung sich aber erst im Weiteren erhellen wird. Bewusst verknüpft er das Taggeträumte mit seiner anstrengenden Gegenwartssituation, als Familienvater zwischen Beruf und Familie hart gefordert zu sein. Symbolisiert wird im Tagtraum, dass es um Nestbau, um Einnistung geht und um den Kollegen als hilflosen Beobachter, der einem Geschehen ausgeliefert ist und dem die Mutter dann einen befreienden Ausweg verschafft. Zunächst könnte man annehmen, der Kollege sei teilnehmender Beobachter eines tragischen Geschehens geworden, was dann doch mit einer Befreiung endet. Auf der Ebene der ödipalen Phantasie könnte man annehmen, der Kollege habe in verschobener Form eine hinrichtende Kastration für seine inzestuösen Wünsche mit der Mutter dargestellt und die Wunschphantasie, dass seine Mutter diese doch nicht durchführe und ihn stattdessen befreien, gar befreiendes „Vögeln" ermöglichen könnte.

All das kann zutreffen, hinzu kommt aber als entscheidende genetische Rekonstruktion, dass dieser Imagination traumatische Erfahrungen zu Grunde liegen, nämlich sich nicht einnisten zu sollen, stattdessen abgetrieben zu werden (Kind unterm Eis), nicht leben zu sollen, und dass sich die Mutter mit dem quälenden Gedanken trug, sich zu erhängen – dies aber nicht tat und so metaphorisch gesprochen den Nylonfaden durchschnitt, so dass sie und der berichtende Kollege (Vogel) am Leben bleiben konnten.

Motiv der Blume, die alles hat, was sie zum Gedeihen braucht
Hat die Patientin oder der Patient eine Blume mit auffälligen Störungszeichen imaginiert, bieten wir noch in der gleichen Sitzung das Motiv der alternativen Blume an, einer *Blume, die alles hat, was sie zum Gedeihen braucht*. Warum gehen wir so vor?

Zunächst einmal wollen wir der Patientin, für die die Konfrontation mit mehr oder weniger massiven Störungszeichen einen partielle Destabilisierung ihres Ichs bedeutet, damit eine Möglichkeit zur Stabilisierung eröffnen und ihr zeigen, wie sie durch das Generieren entsprechender Vorstellungen sich selbst stabilisieren kann und keine Regression zu alten Ängsten erfahren muss. Die Reaktionen der Patientinnen und Patienten in der klinischen Praxis zeigen eindeutig, dass dem Initiieren einer wachstumsfördernden Imagination diese Wirkung innewohnt. Imaginationen, die positives Wachstum anvisieren und betonen und die dazu auffordern, einen solchen Wachstumsprozess zu generieren, vermitteln der Patientin, dass sie potenziell in der Lage ist, eine veränderte Selbstkonzeptvorstellung kreativ zu entwerfen und die „regulatorische Kraft der Phantasie" (Dornes 2004b, S. 187) zu erfahren. Wir machen der Patientin bzw. dem Patienten mit dieser Vorgabe auch ein metaphorisches Entwicklungsangebot und bringen unsere Vorstellung ein, was der psychotherapeutische Prozess in Zukunft an Entwicklungsmöglichkeiten beinhalten könnte. Wir empfinden uns hier in Übereinstimmung mit einer Vorstellung von Winnicott, die er in einem Brief an Klein (1952) zum Ausdruck brachte, als er den Psychoanalytiker metaphorisch mit einem Gärtner verglich, der eine Narzisse wachsen lässt, was für ihn bedeutete, durch hinreichend gute Pflege der Zwiebel die Möglichkeit zu verschaffen, sich zu einer Narzisse zu entfalten (vgl. Winnicott 1987).

Wenn wir diese Metaphorik als eine angemessene Umschreibung für den psychotherapeutischen Prozess verstehen, so beinhaltet das Arbeiten mit dem alternativen Blumenmotiv, Patienten einen Möglichkeitsraum für potenzielle Selbstentfaltung und -entwicklung zu eröffnen und bereitzustellen.

> **Motivvorgabe der Blume, die alles hat, was sie zum Gedeihen braucht**
> Stellen Sie sich jetzt eine Blume vor, die Ihnen gefällt und stellen Sie sich einen Ort vor, an dem sie wachsen und gedeihen kann, wo sie alles bekommt, was sie zum Leben braucht. Stellen Sie sich vor, wie sie sich Nahrung aus dem Boden holt und diese sie ernährt. Versuchen Sie zu spüren, wie die Wurzeln sich in der Erde anfühlen und sie sich ihre Nahrung über die Wurzeln holt und die ganze Pflanze davon ernährt wird. Stellen Sie sich den Stängel und die Blätter vor und die Blüte und versuchen Sie, sie mit all Ihren Sinnen wahrzunehmen. Stellen Sie sich dann noch weiter vor, wie die Sonne angenehm die Blume mit Licht und Wärme versorgt, und spüren Sie es.

Diese Vorgabe kann im weiteren Verlauf der Psychotherapie zur Stabilisierung immer wieder vorgegeben werden und zu einem späteren Zeitpunkt imaginativ mit an dem sicheren, geschützten Ort situiert werden oder in einer Landschaft, die gefällt.

> **Fallbeispiel Daniela**
> Die 25-jährige Patientin, die sich vor Beginn der Psychotherapie für sechs Wochen in einer stationären Heilbehandlung in einer Abteilung Psychosomatik/Psychotherapie befunden hatte, teilte der Psychotherapeutin in den probatorischen Sitzungen mit, warum sie sich in stationäre Behandlung begeben hatte. Sie habe kein Körpergefühl mehr gehabt, würde ihren „Körper nicht mehr spüren". Außerdem könne sie keinen sexuellen Verkehr mehr ertragen, habe inzwischen eine regelrechte „Antisexhaltung" entwickelt. Daneben quälten sie wiederkehrende Angst- und Panikattacken, die in unregelmäßigen Abständen auftreten würden. Sie leide unter Magenschmerzen, die in Stresssituationen häufig aufträten und ihr intensive Schmerzen verursachten. Oft habe sie Durchschlafprobleme und schneide sich in Stresssituationen, in denen sie häufiger zur Entspannung Alkohol konsumiere.

5.3 Phasen des psychotherapeutischen Prozesses in der Psychotraumabehandlung

Bei der Motivvorgabe: „Blume, die alles hat, was sie zum Gedeihen braucht" schweigt die Patientin zunächst.
Können Sie darüber sprechen, was ist?
Bilder in den Sinn kriege ich nicht.
Was kommt denn?
Vom Dunkel wird es hell, wird es violett und geht auch wieder zurück hin zum Dunkeln.
Wie fühlt es sich an?
Es pulsiert, es ist lebendig, es bewegt sich was.
Und können Sie mal gucken, ob daraus irgendwie eine Blume erscheinen kann?
Es kommen nur noch Nebelschwaden, und es verdunkelt sich – vor dem geistigen Auge kommt vielleicht eine Rose.
Bleiben Sie mal bei dem geistigen Auge.
Es ist eine Rose, wie man sie im Blumenladen bekommt, abgeschnitten, ein weißer Hintergrund, eher künstlich, wie aufgemalt. Die Blüte ist rot, die Blüte ist eigentlich offen.
Können Sie vielleicht ihren Geruch riechen?
Er ist eher unangenehm. Es hat was von stickig.
Sehen Sie den Stiel und die Blätter?
Ja.
Wie sind die?
Der Stiel ist sehr gerade, und die Blätter sind rechts und links angeordnet, fast symmetrisch. Es sieht mehr wie eine Plastikrose aus, ich glaube, es ist sogar eine.
Bitte versuchen Sie jetzt, sich eine lebendige Rose in ihrer natürlichen Umgebung vorzustellen, mit den Wurzeln in fruchtbarer Erde. Alles ist vorhanden, was die Rose zum Gedeihen braucht.
Es ist jetzt mehr eine Wildrose, rosafarben.
Stellen Sie sich vor, wie die Rose sich über ihre Wurzeln all das aus der Erde holt, was sie zum Gedeihen braucht.
Es geht bis zum Magen, da ist Ende.
Versuchen Sie dieses Hindernis zu überwinden, dafür zu sorgen, dass die ganze Rose ausreichend ernährt und versorgt wird.
(Die Patientin schweigt.)
Geht das?
Ja, ich muss es rechts und links vorbeipressen, das Lebensnotwendigste geht durch.
Stellen Sie sich auch vor, wie angenehme Sonnenstrahlen auf die Rose fallen und wie sich die Rose damit fühlt, wie es ihr gut tut, und stellen Sie sich eine angenehme, sichere, geschützte Umgebung vor.
Zum Schluss stand die Rose unter einer Eiche, ein bisschen im Schatten. Am Anfang stand sie auf einer Wiese, ein bisschen an einem Hang. Die freie Sonne war mir lieber auf der freien Wiese, aber die Eiche war irgendwie wichtig.

In diesem Tagtraum wird deutlich, wie die Patientin durch die Vorgabe der Blume, die alles hat, was sie zum Gedeihen braucht, sich aus einer unlebendigen, in ein künstliches und zwanghaftes Gerüst gezwängten Selbstvorstellung befreien und eine alternative lebendigere Vorstellung entwerfen kann.

Arbeiten mit dem Motiv der Blume in späteren Therapiephasen
Auch in späteren Phasen der Psychotherapie ist das Blumenmotiv gut geeignet, um festzustellen, wie sich das Selbst der Patientin oder des Patienten momentan repräsentiert beziehungsweise symbolisiert. Da, wo wir den Eindruck haben, die Patientin oder der Patient benötigt vor allem einen gedeihlichen Selbstentwurf zur Ich-Stärkung, situieren wir das alternative Blumenmotiv an einem sicheren und geschützten Ort.

Bei den beiden folgenden Fallbeispielen wird das Motiv der Blume, die alles hat, was sie zum Gedeihen braucht, zu einem späteren Zeitpunkt in der Psychotherapie den Patientinnen erneut angeboten und mit der Vorgabe eines sicheren und geschützten Ortes verbunden. Dieses Motiv zur narzisstischen Restitution eignet sich gut, um Patientinnen und Patienten in einer positiveren Selbstwahrnehmung zu stabilisieren.

Fallbeispiel Sahra
Heute ist alles ganz arg dunkel. Von der rechten Seite aus hatte ich den Eindruck, da ist eine violette Blume, violett, offen und in der Mitte schwarz, wo die Samenfäden sind. Dann wollte etwas Pinkfarbenes durch, es kam aber nicht so weit.
Was können Sie von der violetten Blume noch sehen?
Sehen nichts, nur erahnen. Sie hat viele dünnere Blütenblätter.
Mögen Sie versuchen, sie mit Ihren Sinnen zu erfassen, vielleicht riechen, wie sie riecht, oder vorsichtig anfassen?
Es ist eine ganz zarte Blume, so an den Blütenblättern, und ganz weich.
Mögen Sie sich einmal den Stängel vorstellen, von dem die Blüte getragen wird, mit den Blättern, bis hin zu den Wurzeln in die Erde?
Komisch, gerade hatte ich das Gefühl, dass die Blüte größer wird beziehungsweise das Dunkle, die Staubgefäße. Jetzt habe ich das Gefühl, es sind mehrere Reihen Blütenblätter und dass es oben zugehen muss, damit das Schwarze nicht noch größer wird, es macht mir Angst.
Wie sieht es aus?
Wie bei einer Mohnblume innen drin.
Ja, dann versuchen Sie sich vorzustellen, wie sich die Blüte schließt.
Ja, jetzt ist es auch ein bisschen heller geworden, nachdem ich gesagt habe, dass mir das Angst macht. Jetzt habe ich auch das Gefühl, dass die Blume Sonne braucht und Wärme.
Dann stellen Sie es sich vor.
(Die Patientin schweigt.)
Geht das?

5.3 Phasen des psychotherapeutischen Prozesses in der Psychotraumabehandlung

Ja, und es tut auch gut. Sie hatte auch am Anfang am Stiel keine Blätter, aber jetzt habe ich das Gefühl, durch die Sonne und Wärme entwickelt sie welche und kommt sie auch in Kontakt mit anderen, sonst ist sie so alleine. Ohne Blätter ist es gar nicht gut, dass sie in Kontakt kommt mit anderen, die Blätter schützen sie, wenn sie das will.
Und Schutz zu haben, wenn sie das will, ist ganz wichtig.
Jetzt wird das Schwarz auch wieder kleiner, und die Blütenblätter oben größer. Jetzt waren noch mehrere Blumen da, die ihr Gesellschaft leisten.
Ja, und dann stellen Sie sich vor, wie all diese Blumen zusammen im Sonnenlicht stehen, es hell ist und sie erwärmt werden. – Lassen Sie die Wärme sich ganz ausbreiten – ganz ausbreiten, spüren Sie es – mit diesem Gefühl der Wärme kehren Sie langsam wieder hierher zurück.
(Die Patientin schweigt.)
Wie ist es Ihnen ergangen?
Mir ist es ganz gut ergangen, als die Sonne kam und die größeren Blätter am Stiel, und dann kamen die anderen Blumen, und kurz kam der Chef aus R., und dann war die ganze Stimmung kaputt.
Dieser Chef aus R. sorgt für schlechte Stimmung.
Ja, obwohl er im Moment krank ist. Keiner traut sich, sich mit dem anzulegen, auch der übergeordnete Chef nicht, alle haben Angst und kuschen.

Geht man davon aus, dass die Staubgefäße für die mögliche Befruchtung der Blume stehen, scheint hier beängstigende Sexualität symbolisiert und thematisiert zu sein. Die Angst, die das bedrohliche Schwarz auslöst und vor der sich die Blume verschließen möchte, wird von der Patientin angesprochen. Von der Psychotherapeutin wird sie darin unterstützt, ihrem Wunsch nach Schutz nachzugehen und dem, was die Blume ihrer Vorstellung nach benötigt (Sonne und Wärme). In ihrer Befindlichkeit und in ihren Vorstellungen so wahrgenommen, kann sie in ihrem Erleben Bezogensein entstehen lassen und damit ein In-Kontakt-Sein mit anderen. Dadurch ändert sich die Stimmung, wird es heller und freundlicher, bis durch den „übergordneten Chef" wieder Angst und Unterwerfung als Thema in den Vordergrund rücken.

Schützende und bergende Räume und Orte aufsuchen

Das Aufsuchen schützender und bergender Räume ist ein Phänomen, das sich teilweise spontan bei Patientinnen und Patienten im Verlauf einer Imagination einstellt, oder ganz bewusst von Seiten des Psychotherapeuten angeboten wird. Bereits in der Grundstufe der KIP, wenn es darum geht, die Patientin bzw. den Patienten anzuleiten, sich erstmals verstärkt mit Material aus dem Unbewussten zu konfrontieren (Motiv des Waldrandes), wird sie gebeten, sich gleichzeitig einen schützenden und bergenden Ort vorzustellen (Schutz hinter einem Busch, in einer Mulde in der Erde) (Leuner 1985, 1989). Der *sichere Ort*, der dann Ende der 1980er

Jahre gezielt durch Jollet, Krägeloh und Krippner (1997) in die KIP eingeführt wurde, diente vor allem dazu, Patientinnen und Patienten, die damals als Borderline-Persönlichkeitsstörung diagnostiziert worden waren, ein adäquates Einstiegsmotiv anzubieten, ohne dass sie von angstmachenden Gefühlen überflutet wurden. Die Einführung des geschützten Raumes als Motiv der Imaginationsarbeit ermöglichte es dieser Patientengruppe, ein Gefühl der inneren Sicherheit und der Kontrolle zu etablieren. Im Laufe der Jahre wurde auch von anderen Therapieschulen, die mit Traumapatientinnen und -patienten arbeiten, dieses Motiv übernommen. Mittlerweile gilt es in den meisten Psychotherapieverfahren als Standardmotiv, da es wie kein anderes Motiv dazu geeignet ist, den traumatisierten Patientinnen und Patienten erstmals wieder die Chance zu geben, in sich Sicherheit zu gewinnen und die Möglichkeit der Kontrolle zu spüren.

Die Bedeutung eines sicheren, schützendes Ortes oder Raumes für Mensch und Tier ist grundlegend. Haben wir keinen solchen, erstreben wir ihn mit all unserem Vermögen und unserer Sehnsucht. Metaphern für einen solchen Ort der Sicherheit und Geborgenheit sind u. a. das „gelobte Land", der „sichere Hafen", die „schützenden vier Wände", das „Dach über dem Kopf". Besonders da, wo der Mensch sich unsicher und ungesichert, ausgeliefert, verlassen, geängstigt, gedemütigt oder sonstwie grausam behandelt erlebt, gar der Gräuel von Krieg, Verfolgung, Folter oder Lager ausgesetzt ist, wird er sich nach Sicherheit, Geborgenheit und menschlich stützender Bezogenheit sehnen, wird er versuchen, diese Qualitäten zumindest in seiner Phantasie herzustellen.

Wir sind dazu übergegangen, explizit das *Motiv des sicheren, geschützten Ortes, an dem man sich wohl und geborgen erleben kann*, vorzugeben, da es in der Phantasie Sehnsüchte, Wünsche und Bedürfnisse nach Sicherheit wiederbelebt und im besten Fall an früheste Erfahrungen von Beschütztsein durch die beruhigende Anwesenheit der Mutter/der Anderen anschließt. Diese induzierten Imaginationen, eingebettet in die Halt gebende Anwesenheit der Psychotherapeutin oder des Psychotherapeuten, das zeigt die klinische Erfahrung, geben dem grundlegenden Bedürfnis des Menschen nach Sicherheit Nahrung, vor allem in Zeiten, wo dieses Gefühl immer wieder zu entschwinden droht. Sandler hat auf die weitreichende Bedeutung des *Sicherheitsgefühls und -erlebens* in unser aller Leben bereits 1959 aufmerksam gemacht als eines Gefühls, „das so sehr ein Teil unserer selbst ist, dass es den selbstverständlichen Hintergrund unseres alltäglichen Erlebens liefert. Dieses Sicherheitsgefühl ist mehr als die bloße Abwesenheit von Unbehagen oder Angst, sondern eine ganz definitive Gefühlsqualität innerhalb des Ich … Darüber hinaus können wir einen großen Teil unseres üblichen und alltäglichen Verhaltens als ein Mittel ansehen, um ein Minimum an Sicherheitsgefühl zu bewahren. Ein großer Teil des normalen Verhaltens und auch viele klinische Phänomene (gewisse Formen des psychotischen Verhaltens und die Suchtkrankheiten) werden sehr viel verständlicher, wenn man sie als Versuche des Ich betrachtet, diesen Sicherheitsspegel aufrechtzuerhalten" (Sandler u. Sandler 1998, S. 24). Ausgehend von diesem Verständnis können wir feststellen, dass das Motiv des sicheren, geschützten Ortes und alle folgenden Motive zur narzisstischen Restitution dieses

5.3 Phasen des psychotherapeutischen Prozesses in der Psychotraumabehandlung

Bedürfnis nach Sicherheit befriedigen, ein solches Gefühl auszulösen vermögen und dazu angetan sind, einen bestimmten Sicherheitspegel aufrechtzuerhalten beziehungsweise wiederzugewinnen.

Kriterium für den sicheren, geschützten Ort ist, dass die Patientin bzw. der Patient sich sicher fühlt, nicht, dass dieser Ort objektiv sicher ist. Deshalb sollte die Psychotherapeutin oder der Psychotherapeut nicht insistieren, sondern bedenken, dass dieser Ort für den Moment so sicher ist, wie die Patientin ihn in ihrer Phantasie generieren kann, und er im weiteren Verlauf der Psychotherapie noch verändert und umgestaltet werden kann. Es verbietet sich etwa darauf hinzuweisen, dass dieser Ort objektiv gar nicht sicher ist, denn das würde die Patientin zutiefst verunsichern und nicht berücksichtigen, dass es sich um eine Vorstellung/Phantasie handelt, die dem momentanen Sicherheitspegel der Patientin entspricht, welcher nicht identisch mit dem des Psychotherapeuten bzw. der -therapeutin sein muss. In der klinischen Praxis haben wir erlebt, dass es allein der Strahl des Mondes in einem ansonsten finsteren Wald sein konnte, der dieser Patientin ein umfassendes Gefühl der Sicherheit vermittelte. In einem anderen Fall wurde dieser Ort „hinter den Rippen bzw. dem Brustbein" imaginiert („Da ist der Ort, da ist es geschützt, ... da ist es sonnig, da ist auch eine Wiese"). Solche Imaginationen zeigen u. a., dass es keine objektiven Kriterien für einen sicheren, geschützten Ort gibt. Wir empfehlen, die Vorstellung des sicheren Ortes und das Spüren dieser Vorstellung ständig miteinander in der Anleitung zu verbinden und dem Empfinden angenehmer Gefühle so breiten Raum zu geben.

Technisch betrachtet, nutzen wir anfänglich die Fähigkeit der Patientin bzw. des Patienten zur Dissoziation, um die realen inneren und äußeren Bedrohungen und Schwierigkeiten auszublenden, so dass dem imaginierten Ort alles Positive zugeschrieben werden kann. Im weiteren Verlauf des Tagtraums werden wir die Patientin dazu anregen, sich diesen Ort genau anzuschauen, eventuell zu überprüfen, ob alles so sicher ist, wie sie es möchte, ob sie noch etwas verändern will. Denn die Möglichkeit, im Als-ob-Modus der Phantasie etwas zu verändern, schafft das Gefühl der Handlungskompetenz und der Kontrolle.

In der Behandlung traumatisierter, destabilisierter Patientinnen und Patienten haben wir es uns mittlerweile zum psychotherapeutischen Prinzip gemacht, den sicheren und geschützten Ort oder Raum als Ausgangsbasis für die weitere therapeutisch imaginative Arbeit zu nutzen. So wird er im gesamten psychotherapeutischen Prozess, später zusammen mit den hilfreiche Gestalten, zum ständigen Begleiter und damit zum konstanten Repräsentanten von Sicherheit und Schutz, der auch mit dem psychotherapeutischen Raum und dem Psychotherapeuten bzw. der Psychotherapeutin assoziiert ist und der entwicklungsfördernd wirkt. Im Verlauf der Psychotherapie zeigt sich oft, dass sich dieser Ort über die Zeit verändert, während bestimmte Details gleich bleiben. Es ist für Patient und Psychotherapeut aufschlussreich, was sich wie ändert und was konstant bleibt.

Es gibt verschiedene Möglichkeiten, dieses Motiv vorzugeben. Wir haben folgende Instruktionen erprobt und dabei festgestellt, dass die zweite, suggestivere, den Patientinnen und Patienten von Anfang an mehr Sicherheit und Halt in der psychotherapeutischen Beziehung vermittelt und empfehlen deshalb, bei traumatisierten Patientinnen und Patienten die zweite Instruktion zu wählen.

- **Motivvorgabe „sicherer und geschützter Ort" (Instruktion I)**
  Versuchen Sie bitte, sich einen Ort vorzustellen, an dem Sie sich sicher und geschützt fühlen.

Fallbeispiel Jochen
Der 36-jährige Patient leidet seit Monaten an einer nicht auszuhaltenden inneren Spannung. Er könne nicht mehr schlafen, sei ständig fahrig und unkonzentriert, so dass er seinen Beruf kaum mehr ausüben könne. Alpträume mit ihn sehr ängstigenden aggressiven Inhalten begleiteten ihn fast jede Nacht.
Ich bin in einer Höhle. Diese ist ganz eng und völlig geschlossen. In der Mitte ist eine Pritsche aus Steinen. Es ist ganz dunkel in diesem Raum.
Wie fühlen Sie sich dort?
Ich fühle mich gut und bin schon viel ruhiger.
Schauen Sie sich einmal um, ob es etwas gibt, was Sie verändern möchten.
Es gibt noch einige Ritzen, die muss ich noch mit einem Stoff abdichten, damit auch nichts durch diese Ritzen gelangen kann. Ich mache mich an die Arbeit, bis nirgendwo mehr etwas Licht durchscheint.
Wie geht es Ihnen jetzt?
Ich merke, dass ich immer ruhiger werde.
Schauen Sie sich noch einmal um, ob jetzt alles richtig ist.
Da hängt eine Spinne, die sich von der Decke herunterbewegt, die trete ich sofort tot. Jetzt ist nichts anderes außer mir mehr in diesem Raum.
Was möchten Sie noch tun?
Ich möchte mich auf die Pritsche legen und ausruhen.
Wie geht es Ihnen dort?
Sehr gut, ich fühle mich ganz ruhig und sicher.
Dieses Motiv wurde in den folgenden Stunden mehrfach vorgegeben. Der Patient erlebte immer mehr das Gefühl der Ruhe, konnte aufstehen und bahnte sich langsam einen Weg aus der Höhle, in der er sich einen kleinen schwarzen Kasten gebastelt hatte. Mit diesem ging er auf die vor der Höhle liegende Wiese. Dort waren einige Menschen, die er mit Hilfe des kleinen schwarzen Kastens „ausknipste", die dann reglos am Boden lagen. So konnte er sich ihnen nähern, sie anschauen, später auch berühren, um sie zu spüren. Schließlich knipste er mit dem Gerät die Menschen wieder an, ohne Angst vor ihnen zu haben. Gegen Ende der Sequenz fühlte er sich so sicher, dass er den Kasten nicht mehr benötigte und ihn wegwarf.

- **Motivvorgabe „sicherer und geschützter Ort" (Instruktion II)**
  Stellen Sie sich irgendeinen Ort vor, an dem es Ihnen gefällt und wo Sie sich sicher, geschützt, wohl und geborgen fühlen. Versuchen Sie, diesen sicheren

5.3 Phasen des psychotherapeutischen Prozesses in der Psychotraumabehandlung

> geschützten Ort in Ihrer Vorstellung deutlicher und immer deutlicher werden zu lassen und stellen Sie sich vor, dass Sie als erwachsene Person an diesem Ort gegenwärtig sind und all das vorfinden, was Sie im Moment brauchen, um sich sicher, geschützt, wohl und geborgen zu fühlen.

Wenn dieses Motiv das erste Mal vorgegeben wird, formulieren wir weiter:
> Kein anderer Mensch außer Ihnen kann diesen Ort betreten, es sei denn, dass Sie das wünschen. Deshalb entscheiden Sie auch, ob Sie mir Ihre Vorstellungen jetzt mitteilen oder nicht. Wichtig ist nur, dass Sie in Ihrer Vorstellung darauf achten, dass Sie sich wirklich sicher und geschützt erleben, und versuchen Sie mit allen Sinnen zu spüren, wie sich das anfühlt.

Im weiteren Verlauf der Psychotherapie lautet die Instruktion:
> Und jetzt stellen Sie sich wieder Ihren sicheren und geschützten Ort vor, an dem Sie als erwachsene Person gegenwärtig sind und an dem Sie sich ganz sicher, geschützt, wohl und geborgen fühlen. Versuchen Sie, diesen sicheren geschützten Ort in Ihrer Vorstellung deutlicher und immer deutlicher werden zu lassen und stellen Sie sich wieder vor, dass Sie an diesem Ort all das vorfinden, was Sie im Moment brauchen, um sich sicher, geschützt, wohl und geborgen zu fühlen, und nehmen Sie es mit all Ihren Sinnen wahr, und wenn sie möchten, teilen sie mir dann mit, was sie sich vorstellen, damit ich sie begleiten kann.

Was die Vorgabe der Adjektive „sicher, geschützt, wohl und geborgen" angeht, so intendieren wir mit dieser Vorgabe, die Patientin bzw. der Patient möge entsprechende Szenen von Sicherheit, Schutz, Geborgenheit und Ruhe phantasieren und entsprechende Gefühle entwickeln bzw. zulassen. Wenn dies gelingt, ist damit ein Zustand psychophysischer Entspannung (Leuner 1985) verbunden, der es mit ermöglicht, sich ein Stückchen zu öffnen und kleine Inseln des Vertrauens in die therapeutische Arbeitsbeziehung einzubauen. Wenn der sichere geschützte Ort gefunden ist, wird der Patient in Anlehnung an Bartel (1984, S. 124) angeleitet, mit allen Sinnen zu spüren, wie er sich jetzt an diesem Ort fühlt. Er wird auch angeregt, den sicheren und geschützten Ort noch weiter auszugestalten, wenn er sich in ihrer Phantasie dort noch nicht ausreichend sicher und geschützt erlebt. Auch hier erscheint es uns wieder wichtig, den Patienten oder die Patientin darauf hinzuweisen, dass sie in ihrer Vorstellung diesen Ort/Raum entsprechend ihrem Bedürfnis nach Sicherheit, Schutz und Kontrolle generieren kann. Der Patient wird gebeten, alles so einzurichten, dass er sich in seiner Vorstellung schließlich sicher, geschützt und geborgen erleben kann.

Bei schwer geschädigten Patientinnen und Patienten kann dieser sichere, geschützte Ort auch außerhalb der Erde auf einem fremden Planeten oder in einer Märchenwelt situiert sein (Reddemann u. Sachsse 1996). Wir haben in solchen Fällen die Erfahrung gemacht, dass dieser Ort im Weltraum oder tief unter der Erde gelegen oder hermetisch abgeschlossen sein kann, wie bei dem Patienten

Jochen des Fallbeispiels, der sich seinen geschützten Ort so abgeschlossen vorstellte, dass ja nichts mehr von außen eindringen konnte.

Wenn der Patient wahrnehmen kann, wie er sich an diesem Ort sicher und geschützt fühlt, schlagen wir ihm am Ende der Imagination vor, diese Vorstellung mit einer Geste (Reddemann u. Sachsse, mündl. Mitteilung) und so mit einer anderen Sinnesmodalität zu verbinden, damit diese ihn immer dann, wenn er es braucht, zum sicheren, geschützten Ort führen und an ihn erinnern kann.

Es wird dem KIP-kundigen Leser aufgefallen sein, dass die Intervention, dem Patienten freizustellen, ob er die Psychotherapeutin an seinem Imaginationsprozess teilhaben lässt, von der klassischen KIP-Vorgabe abweicht. Dort stellt das dialogische Miteinander die Brücke zwischen imaginierendem Patienten und begleitendem Psychotherapeuten dar. Wir wollen diese Abweichung von der klassischen KIP-Vorgabe im Folgenden begründen.

Wenn es darum geht, dass die Patientin sich in unserer Gegenwart einen Schutzraum kreiert und wir das ernst nehmen, müssen wir ihr auch die *Möglichkeit der Grenzsetzung* uns gegenüber einräumen und sie respektieren. Denn vor allem Beziehungstraumatisierte müssen immer auch erproben, wie ernst wir ihren Wunsch nach Abgrenzung nehmen. Eine Vorgabe, die der Patientin Entscheidungsfreiheit hinsichtlich der Mitteilung ihres Tagtraums lässt, räumt ihr nicht nur diese ein, sondern gewährt ihr auch Freiheit zur Abgrenzung. Das Gewähren dieser Möglichkeit stellt unseres Erachtens eine zentrale vertrauensbildende Maßnahme dar. Patienten, so unsere Erfahrung, die nicht während des Tagtraums kontinuierlich mitteilen, was sie sich vorstellen, tun das in aller Regel nach seiner Beendigung und informieren uns auf diese Weise über das Geschehen.

Wenn wir aber nicht mit *stabilisierenden narzisstisch restitutiven Motiven* arbeiten, sondern mit mehr *konfrontativen Motiven*, ist die dialogische Beziehung und damit auch das Mitteilen des Tagtraums gefordert, was der Patientin bzw. dem Patienten einleuchtend begründet werden kann.

Auch was das Beenden eines Tagtraumes angeht, weichen wir mit unserer Vorgabe von der klassischen KIP ab. Wir sagen der Patientin, die stets so angeleitet wird, dass sie in ihrer Vorstellung wieder an ihren sicheren, geschützten Ort, in die Obhut der hilfreichen, schützenden Gestalten zurückkehren kann:

> Und nun stellen Sie sich darauf ein, langsam und allmählich wieder mit Ihrer Aufmerksamkeit ganz zurückzukehren in den Therapieraum, aber mit der Gewissheit, dass Sie jederzeit wieder an Ihren sicheren, geschützten Ort, in die Obhut der hilfreichen, schützenden Gestalten zurückkehren können, wenn Sie das wollen.

Die folgenden beiden Fallbeispiele mögen illustrieren, wie Patientinnen und Patienten sich auf das *Motiv des sicheren und geschützten Ortes* einzulassen vermögen. Sahra wurde bereits in Verbindung zum *Blumenmotiv* vorgestellt. Sahras erster Tagtraum fand ziemlich zu Beginn der analytischen Psychotherapie statt. Das nun folgende Beispiel stammt aus einer wesentlich späteren Zeit, als sie ein Stück zu ihrer Lebendigkeit zurückgefunden hatte und sich auf eine Beziehung mit einem

5.3 Phasen des psychotherapeutischen Prozesses in der Psychotraumabehandlung

Mann einlassen konnte, den sie einige Zeit später heiratete und mit dem sie mittlerweile einen Sohn hat (wir werden noch mehr davon hören). Dorothea kommt als Fallbeispiel neu hinzu, wird jedoch im weiteren Verlauf noch häufiger angeführt werden.

Fallbeispiel Sahra
Ich kann den Ort gar nicht sehen, nur spüren, dass er rechts oben ist. Kann der auch im Himmel sein?
Ja, wo er auch immer für Sie ist.
Die Patientin schweigt – dann sagt sie:
Ich habe den sicheren Ort nur gespürt und gewusst, wenn er da ist, dann ist es der Opa, und dann kam eine Träne, und dann wurde es heller, und dann ging es mir gut. Gegen Schluss hin war es so, als würde die Wolke sich bewegen und von blau ging sie immer mehr ins Weiß. Dazwischen war auch mein Vogel da. Damals, als Opa gestorben ist, hatte ich auch einen Wellensittich, und der ging überall mit hin, und zwei Tage nach Opa starb er auch. Er saß mir auf den Fingern und badete sogar in meiner Hand. Oma hat erzählt, ich sei immer zum Opa gerannt und habe gesagt, ich hätte Angst vor dem ersten Stiefvater. Später, kurz nach der Trennung, begegnete uns der Stiefvater mit dem Auto, und ich zog Oma weg und sagte: „Komm, der bringt uns um."
Der gleichen Patientin war zu einem späteren Zeitpunkt das gleiche Tagtraummotiv wieder angeboten worden, mit der Vorgabe, „und wenn Sie möchten, teilen Sie mir mit, was sie sich vorstellen, damit ich Sie begleiten kann. Sie entscheiden, wie Sie es möchten". Der stumme Tagtraum dauert dann etwa 20 Minuten, schließlich sagt die Patientin:
Jetzt ist mir ganz warm. Schon als Sie anfingen mit der Entspannung, da kamen ganz viele Blüten, orange und rote. Dann war wieder die Schaukel da, und die war wie an einem Heißluftballon fest, und ich schwebte, und es war so, als seien da zwei schützende Hände. Dann waren alle möglichen Bilder da. Es hüpften Frösche durch die Gegend und nackte Menschen waren da, die sich lieb gehalten haben. Gefühl zwischendurch, ich liege wirklich auf der Schaukel, die Unterlage hier ist die Schaukel, und sie schwebt immer mehr Richtung heller. Jetzt sind die Frösche wieder gekommen, und sie hüpfen ganz hoch und es sind ganz viele. Da ist eine Öffnung, wo es immer noch heller wird, aber das ist noch ein Stück Weg. Jetzt ist es wieder ein bisschen dunkler geworden. Jetzt nehme ich auch nichts mehr wahr. Es geht irgendwie rechts rum, nicht mehr, dass ich wegkippe, wie früher in den Tagträumen. Heute ist alles bei mir viel ruhiger. Zum Schluss, als es im Tagtraum nach rechts ging, dachte ich, es kann dann auch nach links gehen, und es ist gar nicht so schlimm, wenn es nicht immer nur geradeaus geht. Was haben da die Frösche gemacht?
Was meinen Sie?
Es war lustig, sie sprangen so hoch, und es waren so viele.
Was verbinden Sie mit Fröschen?

Ich hatte mal Frösche im Glas und hab sie aber wieder rausgelassen und fand es so schön, dass sie so hüpften. In N. im Swimmingpool, da waren auch Frösche, und ich ließ sie von der Hand ins Wasser hüpfen. Vielleicht auch, dass sie hüpfen können, wie sie wollen, es nicht so laut ist, und sie werden nicht geschimpft, wenn sie so hüpfen.

Fallbeispiel Dorothea
Diese Patientin hatte Behandlung bei Pro Familia gesucht und war dann in analytische Behandlung weiter verwiesen worden, nachdem sie eine gute, langjährige Freundin durch Brustkrebs verloren hatte und nach einer Myomoperation an der Gebärmutter sich mit Selbstzerstörungsphantasien plagte. Sie beklagte eine tiefe Traurigkeit, die sie seit ihrer frühesten Kindheit verfolge. Diese sei verstärkt nach dem Tod der Freundin und der Myomoperation aufgetreten. Sie habe einen „Nervenzusammenbruch" gehabt, habe nicht mehr aufhören können zu weinen, weil sie den Gedanken an Selbstmord nicht mehr habe loslassen können. Auch habe sie Bilder gehabt, sich zu ritzen, und sich geschlagen und danach Erleichterung gespürt und sich gefragt, willst du dir denn wirklich wehtun? Diese Gedanken sich wehzutun, beiseite zu schaffen, die kenne sie schon länger. Ihre Selbstzerstörungsphantasien tauchten auch in Träumen auf, aber auch in Konfliktsituationen. In Konfliktsituationen möchte sie am liebsten ihre Gefühle herausschneiden und derjenigen Person, mit der es die Konflikte gäbe, „vor die Füße knallen".
Sie versuche, ihre Gefühle zu verdrängen oder zu überspielen. Ihren inneren zwiespältigen Gefühlskampf empfinde sie als lächerlich und suche ihn zu verstecken. Sie schäme sich für ihre Gefühle und sogar für ihre ganze Person und möchte mit dieser Schwachheit nicht mehr leben. Immer wieder komme diese Traurigkeit, und dann möchte sie sich selbst wehtun und kämpfe mit Selbstzerstörungsphantasien.
Bei der Vorgabe eines sicheren und geschützten Ortes imaginiert diese Patientin wie folgt:
Ich bin gerade allein und spüre einen starken Wind, der mir aber gut tut. Ich bin auf einem Berg und weiß nicht, ob ich fliege, auf jeden Fall schaue ich aufs Meer, und es tut sehr gut. Ich sehe auch keinen Menschen.
Ja, es ist so, wie es im Moment für Sie gut ist, stellen Sie es sich genau vor und spüren Sie es. Versuchen Sie, die angenehmen Gefühle sich ausbreiten zu lassen.
(Die Patientin schweigt.)
Wie geht es Ihnen?
Besser, ich muss mich aber immer wieder an diesen Platz zurückholen, ich spüre, dass da eine Sehnsucht hingeht. Es ist ein schönes Gefühl, wenn die Gedanken mit dem Wind weggehen, das ist sehr angenem.
(Sie schweigt.)

5.3 Phasen des psychotherapeutischen Prozesses in der Psychotraumabehandlung

Wo sind Sie jetzt?
Ich war wieder in der Arbeit verwickelt.
Können Sie noch einmal versuchen, zurückzugehen an Ihren sicheren Ort und ihn sich vorzustellen und das zu tun, was Sie gerne tun möchten?
Geht das?
Ja.
Zu Beginn der nächsten Stunde sagt die Patientin:
Der Tagtraum war für mich sehr entspannend, und ich konnte meine Arbeit mit wesentlich mehr Ruhe tun.

In der ambulanten Praxis sagen wir der Patientin, so wie es Reddemann und Sachsse (1996) für die stationäre Psychotherapie vorgeschlagen haben:
- sie solle sich in ihrer Vorstellung immer wieder dieses sicheren, geschützten Ortes vergewissern, wenn sie es braucht,
- es auch einfach zwischendurch tun, um sich zu stärken,
- oder sich durch die gefundene Geste der Hand an die Existenz des sicheren, geschützten Ortes erinnern.

Die Rückmeldungen unserer Patientinnen und Patienten sowie unserer Ausbildungsteilnehmerinnen und -teilnehmer zeigen, dass ein solches Vorgehen in aller Regel zu einer baldigen Entspannung führt.

Mögliche Schwierigkeiten beim Motiv des sicheren, geschützten Raumes/Ortes
Bei dem Versuch, den sicheren geschützten Ort/Raum zu imaginieren, kann es manchmal Schwierigkeiten geben, vor allem deshalb, weil manche Patientinnen und Patienten glauben, sie besäßen keinen sicheren, geschützten Ort. Manche antworten deswegen spontan, sie könnten sich einen solchen nicht vorstellen. Diesen sagen wir, dass ihre Gedanken frei sind und sie sich in ihrer Phantasie all das kreieren können, was sie möchten. Patientinnen und Patienten, die sich bereits in ihrer Kindheit und/oder Jugend einen solchen Ort geschaffen haben, haben es meist leichter.

Wir sagen der Patientin, dass sie der Schöpfer ihrer Vorstellungen und ihres Tagtraumes sei, wir lediglich eine Anregung dazu geben und bestimmte Anweisungen, sie aber die aktive Gestalterin sei. Auf diese Weise werden Eigeninitiative und schöpferische Kraft ganz wesentlich gestärkt, denn unsere Interventionen betonen stets die Macht der Vorstellung und der Phantasie.

Patientinnen und Patienten, denen es nicht gelingt, aus der Position der Hilflosigkeit herauszukommen, kann man fragen: „Und wenn Sie so einen Ort hätten, wie sähe der dann aus?" Das genügt oft, damit doch noch ein entsprechender Ort vorgestellt werden kann.

Psychotherapeuten sollten sich nicht von der Hilflosigkeit der Patienten infizieren lassen und selbst resigniert die Suche aufgeben oder aus Not zu irgendeinem anderen Motiv wechseln. Sonst geraten beide leicht in einen Zustand basaler

Unsicherheit, der sich durch die gesamte Psychotherapie hindurchziehen und sie letztendlich zum Scheitern bringen kann.

Wichtig ist es, der Patientin bzw. dem Patienten zu vermitteln, dass sie das Potenzial besitzen, sich einen solchen Ort vorzustellen. Das eröffnet ihnen die Chance, einen neuen schöpferischen Raum zu betreten und im Als-ob-Modus zu operieren.

Wenn es gelingt, den sicheren und geschützten Ort zu etablieren, ist dies u. a. auch ein Hinweis auf entstehendes Vertrauen und ein wesentlicher Fortschritt in der Psychotherapie. Denn die Patienten erleben, dass sie Vorstellungen nicht nur generieren, sondern damit auch etwas bewirken, somit wirkmächtig und nicht ohnmächtig sind und Kontrolle ausüben und Sicherheit empfinden können.

Motive zur narzisstischen Restitution

In der Praxis der KIP hat das Aufsuchen imaginativer Kompensationsmöglichkeiten neben dem Motiv des sicheren und geschützten Ortes eine lange Tradition. Klinisch zeigten sich in Tagträumen immer wieder Verläufe, in denen Patientinnen und Patienten in konfliktfreie oder konfliktarme Bereiche regredierten, verbunden mit Szenen des Wohlbehagens, der unbedrohten narzisstischen Größe, der Beruhigung und des inneren Ausgleichs. Diese als angenehm und wohltuend empfundenen Regressionen gingen „oft mit erstaunlichen klinischen Besserungen einher, sowohl bei psychoneurotisch wie auch bei psychosomatisch Erkrankten". Die „imaginativen Abläufe gingen mit einer tiefen psychophysischen Entspannung einher, verbunden mit dem Gefühl des Einsseins mit der Umgebung. Altersregressionen waren häufig, die Patienten fühlten sich jünger" (Wilke 1996a, S. 106).[1]

Auf diese klinisch erprobten Erfahrungen greifen wir zurück, wenn wir in der Arbeit mit Traumatisierten, die u. a. häufig auch eine Reihe psychosomatischer Symptome aufweisen, solche Motive anbieten, wie sie Leuner (1985), Rosenberg (1998), Wilke (1996a) und Krippner (2001) beschrieben haben, die wir „*Motive zur*

---

1 „Beobachtungen an schwerkranken Colitispatienten (Wilke 1978) zeigten, dass in der Synopsis von psychischer Entwicklung im katathymen Bild und körperlichem Verlauf die körperliche Entlastung und beginnende Heilung zeitlich mit der angenehm erlebten Regression zusammenfiel. Die Wirkung trat umso zuverlässiger auf, je vertrauensvoller sich der Umgang zwischen Patient und Therapeut von der ersten Begegnung an gestaltete. Wir begannen dann, diesen Patienten vorzuschlagen, sich eine Situation vorzustellen, in der sie sich ausgesprochen wohl fühlen konnten beziehungsweise sich geschützt fühlten. Wir vermuteten, dass sich durch wiederholtes Imaginieren konfliktfreier, überwiegend guter und bedürfnisbefriedigender katathymer Bilder innerhalb einer anaklitischen Übertragung zum Therapeuten Entwicklungsdefizite kompensieren beziehungsweise korrigieren lassen. Die therapeutische Haltung war akzeptierend und mütterlich getönt im Sinne der anaklitischen Beziehung (Spitz 1956/1957)" (Wilke 1996a, S. 106).

5.3 Phasen des psychotherapeutischen Prozesses in der Psychotraumabehandlung

narzisstischen Restitution" (Steiner 2001) nennen. Narzisstische Restitution ist immer da angezeigt, wo eine Erschütterung des Selbstwertgefühls eingetreten ist oder vermieden werden soll. Die erlebten traumatischen Situationen beinhalteten zumeist Zustände großer und äußerster Einsamkeit sowie den Verlust narzisstischer Geborgenheit und gingen mit einer traumatischen Erschütterung des Selbstwert- und Welterlebens einher. In der Behandlung streben wir deshalb ein allmähliches Rückgewinnen eines günstigeren Niveaus des Selbstwertgefühls an. Dabei müssen wir anerkennen, dass manchmal nur noch ein partielles Rückgewinnen möglich ist.

Neben dem *„modifizierten Blumenmotiv"* und dem *„sicheren, geschützten Ort/ Raum"* haben diese zusätzlichen Motive ebenfalls eine wichtige kompensatorische Funktion.

Dem Modell der narzisstischen Entwicklung nach Balint und Kohut folgend, ist eine Regression in den primären Zustand eine Möglichkeit, eine eingetretene Erschütterung des Selbstwertgefühls zu vermeiden bzw. eine drohende zu kompensieren. Dabei ziehen sich sowohl Gesunde als auch psychisch kranke Menschen in Tagträume und Phantasien zurück, die mit Verschmelzungsphantasien einhergehen, die keine konkreten Objekte, sondern diffuse, unbegrenzte und *unzerstörbare Substanzen* betreffen (vgl. Mentzos 1982; M. Balint 1959). Patientinnen und Patienten phantasieren sich dann manchmal auf eine Wiese, der Sonne und dem Wind zeitlich unbegrenzt hingegeben (Mentzos 1982).

Wenn wir auch bei traumatisierten Patientinnen und Patienten mittels Imagination eine *„Regression vor den Konflikt"*, in den primären Zustand anregen, befriedigen wir gezielt Wünsche nach Verschmelzung mit etwas unbegrenzt Großem, mit heilenden Substanzen – was mit der Vorstellung eines Wert- und Machtzuwachses für ihr Ich einhergeht und es partiell stärkt, destruktive Triebenergie bindet und so Ängsten vor Vernichtung der eigenen Existenz entgegenwirkt (vgl. Steiner 2001).

Wenn wir die weiteren Motive zur narzisstischen Restitution vorgeben, siedeln wir sie stets in einer *„Landschaft, in der Sie sich sicher, wohl und geborgen erleben"*, an und achten auf einen konfliktfreien Verlauf, den wir durch entsprechende Interventionen unterstützen. Die Vorgabe dieses Motivs erweitert die Vorstellung eines sicheren geschützten Ortes/Raumes. Dazu betonen wir in unserer Vorgabe immer wieder:

> … und achten Sie in Ihrer Vorstellung darauf, alles so einzurichten, dass Sie sich ganz wohl und sicher fühlen.

Oder:

> Richten Sie es in ihrer Vorstellung so ein, dass Sie sich wirklich sicher, wohl und geborgen erleben; dass alles so ist, wie Sie es im Moment brauchen und es Ihnen gut tut; dass das Wasser die Temperatur hat, die jetzt angenehm für sie ist.

Motive zur narzisstischen Restitution sind:
- eine Landschaft, in der man sich sicher, wohl und geborgen erlebt,
  - in einer solchen Landschaft wird ein Bad in der Quelle, im Bach, in einem See genommen,
  - kann das Wasser der Quelle oder des Baches getrunken werden,
  - oder in einem See geschwommen werden,
  - gibt es einen Baum, der alles hat, was er zum Gedeihen braucht,
- ein Tempel der Stille,
- eine innere Kraftquelle,
- heilende Sonnenstrahlen,
- ein Bad im Heilwasser einer Thermalquelle.

Wir geben nun begleitet von einigen Beispielen an, wie die einzelnen Motive angeleitet werden können.

■ **Motiv der Landschaft, die gefällt, in der man sich geschützt, sicher, wohl und geborgen fühlt.**
Stellen Sie sich eine Landschaft vor, die Ihnen gefällt und in der Sie sich wohl, sicher und aufgehoben erleben. In dieser Landschaft können Sie das tun, was Sie gerne möchten, und stellen Sie sich vor, dass Sie alles so vorfinden, wie es für Sie angenehm ist.

Im folgenden Fallbeispiel wird Sahra das Landschaftsmotiv vorgegeben, nachdem sie sich jeweils mit aufwühlendem Traummaterial beschäftigt hat. Obwohl ihr im ersten Traum eine Selbstberuhigung gelungen war und sie das lähmende Gefühl am Morgen für sich auflösen konnte, wird ihr ein Landschaftsmotiv angeboten, mit der Absicht, die Ich-Stabilität weiter zu stärken. Der zweite Nachttraum mit den Ratten geht dem später folgenden Tagtraum mit dem „inneren Kind" in Kapitel 5.3.2, S. 187 voraus.

Fallbeispiel Sahra
Sahra berichtet, sie habe viel geträumt in der vergangen Nacht und sei etwas müde, aber auch stolz, etwas gegen das lähmende Gefühl getan zu haben, das am Morgen beim Aufstehen da gewesen sei. Sie sagt: „Ich war so richtig aktiv und hatte ganz bewusst das Gefühl, ich kann etwas tun." Ihr Traum, den sie schließlich mitteilt, hat folgenden Inhalt: „Es sitzen sehr viele Menschen in einem Raum, auch der Vater des ersten Stiefvaters, und ich habe mich als 8/9-Jährige ganz fest im Arm und war ganz sicher und habe mich ganz gut gefühlt."
Ich bin ans Meer gekommen und dort mache ich Wellenreiten, was ich sonst gar nicht kann, und später gäbe es auch was zu essen, und am Strand stehen Blüten, ziemlich groß, und es ist wie eine Phantasiewelt, und man kann sich auch auf die

5.3 Phasen des psychotherapeutischen Prozesses in der Psychotraumabehandlung

Blüten legen und hin und her schaukeln, es sind lauter helle, freundliche Farben. Es kam auch ein Mikro mit Kabel aus meiner Stirn.
Wozu ist das?
Es ist, als wolle es was sagen und nach außen geben. Auf dem Stück Land gibt es auch einen tiefen alten Brunnen, so wie auf den Burgen mit alten Steinen.
Und was möchten Sie da gerne tun?
Ein paar Muscheln sammeln. – Aber der Brunnen ist noch da, er geht mir gar nicht aus dem Kopf; vielleicht könnte man ihn mit Muscheln ein bisschen schöner machen. Ich muss zu dem Brunnen, er lässt mich nicht los, ich muss da reinsteigen und als müsste ich Gespenster verscheuchen, so mit „buh".
Ja, dann tun Sie es.
Jetzt kann man da unten weiterlaufen, da ist ein unterirdischer See. Es kam so ein bisschen Angst, dass ich jetzt nicht mehr hoch kann, aber es gibt einen Gang mit vielen Stufen, die kann ich wieder hochgehen, aber es ist mühselig, es sind viele. Jetzt bin ich wieder oben. Jetzt habe ich das Gefühl, ich muss unter Menschen.
Ja, dann tun Sie auch das.
Ich gehe in ein Eiscafé und da sind viele Leute. Da kommt auch Tilo dazu.
Tun Sie noch einen Moment das, was Sie gerne tun wollen.
Wir sitzen jetzt zusammen auf dem Balkon bei uns zu Hause.

Später wird dieses Motiv nach einem sehr belastenden Tagtraum erneut vorgegeben.
Geträumt heute Nacht von Ratten, ganz eklig, sie wollten auf ein Auto drauf, und ich bin aufs Dach, aber sie kamen hinterher, und ich hielt schließlich ein Auto an, und fuhr damit fort. Was haben Ratten im Traum zu suchen?
Ja, eine wichtige Frage, was meinen Sie?
Es sind so angriffslustige Tiere, so gefährlich.
Ja – unbedingt.
Ein anderes Traumstück war, ich bekam eine Karte für ein Kinderstück, aber die gab ich zurück, und ich dachte mir, es ist so, wie wir in der letzten Stunde sagten, ich bin nicht mehr Kind, ich lebe heute, und ich will das Leben meiner Kindheit nicht heute weiterführen.
Gibt es eine Verbindung von den Ratten zu Ihrer Kindheit?
Etwas, was mich quält, mich auch anbeißen will. Gestern mit dem Bus gefahren und an einem Plakat vorbeigekommen, und es war darauf ein Mann abgebildet und ein Kind, und es stand da etwas von Lustobjekt. Es kommt in mir, man soll sich doch um mich kümmern, und gestern Abend hatte ich so ein großes Bedürfnis zu reden, und ich fragte mich, über was willst du denn reden? Darüber, dass das alles so anstrengend ist und so viel.
Und könnte es eine Verbindung zu dem Plakat und zu den Traumsequenzen geben?
Mir kommt ein Gedanke hoch, dass es nicht nur eine Person ist, sondern mehrere. Vielleicht auch mehrere, die mich in unterschiedlicher Weise gequält haben. Es

gibt Personen, da kann ich mir gut vorstellen, die möchte ich gerne treffen und andere gar nicht.
Wer ist das?
Meine Mutter und meinen Vater möchte ich auch nicht unbedingt sehen und Bea (Freundin von früher) und den Frank (zweiter Stiefvater) auch nicht unbedingt, obwohl er längst nicht mehr so blöd ist wie früher. Von meiner Mutter die Schwestern und Cousinen und den Onkel möchte ich auch nicht sehen. Aber andererseits kann ich mir viele vorstellen, die ich gerne sehen möchte, Verwandte in Bayern, zu denen ich früher öfter in Urlaub fuhr, von allen erhoffe ich Trost, Zuneigung und Anteilnahme. Ja, das hat mir jetzt gut getan, mir die Personen vorzustellen, die ich jetzt gerne sehen möchte. Es hat mir wirklich Trost gegeben. Wenn ich mir jetzt sage, ich könnte jederzeit anrufen, und jederzeit wäre jemand für mich da, ist das sehr tröstlich.
Die Patientin schweigt kurz und fragt dann:
Für was stehen die Ratten?
Für Quäler, so wie Sie es schon festgestellt haben, und bei allem, was Sie schon herausgefunden haben, können wir uns noch fragen, ob hier auch die Autoszene, die Sie erinnern, ins Spiel kommt.
Sie reagiert ruhig und sagt:
Ganz schön viel scheint da im Traum zu stecken. Ach, in den Ferien, da war eine Szene, wo Tilo und ich am Schreibtisch saßen, und er fasste mir an den Busen, und es war ganz schrecklich für mich, aber ich sagte nichts, um ihn nicht zu verunsichern, da ich ja weiß, es geht eigentlich nicht um ihn. Gestern habe ich mit Tilo darüber gesprochen, ob ich auch meine Meinung sagte. Da sagte er, ja, das täte ich sehr wohl bei Dingen, wo ich mich auskennen würde.

- **Motiv Quelle**
  Stellen Sie sich eine Landschaft vor, die Ihnen gefällt, in der Sie sich wohl fühlen und sicher, in dieser Landschaft gibt es irgendwo eine Quelle, zu der Sie Zugang haben. Begeben Sie sich hin zu dieser Quelle und nehmen Sie sie deutlich wahr mit allen Sinnen.

- **Motiv Thermalquelle**

Beim Motiv Thermalquelle wird ebenfalls von der Landschaft, die gefällt, ausgegangen und die Patientin oder der Patient gebeten, sich darin eine Thermalquelle vorzustellen, in der heilendes Wasser sprudelt, das in einem Bassin aufgefangen wird:

  Stellen Sie sich vor, dass Sie in diesem Thermalwasser ein Bad nehmen. Nehmen Sie das Wasser an Ihrem Körper mit all Ihren Sinnen wahr.

- **Motiv „Tempel der Stille"**

Als besonders entspannend-wohltuend hat sich das Motiv „Tempel der Stille" (Krippner 2002) erwiesen, das in Zeiten erhöhter Beunruhigung zur Entspannung und Rückbesinnung auf die innere Stärke genutzt werden kann.

5.3 Phasen des psychotherapeutischen Prozesses in der Psychotraumabehandlung

Fallbeispiel Renate

Ich sehe einen Tempel in einem Wassergarten, da steht der Tempel mittendrin. Ich muss ganz langsam hingehen, um alles wahrzunehmen. Es gibt ganz viele Bachläufe, über Steine und Stufen, das Wasser ist ganz sauber. Ich bin ganz allein. In der Mitte steht ein Tempel, er sieht aus wie eine Pagode. Ich schaue mir alles ganz genau an.

Können Sie einmal hineingehen?

Ich bin schon im Inneren. Mittendrin ist ein rundes Wasserbecken, aus dem in der Mitte ein gleichmäßig feiner Strahl läuft. Es sieht alles so festlich aus. Der Tempel sieht innen anders aus als außen. Es ist eher ein maurischer Tempel, aber auch mit europäischen Einflüssen. In der Mitte ist er offen und bildet einen Innenhof. Außenrum kann man schön laufen. Es ist alles leicht und offen. Der Garten erinnert an einen Klostergarten. Der Boden bildet ein florales Muster in Blau-, Grün- und Weißtönen, es passt alles sehr gut zusammen. Da kann man bleiben, es ist einfach nur schön. Ich habe mich auf eine Steinbank gesetzt und eine Orange geholt.

Sind Sie alleine dort?

Ja. Im Hintergrund wuseln aber ein paar Nonnen mit weißen Kutten, sie sind bei der Gartenarbeit.

Gibt es etwas, was Ihr besonderes Interesse weckt?

Das Wasser ist zum Nicht-Sattsehen. Alles zusammen, das Wetter, die Sonne ist zum Verweilen schön. Da braucht sich auch nichts zu verändern. Da geht's mir gut.

Gibt es etwas, was sie mitnehmen könnten, als Symbol für diesen Ort?

Ich mag nichts klauen, vielleicht ein winziges Blümchen zum Pressen. Jetzt geben mir die Nonnen Kräuter und schöne Pflanzen, die sich als Teeblätter eignen.

Wie fühlen Sie sich?

Ich höre gerade Orgelmusik in der Nähe. Es ist alles so feierlich und schön und ruhig. Ich fühle mich ganz geborgen und entspannt.

Weitere stabilisierende Motivvorgaben

Im Sinn der Ich-Stabilisierung und narzisstischen Restitution kann auch mit den bekannten Standardmotiven der Grundstufe der KIP (wie Wiese, Bach, Haus, Berg) gearbeitet werden. Dann setzen wir sie so ein, dass sich die Motivvorgaben und Interventionen darauf richten, wie ein Motiv und eine Situation in der Imagination sich wünschenswerterweise gestalten könnte. Immer legen wir Wert darauf, die Imagination so anzuleiten, dass die Patientin sich wohlfühlen kann, sie Gelegenheit hat, das zu tun, was sie gerne tun möchte, dass das geschieht, was nötig ist, um eine angemessene Lösung zu finden.

Dieses Vorgehen schließt selbstverständlich nicht aus, dass wir im weiteren Verlauf der Psychotherapie, in der Phase des Durcharbeitens, auch die Grundstufenmotive vorgeben können, ohne auf eine wunschgemäße Gestaltung zu fokussieren.

- **Motiv eines Gartens Eden**
  Und nun versuchen Sie sich einmal einen Garten Eden vorzustellen, einen Garten, in dem alles gedeiht und im Überfluss vorhanden ist …

- **Motiv des Baches**
  Und nun versuchen Sie sich einmal eine Landschaft vorzustellen, die Ihnen gefällt und in der Sie sich wohl, sicher und aufgehoben erleben. Nehmen Sie diese Landschaft wieder mit all Ihren Sinnen wahr und stellen Sie sich darin eine Wiese vor, durch die ungehindert ein Bach fließt. Stellen Sie sich diesen Bach genau vor.

- **Motiv des Berges mit Betonung auf Überblick und weite Sicht**
  Stellen Sie sich vor, wie Sie nach einer langen Wanderung auf einem Berggipfel angekommen sind, und Sie nun einen wunderbaren Überblick über die Landschaft haben. Wenn Sie möchten, schauen Sie sich nach allen Seiten um und genießen Sie den Überblick über die Landschaft und die weite Sicht und nehmen Sie all das mit all Ihren Sinnen wahr.

Ergänzend kann immer wieder mit dem *modifizierten Blumenmotiv* gearbeitet werden, aber auch mit dem *Motiv des Baumes,* das von Leuner und seiner Arbeitsgruppe (1985, S. 374f) in die KIP eingeführt wurde.

- **Motiv des Baumes**
  Stellen Sie sich eine Landschaft mit Bäumen vor, die Ihnen gefällt, und lassen Sie Ihre Vorstellungen dazu immer deutlicher werden. Lassen Sie diese Landschaft auf sich wirken. Ein Baum darin zieht Sie besonders an. Gehen sie langsam auf diesen Baum zu und nehmen Sie ihn dabei deutlich wahr. Wenn Sie möchten, nehmen Sie den Baum mit all Ihren Sinnen wahr, seine Rinde, seinen Stamm, die Äste, seine Blätter. Versuchen Sie dann sich vorzustellen, wie der Baum mit seinen Wurzeln fest in der Erde verankert ist, und spüren Sie das. Stellen Sie sich vor, wie er sich aus der Erde all das holt, was er zum Wachsen braucht. Stellen Sie sich vor, wie die Nährstoffe den ganzen Baum versorgen bis in die Blätter hinein. Jetzt stellen Sie sich vor, wie der Baum von angenehmem Sonnenlicht gewärmt wird und die Strahlen der Sonne ihn mit der Energie versorgen, die er braucht, und wie sich die Blätter den Sonnenstrahlen entgegenstrecken.

Arbeit mit dem Tresormotiv

Die Arbeit mit dem *Tresormotiv* ist dann angezeigt,
- wenn Patientinnen und Patienten von intrusivem Material überflutet werden, was in der akuten Phase der „traumatischen Reaktion" die Regel ist,
- und immer wieder im „traumatischen Prozess" wegen der Lockerung der Abwehr, oder wenn so genannte Trigger bis dato verdrängte Traumata plötzlich aufleben lassen.

5.3 Phasen des psychotherapeutischen Prozesses in der Psychotraumabehandlung

Die imaginative Verankerung des Tresors ist dann oft die Voraussetzung dafür, eine Stabilisierungsarbeit im ebengenannten umfassenden Sinn zu ermöglichen.

Bei Überflutung durch intrusives Material ist es wichtig, bevor überhaupt mit Imaginieren begonnen wird, der Patientin zu sagen, dass sie jetzt hier in Sicherheit ist und das, was sie erlebt, aus der Vergangenheit stammt, vorbei ist und nicht Gegenwart (Fischer u. Riedesser 1999; Reddemann u. Sachsse 1996, 1997a). Diese Aussagen erweisen sich in der klinischen Praxis als überaus wirksam, da sie dem Patienten oder der Patientin helfen, zwischen heute und damals zu unterscheiden, eine Grenze zu schaffen und zu setzen und damit auch Distanz. Wir sagen der Patientin auch, dass es zum jetzigen Zeitpunkt nicht günstig ist, weiter über ihre traumatische Erfahrungen zu sprechen, sondern erst dann wieder, wenn ihr Ich sich so weit stabilisiert hat, dass es einer solchen Begegnung gewachsen ist.

Wir bieten den Patientinnen und Patienten, in Anlehnung an Reddemann und Sachsse, das *Motiv des Tresors* an, als Gegenvorstellung zu den sie überflutenden und belastenden Vorstellungen. Wir sagen der Patientin, wir würden sie anleiten, sich einen Tresor vorzustellen, in den sie alles Belastende hineinpacken könne. Hat die Patientin bereits das Motiv der „hilfreichen Gestalten" kennen gelernt, nehmen wir diese mit in die Instruktion hinein. Nachdem wir der Patientin unser Vorgehen erläutert haben und sie sich einverstanden erklärt hat, fahren wir fort:

 Wenn Sie möchten, können wir jetzt einmal versuchen, wie das geht.

Nach der Entspannungsinstruktion:
 Bitte stellen Sie sich jetzt einen Raum vor, in dem ein Tresor steht. Dieser Raum kann auch das Therapiezimmer sein. Stellen sie es sich so vor, wie Sie es möchten und versuchen Sie dann, sich den Tresor genau vorzustellen. – Wenn der Tresor eingestellt ist, fahren wir fort: Die Tür des Tresors ist offen und nun stellen Sie sich vor, dass Sie all die belastenden Erinnerungen und Vorstellungen hineinpacken. Sie können überhaupt alles hineinpacken, was Ihnen im Moment zu viel ist. Versuchen Sie sich genau vorzustellen, wie sie alles hineinpacken. Erleichtern Sie sich, lassen es los, deponieren es dort. – Hat die Patientin all das in den Tresor gelegt, was sie wollte, sagen wir: Wenn Sie den Eindruck haben, sie haben alles hineingepackt, was Sie im Tresor deponieren wollen, dann stellen sie sich vor, wie Sie die Tür schließen und verschließen. – Hat die Patientin Entsprechendes berichtet, fordern wir sie auf: Und nun stellen sie sich vor, wo Sie den Schlüssel aufbewahren möchten. Stellen sie sich eine Lösung vor, die für Sie am besten passt. – Hat die Patientin bzw. der Patient sich für den Therapieraum entschieden, sagen wir: Wenn Sie möchten, können sie den Schlüssel auch hier bei mir deponieren oder dort aufbewahren, wo es Ihnen angemessen erscheint.

Von Frau Meier, einer Kollegin aus einem unserer Fortbildungskurse, stammt die nützliche Anregung, die Patientin möge sich vorstellen, sie habe all die belastenden Erinnerungen auf einen Film gebannt und verstaue diese nun im Tresor. Auch eine Diskette erweist sich als elegante Lösung. Es empfiehlt sich im Vorgespräch, wenn wir der Patientin bzw. dem Patienten das Motiv des Tresors anbieten, auch während der Instruktion, auf solche Möglichkeiten hinzuweisen.

Beim Arbeiten mit dem *Tresormotiv* sollte in der psychotherapeutischen Begleitung der Imagination auf solche erleichternde Vorgaben geachtet werden, da sie der Patientin oder dem Patienten den Zugang zur Ausgestaltung dieses Motivs wesentlich ebnen. Dazu gehört zum Beispiel der Hinweis: *Stellen Sie sich vor, die Tür steht offen.* Wenn die hilfreichen Gestalten bereits vorstellungsmäßig präsent sind, begleiten sie selbstverständlich die Patientin oder den Patienten und sind in der Imagination unterstützend mit anwesend.

Folgendes Fallbeispiel soll die psychotherapeutische Arbeit mit dem Tresormotiv verdeutlichen.

Fallbeispiel Daniela
Die Patientin hat sich, nach der Sitzung, in der sie die Wildrose imaginiert hatte, eine neue Haarfarbe – rötlich – zugelegt. Gleich zu Beginn der Stunde heute klagt sie über Angst, Zittern, Unruhe:
Ich komme gar nicht zur Ruhe, der Kopf arbeitet weiter wie eine Maschine, die außer Kontrolle geraten ist, und ich versuche es mit Alkohol zu betäuben. Komme mir vor wie ein Kapitän, dessen Schiff in Seenot geraten ist. Ich überlege schon, ob ich mir Tabletten verschreiben lasse. Ich weiß einfach nicht, wie es weitergehen soll, ich hänge so in der Unruhemühle drin.
Und es ist Ihnen nicht gelungen, in den Tagtraum (sicherer, geschützter Ort) hineinzugehen, um sich ein Stück zu beruhigen?
Es ging nur teilweise, und dann war es beruhigend, und ich habe alle Plastikblumen aus der Wohnung entfernt, das ist zumindest dabei rausgekommen. Gefühl, es drückt von unten etwas hoch, was ich nicht mehr in den Griff kriege.
Die Psychotherapeutin schlägt ihr vor, mit dem *Tresormotiv* zu arbeiten, und begründet ihr, warum. Die Patientin ist bereit, sich darauf einzulassen. Nach der Instruktion meint sie:
Ich kriege es nicht wirklich rein.
Was hindert?
Es ist da wie ein Antimagnet, und das Paket ist groß, und je näher ich dem Tresor komme, umso größer wird der Widerstand.
Können Sie sich vielleicht vorstellen, wie ich oder eine andere hilfreiche Person den Antimagneten wegnimmt?
Er ist nicht sichtbar, er kommt aus dem Tresor, aber vielleicht kann eine andere Person das Paket hineintun.
Und, geht das?
Irgendwie bin ich mit dem Tresor und dem Paket noch allein. Kurzes Schweigen. Jetzt ist das Paket drin.
Ja, gut, und ist alles drin, was Sie hineintun wollten?
Ja, alles, was ich ins Paket hineintun konnte.
Ja, dann schließen Sie in Ihrer Vorstellung den Tresor.

5.3 Phasen des psychotherapeutischen Prozesses in der Psychotraumabehandlung

Ja, das habe ich getan.
Gibt es einen Schlüssel?
Ja, und ich habe ihn umgedreht und gebe Ihnen den Schlüssel.
Ja, ich nehme ihn und hebe ihn für Sie auf.
Nach dem Beenden des Tagtraums fragt die Psychotherapeutin: Wie war das?
Ich merkte, ich kam mit dem Paket gar nicht klar, und wie so eine Strahlung herauskam, und als der andere kam, war es ein Leichtes, das Paket zu nehmen und in den Tresor zu tun, was Frust in mir auslöst. Weil es so leicht für den anderen war.
Ja. Konnten Sie die Person erkennen?
Ich glaube, es waren Sie. Ich fühlte mich frustriert, es selbst nicht gebacken zu kriegen und dass andere es für mich übernehmen.
Und was tragen Sie dazu bei, dass andere es für Sie übernehmen müssen?
Ich weiß nicht, einerseits fühle ich mich dazu nicht in der Lage, und andererseits schiebe ich es ein Stück weg.
Ja, und dann haben Sie den Frust.
Ja, weil ich Angst habe, unter dem Komplettpaket zusammenzubrechen. Der Frust ist, nicht wirklich die Kontrolle zu haben, und das frustet, und ich verstehe nicht, was ist, was gerade wieder los ist, und stehe wie eine externe Person vor mir und frage mich, was ist los. Ich zermartere mir das Hirn herauszubringen, was los ist. Ich habe immer das Gefühl, dass ich es vor anderen und vor mir erklären muss, aber keine Erklärung hab. Ich kann nur sagen, was passiert, was abgeht, aber mehr nicht. Manchmal sind Banalitäten Auslöser, irgendein Quatsch, der bei mir zum Narrenkoller führt. Und da gehe ich mir dann selbst auf die Nerven.
Wie geht es Ihnen jetzt mit der Vorstellung, das Paket im Tresor deponiert zu haben?
Angst und Panik sind ein ganzes Stück runtergefahren, sind nicht ganz weg, aber wesentlich weniger, und ich bin wieder ruhiger.
Und können Sie sich vorstellen, dass es eine hilfreiche Vorstellung sein kann, sich den Tresor vorzustellen und da Belastendes zu deponieren?
Ja, grundsätzlich schon, aber ich muss erst dahin kommen, es zu können. Bisher habe ich es mit Alkohol gemacht, aber da möchte ich nicht unbedingt wieder hinein. Was ich noch sagen wollte, in der DDR wurden in den ersten Klassen solche Mutti-Hefte geführt, und darin waren Einträge, dass ich oft in die Hose gemacht hatte. Es gab nur diese Mitteilung.
Eine Woche später, als die Patientin zur nächsten Therapiesitzung kommt, meint sie:
Ich habe diese Woche nicht getrunken, ich habe diese Woche nicht geritzt und komme mir vor wie ein Alkoholiker auf Entzug. (– Lacht. –) Der Entzug bezieht sich nicht nur auf den Alkohol, sondern auf das, was sich in mir abspielt, das nicht mit Alkohol oder Ritzen abzuführen.
Wie ging es damit, die Sachen im Tresor zu lassen?

> *Da sind schon viele Sachen drin, ich bin oft hin und habe Sachen reingemacht. Bei der Blume war ich auch ein-, zweimal, und es hat mich immer ein Stück runtergeholt. Aber ich komme mir immer noch wie ein Springball vor, den man hoch- und runtergedonnert hat. Ansonsten habe ich Bewerbungen geschrieben, und das war auch gut.*
> *Vor einem Jahr in einer Studienarbeit, wo man eine Anzeige für X machen sollte, wählte ich ein Thema „Kinder sind tabu". Ich nahm ein Bild, wo ich im Kindergarten bin, und daneben schrieb ich all die Namen von Kindern, die einem Sexualmörder zum Opfer gefallen sind.*

Neben dem *Tresormotiv* kann auch eine *freiere Vorgabe* gemacht werden, dann, wenn es nicht um intrusives Material, sondern allgemeiner um Belastendes geht:
Versuchen Sie, sich einen Platz vorzustellen, an dem alles Belastende sicher aufbewahrt werden kann.

Unterstützung, Schutz und Trost bei hilfreichen Gestalten finden

Schon in der Phase der Entwicklung des Katathymen Bilderlebens zeigten sich spontan Symbolgestalten, die sich durch positives Verhalten auszeichneten und als Vertrauen erweckend, freundlich und hilfreich erlebt wurden – gegenüber anderen Gestalten, die als fragwürdig, indifferent oder sogar feindselig erlebt wurden. Diese praktisch-therapeutische Erfahrung sprach nach Leuner dafür, dass diesen idealisierten „Führungsgestalten" eine unmittelbare, das Ich stärkende Wirkung innewohnte (Leuner 1985, S. 197). Er empfahl deshalb die gezielte Vorgabe einer solchen Gestalt immer dort, „wo aus vitaler Bedrängnis schnell und besonders intensiv wirkende zielorientierte therapeutische Interventionen erforderlich sind" (ebd., S. 204). Eine solche Gestalt (Tier, Vogel, Mensch, mythologische Gestalt) repräsentierte seines Erachtens innerpsychisch ein „ideales Objekt". 1989 hat Seithe ihre Erfahrungen mit dem KB-Motiv einer „guten, freundlichen Gestalt" dargestellt und differenziert – wir kommen später noch einmal darauf zurück. Der gezielte Einsatz hilfreicher Gestalten als „innere Helfer" im Rahmen der Psychotraumatherapie geht auf Reddemann und Sachsse (1996, 1997c) zurück, die sich bei ihrer Ableitung dieses Motivs auf Leuner beziehen.

Auch wir zielen mit der Vorgabe von „hilfreichen, schützenden und unterstützenden Gestalten" auf die ichstärkende Wirkung dieses Motivs, die wir u. a. in der Unterstützung des so dringend benötigten Prozesses einer narzisstischen Restitution begründet sehen. Den „hilfreichen, schützenden und unterstützenden Gestalten" kommt unseres Erachtens auch die Funktion eines idealen Selbstobjektes zu. Denn, wenn es der Patientin gelingt, sie aktuell zu generieren und mit positiven Selbstobjektanteilen aus der Kindheit zu amalgamieren, stehen sie in spiegelnder, hilfreicher unterstützender Bezogenheit zu ihrem Selbst. Denn, wie Kohut sagt, braucht der Mensch ein Leben lang die Spiegelung des Selbst durch Selbstobjekte (um genau zu sein, durch die Selbstobjekt-Aspekte seiner

5.3 Phasen des psychotherapeutischen Prozesses in der Psychotraumabehandlung

Liebesobjekte; vgl. Kohut 1979, S. 163). Deshalb eignen sich unserer Ansicht nach die Vorstellungen/Phantasien von „hilfreichen, schützenden und unterstützenden Gestalten" als ideale Selbstobjekte, und damit als Gegenmacht zu traumatisierenden Beziehungserfahrungen.

Mit der Vorgabe von „hilfreichen, schützenden und unterstützenden Gestalten" als ideale Selbstobjekte schließen wir theoretisch auch an das von Wurmser angesprochene Schutzsystem (1987, S. 292) an, bei dem die geliebten Anteile einer ambivalent erlebten Eltern-, Geschwister- oder Pflegeperson (oder von mehreren sich überschneidenden Figuren) als Schutz gesucht werden. Diese geliebten Anteile gehen unseres Erachtens in die bewusste aktuelle Generierung einer Wunschvorstellung vom schützenden Objekt/Anderen ein und vergrößern gleichzeitig intrapsychisch deren Einfluss, wodurch sie als schützende Repräsentanz immer mehr als Gegengewicht zu den zerstörerischen Introjekten fungieren können. Dieser Vorgang der Generierung eines breiten Schutzsystems fungiert als einflussreiche Gegenmacht zu dem bestehenden Angstsystem. Dazu gehört in der fortgeschrittenen psychotherapeutischen Arbeit wesentlich die imaginative Auseinandersetzung mit den Täterrepräsentanzen und den Über-Ich-Introjekten und die Minderung ihrer Macht. Denn das Generieren von hilfreichen, schützenden und unterstützenden Repräsentanzen, die sowohl wehrhaft sein können als auch weise, milde und gütig, kann letztlich dazu verhelfen, dass das gestärkte und angstfreiere Ich Spaltung und Dissoziation im Inneren überwinden kann.

Kurz soll hier festgehalten werden, wie wir im Weiteren den Begriff der *Repräsentanz*, der in der Psychoanalyse in verschiedenen Bedeutungen und Theoriekontexten verwendet wird, verstehen wollen.

Ganz allgemein verstehen wir ihn als „die Repräsentation äußerer Gegenstände und Personen in der Vorstellung, somit ein Vorstellungsbild oder eine Vorstellungsrepräsentanz" (Mertens 1992, S. 195).

Was die Vorstellungen des eigenen Selbst und die der Anderen (Selbst- und Objektrepräsentanzen) angeht, können diese „unbewusste, vorbewusste und bewusste Dimensionen aufweisen, sich auf körperliche und psychische Aspekte beziehen und vor allem in ihrer unbewussten Dimension regelhafte Zusammenhänge beinhalten" (ebd.).

Wir haben gute Erfahrungen in unserer klinischen Arbeit damit gemacht, die Helfer als schützende, stützende und stärkende hilfreiche Gestalten kontinuierlich mit in den weiteren Imaginationen anwesend sein zu lassen. Dies begründen wir mit der Annahme, dass intrapsychisch neue Subjekt-, Objekt- und Interaktionsrepräsentanzen generiert werden können, die wesentlich zu einer innerseelischen Stützung beitragen, da die Helfer spiegelnde, anerkennende und einfühlsame Selbstobjekt-Funktionen übernehmen. Indem wir der Patientin ermöglichen, sich sorgende, beschützende und einfühlsame Andere vorzustellen, verhelfen wir ihr zu einer wirksamen narzisstischen Kompensation und Restitution. Indem wir die Patientin oder den Patienten auf diese Weise von Anfang an einen liebevolleren Umgang mit sich selbst – zunächst in der Phantasie – generieren lassen, entsteht potenziell auch die Möglichkeit einer angemesseneren Selbstfürsorge in der Realität.

Was das Generieren neuer Subjekt-, Objekt- und Interaktionsrepräsentanzen angeht, beziehen wir uns auch auf die Säuglingsforschung, die in ihrer Konzeptualisierung von *Interaktionsrepräsentanzen* beziehungsweise von *episodischen Repräsentanzen* davon ausgeht, „dass sich die Erfahrungen eines Selbst immer auf eine vorgestellte oder tatsächlich erlebte Beziehung mit einem reagierenden anderen (Objekt) in einer bestimmten Situation (zum Beispiel bei einem Gespräch, in einem intimen Zusammensein, bei einem Spaziergang) beziehen, Affekte und affektive Bewertungen einschließen und Triebwünsche implizieren" (Mertens 1992, S. 196).

Die Ergebnisse der Säuglingsforschung zeigen auf, wie die Veränderung der *Empfindungen des Selbst* beim Säugling durch den regulierenden Einfluss des Objekts, *das auf die Erregung und Affekte* des Säuglings einwirkt, zustande kommen. Alle Vorgänge, die die Gefühle der Bindung, der körperlichen Nähe, Geborgenheit und Sicherheit regulieren, stellen gemeinsam geschaffene Erfahrung dar, die der Säugling allein nicht machen könnte. Säugling und Betreuungsperson regulieren auch die Aufmerksamkeit, die Neugierde und die kognitive Anteilnahme des Säuglings an der Welt. Stern nennt solche Erlebnisse, real gelebte Episoden: „Selbst in Gemeinschaft mit dem Anderen". Sie werden unverzüglich im Gedächtnis gespeichert und durch Wiederholung zu generalisierten Episoden interaktiver Erfahrung, so genannten *Repräsentationen generalisierter Interaktionen* (RIGs)[1]. Zum Arbeitsmodell der RIGs gehört das *Konstrukt des evozierten Gefährten*, als die Erinnerung an einen das Selbst regulierenden Anderen. Sie spielen in realen Interaktionen mit anderen, wie auch in Abwesenheit anderer eine Rolle, sie sind in Form einer aktiven Erinnerung „gegenwärtig". Sie haben die Funktion, dem Säugling zu erklären, was gerade passiert, und bilden ein Archiv der Vergangenheit zur Orientierung in der Gegenwart. Sie tragen zur Evaluierung der Erwartung bei und erfüllen eine stabilisierende und regulierende Funktion für das Selbsterleben (vgl. Stern 1992).

Unter diesem Blickwinkel betrachtet, so postulieren wir, wirkt die Psychotherapeutin durch ihre klärende, spiegelnde und empathische Haltung regulierend auf die Erregung und die Affekte der Patientin oder des Patienten ein, regt durch die Vorgabe stabilisierender Motive, vor allem auch durch die Vorgabe von „hilfreichen, schützenden und unterstützenden Gestalten", eine Veränderung der Empfindungen des Selbst an und macht neue Erlebnisse des „Selbst in Gemeinschaft mit dem Anderen" möglich. Wir sind der Meinung, dass sich das Generieren hilfreicher Gestalten, die in interaktiver Bezogenheit mit der erwach-

---

1 RIGs sind flexible Strukturen, die den Durchschnitt mehrerer realer Episoden darstellen, als ein Prototyp, der sie alle repräsentiert. Diese Erinnerungen sind abrufbar, sobald eines der RIG-Attribute in einer neuen Episode vorhanden ist. Die Attribute sind Erinnerungshinweise zur Reaktivierung der gelebten Erfahrung.

5.3 Phasen des psychotherapeutischen Prozesses in der Psychotraumabehandlung

senen Patientin und später auch mit den „inneren Kind-Anteilen" sind, sich ausgezeichnet mit dem verbindet, was das Konstrukt des *evozierten Gefährten* beinhaltet. Denn durch die stabilisierende Tagtraumarbeit werden generalisierte Interaktionsrepräsentanzen gebildet, die sich mit den „hilfreichen, schützenden und unterstützenden Gestalten" verbinden und gleichzeitig mit der Psychotherapeutin oder dem Psychotherapeuten assoziiert sind und vice versa. Auf diese Weise werden Gefühle der Bindung, der körperlichen Nähe, der Geborgenheit und Sicherheit vermittelt, wodurch Erregung und Affekte gut reguliert werden können und ein Gefühl der Kontrolle entstehen kann.

Unser Verständnis des Generierens von neuen interpsychischen Subjekt-Objekt-Erfahrungen sehen wir bestätigt durch neuste Untersuchungen zum Nachttraum, dem Moser und Zeppelin (2004) dabei ebenfalls zentrale Bedeutung beimessen.

Aus den oben genannten Gründen lassen wir in der Stabilisierungsphase die „hilfreichen Gestalten" sich mit am sicheren, geschützten Ort situieren. Denn sie gehören aus unserer Sicht psycho-logisch mit an den sicheren und geschützten Ort, weil sie das Schutzsystem zusätzlich von der Selbst-Objekt-Seite her repräsentieren. Indem dann im Weiteren die hilfreichen Gestalten die Patientin oder den Patienten über den gesamten psychotherapeutischen Prozess in der Imagination begleiten, werden sie vorstellungsmäßig fest verankert und damit zu *Repräsentationen generalisierter Interaktionen*. Auf diese Weise tragen sie mit zur Orientierung in der Gegenwart bei und erfüllen eine stabilisierende und regulierende Funktion für das Selbsterleben. Sie werden der Patientin immer da Beistand leisten, sie spiegeln, ihr helfen, sie trösten und fürsorglich unterstützen, wo sie es braucht und möchte.

Wir haben bereits darauf hingewiesen, dass es sich insgesamt bewährt hat, die Patientin stets an den einzelnen Therapieschritten zu beteiligen und ihr zu erklären, worauf es uns ankommt und welche Absicht wir verfolgen. Gerade auch bei der Imagination der *hilfreichen Gestalten am sicheren, geschützten Ort* ist es ganz besonders wichtig, der Patientin zu vermitteln, dass sie in der Lage ist, in ihrer Vorstellung wirklich verlässliche und hilfreiche Gestalten zu kreieren, die alle Voraussetzungen in sich vereinen, Hilfe und Unterstützung zu geben. Wird dies nicht genug betont, schleichen sich leicht bedrohliche oder indifferente Gestalten in den Tagtraum. Genau dies wollen wir aber bewusst verhindern.

Bei der Vorgabe des Motivs kann zwischen zwei Varianten gewählt werden. Wir empfehlen, immer da, wo Patientinnen und Patienten destabilisiert sind, die Motivvorgabe II zu wählen, da diese Vorgabe in ihrem breiteren Angebot der Patientin mehr Halt und Sicherheit zu bieten vermag.

Die hilfreichen, unterstützenden Gestalten führen wir wie folgt ein:

- **Motivvorgabe I**
  Versuchen Sie bitte, sich einmal vorzustellen, dass Sie Ihrem inneren Helfer oder Ihren inneren Helfern begegnen.

- **Motivvorgabe II**
- Stellen Sie sich Ihren sicheren, geschützten Ort vor, an dem es Ihnen gefällt und wo Sie sich geschützt, wohl, sicher und geborgen fühlen, an dem Sie als erwachsene Person gegenwärtig sind; an diesem sicheren, geschützten Ort werden Sie Ihren hilfreichen Gestalten begegnen.

In der Regel ergänzen wir:
- … die liebevoll und unterstützend sind, die wissen, was Sie brauchen, die Ihnen den Rücken stärken, wie Sie wieder Hoffnung finden können;

oder
- … die wissen, was jetzt zu tun ist;

oder
- … die wissen, wie Sie dieses Problem lösen können;

oder
- … die wissen, wie Sie Ihren inneren Frieden finden können; und sie werden es Ihnen auf ihre Weise mitteilen.

Zunächst schauen wir mit der Patientin oder dem Patienten danach, welche Art von hilfreichen Gestalten sich spontan entwickeln. Deshalb auch die offene Formulierung, damit die Patientin sich in ihrer Vorstellung die hilfreichen Gestalten kreieren kann, die momentan für sie wichtig sind. Das Generieren und Etablieren der schützenden hilfreichen Gestalten umfasst immer mehrere Therapiestunden. Neben der mehr allgemeinen Einführung der hilfreichen Gestalten werden danach das *wehrhafte Tier* oder eine *wehrhafte Gestalt* sowie die *weise kluge Gestalt* imaginiert. Haben Patientin und Psychotherapeutin den Eindruck, dass die Patientin bzw. der Patient mit ausreichend guten hilfreichen Gestalten versorgt ist, kann danach zur Arbeit mit dem „inneren Kind" übergegangen werden.

Fallbeispiel Sahra
Motivvorgabe I
Sahra werden erstmals die „inneren Helfer" angeboten, als sie aufgewühlt durch einen Traum in die Psychotherapiesitzung kommt und sich wünscht, nachdem sie ihn erzählt hat, einen Tagtraum zu machen.
Traum: *Ich gebe meinem Vogel Wasser ins Bassin, und er badet darin und ertrinkt fast und ist, als ich ihn rausziehe, fast bewusstlos.*
Warum träumen Sie wohl gerade in dieser Nacht diesen Traum?
Ich glaube, ich habe manchmal auch dieses Gefühl und wünsche mir dann, jemand holt mich da raus, und dabei will ich doch gar nicht bewusstlos sein. Ich denke, ich will schweben, tanzen, mich bewegen.

5.3 Phasen des psychotherapeutischen Prozesses in der Psychotraumabehandlung

Die Patientin sagt, sie möchte gerne einen Tagtraum machen. Die Psychotherapeutin bestätigt, dass das eine gute Idee ist und sie im Tagtraum versuchen könnte, sich einmal ihre inneren Helfer vorzustellen, die sie beschützen und ihr beistehen. Nach der Entspannungs- und Motivvorgabe meint die Patientin:
Ich kenne keine.
Warten Sie geduldig ab und versuchen Sie, sich Ihre schützenden Helfer vorzustellen.
Tilo (Freund und späterer Ehemann) *war da, auf dem Karussell, kann das auch sein?*
Ja, natürlich.
Hanne (eine nahe Freundin) *empfinde ich als Fee. Sie kommt von ganz weit unten nach oben.*
Ja, und wenn beide inneren Helfer da sind, dann gehen Sie doch zusammen mit ihnen in Ihren Tagtraum und schauen sich an, was dann passiert.
Da liegt der Vogel erst einmal wieder auf dem Rücken. In einer hohen schmalen Dose und ich habe das Gefühl, sie wird immer höher. Und ich habe das Gefühl, es muss jetzt ein Helfer her, und am besten kann es Hanne, weil sie in der Gestalt einer Fee am besten in das Rohr und den Vogel herausholen kann, und jetzt kann der Vogel seine Flügel ausbreiten, und er fliegt hin zu Tilo und kann seine Flügel ausbreiten und kann auch mit Karussell fahren.
Ja – Dann soll er das einmal tun.
Jetzt kann er auch wie ein Delphin im Wasser springen. Er will die Flügel gar nicht mehr zusammenmachen, nur noch ausgebreitet lassen. Und so passt er auch gar nicht mehr in das Rohr. Jetzt möchte er mit Tilo tanzen, nicht mehr Karussell fahren.
Ja, dann soll er das tun.
Jetzt ist da eine rote Blüte auf dem Stein – und jetzt höre ich die Vögel draußen.
Einige Sitzungen später wird der Patientin der geschützte, sichere Ort vorgegeben, an dem sie ihren „inneren Helfern" begegnen kann.
Eine wunderschöne Wiese ist aufgetaucht und als Helfer die Mutter Gottes, Tilo und Hanne, und sie haben mich erst einmal auf die Beine gestellt, und das hat mir gut getan, und dafür bin ich auch sehr dankbar, und es kommen auch Tränen. Ich hatte ganz arg das Gefühl, dass sich jemand um mich kümmert, und bin einfach ganz froh, dass ich da stehen darf, schön auf der Wiese, und vorher lag ich mal in der Hängematte. Aber glücklicher bin ich jetzt, da stehen zu dürfen. Vorher an dem sicheren Ort, als die Helfer noch nicht da waren, musste ich so viel machen: Hügel rauf- und runterrennen. Mit dem Einfach-so-dastehen-Können ist verbunden, ich kann Vögel beobachten und keiner zwingt mich zu etwas. Ganz wichtig, dass ich da stehe. Ich könnte mich ja auch hinsetzen, aber das will ich nicht – ich will größer sein.
Ja, tun Sie es so, wie es gut für Sie ist.

Jetzt haben die Stimmen angefangen zu sagen: „Wir lieben Dich." Und es ist auch heller geworden, und ich scheine wieder zu liegen. Jetzt kann ich mir vorstellen, auf einer Luftmatratze im Meer zu schwimmen und zu schauen.
Ja, dann tun Sie es doch.

Auch das folgende Beispiel stammt von der gleichen Patientin, der erneut der „sichere, geschützte Ort zusammen mit den hilfreichen Gestalten" angeboten wird, nachdem sie davon gesprochen hat, dass sie nach einer Begegnung mit der Mutter nur habe weinen müssen und sie nicht habe anschauen können, weil ihr wieder eingefallen sei, dass die Mutter in den ersten drei Jahren bei dem ersten Stiefvater nicht berufstätig gewesen sei und so viel für die Schule mit ihr geübt habe. Es sei so ein großer Druck gewesen, der sie ganz fertig gemacht habe.

Habe mir wieder die Schaukel vorgestellt und meine Helfer, die um mich herumstehen. Tilo ist da und René (befreundeter Kollege) und Hanne und die gucken nach mir, (– weint –) wenn sie mich angucken, dann schauen sie mich so an, als würde es ihnen sehr Leid tun, was mit mir passiert ist. (– Weint. –) Ich habe das Gefühl, sie sind ganz arg vorsichtig. (– Weint. –) Jetzt bin ich auch viel ruhiger geworden.
Dann lassen Sie diese Ruhe sich ausbreiten, versuchen Sie es.
(Die Patientin schweigt.)
Geht das?
Hhm.
Dann lassen Sie die Ruhe sich weiter ausbreiten.
Am Anfang war es ein bisschen komisch, die Schaukel hat ja eine Lehne, und da stand Tilo und nur Hanne durfte mich berühren, und ich war so nackt und verletzt, und es war so schwer, das sehen zu lassen, und dann durften aber auch Tilo und René kommen, und dann durften sich alle zu mir setzen, und das hat noch einmal viel Ruhe gegeben.
Kurze Zeit nach diesem Tagtraum hatte die Patientin folgenden Traum, der zeigt, wie das gute Objekt auch im Nachttraum wirksam ist und die eingesetzte Stabilisierung dadurch vergrößert wird:
Ich habe in einem Stau gestanden und kam nicht vor und nicht zurück, und Tilo hat mich daraus befreit, er musste mich freikaufen.

Fallbeispiel Renate
Vorgegeben war das Bild eines starken inneren Helfers, nachdem die Patientin anlässlich einer traumatischen Erinnerung in starke innere Unruhe geraten war.
Ich sehe zweierlei, einmal eine Märchengestalt, einen etwas älteren Mann, eine Mischung aus Weihnachtsmann und Zauberer. Er ist in einem hellen Gewand. Das zweite ist ein großer brauner Bär.

5.3 Phasen des psychotherapeutischen Prozesses in der Psychotraumabehandlung

Mit welcher dieser beiden Gestalten möchten Sie sich näher beschäftigen?
Wir gehen zu dritt den Weg entlang. Der Bär ist in der Mitte. Er schlägt Purzelbäume an der Hand des Zauberers und meiner Hand. Ich sage, er solle es gut sein lassen. Er geht trotz seiner Größe ganz leichtfüßig. Jetzt nehmen die beiden mich in die Mitte.
Was ist das denn für ein Gefühl?
Ganz gut. Ich bin ein bisschen kleiner geworden und jünger.
Auf wie alt etwa?
8 bis 11 Jahre. Es wechselt. Ich werde mal kleiner, mal größer.
Offensichtlich ist der Bär einerseits spielerisch, andererseits sehr stark.
Ja. Beide gehen etwas hinter mir her. Der Bär legt manchmal die Tatze auf meinen Rücken.
Was ist das denn für ein Gefühl?
Ich sage ihm, er solle vorsichtig sein und mich nicht kratzen.
Und was macht der Zauberer?
Er ist ruhig und bedächtig, schaut auf mich, aber er hat auch einen weiten Blick in die Welt. Er wirkt, als habe er einen langen Weg in verschiedenen Kulturen hinter sich.
Könnten Sie den beiden einmal einen Namen geben?
Der Zauberer heißt Gutmann und der Bär heißt Potzblitz.
Fragen Sie doch einmal, ob die Ihnen helfen würden, wenn Sie ihre Hilfe benötigen.
Den Herrn Gutmann muss ich schon zweimal fragen. Ich zupfe ihn am Ärmel. Er sagt: „Ach Kind, ich glaube, du kannst dir ganz gut selber helfen." Ich sage ihm: „Bleib doch mal einen Moment hier. Stimmt, aber möglicherweise gibt es doch Situationen, wo du mir helfen musst." Er legt mir die Hand auf den Rücken, schaut mich nur an. Ich bin damit unzufrieden, will schon weggehen.
Sie müssen sich aber sicher sein, dass er da ist, zumindest dann, wenn Sie ihn brauchen.
Ich meckere mit ihm und sage: „Wenn du dich präzise ausdrückst, dann ist es mehr als der Schein." Er grinst mich an, streicht mir durch die Haare und sagt: „Stimmt, wenn du mich brauchst, musst du ganz laut rufen." Ich frage noch einmal, ob das auch stimmt, und er knipst mir ein Auge zu und geht dann. Er dreht sich noch mal um und winkt.
Jetzt wissen Sie ja, dass er Ihnen hilft. Mögen Sie den Bär auch noch fragen?
Der sagt, das ist doch überhaupt keine Frage, komm her, soll ich dir mal zeigen, wie das geht? Er hebt mich hoch, wirft mich in die Luft, fängt mich im letzten Augenblick auf.
Haben Sie das Gefühl, dass Sie sich auf ihn verlassen können?
Ja.
Vielleicht können Sie ein Zeichen mit ihm verabreden, wenn er kommen soll.
„Sag einfach, mich trifft der Blitz, dann mache ich mich auf die Socken und komme."

In der nächsten Stunde wird eine Situation eingestellt, in der die Patientin als Kind allein in einem Operationssaal war und sich sehr fürchtete. Der Psychotherapeut sagt, sie solle sich diese Situation noch einmal vorstellen.
Das Kind liegt auf dem Operationstisch, ist in seinen Konturen noch nicht deutlich. Die Tür ist verschiebbar, im Raum ist es laut. Es laufen dort Menschen herum, die sehen aus wie Raumfahrtmenschen mit aufgeblasenen Anzügen.
Die Atmosphäre ist sehr unpersönlich?
Ja. Es ist ziemlich kontaktlos.
Können Sie einmal versuchen, die Konturen des Kindes etwas genauer zu sehen?
Das ist während der ganzen Zeit, bis auf wenige Augenblicke, bewusstlos.
Kriegt es denn mit, was um es herum passiert?
Schon diese Geschäftigkeit, sie macht Angst, weil die gar nicht weiß, was passiert.
Was wäre gut für dieses Kind?
Ich stehe schon daneben, der Bär auch. Wir haben Kontakt, die Hand auf ihrer Schulter liegen.
Ist das so ausreichend für das Kind?
Es ist erst ein Anfang. Es wäre gut, egal, ob sie es mitkriegt, ihr mal etwas zu sagen. Ich gehe zum Arzt und spreche mit dem. Der Bär bleibt da. Der Bär steht hinter der OP-Liege, hält das Kind an der Schulter. Das beruhigt sich etwas, fällt dann wieder in Ohnmacht.
Was besprechen Sie denn mit dem Arzt?
Ich möchte, dass dieses Kind keine Schmerzen hat und frage ihn, ob die Ohnmacht ausreicht, um den Kiefer (der Kiefer war gebrochen) zu richten. Der Arzt meint, sie würden darauf achten. Ich sage auch, dass das Kind zwischendurch wach und verängstigt war.
Glauben Sie, dass der Arzt da jetzt mehr drauf achten wird?
Er macht einen sehr geschäftigen, aber auch sehr bestätigenden Eindruck.
Müssen Sie ganz sicher sein, dass er sich um Sie kümmert?
Der Bär darf dabei bleiben, der kann sich nämlich unsichtbar machen.
Gehen Sie dann doch noch einmal zu dem Kind.
Ich sage, dass ich mit dem Arzt gesprochen habe. „Du wirst keine Schmerzen haben. Ich komme später wieder. Ich weiß, dass du wieder ganz gesund wirst. Ich lass dir auch den Bären hier. Ich gehe jetzt auf die Station und kümmere mich um das Zimmer und warte dort auf dich."
Ist das Kind beruhigt?
Ja.
Dann verabschieden Sie sich doch noch.
Ich streichle ihr noch einmal über die Arme und die Hände. Es wirkt jetzt ganz ruhig.

5.3 Phasen des psychotherapeutischen Prozesses in der Psychotraumabehandlung

Fallbeispiel Daniela
Ausgehend von der Blume am sicheren, geschützten Ort werden die hilfreichen Gestalten eingeführt.
Mir fällt es aktuell schwer, überhaupt dahin zu kommen. – Ich sehe im Moment nur Brachland, alles ist weg, es ist total leer. Ich versuche gerade, mir verzweifelt den Baum mit der Blume vorzustellen.
Versuchen Sie ihn sich vorzustellen, es gibt ihn ja.
Jetzt gucke ich auf eine Autobahn.
Vielleicht gelingt es ja, dass Sie mit dem Auto hinfahren zu dem Baum und der Blume.
Jetzt habe ich ihn. Es ist, wie wenn ich durch Milchglas gucke und nur die Umrisse sehe.
Ja.
Es ist da, und es ist gut so, dass es da ist, aber ich nehme es nur schemenhaft wahr.
Was könnte helfen, damit Sie es deutlicher wahrnehmen können?
Jetzt wird es ganz hell, es ist eine große Fläche, eine rote Fläche, die sich zum Kreis verändert und dann verschwindet, in der Mitte gibt es wie eine Monsterfratze.
Können Sie sich bitte vorstellen, wie hilfreiche Gestalten da sind, die Ihnen allen Beistand geben, den sie jetzt brauchen?
Jetzt ist mein Freund mit da.
Ja, und wie ist das?
Gut so, ich bin nicht mehr alleine. Jetzt sind wir zusammen an dem Baum und der Hund ist auch da.
Ja, stellen Sie es sich genau vor.
Es sind sogar beide Hunde da. Maysi ist auch da, sie ist im März gestorben.
Ja, dann tun Sie doch das, was Sie gerne tun möchten.
Die Patientin schüttelt plötzlich mit dem Kopf und sagt: *Ich will raus.*
Kommen Sie raus.
Es hat mich so irritiert, dass der Hund da war, es kam die ganze Trauer hoch. Sie ist im März überfahren worden. Sie (Maysi) war zwei Jahre alt und ist mir ausgebüchst, und ich fand sie tot auf. (– Weint. –) Ich bin ihr nicht direkt hinterhermarschiert, als sie ausgebüchst ist, vielleicht hätte ich es verhindern können. Mein bisschen heile Welt ist zusammengebrochen, als sie überfahren wurde.
In der nächsten Sitzung berichtet die Patientin, sie könne sich im Moment kaum spüren, könne nicht gut schlafen und arbeite viel. Es wird ihr gleich zu Beginn ein Tagtraum angeboten, am geschützten Ort den hilfreichen Gestalten zu begegnen.

> Bitte stellen Sie sich Ihren sicheren, geschützten Ort vor, den Ort, an dem Sie sich wohl, sicher und geborgen erleben, dort befindet sich in Ihrer Vorstellung auch Ihre Blume, die dort alles hat, was sie zum Gedeihen braucht. Wenn Sie möchten, stellen Sie sich Ihre hilfreichen Gestalten vor, die Ihnen zur Seite stehen, wo immer Sie es brauchen, die Rat wissen, wenn Sie Rat brauchen, und Ihnen Beistand geben.

Es ist ein Tal, eine große Wiese, und es fließt ein Bach lang, und neben einer großen Eiche ist auch die Blume, und es sind viele Birken da, und mein Freund ist da und beide Hunde.
Ja, dann tun Sie doch das, was Sie in Ihrer Vorstellung gerne tun möchten.
Füße ins Wasser halten.
Ja, dann tun Sie es.
(Die Patientin schweigt.)
Wie geht es Ihnen da jetzt?
Mir fällt es schwer, da zu bleiben. Es schiebt sich immer eine graue Wand da rein, und ich pendle hin und her. Ich muss es bewusst sehen.
Ja, versuchen Sie, sich ganz darauf zu konzentrieren.
Ich merke, wie müde ich bin, und am liebsten möchte ich schlafen.
Ja, stellen Sie sich doch einen Platz vor, wo Sie gut ausruhen können, sich hinlegen und ein bisschen schlafen können.
Als ich mich hinlegte, da habe ich nur noch auf das Wasser draufgeschaut. Vorher am Wasser, als ich so müde war, das war ich. Aber dann guckte ich nur noch drauf und hatte das dringende Bedürfnis, die Beine übereinander zu pressen, und im Beckenbereich war so ein beklemmendes Gefühl. Ich spürte, wie müde ich war, konnte mir das Schlafen aber nicht erlauben. Ich habe zum Schlafen dann einen anderen geschickt. Der andere hat auch dann recht entspannt geschlafen, und ich wäre selbst da auch gerne hingekommen. Aber bei dem Selberhinlegen ging es auseinander.
Nach dem Tagtraum meint die Patientin, ihr Freund sage, sie knirsche extrem mit den Zähnen, und es müsse sehr laut sein.

Die Patientin dissoziiert im Tagtraum. Der Grund scheint eindeutig mit einer Aufgabe der Kontrolle während des Schlafens im Zusammenhang zu stehen. Es scheint so, als habe das Sichhinlegen und das Beobachten des Baches eine ängstigende Vorstellung/unbewusste Erinnerung getriggert, die ohne Affektüberflutung mittels Dissoziation im Griff gehalten und vom Bewusstsein ferngehalten werden konnte.

Im Weiteren werden wir aber erfahren, wie durch das Einführen der „weisen Gestalt" bei dieser Patientin schließlich ein sexueller Missbrauch für wahrscheinlich erachtet wird, beziehungsweise ihr zur Gewissheit wird.

5.3 Phasen des psychotherapeutischen Prozesses in der Psychotraumabehandlung

Motiv der weisen Gestalt

Wie schon erwähnt, halten wir „mehrere Helfer mit unterschiedlichen Qualitäten für sinnvoll, die in verschiedenen Situationen entsprechend ihrer Hauptkräfte, die sie repräsentieren, eingesetzt werden können. Sie sollen u. a. Kraft, Aggression, Übersicht und Weisheit verkörpern" (Krippner 2001). Was Weisheit und Übersicht angeht, schlägt Leuner (1985), anknüpfend an Fuller (1982, persönl. Mitteilung), die Imagination einer weisen Gestalt vor. Dieser hat dafür plädiert, einen „weisen Mann" einzuführen, wenn eine Patientin oder ein Patient einen symbolischen Inhalt nicht zu klären vermag oder andere Probleme zur Entscheidung anstehen. Der Patientin wird gesagt, diese Gestalt lebe auf einem Berg, wo sie sie besuchen und ihren Rat einholen kann (vgl. Leuner 1985, S. 202).

Dieses Motiv der „weisen Gestalt" (vgl. Krippner 2002) geben wir einerseits auf dem Berg vor. Andererseits empfiehlt es sich, wenn man den sicheren, geschützten Ort als Ausgangsmotiv wählt, alle hilfreichen Gestalten dort zu versammeln und damit auch die weise Gestalt direkt hier anzusiedeln.

■ **Motivvorgabe I**
Sie sind nach einer langen Wanderung auf einem Berggipfel angekommen, das Wetter ist schön, Sie haben einen wunderbaren Überblick über die Landschaft. Schauen Sie sich einmal genau um, aus einiger Entfernung kommt eine weise Gestalt auf Sie zu.

Es folgt die Intervention:
Vielleicht möchten Sie diese Gestalt noch etwas fragen, was ihnen besonders wichtig erscheint. Vielleicht wird Ihnen diese weise Gestalt irgendetwas auf den Weg mitgeben, was für Sie von Bedeutung ist (Krippner 2002).

Fallbeispiel Lothar
Zur Vorgeschichte ist eine sehr karge, emotionslose, vernachlässigende Kindheit von Bedeutung, die jegliche Eigenentfaltung und Genussfreude unterband. Der Patient lernte, eigene Bedürfnisse altruistisch an andere abzutreten und verbot sich selbst jede Freude, wie es in den Bildern der ersten Monate deutlich wurde.
Das folgende Beispiel stammt aus der Psychotherapie, die über einen längeren Zeitraum geprägt war von Leere, Hoffnungs- und Sinnlosigkeit mit entsprechenden adynamischen Körpergefühlen. Auch die Imaginationen waren inhaltlich schwer, und diese Schwere entsprach dem allgemeinen Lebensgefühl.
Es ist ganz komisch, ich sehe eine Treppe mit Geländer. Ich bin auf dem Gipfel, es sieht dort aus wie auf einem Aussichtsturm. Es gibt eine Wetterfahne, die noch auf den Gipfel aufgepfropft ist und über den Wolken ist.
Schauen Sie doch einmal in die Landschaft.
Ich bin oberhalb der Wolken und schaue auf die Wolken herunter.
Sind Sie nahe an den Wolken?

Es ist schon eine Lücke in den Wolken. Ich sehe wie aus einem Flugzeug und habe das Gefühl, etwa 10.000 Meter hoch zu sein.
Was ist das für ein Gefühl?
Das kann ich gar nicht sagen. Irgendwie ist es zu hoch.
Aber es ist nicht unsicher.
Ich weiß aber nicht, wie der Turm verankert ist.
Versuchen Sie jetzt einmal, sich vorzustellen, dass Ihnen eine weise Gestalt entgegenkommt.
Es ist schwer, das Bild zu halten. Ich sehe jemand in der Landschaft, in die jetzt auch die Plattform übergeht. Es ist eine Gestalt wie Rübezahl oder wie ein Druide.
Sie sehen die Gestalt nur angedeutet?
Ja.
Vielleicht ist es Ihnen möglich, die Gestalt etwas deutlicher zu sehen.
Ich sehe eine Welt von kleinen Gestalten, es ist so eine magische Kinderwelt.
Schließt sich diese Welt an Ihre Plattform an?
Ja.
Dann versuchen Sie doch einmal, in diese Welt hineinzugehen.
Ich sehe einen Waldboden mit viel Gestein und langen Grashalmen, die untereinander sprechen.
Die sprechen? Auch die Tiere?
Ja, und der Druide und der Pilz sprechen auch. Der Druide hat so etwas Weises.
Versuchen Sie einmal, in Verbindung mit dem Druiden zu treten und sich die Umgebung zeigen zu lassen.
Er zeigt mir die Umgebung. Ich kann mich daran erfreuen, dass die Käfer versuchen, Purzelbäume zu schlagen. Sie gucken so komisch, kommen aus ihren Verstecken heraus und sind gut drauf. Es ist eine ganz zauberhafte und freundliche Welt.
Es scheint ihnen allen gut zu gehen.
Sie scherzen herum, es ist eine Zauberwelt im Kleinen, die sich weiter fortsetzen könnte. Alles ist von einer Fröhlichkeit durchwirkt.
Wie fühlen Sie sich denn dabei?
Ich fühle mich ebenfalls heiterer, irgendwie beglückt.

Dieser Tagtraum zeigt, wie zunächst allgemeine Unsicherheit vorherrscht. Nach der Einführung der weisen Gestalt verändert es sich sofort, und von Unsicherheit ist nicht mehr die Rede, es entwickelt sich eine magische Kinderwelt. Auch die Gefühle verändern sich schnell, als Hinweis darauf, dass der Patient wieder Anschluss gefunden hat an eine Welt, die frei ist von den pathologischen Einflüssen, denen er als Kind unterworfen war, eine Welt, die immer weiter existiert hat, da sie primär vorhanden ist und auch durch schwere, schlimme Erfahrungen nicht verändert wurde. Mit Anschluss daran kehrt auch etwas von der Heiterkeit und dem

5.3 Phasen des psychotherapeutischen Prozesses in der Psychotraumabehandlung

Glück dieser inneren Welt wieder, und der Patient fühlt sich befreit von Schwere und Lähmung.

> **Fallbeispiel Daniela**
> *Es ist ein ganz alter Mann, ein Greis mit einem langen Stock, ein Hirtenstock, lange weiße Haare, langer weißer Bart. Er hat eine Art Mantel oder Kleid an, mit langen Ärmeln, die nach unten weit sind.*
> Wie geht es Ihnen in der Nähe dieses weisen Mannes?
> *Ich stehe in gewissem Abstand zu ihm, entweder sagt er nichts, oder ich verstehe ihn nicht.*
> Mögen Sie ihn etwas fragen?
> *Aktuell nicht, nee.*
> Was möchten Sie jetzt gerne tun in Ihrem Tagtraum?
> *Von da wieder weggehen.*
> Dann tun Sie das.
> (Die Patientin schweigt.)
> Wohin möchten Sie gehen?
> *Zum Bach, wo mein Freund ist.*
> Ja, dann tun Sie das.
> *Es ist gut, wir toben da irgendwie rum.*
> Ja.
> (Sie schweigt.)
> Ja, spüren Sie, wie das ist zu toben.
> *Ja, es ist gut.*
> Ja, dann tun Sie noch einen Moment das, was Sie gerne tun möchten.
> *Wenn ich die Augen offen behalte, bin ich ruhiger, weil ich mit einem halben Auge registrieren kann, wo ich bin und was ist.*
> In der darauf folgenden Sitzung meint die Patientin:
> *Ich habe den alten Mann diese Woche befragt, ihn gefragt, was passiert ist, und er hat gesagt: „Du bist vergewaltigt worden." Von wem? „Von ihm." Wer „von ihm" sei, habe ich gefragt, er sagte: „Vom Vater." Ich fragte, wie alt ich gewesen sei. Er sagte: „Zwischen 6 und 7." Ich fragte, wo, und er sagte: „Im Schlafzimmer." Dass ich den Eltern beim Verkehr zugeguckt habe, fällt auch in diese Zeit. Mein Bruder war ja schon geboren. Ich war verblüfft über die Klarheit, in der der alte Mann gesprochen hatte, es waren wie Farben, und ich merkte, so genau wollte ich es gar nicht wissen. Er sagte auch ganz klar: „Du." Es hat mir keine Angst gemacht, ich habe keine Panik gekriegt, es war nur unglaublich.*
> *Beim ersten Mal, als Dr. B. in den Raum gestellt hat, ob ich missbraucht sei, da bekam ich das Zittern und Panik. Jetzt war ich eher erleichtert. Ich habe eine klare Frage gestellt und eine klare Antwort bekommen. Ich hätte nie gedacht, dass es so klar ausgedrückt würde, ohne dass ich mir so klar Gedanken darüber mache. Diese Art der Wahrheit macht mir auch ein Stück Angst. Es ist nah herangerückt,*

vorher war es mehr Schall und Rauch. Daneben denke ich, es gehört zu mir, und dann macht es mir keine Angst.
Sie meinen, wenn Sie es als Teil Ihrer Geschichte anerkennen, dass es so war?
Ja, nur kam sehr schnell dieses Ich-will-es-Wegwischen wieder, und dann kam aber auch, du kannst es ruhig annehmen, es ist so. Es ist ein Puzzleteil, das ich noch nicht anlegen kann zu den restlichen Teilen meines Lebens. Die Aussage als solche macht mir keine Angst, vielleicht nur das, wo ich es jetzt anlege und wie ich damit umgehe. Es kommt jetzt auch wie ein bisschen Stolz raus, dass ich auch wie ein Stück wieder weitergegangen bin, einen Meilenstein.
Eine Frage, die ich nie verstanden habe: Wir hatten eine Dreizimmerwohnung, in der wir bis zu meinem 7./8. Lebensjahr wohnten. Bei uns schliefen komischerweise die Kinder nicht im Kinderzimmer, das war als Gästezimmer eingerichtet. Warum stand das Doppelstockbett für uns Kinder nicht dort? Warum schliefen wir stattdessen mit im Elternschlafzimmer? Das ist doch keine normale Wohnungsaufteilung. In der neuen Wohnung dann gab es zwei Kinderzimmer, ein großes Zimmer und ein kleines. Das ganz kleine bekamen mein Bruder und ich, und der Große bekam das große Zimmer, dabei hätten doch der Kleine und ich zusammen das gebraucht. Das kleine Kinderzimmer lag neben dem Elternschlafzimmer, und es war so hellhörig, wie es eben in DDR-Wohnungen war.

Fallbeispiel Rüdiger
Der Patient ist etwa Mitte 40, vor der jetzigen Imagination hatte es eine längere Auseinandersetzung mit der Frage der Anerkennung durch die Eltern gegeben, in der ihm deutlich wurde, dass er in seinen Bedürfnissen nie angenommen worden war. So hatte er sich bis heute stets den elterlichen Bedürfnissen angepasst.

Stellen Sie sich vor, dass Sie nach einer langen Wanderung auf einem Berggipfel angekommen sind, wird ihm schließlich als Motiv vorgegeben.
Es kommt sofort ein starkes Erinnerungsbild an einen Gipfel, auf dem ich vor einigen Jahren gewesen bin. Dieser Gipfel ist zirka 2000 Meter hoch. Ich bin die letzten hundert Meter ziemlich angestrengt nach oben gekommen. Ich spüre den Wind, spüre, wie ich verschwitzt bin. Ich hebe die Arme und fühle den Wind in den Achseln. Der Ausblick ist begeisternd, es geht steil herunter, an der anderen Seite wieder steil herauf. Ich habe dabei noch Erinnerungen an weitere wunderbare Ausblicke.
Stellen Sie sich vor, in einiger Entfernung kommt Ihnen eine weise Gestalt entgegen.
Über den Bergrücken kommt mir jemand entgegen, wo ich staune, dass da jemand gehen kann. Die Gestalt kommt ganz leichtfüßig auf mich zu, schaut zu mir hoch und will wohl zu mir hin. Sie wirkt ganz freundlich, hat ein wehendes Gewand an, Sandalen. Das Gewand ist aus dünnem Leinen, wie beim Dalai Lama, aber nicht

5.3 Phasen des psychotherapeutischen Prozesses in der Psychotraumabehandlung

farbig. Im Gesicht ist ein kurzer Bart, der leicht grau ist. Die Hautfarbe ist gesund, gebräunt, die Augen sind blau und schauen freundlich.
Wie wirkt dieser Mann auf Sie?
Freundlich, kraftvoll, lebendig, schon etwas entrückt, aber mit beiden Beinen im Leben stehend, auch sportlich.
Wie weit ist er von Ihnen entfernt?
Etwa 30 Meter. Ich überlege, ob ich ihm entgegengehen soll. Ich mache das auch und gehe bis zum Rand des Plateaus. Ich bin etwas aufgeregt, ob er was sagt, was jetzt passiert, ich habe keine Angst, bin nur etwas verlegen und frage mich, ob ich etwas sagen soll. Ich warte aber noch ab.
Auf jeden Fall sollten Sie versuchen, zu ihm in Beziehung zu treten.
Ich beobachte genau, wie er hochkommt. Er geht jetzt den letzten Schritt zu mir, das hat so etwas Feierliches, wie er da hochkommt. Er bleibt etwa zwei Meter vor mir stehen, wir schauen uns an. Wir verneigen uns beide leicht voreinander. Ich möchte eigentlich „Hallo" sagen, das ist mir aber zu banal.
Sagt er etwas?
Er hat offensichtlich weniger Schwierigkeiten und sagt: „Ich begrüße dich hier Rüdiger, sei mir willkommen." Seine Worte berühren mich sehr. Ich freue mich und spüre gleichzeitig ein leichtes Erschauern. Ich merke, der ist hier zu Hause, ich bin als Gast schon willkommen, aber es ist sein Gebiet. Ich habe auch das Gefühl, willkommen zu sein und habe so etwas wie ein Glücksgefühl, das etwas Erhabenes hat.
Möchten Sie die weise Gestalt noch etwas fragen?
Ja, bin ich liebenswert? (– beginnt zu weinen –) Ganz milde und mit Herzenswärme schaut er mich an und sagt: „Du hast ein großes Herz." Ich frage ihn, was mein nächster Schritt ist. Er gibt mir ein Halsband, an dem ein Ring hängt, und er sagt: „Geh mit der Zuversicht und dem Wissen, dass du das Richtige tust und du wert bist, geliebt zu sein."

An dieser Stelle wird der Tagtraum beendet, der Patient kehrt wieder in das Hier und Jetzt zurück, fühlt sich ergriffen und gleichzeitig sehr belebt. Er beschreibt das mit dem Gefühl, angekommen zu sein.

■ **Motivvorgabe II**
Selbstverständlich kann die weise Gestalt auch direkt am sicheren und geschützten Ort situiert werden. Nach unseren bisherigen Erfahrungen favorisieren wir mittlerweile diese Vorgabe. Denn auf diese Weise können sich imaginativ alle hilfreichen Gestalten gleich am sicheren, geschützten Ort versammeln.

> Stellen Sie sich bitte wieder Ihren sicheren und geschützten Ort vor mit den hilfreichen Gestalten, die Sie schon kennen, an dem Sie als erwachsene Person gegenwärtig sind.

Nachdem sich die entsprechenden Imaginationen eingestellt haben, fahren wir fort:
> Stellen Sie sich jetzt weiter vor, dass langsam eine weise Gestalt hinzukommt, die Ihnen jederzeit mit kluger Besonnenheit zur Seite steht und weiß, was zu tun und zu lassen ist.

Da in der klinischen Praxis akustisch „weise" oft mit der Farbe „weiß" verwechselt wird, haben wir die Vorgabe der weisen Gestalt durch die Vorgabe *weise, kluge Gestalt* ergänzt.

Motiv eines wehrhaften Tieres/wehrhafter Gestalten

Besonders bei traumatisierten Patientinnen und Patienten treten spontan in der Imagination meist keine Gestalten auf, die ihre Fähigkeit zur aggressiven Auseinandersetzung deutlich zeigen. Wir nehmen an, dies hat damit zu tun, dass diese Patientinnen und Patienten, die in Beziehungen massive destruktive Aggression bis hin zu einem sie fast tötenden Ausmaß erlebt haben, schnell befürchten, dass ihre hilfreichen Gestalten zu zerstörerischen werden könnten. Hinzu kommt aber auch die Angst vor der eigenen reaktiven, oft mörderischen Wut, die in der Regel tief verdrängt ist. Da diese traumatisierten Patientinnen und Patienten sich nicht angemessen wehren und ihren Aggressionen keinen adäquaten Ausdruck verleihen konnten, blieb ihnen oft nur übrig, diese gegen die eigene Person zu wenden. Dadurch ist ihnen die Vorstellung verloren gegangen, dass Sichwehren und Aggressivsein auch dem Selbsterhalt dienen kann.

Damit Patientinnen und Patienten Kraft und Aggression als selbsterhaltende Potenziale entwickeln können, um in Situationen entsprechend gewappnet zu sein, haben wir zunächst mit dem Motiv eines Krafttieres (Krippner 2002, Rosenberg 1998) gearbeitet und mit dem einer aggressiven Gestalt. Es hat sich aber sowohl in der Arbeit mit Patienten als auch mit Seminarteilnehmern gezeigt, dass die Motivvorgabe einer aggressiven Gestalt destabilisierend wirkt und große Ängste auslöst. Das Wort *Aggression* bzw. *aggressiv* löst offensichtlich bei Patienten und Teilnehmern Erinnerungen an destruktive Objekterfahrungen und Angst vor eigenen destruktiven Impulsen aus. Deshalb sind wir dazu übergegangen, das Motiv des/der *„starken, kräftigen, wehrhaften Tieres/Gestalt"* vorzugeben, das/die angstfrei aufgenommen wird und mit dem/der die Patientin ihre Wünsche, Impulse und Phantasien, sich zu wehren und nicht mehr hilflos zu sein, problemloser umsetzen kann. Ganz offensichtlich minimiert der Aspekt des Sich-wehren-Dürfens, der mit der entsprechenden Wortwahl explizit wird, Schuldgefühle. Es sei hier zudem festgestellt, dass das Sichwehren auch im gesetzlichen Sinne erlaubt ist, und so die Frage der Schuld im Sinne der Entlastung für den sich Wehrenden beantwortet ist.

Als wehrhafte Tiere/Gestalten treten ganz unterschiedliche auf, beispielsweise Tiger, Panther, Bären, Doggen, Drachen, häufig Krokodile und Flusspferde, aber auch Hunde und Pferde.

5.3 Phasen des psychotherapeutischen Prozesses in der Psychotraumabehandlung

Das folgende Beispiel zeigt, wie zum Etablieren eines aggressiv-wehrhaften Helfers die bereits etablierten Helfer zu Rate gezogen werden konnten.

■ **Motivvorgabe I**
Versuchen Sie, sich einmal einen Helfer vorzustellen, der Sie unterstützen kann, wenn Sie sich einmal aggressiv zur Wehr setzen müssen[1].

Fallbeispiel „Wettermann"
Der Patient (46) war in früher Kindheit vom Vater sexuell missbraucht worden und hatte kein positives männliches Ideal entwickelt. Er stand weitgehend unter dem Einfluss der Mutter, die ihn in seinen aggressiven Strebungen ebenfalls nicht unterstützte. Entsprechend schwer fiel ihm der Umgang mit Aggressionen.
Ich sehe eine Felswand mit Höhle, davor steht ein Mann mit einem Dreizack, er steht da einfach, ungeheuer stark und aggressiv. Er ist ungeheuer muskulös, die Wut funkelt aus seinen Augen. Er schreit jemandem etwas zu, und er wirkt wie eine Wand, an der man mit Sicherheit nicht vorbeikommt. Archaisch, jemand, der noch ganz seine Triebhaftigkeit auslebt.
Wie fühlen Sie sich, wenn Sie diesen Mann sehen?
Ich habe eine bewundernde Distanz. Ich möchte selbst so stark und selbstbewusst sein. Der weiß ohne zu reflektieren, dass er stark ist. Er kann nicht der Unterlegene sein. Er ist der Supermann.
Schauen Sie einmal, worauf er reagiert.
Er reagiert auf andere Leute, die da hoch wollen. Die haben merkwürdigerweise grüne Jägeranzüge an. Die stammen aus einer ganz anderen Epoche. Die trauen sich keinen Schritt weiter. Da treffen zwei Epochen aufeinander. Er fühlt sich bedroht, weil diese Leute ihn missionieren wollen, im Sinne von Kultur beibringen.
Meinen Sie, dass die ihm etwas Gutes tun wollen?
Der möchte einfach nur in seinem Leben weiterleben.
Beobachten Sie einmal weiter.
Die Leute sind ratlos, ängstlich, tuscheln, wissen nicht so recht, was sie machen sollen. Keiner hat den Mut, mit ihm den Kampf aufzunehmen. Die verfügen über Gewehre, sie könnten ihm zu Leibe rücken mit Mitteln, gegen die er sich nicht wehren kann. Sie machen keine Anstalten, sich mit ihm zu arrangieren. Der Mann will aber einfach sein Leben leben.
Könnten Sie etwas tun, um diesem Mann zu helfen?
Ich komme mir hilflos vor, fast wie ein Kind. Ich habe keine Angst vor ihm, ich könnte zu ihm gehen. Er wird mich aber nicht ernst nehmen.
Aber wenn Sie etwas für ihn tun?

---

1 Diese Instruktion stammt aus einer Zeit, als es für uns noch nicht selbstverständlich war, stets vom sicheren, geschützten Ort in der Imagination auszugehen.

Was könnte ich für ihn tun? Die Leute würden sich nicht überzeugen lassen. Ich könnte vielleicht in die Höhle gehen und ihm Waffen besorgen. Wir könnten die Höhle zur Festung ausbauen, dann die Angreifer abwehren. Aber die sind zu übermächtig, wir hätten auf Dauer keine Chance.
Vielleicht hätten Sie doch eine Chance.
Man könnte Fallen bauen und Armbrüste benutzen, den Eingang zubauen, dass nur kleine Lücken bestehen.
Dann wären Sie aber gefangen. Ich stelle mir eher eine Lösung vor, die es Ihnen ermöglicht, die Leute zu vertreiben. Denken Sie mal noch an ihre anderen Helfer.
Meine Tante und Großmutter wären in der Lage, mit denen zu reden. Die sind diplomatischer. Ich hasse die Leute viel zu viel. Die Großmutter geht jetzt zu denen, redet heftig gestikulierend mit ihnen, macht ihnen klar, dass sie sich zurückziehen sollen, dass wir nichts Böses machen und nur leben wollen, wie wir leben. Dass der Mann nur zornig ist, weil man ihn nicht in Ruhe lässt. Die anderen haben langsam den Rückzug angetreten. Meine Tante und Großmutter achten darauf, dass keiner stehen bleibt.
Wie geht es jetzt dem Mann?
Er weiß noch nicht, ob er sich wirklich sicher fühlen kann, fühlt sich von mir aber nicht bedroht.
Versuchen Sie noch mal, mit ihm Kontakt aufzunehmen.
Es wird jetzt besser, er nimmt jetzt Kontakt zu mir auf.
Fragen Sie ihn, ob er Sie beschützen will.
Er gibt mir wortlos zu verstehen, dass er, wenn ich angegriffen werde, mich verteidigen wird.
Haben Sie das Gefühl, dass Sie mit den Helfern sich gegen alle Angreifer wehren können?
Ja, wenn sie alle zusammenarbeiten.

■ **Motivvorgabe II**
Stellen Sie sich Ihren sicheren, geschützten Ort vor, an dem es Ihnen gefällt und wo Sie sich wohl, sicher und geborgen fühlen und an dem Sie als erwachsene Person gegenwärtig sind. An diesem sicheren, geschützten Ort werden Sie einem starken, kräftigen, wehrhaften Tier oder einer wehrhaften Gestalt begegnen. Diese oder das wehrhafte Tier ist immer für Sie da, vor allem, wenn Sie deren Beistand und deren Tatkraft brauchen. Stellen Sie sich diese wehrhaften Gestalten genau vor und versuchen Sie in Kontakt mit ihnen zu kommen.

Fallbeispiel Daniela
Die weise Gestalt ist nur schemenhaft da, und das wehrhafte Tier ist eine Löwin, irgendetwas in der Art, große, spitze Zähne, großer Kopf, faucht.
Mögen Sie Kontakt zu diesem Tier aufnehmen?

5.3 Phasen des psychotherapeutischen Prozesses in der Psychotraumabehandlung

Es ist mir nicht so ganz geheuer.
Es ist Ihr wehrhaftes Tier.
Die Patientin nickt, schweigt. *Ich habe die Hand zaghaft auf ihren Nacken gelegt, und es hat aufgehört zu fauchen.*
Und wie geht es Ihnen?
Ziemlich zaghaft.
Mögen Sie mal spüren, wie sich die Nackenhaare anfühlen?
Sie sind recht weich.
Was möchten Sie gerne tun?
Ich stehe etwas unbeholfen mit dem Tier da und weiß nicht, in welche Richtung. Im Moment habe ich das Gefühl, alles spielt sich wie auf einer Tischplatte ab, und daneben geht es wie ein Fahrstuhl nach unten.
Wo ist der sichere, geschützte Ort? Versuchen Sie wieder, sich Ihren sicheren, geschützten Ort vorzustellen.
(Die Patientin schweigt.)
Geht das?
Ja, ich bin auf einer Wiese. Es fällt ein bisschen schwer, ihn festzuhalten, aber es geht.
Ja, versuchen Sie es. Und stellen Sie sich nur die Gestalten vor, die Sie da jetzt gerne haben wollen.
Ich bin alleine.
Ja, richten Sie es so ein, wie Sie es möchten.
(Schweigt.) *Ich habe Schwierigkeiten, den sicheren, geschützten Ort dazubehalten, und es ist so, als ob ich immer wieder in ein Puppenhaus schaute und sogar mit drinsäße. Der sichere, geschützte Ort ist wie eine kleine Welt, wie wenn man aus dem Weltall auf die Erde guckt. Kurzzeitig schaffe ich es, mich kurzzeitig hineinzubringen.*

Fallbeispiel Antonia
Der geschützte Ort ist dieses Mal ein anderer; er ist in einem Garten, in einem Rosenpavillon. Es ist wie ein Schlossgarten, alles ist ein bisschen verwildert. Als weise Gestalt imaginiert die Patientin „einen älteren Herrn mit gütigen Augen und einem Lächeln und einem weißen Bart".
Das wehrhafte Tier ist eine Bestie, eine Mischung aus Wolf, ein Wehrwolf, blutrünstig und sieht ganz gefährlich aus, und er ist furchteinflößend. Ich sitze und die Rosen sind hinter mir wie ein Schutz, und links vorne ist der Zauberer, und vorne ist das wilde Tier. Rechts vorne sind freundliche Gestalten, noch nicht so deutlich zu erkennen.
Mögen Sie, dass die noch weiter auf Sie zukommen?
Nö, es ist gut so. Ich finde das toll mit dem wehrhaften Tier, aber es ist hässlich.
Das macht nichts, wichtig ist, dass es Ihr wehrhaftes Tier ist, das Ihnen zur Verfügung steht.

Ich knuddle das Tier und das tut mir gut.
Die nächste Stunde beginnt die Patientin damit, dass sie auf den Tagtraum zu sprechen kommt. Ihr sei das wilde Tier immer wieder eingefallen.
Es war am Anfang ja so hässlich, das Maul war so groß, und am Rücken so, als wäre kein Fell da, und darunter Haut und Knochen, es war horrormäßig. Farben konnte ich gar nicht so richtig sehen. Aber das Gesicht des Zauberers sah ich ganz deutlich. Zu den Rosen ist mir unser Garten eingefallen, da stehen auch so kleine Röschen. Es war sehr anstrengend, dieser Tagtraum, und ich fiel danach in einen festen Schlaf.
Und wie fühlten Sie sich danach?
Ein Anruf weckte mich, und ich war ziemlich verdaddert. Dann ist mir aufgefallen, ich kaue gar nicht mehr so viel Fingernägel. Es ist nicht mehr so quälend, dieses: Ich muss, ich muss.
Die Patientin sagt, sie möchte gerne wieder einen Tagtraum machen und auch dem wehrhaften Tier wieder begegnen. Darauf geht die Psychotherapeutin ein. Nach entsprechender Instruktion imaginiert die Patientin wie folgt:
Ich sitze wieder im Schutz der Rosen, aber jetzt in einem Stuhl, dessen Lehne höher ist als mein Kopf. Ich bin rechts und links umschlossen wie von einem Strandkorb. Es ist ein heller und sonniger Tag. Die Gestalten sind noch nicht da.
Lassen Sie sich Zeit.
An meiner rechten Seite ist das wehrhafte Tier, etwas kleiner als das letzte Mal und wuschelig, und es brüllt nicht mehr so rum. Ich lege meine Hand in sein Wuschelhaar.
Ja, wie fühlt es sich an?
Ein bisschen struppig, aber man hat guten Halt, und man fühlt sich auch stärker, wenn man da so festhält.
Ja, halten Sie sich fest.
Es ist ja im Nacken, und man kann die Kraft spüren, die im Nacken sitzt. Es kommen von vorne aus dem Wald helle Gestalten, die Feen, zwei oder drei mit langem Haar und langen Gewändern. Sie haben wieder kein Gesicht. Sie kommen mit leichtem Schweben. Es sind doch drei. Sie versammeln sich in der Lichtung und sind einfach nur da.
Ja.
Sie schauen sich nach Blumen und Beeren um und haben nichts wirklich Wichtiges zu tun. Aber sie schauen sich nach Pflanzen um, was da so alles blüht, so als würden sie auch auf etwas warten. Sie sind nicht statisch, sondern immer auch in Bewegung und ruhig und gelassen. Jetzt kommt auch wieder der Zauberer. Im Prinzip wie das letzte Mal, aber er ist jetzt größer.
Wie groß etwa?
Über zwei Meter, aber auch breiter. Er ist ernster als das letzte Mal, wie in Gedanken versunken. Wie ein Professor, der mit einem Problem beschäftigt ist. Die Elfen sind rechts von mir viel weiter weg, und der Zauberer links von mir. Er hat sich jetzt hingestellt.

5.3 Phasen des psychotherapeutischen Prozesses in der Psychotraumabehandlung

Was würden Sie jetzt gerne tun in Ihrem Tagtraum?
Ich habe mir das wehrhafte Tier näher zu mir geholt, weil es mich irritiert, dass der Zauberer so nachdenklich ist. Habe den Eindruck, sein Verhalten könnte mit mir zu tun haben und auch, die Feen, dass es drei sind und nicht zwei.
Denken Sie immer daran, dass sie hilfreiche Gestalten sind, die Ihnen zur Seite stehen.
Sie haben mir ihr Wissen voraus, wissen, was kommen wird.
Gehen Sie davon aus, dass sie Sie immer informieren, wenn Sie wollen.
Ich möchte das wilde Tier zu den Elfen schicken, dass sie sagen, was ist. Es dauert aber auch einen Moment. Der Löwe ist jetzt wieder zurückgekommen, sie haben ihn mit Beeren gefüttert und ihm gesagt, er braucht sich keine Sorgen zu machen, sie sind nur für eventuelle Fälle ausgerüstet und es ist nichts Schlimmes im Hintergrund.
Sie stehen einfach nur bereit.
Hhm, mit dem Zauberer, das ist so ein Ding. Es ist keine Angst vor dem Zauberer, nur die Angst, dass das, worüber er nachdenkt, mich treffen könnte, und das will ich jetzt nicht. Er hat mir jetzt noch mal signalisiert, dass er freundlich ist und dass das, worüber er nachdenkt, mit mir als Kind zu tun hat. Er sagt es nicht, aber ich weiß, er hat überlegt, wie er diesem Kind ein bisschen helfen kann, dass es ein bisschen fröhlicher wird.
Vergewissern Sie sich jetzt noch mal, wie Sie sicher und geborgen im Strandstuhl sind und im guten Kontakt mit den hilfreichen Gestalten.

Fallbeispiel Larissa
Larissa war die Instruktion vorgegeben worden, in einer Landschaft, die ihr gefalle und in der sie sich sicher und wohl fühle, ihrem wehrhaften Tier zu begegnen.
Ich habe einen weiten Weg hinter mir durch ein tief verschneites Gebirge, und dann liege ich in einer warmen Hütte, total nackt, total verletzt und total erschöpft. Kurz vor der Hütte habe ich den Puma getroffen, er liegt jetzt vor der Hütte, und ich kann nicht mehr.
Die Patientin kämpft mit den Tränen.
Wie könnte der Puma Ihnen helfen?
Eigentlich hilft es schon, dass er davor liegt, und teilweise liegt er auch neben mir.
Können Sie sein Fell spüren?
Ja. – Die Patientin freut sich.
Dann spüren Sie es deutlich.
Larissa wirkt angerührt und bewegt. *Ich glaube, jetzt muss ich wieder alleine sein. Ich komme immer wieder in die Bredouille, denke, ich müsste es ihm recht machen, aber ich muss mich ja für nichts rechtfertigen. Ich dachte zwischendurch, es dürfte kein Tier sein, es müsste ein Mensch sein, aber es ist ja Quatsch. Aber sobald er mir zu nahe kommt, obwohl ich die Symbiose will, kommt der Zwang,*

mich so zu verhalten, dass es auch recht ist. (– Schweigt. –) Na, auf jeden Fall ist er geduldig, jetzt liegt er vor der Tür.
Wie geht es Ihnen jetzt?
Immer noch erschöpft; es war mal gut, die Kraft zu spüren. Ich habe gespürt, was sein kann, aber ich bin noch nicht so weit, die Kraft zu übernehmen.
Erst müssen Sie ja mal genesen, aber der Puma ist da.
Ja, ja, der wartet.
Ja, er wartet, und das sollten Sie sich immer vergegenwärtigen.
Die Patientin weint jetzt leise. Nach Beendigung des Tagtraums meint sie:
Ich habe oft vom gelobten Land geträumt, davon hatte ich Ihnen ja erzählt. Jetzt in der Hütte, obwohl ich total zerschunden war und total erschöpft, war ich doch beschützt durch den Puma.

Bis neben den spontan auftauchenden hilfreichen Gestalten die weise Gestalt und das wehrhafte Tier imaginativ gut verankert sind, vergehen selbstverständlich mehrere Psychotherapiestunden. Naheliegenderweise brauchen Patientinnen und Patienten dazu unterschiedlich lange. Wenn die Patientin das Gefühl hat, für die Bewältigung anstehender Probleme ausreichend gerüstet zu sein, sagen wir ihr, dass sie jederzeit in ihrer Vorstellung neue hilfreiche Gestalten kreieren kann, wenn sie dies möchte und für nötig erachte.

Der Teil der Psychotherapie, in dem die imaginative Begegnung mit hilfreichen Gestalten stattfindet, „ist oft geprägt durch Gefühle von Kraft, Lebendigkeit, Zuversicht und Annahme. Er stellt eine gute Vorbereitung für spätere Auseinandersetzungen oder Bedrohungen innerhalb der Psychotherapie dar" (Krippner 2002, S. 4).

Einführen der hilfreichen Gestalten zu einem späteren Zeitpunkt der Psychotherapie

Es hat sich auch als günstig erwiesen, wenn die hilfreichen Gestalten erst zu einem späteren Zeitpunkt in der Psychotherapie eingeführt wurden. Das anschließende Fallbeispiel zeigt, wie sich die Patientin dadurch stabilisiert und einen Teil ihres Selbst, den kindlich abhängigen und bedürftigen, in einem neuen Licht sehen kann.

Fallbeispiel Rita

Die zu Beginn der analytischen Psychotherapie 34-jährige Patientin kam schwer depressiv und antriebslos zur Behandlung, sie klagte über starken Zigarettenkonsum und darüber, manchmal auch zu viel zu trinken. Seit Jahren habe sie ein Verhältnis mit einem verheirateten Mann, das sie mehr und mehr belaste und unglücklich mache, da sie sich zunehmend ausgebeutet fühle, an ihren Bedürfnissen vorbeilebe und so keine eigene Familie gründen könne.

5.3 Phasen des psychotherapeutischen Prozesses in der Psychotraumabehandlung

Ihre Kindheit hatte sie in einer Großfamilie verbracht, in der die Eltern ihres Vaters ihre Mutter tyrannisierten, die als zweite Frau, nach dem Tod der ersten, ins Haus gekommen war, die beiden kleinen Söhne mit großzog und selbst noch zwei Kinder, eine davon die Patientin, bekam. Ihr Vater ging in seiner selbstständigen Arbeit auf und hatte wenig Zeit für die Familie. Das Belastende, was tiefreichende Konflikte bei der Patientin auslöste sowie eine weitreichende Aggressionshemmung und Wendung der Aggression gegen die eigene Person, waren die häufigen Suiziddrohungen der Mutter – sich zu erhängen oder ins Wasser zu gehen – und die diesen Drohungen vorausgehenden Streitereien und mütterlichen Wutausbrüche.

Im Folgenden soll nun eine Sitzung geschildert werden, die einer Sitzung mit einem Tagtraum folgte, in der eine spontane Altersregression stattgefunden und die Patientin sich als Säugling wahrgenommen hatte. Darin meinte sie zu Beginn, es sei ihr nach der Sitzung nicht so gut gegangen.

Was mich doch sehr beschäftigt hat, war, dass ich ständig denken musste, hoffentlich mach ich Ihre Kissen nicht schmutzig. Obwohl ich wusste, Sie sind mir nicht böse, das darf ich bei Ihnen. Ich denke aber, mir wurde als Kind vermittelt, ich darf nichts schmutzig machen, das steht an erster Stelle. Da kommt dann auch ein Gefühl auf, dass ich es gar nicht fassen kann. Das Bild, das mir am meisten geblieben ist, ist das Baby auf meinem Arm, das schreit und zu einem Monster wird, und wie schwer es mir fällt, dem Gefühle der Fürsorge entgegenzubringen. Ja, da stellt sich die Frage, ob als Baby, wenn ich schrie, ich wirklich so abgelehnt wurde. Also es ist wirklich so, dass ich den Tagtraum nicht verstehe.

Was verstehen Sie nicht?

Was es mit dem Rauchen zu tun hat, was der mir eigentlich sagen will. Ich habe auch ein bisschen das Gefühl, da ist in mir so eine Blockade, dass ich es mir gar nicht angucken will und Sie mir das Resultat präsentieren sollen, das wäre mir am liebsten.

Ich würde Ihnen gerne vorschlagen, sich dem tagträumend wieder anzunähern und zu schauen, was sich weiter entwickelt.

Ja.

(Entspannungsinstruktion. Ort, an dem Sie sich sicher, wohl und aufgehoben fühlen, und dort begegnen Sie Ihren inneren Helfern.)

Es ist eine Wiese, und dort ist ein großer wunderschöner Baum mit ganz tiefen Wurzeln, und darunter ist wie ein Mutterleib, und da liege ich zusammengerollt, und der innere Helfer, da kam ein Schäferhund ganz spontan, der mich beschützt, der streicht so um den Baum. Ja, es ist ein kraftvolles Tier, das etwas Friedsames hat, aber auch zubeißen kann. Also es ist ein friedvolles Tier, das in Ruhe gelassen werden will, und wenn er angegriffen wird, kann er sich auch wehren.

Ja, natürlich, das soll es auch.

Es ist schon auch ein Gefühl von Treue da. Die Patientin beginnt zu weinen. *Ja, der lässt mich nicht im Stich.*

Ja.

Ja, und sonst dieser Ort, die Sonne scheint, und die Wiese ist schön saftig und grün, und es sind Blumen da.
Was würden Sie jetzt gerne tun?
Auf der Wiese spazieren gehen, singen, lachen und tanzen, einfach nur fröhlich sein.
Ja, dann tun Sie das.
Ja, auch alles abschütteln, was mir wehtut und mich belastet.
Nehmen Sie es mit all Ihren Sinnen auf und nähren Sie Ihren hungrigen Säugling.
Die Patientin atmet tief durch. Ja, es ist jetzt wirklich ein wunderschöner Säugling. (– Weint. –)
Lassen Sie diese Vorstellung ganz auf sich einwirken und sie sich ausbreiten.
Das ist wie ein kleines Wunder, auch so etwas in mir zu haben und sich nicht wie ein Monster wahrnehmen zu müssen.
Ja.

Schwierigkeiten, die bei der Arbeit mit hilfreichen Gestalten auftreten können
Manchmal haben Patientinnen und Patienten Probleme, Hilfe einzufordern, weil sie inzwischen nicht mehr glauben, dass irgendjemand sie unterstützen würde. Sie haben es einfach verlernt, um Hilfe zu bitten. In solchen Fällen gelingt es meist, durch einfühlsame, aber bestimmte Begleitung deutlich zu machen, dass die inneren Helfer unbedingte Hilfe gewähren.

Fallbeispiel Miriam
Die Anfang 20-jährige Studentin litt zu Therapiebeginn an einer massiven Bulimie. Aggressionen unterdrückte sie mit Essen, im Erbrechen kam aber die Aggression in kompromisshafter Form wieder zum Ausdruck. Wegen der in der Kindheit teilweise unkontrollierten Wutanfälle des Vaters hatte sie ungeheure Angst vor der destruktiven Wirkung der Aggression.
Im folgenden Beispiel war vorausgegangen, dass die Patientin ihren wehrhaften Helfer, ein Krokodil, das unter sehr schlechten Bedingungen lebte, zurück an den Platz brachte, an dem es sich wohl fühlte. Das Krokodil schwamm im Wasser, war sogar übermütig und legte sich auf den Rücken. An dieser Stelle sagte der Psychotherapeut:
Fragen Sie doch das Krokodil mal, ob es Ihnen bei Bedarf helfen würde.
Es bewegt sich nicht, es freut sich. Ich spreche es jetzt doch mal an. Es ist schwierig, da, wo es ist, fühlt es sich wohl, es beachtet mich nicht.
Dann machen Sie sich doch mal bemerkbar.
(Es folgt eine längere Pause.)
Es war anstrengend. Ich habe es angesprochen und gefragt. Es sagt, es würde mir helfen, aber mit Einschränkungen.
Welcher Art sind die Einschränkungen?

5.3 Phasen des psychotherapeutischen Prozesses in der Psychotraumabehandlung

> (Wiederum nach einer längeren Wartezeit:)
> *Das war eher von mir, dass ich so unsicher war.*
> Fragen Sie es einfach noch mal, ohne dass Sie mit der Frage eine Erwartung verknüpfen.
> *Ja, ich habe es gefragt und es sagt, es ist o.k. ohne jedes Wenn und Aber.*

Bei der Arbeit mit inneren Helfern/schützenden, hilfreichen Gestalten können verschiedene Schwierigkeiten auftreten.

Seminarteilnehmerinnen und -teilnehmer melden manchmal zurück, dass hilfreiche Gestalten von ihren Patientinnen und Patienten nicht oder nur mit Mühe visualisiert werden konnten. Sie wurden dann sowohl böse als auch gut, also indifferent bis diffus oder gar aggressiv und bösartig erlebt. Gar keine Gestalt zu imaginieren, war dann die beste Abwehr gegen das Auftreten solch hochambivalent besetzter Figuren.

Woran kann es liegen, wenn polarisierte Gestalten auftreten?

Bei Patientinnen und Patienten, die in ihrer Ich-Struktur nicht grundgestört sind, „besteht eine innere Bereitschaft und Fähigkeit zur Wiederbelebung ‚guter' Objektbilder … Er (der Patient) schöpft, um sich Kraft zu holen, aus den vergangenen Objektbeziehungen liebevoll tröstender Art und weckt auch in seiner menschlichen Umgebung gute helfende und trostgebende Impulse" (Seithe 1989, S. 216). Beziehungstraumatisierten fällt es zunächst schwer (auch abhängig von der Frühe und Schwere der Traumatisierung und davon, ob ausgleichende Beziehungserfahrungen mit anderen Menschen möglich waren), Vorstellungen guter Imagines zu generieren, wenn wir ihnen nicht durch gezielte Instruktion und Intervention dabei helfen. Genau dies ist aber in der Phase der Stabilisierung für uns zielführend. Hier wollen wir nicht die Schatten oder Dämonen aus dem Unbewussten hervorlocken, sondern zunächst auf bewusster Ebene liebevoll tröstende und helfende Gestalten vorstellungsmäßig generieren und verankern, damit sie zu „*Repräsentationen generalisierter Interaktionen*" werden, die zur Orientierung in der Gegenwart beitragen und eine stabilisierende und regulierende Funktion erfüllen können.

Technisch ist deshalb unserer Erfahrung nach entscheidend, wie wir die Patientin oder den Patienten instruieren. Eine mehr offen gewählte Instruktion lässt zwangsläufig dem Auftauchen indifferenter und auch bösartiger, gegen die Patientin gerichteter Gestalten mehr Spielraum, weil dem Einfluss unbewusster Impulse mehr Raum gegeben wird und sich dann sehr schnell alte traumatische Beziehungskonstellationen reinszenieren. Instruiert man aber so, die Patientin möge sich vorstellen, dass diese Gestalten wirklich für sie hilfreich und unterstützend sind, und sie möge und könne es in ihrer Vorstellung entsprechend einrichten, dann wird eine neue Möglichkeit eröffnet, sich in Interaktion zu erfahren.

Ein solches Vorgehen unterbindet die Regression hin zu inneren Objekten, die als traumatisierend repräsentiert sind, und verhindert so das Wiederbeleben einer Szene, in der ein nahestehender Mensch mit positiven Seiten, der auch hilfreiche

Funktionen ausübte, zu einem schädigenden Gegenüber wurde. Dies war beispielsweise bei einem Patienten der Fall: In seiner Vorstellung handelte es sich um einen Bären mit einem schönen Fell, das sich weich anfühlte. Als der Patient zu dem friedlich wirkenden Bären Kontakt aufnahm, ihm das Fell kraulte, hieb dieser mit der Tatze nach ihm, so dass er angstvoll die Hand zurückzog und floh.

Wir sollten es uns in der Stabilisierungsphase zu Beginn einer Psychotherapie zur Aufgabe machen, vor allem bei Patientinnen und Patienten, deren Abwehr gelockert ist, die Wiederholung traumatisierender Subjekt-Objekt-Interaktionen und die Regression in entsprechende Szenen explizit zu unterbinden. Dies erreichen wir, wenn wir auf das Generieren unterstützender und hilfreicher Objekte in der bewussten Vorstellung fokussieren, wodurch das Andrängen destruktiven Materials kanalisiert wird.

Wenn die Psychotherapeutin oder der Psychotherapeut selbst noch unsicher ist, auch was die Wirksamkeit der Vorgabe angeht, spürt die Patientin diese Unsicherheit und kann ihrerseits nicht genügend Sicherheit finden. Sie tut sich dann schwer, in einen konfliktfreien Bereich hineinzugleiten und sich einer wunschgemäßen Gestaltung in ihrer Phantasie zu überlassen, in der es gelingen könnte, eine bewusstere Selbststeuerung zu übernehmen, in Form einer Grenzsetzung gegen überflutendes Material.

Vor allem auch eine unkontrollierte Gegenübertragung, in der der Psychotherapeut verstärkt die Angst des Patienten vor dem traumatisierenden Anderen erlebt und dann befürchtet, dieser könne sich in den Tagtraum einschleichen und das bisher gewonnene Terrain zerstören, kann den Psychotherapeuten davon abhalten, den Patienten mit sicherer Gewissheit anzuleiten. Die Reflexion solcher Gegenübertragungen ist stets bedeutsam sowie entsprechende Selbsterfahrung des Psychotherapeuten. Es hat sich gezeigt, dass es Psychotherapeutinnen und Psychotherapeuten leichter fällt, die Patientinnen und Patienten entsprechend zu instruieren und Sicherheit und Halt zu vermitteln, wenn sie selbst ihre hilfreichen Gestalten für sich sicher etablieren und ohne irgendeine negative Kontaminierung über sie verfügen konnten.

Des Weiteren hat es sich bewährt, darauf hinzuweisen, dass die hilfreichen Gestalten eine Eigenschöpfung darstellen, somit Eigenes symbolisieren und repräsentieren und dieses Eigene vor Fremdem in der Vorstellung geschützt werden kann. Wenn die Helfer erst einmal imaginiert werden konnten und damit repräsentiert sind, verfügt die Patientin über die Imago einer hilfreichen Gestalt, was sie in die Lage versetzt, dann auch äußere Hilfe besser annehmen zu können.

Wie können wir intervenieren, wenn der Begriff der hilfreichen Gestalt oder des Helfers negativ besetzt ist?

Hier empfiehlt es sich, andere Umschreibungen zu wählen und mit der Patientin gemeinsam nach einem Begriff zu suchen, der ihr am treffendsten erscheint, wie zum Beispiel Verbündete, Mitarbeiter, Begleiter, Gefährte u. Ä. m. Es kommt vor allem darauf an, dass die Patientin bzw. der Patient einen Begriff wählt, der die Qualitäten, über die hilfreiche Gestalten verfügen, beinhaltet.

5.3.2 Arbeit mit dem Konzept des „inneren Kindes"

Wenn wir mit dem Konzept des „inneren Kindes" arbeiten, ist es sinnvoll, zunächst unser spezifisches Verständnis dieses Konzeptes darzulegen. Zunächst gilt es festzustellen, dass der Begriff des „inneren Kindes" in der Fachliteratur symbolisch für unterschiedliche psychische Zustände und Funktionen steht, oder er wird metaphorisch verwendet und ist oft theoretisch nicht abgesichert. Ein kurzer Überblick anhand einiger Beispiele soll diese unterschiedlichen Auffassungen in verschiedenen Therapierichtungen veranschaulichen.

Die klassische Psychoanalyse Freuds kennt den Begriff des „inneren Kindes" nicht. Freud konzeptualisiert das *Kind, das im Traum erscheint*, als Subjektrepräsentanz, die Infantilität, ein Festgefahrensein im infantilen Stadium oder einer kindlichen Entwicklungsstufe bedeutet (1900). Damit wird ausgedrückt, dass der Mensch durch infantile Fixierung im Wesenskern ein Kind bleibt. Hinsichtlich des Ideal-Aspekts des Begriffs „inneres Kind" kann jedoch auch an das Freudsche Konzept des Ideal-Ichs angeknüpft werden, das eine Teilinstanz des Über-Ichs ist.

Wurmser (1990) setzt sich mit dem *Bild des idealen Kindes als Teilaspekt des Ich-Ideals* auseinander. Er sieht darin eine globale Gestalt, die alle Erwartungen seiner Züge und Handlungen umfasst, die durch den spezifischen Stil von Wahrnehmung und Kommunikation in einer Familie dem Kind übermittelt werden. Je unrealistischer die Erwartungen der Eltern und je mehr sie die emotionale Realität des Kindes verleugnen, umso größer wird die Diskrepanz zwischen idealem und realem Kind.

Nach Wurmser setzt sich das Ich-Ideal als Teil des Über-Ichs aus folgenden Teilaspekten zusammen:
- aus der Identifikation mit Aspekten von geliebten, bewunderten oder gefürchteten Personen,
- aus dem Bild des braven, wünschenswerten Kindes, wie es von anderen, u. a. von den Eltern, erwartet wird,
- aus dem elterlichen Ideal eines wünschenswerten und geliebten Kindes, wie es das Kind wahrnimmt,
- aus idealen Zuständen des Selbst aus früheren Zeiten (vgl. 1990, S. 133).

Hinsichtlich der Wichtigkeit, das *„feinfühlige Kind"* in der Patientin bzw. im Patienten wahrzunehmen, haben wir bereits im Kontext von Übertragung und Gegenübertragung auf den Beitrag von Alice Balint (1935) hingewiesen. Dieses „feinfühlige Kind" lässt die Patientin hochsensibel für mögliches heuchlerisches Verhalten der Psychotherapeutin sein, und sie wird versuchen, ein solches zu entlarven, um nicht wieder heuchlerischen Falschheiten ausgesetzt zu sein wie einst als Kind.

Für Michael Balint sind die „Regressionserscheinungen, die man in der analytischen Situation" beobachten kann und die in bestimmten Phasen an frühkindliche Verhaltensweisen erinnern, „ein gewichtiges Argument für die Annahme, dass jede Neurose oder Psychose immer auch infantile Züge hat, und daher jeder Psychotherapeut darauf gefasst sein muss, dass er irgendwie mit ‚*dem Kind im Patienten*' zu tun bekommt" (M. Balint 1959, S. 90). Er macht sich Gedanken darüber, wie der Analytiker den Abstand überbrücken kann, der ihn vom „Kind im Patienten" im Alter des Ödipuskomplexes trennt, sowie den noch viel breiteren, wenn sich das „Kind im Patienten" auf der Stufe der Grundstörung bewegt.

In der weiteren Entwicklung der Psychoanalyse plädiert zum Beispiel Sandler, ein führender Objektbeziehungstheoretiker, dafür, „in unserer psychoanalytischen Theorie mehr Gebrauch von einem *Konzept des ‚inneren Kindes'* zu machen" (Sandler 1989a, S. 229). In der analytischen Übertragung könne man ganz deutlich das Bedürfnis des Patienten nach äußeren Repräsentanten der so genannten „inneren Objekte" erkennen. Er schlägt vor, „einen solchen Drang als die unbewussten Impulse des erwachsenen Patienten (zu) betrachten, sich so zu verhalten, als befände er sich noch in einer früheren Phase seiner Entwicklung – so, als ob er noch ein Kind sei". Sandler weist darauf hin, dass Abwehrmaßnahmen umso dranghafter gegen Bedrohungen getroffen werden, je stärker diese sind. Dranghafte Tendenzen brauchen auch nicht eo ipso triebhafter Natur zu sein, nicht jeder unbewusste Impuls sei ein Triebimpuls.

Sandler weist auf die wichtige Tatsache hin, dass es sich beim „inneren Kind" um ein Konzept handelt, das wir lediglich zur Erleichterung der Kommunikation konkretisieren. Dann aber nimmt es sozusagen Gestalt an.

> „Das ‚innere Kind', das jederzeit aktiv ist, kann ein von Trieben bestimmtes Kind sein. Es kann sich auf vielfältige Arten sexuell oder destruktiv verhalten (die recht pervers sein können), aber es kann ebenso ein Kind sein (und oft ist es das), das geängstigt und defensiv ist. Vor allem ist es ein Objekt-bezogenes Kind" (Sandler 1989a, S. 232).

Es trägt eine innere Kindheitswelt mit sich und versucht, diese Welt in der Gegenwart zu externalisieren und zu aktualisieren (mit sämtlichen dazugehörigen Phantasien). Und wie jedes andere Kind auch, hat es eine Geschichte früherer Konflikte und Anpassungen.

1999 konkretisiert Ermann die Aufgabe des Analytikers, dem Analysanden dabei zu helfen, sein inneres Drama umzugestalten und damit neue Wege zu finden, um aus alten Inszenierungsmustern herauszufinden, in folgender Verbildlichung: „Der Analytiker initiiert mit dem erwachsenen Anteil des Analysanden einen Dialog, indem sie gemeinsam über das *unbewusste Kind* in ihm nachsinnen und beobachten, wie es sich in der analytischen Beziehung entfaltet" (Ermann 1999, S. 260). Der Analytiker verbünde sich mit den gesunden Ichanteilen des Analysanden (erwachsene Anteile), damit das zum Tragen kommen könne, was Sterba (1934) die therapeutische Ichspaltung genannt habe, als Voraussetzung für das Zustandekommen eines guten Arbeitsbündnisses.

5.3 Phasen des psychotherapeutischen Prozesses in der Psychotraumabehandlung

In der analytischen Psychologie findet man das Konzept des „inneres Kindes" zum Beispiel bei Sidoli, Kinder- und Erwachsenenanalytikerin. Sie meint, Erwachsene trügen ihr inneres Kind ständig mit sich, obwohl sie sich dessen kaum bewusst seien, es verleugneten und sich für völlig „erwachsen" hielten. Sie unterscheidet zwischen *„realem Kind" und „innerem Kind"*, führt aber diese Unterscheidung nicht näher aus. Vom „inneren Kind" gehe „emotionale Energie und Lebendigkeit aus". Es sei deshalb in der analytischen Arbeit wichtig, diesen kindlichen Anteil des Patienten zu erreichen, zur Mitwirkung anzuregen und zu unterstützen (vgl. Sidoli 1994). Indem der analytische Raum „Entwicklung, Wachstum und Freiraum für eigene Ausdrucksmöglichkeiten für das Kind" bereitstelle, könne die Patientin oder der Patient neue Erfahrungen mit sich selbst machen. Die Arbeit an der Übertragung-Gegenübertragung biete die Möglichkeit, die vernachlässigten Aspekte der Persönlichkeit zu integrieren, „indem frühere Beziehungen durch die Übertragung in einem sicheren Rahmen in der Gegenwart wieder inszeniert werden können" (Sidoli 1994, S. 5).

Auch für die analytische Psychotherapeutin Wirtz ist es ein besonderes Anliegen in der Psychotherapie mit traumatisierten Patientinnen und Patienten, mit dem „inneren Kind" in Kontakt zu kommen.

> „Auf der Suche nach der verlorenen Seele begegnet der Mensch seinem inneren Kind, und nur in diesem Wiederentdecken des Kindes, das er einst war, kann er wieder heil werden. Nur dann, wenn das verstummte, versteinerte Kind in mir zum Sprechen und zum Leben erwacht, kann ich einen Schritt auf das Du hin, einen Schritt ins Leben hinaus wagen" (Wirtz 1991, S. 161).

In den Träumen von Inzestüberlebenden achtet sie besonders sorgfältig auf das *Kindmotiv*. Das verlassene, im Wald ausgesetzte Kind, das im Supermarkt im Korb versehentlich liegengelassene Kind, das in der Schublade oder im Keller vergessene Kind repräsentieren für sie typische Varianten des Verlassenheitskomplexes. Gleichzeitig repräsentiert das Kind einen schöpferischen Aspekt, als Drang, sich selber zu verwirklichen. „Kindmotive können den Wunsch ausdrücken, sich zu erneuern und wieder lebendig zu werden. Dann lässt sich das Kind als Symbol des wahren Selbst verstehen" (Wirtz 1991, S. 225).

Ähnlich wie der Begriff des „inneren Kindes" wird auch der Begriff des „wahren Selbst" in der Literatur unterschiedlich verwendet, zum Beispiel bei Jung eher mythologisch/religiös (vergleichbar seinem Seelenbegriff), bei Winnicott als Ausdruck der „Gesamtheit der ursprünglichen sensomotorischen Lebendigkeit" (Winnicott 1965, S. 194) und in der Humanistischen Psychologie eher umgangssprachlich (vgl. McMahon). Manche Autoren benutzen die Begriffe „inneres Kind" und „wahres Selbst" identisch, so als entstammten sie dem gleichen Theoriegebäude, und so als wäre ihre Verwendung beliebig.

Die Katathym Imaginative Psychotherapie kennt seit ihren Anfängen ein therapeutisches Moment, das gelegentlich im Rahmen einer Imagination als Rückblende auf Erlebnisse in der frühen und allerfrühesten Kindheit vorkommt.

Diese so genannte „*Altersregression*" vollzieht relativ häufig traumatisierende Erlebnisse nach. „Der Patient fühlt sich – oder imaginiert sich selbst wieder – als Kind, oft unter Abreagieren negativer Gefühle". „Die Entdeckung therapeutischer Altersregression im KB erfolgte durch Barolin (1961, Barolin u. a. 1983)" (Leuner 1985, S. 149).

Ursprünglich war sie „als ein spontanes Ereignis in Selbsthypnose (Schneck 1955) und therapeutisch in Hypnose (Erikson 1937; Kline u. Haggerty 1953) bekannt geworden" (Leuner 1985, S. 149).

Bei Altersregressionen scheint es sich in der Regel um Rückblenden auf reale Erlebnisse vermischt mit Phantasievorstellungen zu handeln, die sowohl mit negativen als auch positiven Affekten verbunden sein können. Stehen positive Affekte im Vordergrund, besteht die Chance, positive Erlebniskerne (Ich-Kerne) „anzureichern" und „auszuweiten" (vgl. Leuner 1985, S. 149).

„Psychodynamisch betrachtet ist es nicht bedeutsam, ob und inwieweit die Inhalte der Altersregression allein phantasiegebunden sind, als Mischform auftreten oder quasi als eine Momentaufnahme realer Kindheitsszenen erscheinen. In allen Fällen stellen sie einen Kondensationspunkt dar, der als Verdichtung des emotionalen Klimas beziehungsweise des Interaktionsmusters zwischen Kind und Bezugsperson in der wiedergegebenen Altersphase aufzufassen ist. Nicht immer muss es sich um eine traumatische Situation handeln" (Leuner 1985, S. 149).

Um Ausbildungsteilnehmern einen Zugang zur Katathym Imaginativen Psychotherapie mit Kindern und Jugendlichen zu ermöglichen, arbeitet Horn (1990, 1994) mit der Methode der *gestuften Altersregression*, die einen Zugang zum eigenen „inneren Kind" und „inneren Jugendlichen" ermöglicht, mitsamt den dabei unter Umständen auftauchenden Entwicklungsverzögerungen, krankheitswertiger Symptomatik und Traumatisierungen. Auch Horn achtet in den Übungssettings, in denen ein Teilnehmer die Rolle des Psychotherapeuten und einer die Rolle des Kindes übernimmt (und einer die des Beobachters) darauf, dass der Proband am Ende der Imagination wieder in die Position des Erwachsenen zurückkehrt.

Reddemann weist darauf hin, dass man in der psychotherapeutischen Arbeit das „innere Kind" „in den allermeisten Fällen von heftigen Gefühlen, die nicht zu dem Verhalten einer erwachsenen Person zu passen scheinen," erkennen könne. Sie bezögen sich dann meist „auf unaufgelöste Konflikte, Verletzungen oder Traumata aus der Vergangenheit, meist der Kindheit" (Reddemann 2001, S. 67). Reddemann betont, die Arbeit mit dem „inneren Kind" sei „ein sehr wirksames Instrument, die erwachsene Person von heute in ihrer Funktionsfähigkeit zu stärken, dabei aber gleichzeitig eine innerseelische Regression zu ermöglichen, ohne dass sich die Regression in der Beziehung ausbreitet" (ebd.). 2004 verweist sie auf die Ego-State-Therapie als konzeptuelle Grundlage, fußend auf Konzepten von Federn (1952). Von seinem Lehranalysanden Weiß wurde diese dann ausformuliert und festgestellt, sie habe drei Standbeine: die Psychoanalyse, die Hypnose und die

Erkenntnisse über dissoziatives Verhalten von Janet. Allerdings ist Reddemanns Erfahrung nach nicht so sehr die formelle traditionelle Hypnose entscheidend, sondern die Verwendung von Alltagstrance und suggestiven Interventionen. Wichtig an der Ego-State-Arbeit ist ihr, „dass das Übertragungs- und Gegenübertragungsgeschehen auf verschiedenen Ebenen wahrgenommen und genutzt wird: auf der Ebene der Beziehung der Patientin zur Psychotherapeutin und auf der Ebene der Ego-States zur Psychotherapeutin. So kann man sich vorstellen, dass ein kindlicher Ego-State einen ganz anderen Umgang zur Psychotherapeutin pflegen möchte als ein erwachsener Ego-State" (Reddemann 2004, S. 72).

Das EMDR (Eye Movement Desensitization and Reprocessing) arbeitet mit dem *Kind-Selbst* und *Erwachsenen-Selbst*, siedelt das *Kind-Selbst* im Körper-Geist-System an und geht davon aus, dass das *Erwachsenen-Selbst* eine Art Zeuge für die Erinnerungsarbeit der Kindheitserlebnisse darstellt. Regeln, Konzepte und negative Überzeugungen über das eigene Selbst setzen sich während des Kindheitstraumas fest und bilden die Grundlage, auf der eine negative, verfälschte oder verzerrte Identität und Weltsicht aufgebaut werden" (Parnell 2002, S. 71).

Das Konzept des „inneren Kindes" in der Psychotraumabehandlung mit der KIP

Nach diesem Exkurs möchten wir darstellen, wie wir das Konzept des „inneren Kindes" in unserer psychotherapeutischen Arbeit verwenden. Wir differenzieren diesen Begriff in mehrerer Hinsicht. Zunächst als „ideale" Selbstrepräsentanz im Motiv des „inneren unverletzten Kindes" (Steiner 2002), das neben oder anstelle anderer Idealvorstellungen auftreten kann, und dann allgemeiner als mehr „empirische" Selbstrepräsentanz im Motiv des „inneren Kindes". Diese „empirische" Selbstrepräsentanz verstehen wir als Verdichtung unterschiedlicher Zustände von Kindsein und -erleben, mit den jeweils historischen Beziehungen und Phantasien darüber zu verschiedenen Zeiten der kindlichen Entwicklung. Mit dem Motiv des „verletzten inneren Kindes" fokussieren wir auf spezifische Erfahrungen des „inneren Kindes". Mittels Imagination lassen wir die unterschiedlichen Zustände von innerem Kindsein nacheinander Gestalt annehmen.

Mit der Gestaltung idealer Selbstrepräsentanzen mittels des Motivs des „inneren unverletzten Kindes" wird begonnen, nachdem die „inneren Helfer/schützenden, hilfreichen Gestalten" als innere ideale Selbstobjekte imaginativ verankert sind. Mittels des Motivs des „inneren unverletzten Kindes" versuchen wir der Patientin eine Möglichkeit anzubieten, eine ideale Selbstrepräsentanz der Unverletztheit zu generieren und an ideale Seinszustände aus ihrer Kindheit anzuschließen. Indem das „innere unverletzte Kind" und die „inneren Helfer/hilfreichen Gestalten" zusammen mit der Imago der Patientin bzw. des Patienten von sich selbst im Tagtraum interagieren, werden neue Möglichkeitsräume für gelungenere Interaktionen gebahnt und positive innere Subjekt-Objekt-Interaktionen auch auf der Ebene des inneren Kindes aufgebaut.

Indem wir innerhalb eines imaginären Raumes die Schaffung einer idealen Selbstrepräsentanz anregen und eine Wiederbegegnung mit unterschiedlichen real erfahrenen Zuständen von Kindsein und -erleben im Motiv „inneres Kind" ermöglichen, bahnen wir Entwicklung und Wachstum für bisher verstellte und versperrte Ausdrucksmöglichkeiten an und gestalten Freiräume durch das Antizipieren neuer Erfahrungen. Auch dadurch, dass schließlich frühere Beziehungen im imaginären Raum – in einem sicheren Rahmen, in der Gegenwart des Therapeuten – wieder inszeniert werden, kann es dem Patienten mit Hilfe der Unterstützung und des empathischen Verständnisses des Psychotherapeuten oder der Psychotherapeutin gelingen, auch eigene Schwächen und Unzulänglichkeiten zu tolerieren und sich nicht dafür zu verurteilen oder anzugreifen.

Zusammen mit der Patientin oder dem Patienten versuchen wir, das innere Kind, das sie mit sich herumträgt, anzuerkennen und zu verstehen. Am sicheren und geschützten Ort findet eine Begegnung zwischen erwachsener Patientin, den hilfreichen Gestalten, dem unverletzten Kind und dem inneren Kind statt. Mit dieser Vorgabe fördern wir einen liebevollen, fürsorglichen, beschützenden und tröstenden Umgang mit dem inneren Kind, ohne explizit Bezug auf das verletzte innere Kind zu nehmen, das aber als Bestandteil der Verdichtung in diesem mit enthalten ist.

Erst wenn wir die Patientin oder den Patienten für ausreichend stabil halten und eine Begegnung mit dem unverletzten und dem inneren Kind stattfinden konnte, leiten wir vorsichtig eine imaginative Begegnung mit dem „verletzten inneren Kind" ein. Die Bezugnahme auf das „verletzte innere Kind" versucht, diese spezifischen historischen Erfahrungen und Erlebnisse sowie die Phantasien darüber zu berücksichtigen, und sie imaginativ in Szene zu setzen.

Insgesamt gelingt, so unsere Erfahrung, Affektregulation in dieser Situation umso besser, je mehr die Patientin sich vor der aktiven Auseinandersetzung mit traumatischen Erfahrungen durch stabilisierende Imaginationen ihrer selbstregulierenden Möglichkeiten in einer tragenden psychotherapeutischen Beziehung vergewissern konnte. Zudem wirkt sich unser Vorgehen, das die Realität und die Qualität des Traumas benennt (Grubrich-Simitis 1984, S. 375; Kogan 1995), im Sinn einer Differenzierung von Innen und Außen aus. Auch unser Bemühen um Klarifizierung von Trauma damals und Wiedererleben heute trägt zu einer Grenzbildung bei (vgl. u. a. Volkan u. Ast 1992; Hirsch 2002). Auf Seiten der Patientin bzw. des Patienten wird diese Grenzbildung vor allem durch die aktive Einflussnahme der erwachsenen Person im Hier und Jetzt der psychotherapeutischen Situation möglich. Die verbal-dialogische und die imaginativ induzierte Auseinandersetzung mit den traumatischen Erfahrungen und Reaktionen führt allmählich dazu, dass die Wahrnehmungsverleugnung aufgehoben werden kann, da dem Ich der Patientin ein „Verstehensrahmen für die bis dahin unbegreiflichen Einbrüche traumatischer Realität" (Bohleber 2000 u. 2003) angeboten wird. So kann Schritt für Schritt die Wahrnehmungs- und Bedeutungsverleugnung und damit die Ich-Spaltung, die Dissoziation, aufgehoben werden. In diesem Prozess kann langsam das Traumatisierende psychisch repräsentiert, so weit wie möglich verarbeitet und als zu der eigenen Biographie zugehörig ertragen werden, trotz aller Scham, Schuld und Trauer.

Das Anbieten einer imaginativen aktiven Einflussnahme der Patientin aus der Position der Erwachsenen führt in der Regel zu einer kathartischen, befreienden Einsicht in früher unbewältigte Erlebniszusammenhänge und bedeutet für Patientin und Psychotherapeutin oder Psychotherapeut ein zutiefst berührendes Erlebnis. „Die aktive Wiederholung, die Erfahrung, der früher traumatischen Situation jetzt gewachsen zu sein, stärkt und ermutigt das Selbst und kann schließlich vom Wiederholungszwang befreien" (Fischer u. Riedesser 1999, S. 206).

Der gesamte zeitintensive psychotherapeutische Prozess beinhaltet den Versuch, die durch die Traumata bewirkten Konflikte, Paradoxien und Widersprüche, die das Seelenleben der Patientinnen und Patienten zerreißen, so miteinander zu vermitteln, dass eine Transformation gelingt und Ich-Erweiterung möglich wird (vgl. Wurmser 1999; Fischer 1998).

Denn unser die KIP ergänzendes Konzept der Psychotraumabehandlung zielt immer wieder darauf, auf der Basis neuer Erfahrungen in der psychotherapeutischen Beziehung und mittels des imaginativen Erlebens und Interagierens, des Symbolisierens und Verbalisierens allmählich veränderte Selbst-, Objekt- und Interaktionsrepräsentanzen aufzubauen. Tagtraum, Phantasie und inneres Sprechen geben der Patientin die Möglichkeit – mit den inneren Medien des Bildes und der Sprache, im Als-ob-Umgang mit der Realität –, eine traumatische Situation zu kontrollieren, aktiv zu gestalten und zu modifizieren. Dies verändert nicht nur die intrapsychische Situation, sondern hat konkrete Auswirkungen auf zwischenmenschliche Interaktionen und die gesamte Lebensgestaltung.

Wenn wir in der Psychotraumabehandlung mit der KIP mit dem Motiv des „inneren Kindes" arbeiten, unterscheiden wir, ob wir dies tun
- in der Stabilisierungsphase,
- in der Phase der Auseinandersetzung mit dem traumatischen Geschehen oder
- in der weiteren Phase des Durcharbeitens.

Dies wollen wir nun weiter ausführen.

Arbeit mit dem „inneren Kind" in der Stabilisierungsphase
In der Stabilisierungsphase hat es sich für uns als therapeutisch nützlich erwiesen, eine Begegnung der Patientin mit dem inneren Kind am sicheren, geschützten Ort in Gegenwart ihrer hilfreichen Gestalten/inneren Helfer (als Phantasie idealer Objektrepräsentanzen) anzuregen und so zu intervenieren, dass die Gefühle von Sicherheit, Halt und Aufgehobensein sich ausbreiten können und die Helfer dabei unterstützend tätig werden. Dabei zeigt sich, dass sie der Patientin oder dem Patienten den Weg zu einem fürsorglicheren und liebevolleren Umgang mit dem inneren Kind und mit sich selbst bahnen können. Wir induzieren ganz gezielt in dieser Phase Szenen, in der positive Affekte im Vordergrund stehen, um positive

Erlebniskerne (Ich-Kerne) „anzureichern" und „auszuweiten" (vgl. Leuner 1985, S. 149).

Begegnung mit dem „inneren unverletzten Kind" am sicheren und geschützten Ort
Geleitet von der Annahme, dass für traumatisierte Patientinnen und Patienten Ich-Stützung und -Stabilisierung zentrale therapeutische Parameter sind und das Anbieten von Möglichkeiten zur narzisstischen Restitution dabei besonders bedeutsam ist, haben wir begonnen, nachdem wir auf das „unverletzte Kind" aufmerksam wurden, dieses in die imaginative Arbeit mit dem „inneren Kind" einzubeziehen. Es geht hier um das Generieren einer Imago, deren lebensgeschichtliche Realität – zumindest momentweise – die als „unverletztes Kind" bezeichneten Seinszustände zulässt.

Wiederum bieten wir mit der Imagination des „unverletzten Kindes" einen Phantasieraum an, der sich potenziell zur weiteren Konstituierung eines stabileren Selbst eignet. So setzen wir eine Arbeit fort, die die weitere Kompensation von Störungen des narzisstischen Gleichgewichts ermöglicht und damit ein idealgerechtes Selbsterleben ohne schmerzliche Relativierung der Größen- und Allmachtsphantasien – was vor allem in der Kindheit durch Beziehung traumatisierte Patientinnen und Patienten dringend brauchen. Wir achten darauf, dass die erwachsene Patientin in der Imagination mit anwesend ist. In ihrer Anwesenheit übernimmt sie eine „Spiegelfunktion", denn sie nimmt das unverletzte Kind wahr, wendet sich ihm als Imago ungetrübter Lebensfreude und spielerischer Lebensäußerungen zu, unterstützt durch ihre Psychotherapeutin oder ihren Psychotherapeuten.

Wir gehen davon aus, dass mit dem Motiv des „unverletzten Kindes" in der Imagination eine Erfahrung generiert wird, die Vollständigkeit und Ganzheit beinhaltet und empathische Bezogenheit. Dieses Moment der empathischen Bezogenheit stellt sich in der Imagination des „unverletzten Kindes" in Beziehung zu der erwachsenen Patientin her. Die klinische Erfahrung zeigt uns, dass dieses Moment der empathischen Bezogenheit die Patientin oder den Patienten darin ermutigt, sich in einer späteren Phase auch dem traumatisierten, verletzten Kind zu stellen. Ferner wird deutlich, dass dieses „unverletzte Kind" im weiteren Verlauf der Psychotherapie eine steuernde Funktion übernimmt und ein Quell der Kraft und Lebendigkeit repräsentiert.

Selbstverständlich ist, wenn wir auf das „unverletzte Kind" fokussieren, in der Vorstellung auch das „verletzte Kind" mit angesprochen. Jedoch tritt es zunächst erst einmal in den Hintergrund, indem die Patientin bzw. der Patient angeleitet wird, sich auf das „unverletzte Kind" zu konzentrieren.

Bei Patientinnen und Patienten, bei denen eine Traumatisierung durch Krankheit, Krankenhausaufenthalte und Operationen hervorgerufen wurde, erscheint es sinnvoll, auf das *gesunde Kind* zu fokussieren.

5.3 Phasen des psychotherapeutischen Prozesses in der Psychotraumabehandlung

■ **Motivvorgabe „unverletztes Kind"**
> Und nun versuchen Sie sich bitte wieder Ihren sicheren, geschützten Ort vorzustellen, an dem Sie sich aufgehoben und geborgen fühlen. Lassen Sie diese Vorstellungen langsam deutlicher und deutlicher werden. Versuchen Sie, die Gefühle von Sicherheit, Schutz und Aufgehobensein zu spüren und sich ausbreiten zu lassen.

Wenn die Patientin rückgemeldet hat, dass sie sich an diesem Ort befindet, fahren wir fort:
> Stellen Sie sich weiter vor, wie Ihre inneren Helfer/schützenden, hilfreichen Gestalten gegenwärtig sind und Sie darin unterstützen, dass Sie ganz aufgehoben, sicher und geborgen sind.

Wieder warten wir auf das Feedback der Patientin oder des Patienten. Danach sagen wir:
> Stellen Sie sich nun vor, dass Sie als erwachsene Person an diesem Ort zusammen mit Ihren inneren Helfern/schützenden, hilfreichen Gestalten Ihrem inneren unverletzten Kind begegnen. Lassen Sie Ihre Vorstellungen dazu deutlicher und immer deutlicher werden, und wenn Sie möchten, teilen Sie mir doch mit, was Sie wahrnehmen und erleben, damit ich Sie begleiten kann.

Fallbeispiel Sahra
Ich hatte das Gefühl, als ich hier weg bin, ich muss in Kontakt mit mir bleiben, ich sprach immer wieder mit mir und redete mir gut zu, das ging auch gut. Am nächsten Tag brauchte meine Chefin meine Unterstützung, weil sie mit einer Klientin beschäftigt war, von der sie mir erzählte, sie sei als Kind misshandelt worden. Ich spürte, dass das wieder etwas mit mir machte. Dann war der letzte Kunde an diesem Tag so anstrengend. Ich hatte ihm die Abläufe ein paar Mal erklärt, aber er wollte nicht verstehen und piesackte mich damit. Er war kein hilfloser Mensch, er war einfach arrogant. In den letzten Tagen kamen immer wieder Gedanken: Lass zu, dass es dir gut geht, niemand hat verdient, schlecht behandelt zu werden. Es kam auch der Gedanke, ich muss dafür sorgen, dass ich gefühlsmäßig offen bleibe, gerade wenn ich so gelähmt bin wie am Donnerstag, da ist es wie tot. Wenn ich mich wieder etwas lebendiger fühle, fällt es mir umso mehr auf.
Vielleicht sollten wir versuchen, wieder Kontakt herzustellen zu Ihrem inneren Kind?
Ja.
(Motivvorgabe wie oben, zunächst nur der geschützte Ort und die Helfer.)
Sehe mich liegen in dem Baum, in dieser Mulde, und die anderen sind da und unterhalten sich, und ich bin müde und so erschöpft.
Mögen Sie sich jetzt vorstellen, dass Sie dort Ihrem inneren unverletzten Kind begegnen?

Ja, und es kommt sofort, wie ich in B. über den Rasen renne, als wir dort noch wohnten. Es war gerade so, als wäre das Kind auf mich zugerannt und wäre jetzt bei mir.
Und, wie ist das?
(Sie weint) – schön, es ist so vertrauensvoll, so unbekümmert.
Ja.
Es kann sich so richtig freuen.
Dann versuchen Sie, diese Freude sich ganz ausbreiten zu lassen.
Bei Freude ausbreiten kam jetzt ein orangefarbener Schmetterling.
Mögen Sie ihn sich genauer vorstellen?
Es ist das Gefühl, er hat meinen Kopf jetzt heller gemacht. Es ist im Kopf heller geworden, trotz der geschlossenen Augen, und ich kann mir jetzt auch vorstellen, dass der Schmetterling in meinem Kopf fliegen kann. – Jetzt ist er weg, der Schmetterling.
Und, wie geht es Ihnen jetzt?
Es ist der Wunsch da, das Kind noch einmal zu treffen.
Dann versuchen sie es doch.
Es hat sich ein bisschen so eine Einsamkeit breitgemacht.
Versuchen Sie, sich das Kind, Ihr inneres unverletztes Kind, wieder vorzustellen.
Es ist mir irgendwie wichtig, dass es mich lieb hat.
Ja.
(Die Patientin schweigt.)
Ja, stellen Sie sich vor, wie es Sie lieb hat.
Ich stelle mir wieder vor, wie es auf mich zugerannt kommt, und da ist gerade auch die Sonne aufgegangen. Ich habe das Gefühl, als müsste ich noch viel mehr weinen als jetzt und als müsste ich mich zusammenreißen. Da kommt mir jetzt ein Spiel in den Sinn, das spielt man zu zweit im Kreis und hält die Hände fest und dreht sich. Ich zähle bis 10, die Mühle bleibt stehen. Ich zähle bis 100, die Mühle geht runter, man geht mit den Armen hoch. – Ich zähle bis 1000, die Mühle geht sausen, es geht dann ganz schnell im Kreis. Dieses Spiel spiele ich mit dem Kind.

Fallbeispiel Dorothea
Die Patientin war deprimiert und enttäuscht zur Stunde gekommen, da ihre Eltern nicht akzeptieren wollen, dass sie keinen Kontakt zu den Verwandten möchte, die sie als Kind in sexuelle Spiele gezwungen haben. Die Psychotherapeutin hat ihr im Rahmen des Sprechens über ihre Enttäuschung angeboten, sich psychisch zu stärken und in ihrer Vorstellung zunächst wieder an ihren sicheren, geschützten Ort zu gehen und ihrem inneren unverletzten Kind zu begegnen, das tun könne, was es gerne tun möchte und so viel Freiraum eingeräumt bekomme, wie es brauche.

5.3 Phasen des psychotherapeutischen Prozesses in der Psychotraumabehandlung

Wir spazieren im Wald, und das Kind springt und tanzt um mich herum, und wir lachen beide sehr viel. (Schweigt.)
Stellen Sie sich das alles ganz genau vor, wenn Sie möchten, und versuchen Sie, in gutem Kontakt mit diesem Kind zu sein.
(Die Patientin schweigt.)
Wo sind Sie jetzt?
Bei Bach, bei einer Fuge, stelle mir vor, wie ich sie spiele und höre dabei die Musik.
Ja, wie schön, stellen Sie es sich intensiv vor.
(Sie schweigt.)
Wie ist es Ihnen ergangen?
Ich habe mit dem Kind getanzt, und dann kam sofort die Fuge und Bach, und es war sehr schön, das zu erleben. Das Kind war etwa 4 Jahre alt.
Als Sie begannen die Fuge zu spielen, wo war das Kind dann?
Als ich begann zu spielen, war es weg.
Und wie geht es jetzt?
Ich komme immer wieder zur Musik. Ich weiß nicht, ob es eine Flucht ist, aber ich fühle mich da wohl. Heute Nacht im Traum hörte ich auch Bruckner, es ist eine große Sehnsucht.
In der nächsten Stunde sagt die Patientin:
Der Tagtraum hat mir sehr gut getan. Ich war sehr ruhig danach und konnte gut schlafen und auch mich mit Freude der Musik zuwenden, es war ganz anders plötzlich, und das Wort „unverletzt" tat mir sehr gut. Ich fühlte mich lebendiger. Was mir auch Spaß gemacht hat, war, dass ich gleich nach Hause ging und nach der Fuge guckte, ob es die C-Moll-Fuge war, und es war sie, und ich übte gleich und konnte dann gut meine Texte lernen.
C-Moll und Es-Dur sind Tonarten, die mir sehr gut tun und mich sehr beruhigen. Bei den Tagträumen entdecke ich immer wieder, dass ich die Freude an der Musik immer wieder finde und die Pflicht mehr in den Hintergrund tritt. Ohne Vorschriften spielen war es, einfach aus mir heraus, und das kommt langsam zurück.
Ich glaube, das steckt alles in dem Wort „unverletzt" drin, und es tut gut, wenn das mehr Gewicht bekommt im Gegensatz zu verletzt.
Die Psychotherapeutin schlägt ihr dann vor, erneut dem unverletzten Kind zu begegnen.
Wir schwimmen wieder im See, und es ist sehr befreiend und reinigend.
(Sie schweigt.)
Wir tauchen auch sehr viel. Wir sind da ganz alleine und können tun und lassen, was wir wollen, und das ist ein sehr schönes Gefühl.
(Die Patientin schweigt wieder.)
Wo sind Sie jetzt?
Ich bin noch beim Schwimmen, wir gehen immer wieder raus und wärmen uns, und dann gehen wir wieder ins Wasser.

(Die Patientin schweigt.)
Langsam geht der Tagtraum wieder zu Ende. Tun Sie noch eine Weile das, was Sie gerne tun möchten und kehren Sie dann mit der Gewissheit hierher zurück, dass Sie in Ihrer Vorstellung immer wieder zurück zum sicheren, geschützten Ort und zum unverletzten Kind gehen können.
In der folgenden Sitzung meldet die Patientin zurück:
Der Tagtraum war sehr erlösend für mich, und zu Hause weinte ich, und es war ein ganz erlösendes Weinen. Diese Bilder kommen immer wieder zurück, und wenn meine Ängste kommen und Lampenfieberschübe, kann ich es mir zurückholen, um wieder ruhiger zu werden.
In meinem Kopf entsteht Musik; als ich am Freitag nach Hause kam, setzte ich mich ans Klavier und schrieb die Musik auf, die mir in den Kopf kam, und es war sehr beglückend. Das, was in mir an Beruhigung und Entspannung entsteht, setzt sich um in Musik. Es hat auch viel mit den Farben zu tun, die ich im Tagtraum sehe und die ich in Töne umsetze. Es ist ein Glücksgefühl in mir, dass es auch diese Seiten in mir gibt, was mir die Tagträume deutlich machen. Es ist ein Gegengewicht gegen die Traurigkeit, das spüre ich sehr stark, und dann gelingt es mir auch besser, mich auch dem, was damit verbunden ist, wieder zuzuwenden. Die Intensität der Gefühle lasse ich ja nie zu, schon gar nicht hier. Ich schäme mich für jedes Gefühl, möchte es gar nicht zeigen, bin verunsichert, es zu zeigen.
Und so können Sie das erlösende Weinen erst zu Hause weinen.
Ja, obwohl es immer nah dran ist, aber ich halte es zurück, ich halte viel zurück, auch mein Lachen. Ich merke, es ist hier immer mal auch ein stilles Weinen da. Seit ich Therapie habe, habe ich immer versucht, meine Gefühle zu unterdrücken beziehungsweise die Intensität nicht zuzulassen.
Ich hatte immer dieses große Schamgefühl und spürte so starke Beklemmungen. Ich kann bis heute nicht kundtun, was ich fühle, auch Rudolf (Freund und späterer Ehemann) *gegenüber.*
Wovor haben Sie Angst?
Hier ist es eine ganz große Verlustangst. Es fällt mir sehr schwer, es auszudrücken. Ich habe immer Angst, dass es ja bald hier zu Ende ist, und es sagt mir was Inneres: Gewöhn dich nicht an dieses Erlöst- und Gelöstsein, denn irgendwann ist es ja hier vorbei.
Sie betreiben andauernd Enttäuschungsprophylaxe aus Angst, Sie könnten auch von mir verlassen werden.
Ja, genau.
Und wohl die Angst, mir könnten Ihre intensiven Gefühle zu viel werden.
Oh ja, das habe ich sehr stark. Auch in Freundschaften, wenn ich etwas intensiv ausdrücken wollte, dann veränderte sich was. Die Intensität war wie weggesprochen, oder für andere war es einfach zu viel.
Meine Eltern konnten mit Gefühlen gar nicht umgehen und haben mich sehr verletzt, und es geht ja bis heute weiter.

5.3 Phasen des psychotherapeutischen Prozesses in der Psychotraumabehandlung

Fallbeispiel Daniela

Daniela gelang der erste Versuch einer Begegnung mit dem unverletzten Kind nicht, die hilfreichen Gestalten und die gütige weise Gestalt erschienen nur schemenhaft, und das kräftige, wehrhafte Tier, eine Löwin, war ihr nicht geheuer. Sie hatte zaghaft ihre Hand auf ihren Nacken gelegt, und die Löwin hatte daraufhin aufgehört zu fauchen. Schließlich gelang es auch, die weichen Nackenhaare zu spüren.

Die Psychotherapeutin fragte sie, was sie weiter gerne tun würde.

Sie sagte, sie stehe etwas unbeholfen mit dem Tier da und wisse nicht, in welche Richtung.

Die Psychotherapeutin bat zum damaligen Zeitpunkt vorschnell an:

Vielleicht mögen Sie sich jetzt einmal vorstellen, wie Ihr unverletztes Kind hin zu Ihnen als erwachsene Person kommt und zu Ihrem wehrhaften Tier, und selbstverständlich sind all ihre hilfreichen Gestalten anwesend.

Eine Imagination gelang nicht. Stattdessen hatte die Patientin das Gefühl: „Alles spielt sich wie auf einer Tischplatte ab, und daneben geht es wie ein Fahrstuhl nach unten." (Dissoziation und traumatischer Sog.)

Die Psychotherapeutin zog die Notbremse und intervenierte, indem sie der Patientin vorgab, sich einen sicheren, geschützten Ort vorzustellen.

Einige Sitzungen nach der Imagination der Löwin, als die Psychotherapeutin den Eindruck hat, die Patientin kann sich weiter einlassen, wird in Absprache mit ihr zunächst der sichere, geschützte Ort vorgegeben.

Ich bin am Rand einer großen Waldwiese, einer Lichtung, mit relativ hohem Gras.

Ja. Wie fühlt sich das an?

Warm.

Nehmen Sie es ganz deutlich wahr.

(Die Patientin schweigt.)

Wo sind Sie?

Wieder am Rand von der Lichtung, bin umhergeschlendert. Der Himmel ist strahlend blau, nur ein paar Schäfchenwolken.

Vielleicht mögen Sie sich jetzt vorstellen, wie Ihre hilfreichen, unterstützenden Gestalten gegenwärtig sind, die weise Gestalt und das wehrhafte Tier.

Die weise Gestalt hat lange, weiße Haare und ein langes Gewand, und das wehrhafte Tier lässt sich von mir an der Mähne kraulen, es sind auch noch ein paar Kobolde da.

Ja, spüren Sie sich in gutem Kontakt zu den Gestalten und zu dem wehrhaften Tier.

Sie stehen fast in einer Reihe an dem Waldrand und gucken auf die Lichtung.

Und vielleicht mögen Sie sich jetzt vorstellen, wie das unverletzte Kind dazukommt.

Da ist es; als es auftauchte, habe ich ganz kurz das Zittern angefangen.

Wie sieht es aus?

Es ist maximal halb so groß wie ich. Es hat ein bisschen was von einer Lichtgestalt, es gibt keine direkten Umrisse. Es hat was Zartes, Kleines, es wirkt fast ein bisschen schüchtern und unbeholfen.
Können die Helfer in Kontakt treten mit dem Kind?
Es steht mittlerweile bei ihnen, hat sich in diese Reihe eingegliedert. Es ist Teil der Truppe.
Was möchten Sie jetzt gerne tun im Tagtraum?
Nicht viel, vielleicht nur einen Augenblick in diesem Zustand dort bleiben und dann wieder zurückkommen.
Ja, dann tun Sie es so.

Begegnung mit dem „inneren Kind" am sicheren und geschützten Ort

Neben der Imagination mit spontanen Altersregressionen in die Kindheit kennt die KIP, wie bereits angemerkt, die therapeutisch gezielt induzierte Altersregression.

Zur Vorbereitung der Auseinandersetzung mit dem traumatischen Geschehen bieten wir im Weiteren, im Rahmen eines sicheren Therapieraums, der Patientin eine Begegnung zunächst mehr allgemein mit ihrem „inneren Kind" an. Dadurch halten wir die Begegnung mit dem „verletzten Kind" noch in der Schwebe. Doch fördern wir mit dieser Vorgabe bereits in der Imagination einen liebevollen, fürsorglichen, beschützenden und tröstenden Umgang mit diesem, ohne explizit darauf Bezug zu nehmen. Seit wir auf das Konzept des „unverletzten Kindes" aufmerksam wurden, fördern wir diesen Umgang vor allem damit, dass wir das „unverletzte Kind" mit anwesend sein lassen. Die Motivvorgabe „inneres Kind" lässt offen, ob es das verletzte Kind sein wird, das sich symbolisiert. Wichtig ist uns, eine Annahme des Kindes zu erreichen und durch das „unverletzte Kind" zu unterstützen. Denn es zeigt sich, dass dieses Kind mit seiner Unbeschwertheit und Lebendigkeit zentrale vitalisierende Funktionen für das innere Kind wahrnimmt, und beide im weiteren Verlauf dann oft als Zwillinge imaginiert werden. In der klinischen Arbeit sticht hervor, dass das „unverletzte Kind" das „innere Kind" sieht und wahrnimmt. Diese neue Erfahrung des Gesehenwerdens wird von Patienten und Ausbildungsteilnehmern als sehr wohltuend und bewegend erlebt und als Gegengewicht zur Seelenblindheit und damit zum Nicht-gesehen-worden-Sein.

Mit der Motivvorgabe „inneres Kind" setzt eine vorsichtige Bezugnahme auf das „verletzte innere Kind" ein, es schwingt sozusagen mit im Raum, ohne explizit anwesend zu sein. Dieser therapeutische Schritt erfolgt später.

Es folgen zwei Fallbeispiele aus einer Zeit, als wir noch nicht zwischen „unverletztem" und „innerem Kind" unterschieden haben und der sichere, geschützte Ort noch nicht Ausgangspunkt aller weiteren imaginativen Begegnungen war.

- **Motivvorgabe „inneres Kind"**
  Vielleicht stellen Sie sich einmal eine Gegend vor, in der Sie unterwegs sind. Irgendwo werden Sie Ihrem inneren Kind begegnen.

5.3 Phasen des psychotherapeutischen Prozesses in der Psychotraumabehandlung

Fallbeispiel Rainer
Mir fallen alte Kinderfotos ein. Das Kind finde ich aber nicht.
Vielleicht stellen Sie sich einmal eine Gegend vor, in der Sie unterwegs sind. Irgendwo werden Sie das Kind finden.
Ich sehe einen Wald mit vielen Lichtungen, Grasbüscheln. Es ist eine Heidelandschaft, da könnte es sein. Nicht so ein riesiger Tannenwald, sondern ein leichter Wald mit Farn und großen Wiesenflächen. Da sitzt das Kind etwas verloren und spielt mit Kieselsteinen.
Vielleicht schauen Sie zunächst einmal zu.
Ich beobachte das Kind, ob es schon laufen kann. Es spielt ein bisschen im Sand, schaut hoch. Ich stelle mir vor, dass es gerade laufen gelernt hat. Es ist noch recht tapsig, so dass es noch leicht fällt.
Wie ist ihr Gefühl zu dem Kind?
Ich bin noch nicht so richtig warm geworden, eher ein neutrales Gefühl. Ich bin nicht besorgt, aber auch nicht begeistert.
Beobachten Sie es einfach einmal weiter.
Es sieht wohl aus, als wäre es zufrieden, obwohl es alleine ist.
Wie findet das Kind denn, dass es alleine ist?
Es fühlt sich da ganz zu Hause. Es ist nicht irritiert, dass es alleine dasitzt.
Wie ist denn das Gesicht?
Ich sehe das Gesicht jetzt etwas besser, weil es nicht mehr auf den Boden schaut, sondern etwas Sand schaufelt. Es schaut zu mir, es ist nicht erschrocken, dass ich da bin. Es hat rote Bäckchen, sieht gut genährt aus, ganz nette Krusselhaare, hellblaue Augen.
Wie reagiert es auf Sie?
Es hat mich zur Kenntnis genommen. Es hat gerade zu mir geschaut. (Patient lacht dabei.) Jetzt schaut es mich auffordernd an.
So, als sollten Sie sich beteiligen?
Da kann ich gut drauf eingehen. Ich gehe auf allen Vieren, überlege, ob es Windeln anhat. Ich bin auf allen Vieren und baue mit ihm, ich mache so etwas wie einen Tunnel. Der Sand klebt aber nicht so gut. Der Junge bedeutet mir, ich solle Wasser holen.
Es scheint, als würden Sie sich gut verstehen?
Ja, ich mache eine Bahn, lege einen Kiesel drauf, der kann da runterlaufen. Wir beide haben dabei einen Heidenspaß. Im Ziel der Kugel bauen wir ein Nest. Wir machen das aus Moos, nehmen jetzt aber eine Schieferplatte, dann klingelt es, wenn die Kugel darauf rollt.
Wie verständigen Sie sich denn mit dem Jungen?
Hauptsächlich über Blickkontakt und Lachen. Wir sind gut auf einer Wellenlänge. Das Kind findet mich total klasse, ich finde mich auch klasse und auch das Kind gut.
Wie heißt denn das Kind?

Eben ist sein Name noch vorbeigehuscht, Lambert. Ich spreche in der Babysprache mit ihm, was ihm gefällt. Einen Moment nimmt Lambert mich bei der Hand und will, dass ich ihm helfe, dass wir zu dem Gartenhäuschen gehen, was gegenüber ist. Er hat seine Hand in meiner rechten Hand, nur um die Finger gepackt, und erzählt mir unterwegs dauernd etwas.
Wie fühlen Sie sich denn dabei?
Es ist ein schönes und lebendiges Gefühl.

Fallbeispiel Michael
Ich sehe das Bild eines kleinen Jungen, der eine Lederhose anhat mit Hosenträgern, die vorne verbunden sind. Darauf sind Hirschgeweihe. Ich stehe, irgendwer ist neben mir, wahrscheinlich die Lehrerin, die ist so um die 60. Die Lehrerin war etwas Besonderes. Sie war flott, hatte die Lippen geschminkt, war lebendig. Ich stehe rechts, sie möchte mit aufs Bild, freundlich, schmissig. Ich fand die immer gut.
Sie haben sie verehrt?
Ich glaube, die war nicht verheiratet.
Versuchen Sie mal, das Kind aus der Erwachsenenposition zu sehen.
Es erinnert mich an den jetzigen Sohn, wenn ich auf den zugehe, dreht der sich erst einmal weg, aber nicht das Gesicht.
Schauen Sie es weiter an.
Es will angeschaut werden, bringt mich dazu, hinterherzugehen.
Wie wirkt das Kind?
Bedürftig, ich habe eher das Gefühl, dass es noch am Daumen nuckelt, aber auch nach vorne gehend, sich aufrichtend. Das Gefühl, es dreht sich wieder nach vorne, es ignoriert einfach, dass ich da bin. Aber es hat mich noch im Kopf, es schaut provozierend.
Versuchen Sie einmal, Kontakt aufzunehmen.
Ich bin ein bisschen ratlos. Zwischendurch wirkt die Figur auch versteinert.
Können Sie irgendetwas tun?
Ich muss etwas machen, um sein Interesse zu wecken.
Was können Sie denn tun?
Wenn wir uns vorstellen, beide in so Trachtengewändchen. Er kann so auf meinen Arm fliehen. Ist aber schon eine schwierige Kiste. Ich als Gegenüber bin gar nicht so richtig da. Was darüber blitzt, ist etwas ganz Gescheites, Freundliches.
Auch Vorsichtiges?
Ja.
Fragen Sie den Jungen doch einmal, was er möchte.
Er möchte um die Wette laufen. Geht nicht, weil die roten Bäckchen mich an meinen Herzfehler erinnern.
Das kann er nicht, aber wahrscheinlich etwas anderes.
Es ist schwierig. Er wendet sich ab. Vielleicht einfach nur dieses Anstrahlen wahrnehmen und erwidern.

5.3 Phasen des psychotherapeutischen Prozesses in der Psychotraumabehandlung

> Wenn er Sie anstrahlt, können Sie das erwidern?
> *Ich sehe mich von hinten in einem langen Mantel.*
> Versuchen Sie doch einmal zu spüren, was von dem Jungen ausgeht.
> *Es ist eher eine Figur aus einem Drama.*
> Versuchen Sie doch einmal, wieder in diese Erwachsenenfigur reinzugehen.
> *Ja, es ist wieder schwierig. Ich denke, was er will, ist dieses Wahrgenommenwerden in seiner Vitalität. Es hat trotzdem etwas Freundliches.*

Folgende Motivvorgabe empfehlen wir, da sie allgemein auf das innere Kind zielt, dem das verletzte Kind inhärent ist. Sich das innere Kind am sicheren und geschützten Ort vorzustellen und die Erfahrung mit ihm in Sicherheit zu sein, erleichtert es, sich später dem verletzten Kind zuzuwenden.

■ **Motivvorgabe inneres Kind am sicheren, geschützten Ort**
Und nun versuchen Sie sich bitte wieder Ihren sicheren, geschützten Ort vorzustellen, an dem Sie als erwachsene Person gegenwärtig sind, und lassen Sie diese Vorstellungen langsam deutlicher und immer deutlicher werden. Versuchen Sie die Gefühle von Sicherheit, Schutz, Halt und Aufgehobensein zu spüren und sich ausbreiten zu lassen. Stellen Sie sich weiter vor, wie Ihre hilfreichen und unterstützenden Gestalten und auch ihr unverletztes Kind gegenwärtig sind und Sie darin unterstützen, dass Sie ganz aufgehoben, sicher und geborgen sind. Stellen Sie sich nun weiter vor, dass Sie an diesem Ort zusammen mit all Ihren hilfreichen Gestalten und dem wehrhaften Tier Ihrem inneren Kind begegnen, und versuchen Sie, als erwachsene Person Kontakt zu ihm aufzunehmen und zu spüren, was dieses Kind braucht und was ihm gut tun könnte.

Fallbeispiel Sahra
Nach der Sitzung letzte Woche hatte ich einen guten Traum. Ich bin Ski gelaufen und habe eine Kurve nicht gekriegt und beobachtete, wie ich abstürze, und nach einer Weile sagte ich mir, das willst du gar nicht, abstürzen, und dann stellte ich mir eine Wolke vor, und auf die setzte ich mich, und das war auch gut, und als ich morgens aufwachte, zog ich mir einen halblangen Pullover an, das passte so richtig.
Das war wie ein Tagtraum im Traum?
Ja, ich stellte mir das mit der Wolke vor, und das klappte dann auch. Heute Nacht habe ich komisch geträumt, weiß aber nicht, was, ich fühlte mich aber komisch. Ich fühle mich heute gar nicht richtig, ist mein Eindruck, als ich auf dem Weg hierher war, merkte ich es und ich versuchte, ganz bewusst zu gehen und dabei mich zu spüren. Ich fühle mich schwer heute.
Sind Sie einverstanden, einen Tagtraum zu machen, vielleicht kann das den Wunsch, sich mehr zu spüren, noch unterstützen? Sie könnten an Ihrem ge-

schützten Ort Ihren Helfern begegnen, dem unverletzten Kind und dem inneren Kind.
Ja, gerne.
(Es folgt dann die Entspannungs- und Motivvorgabe, Tagtraum mit Entspannung nehmen etwa 35 Minuten in Anspruch.)
Gefühl, es war schon da, als ich dahinkam, und ich stellte mir vor, die Hollywood-Schaukel steht irgendwo im grünen Gras, und habe das Gefühl, dass ich oder das Kind ganz zusammengekauert daliegt, zum Rücken der Schaukel, die Beine ganz fest angezogen.
Ja.
Gefühl, es möchte sich verstecken unter ganz vielen Decken. (Weinen in der Stimme.)
Ja. Was braucht das Kind jetzt?
Ich habe das Gefühl, dass es gar niemanden brauchen will, weil es sich schämt. Ich habe das Gefühl, wenn ich jetzt versuchen würde, die Decke von außen wegzuziehen, um ihm den Kopf zu streicheln, nur eine neue Decke käme und noch eine.
Lassen Sie die Decken da, sagen Sie dem Kind vielleicht nur, dass es sich nicht zu schämen braucht.
(Sie beginnt zu schluchzen.) *Ich durfte mich jetzt ein bisschen dazusetzen, an den Rand der Schaukel.*
Ja. Vielleicht mögen Sie das Kind fragen, was es jetzt braucht.
Es möchte erzählt bekommen von der Landschaft, den Vögeln draußen –
Ja, dann tun Sie das doch.
Unser kleiner Wellensittich ist so zahm, er sitzt jetzt an der Schaukel.
Ja.
Das Kind guckt jetzt auch nach dem Vogel und ist froh, dass er da ist.
Was möchte das Kind jetzt tun?
Ich habe das Gefühl, dass es sehr, sehr zurückhaltend ist und nur den Vogel anguckt.
Ja.
Ich habe auch das Gefühl, als könnte es mich nicht angucken.
Vielleicht ist es gut, wenn Sie ihm noch einmal sagen, dass es keinen Grund gibt, dass es sich schämt.
Ich glaube, dass es das genau gehört hat, es aber nicht glauben will. – Es hat sich wieder unter seine Decke zurückgezogen. Ich habe mal versucht, seine Hand zu nehmen, und ich glaube, es ist froh, dass ich seine Hand halte, und es möchte Geschichten hören über Landschaften, über das Meer und die Berge.
Und erzählen Sie ihm eine Geschichte?
Ja – ich habe das Gefühl, (Sie schluchzt auf.) *als würde das Kind gerne mit mir zusammen weggehen.*
Dann nehmen Sie es und gehen zusammen mit ihm weg.
Mit mir zusammen einen Berg hoch. Oben können wir uns zusammen hinsetzen und auf der anderen Seite heruntergucken. Es sieht felsig aus, aber dahinter ist es

5.3 Phasen des psychotherapeutischen Prozesses in der Psychotraumabehandlung

schön, und wir freuen uns, dass es da grün ist und sonnig. Ich habe ihm gesagt, es soll sich an mir festhalten; ich habe es jetzt Huckepack, dass wir gut runterkommen. Ich habe alles, was man braucht an Ausstattung, um sicher den Berg herunterzukommen, ein Seil, einen Pickel – alles, was man braucht, und nach einer Weile ist da auch schon ein schöner See. Ich habe das Gefühl, als müssten wir da ein Zelt aufschlagen, dort ein bisschen bleiben und uns ausruhen.
Ja, dann tun Sie das.
Jetzt kann man wieder weitergehen. Es kommt erst mal eine Schlucht – sie ist beengend und beklemmend und tief – wir können uns langsam abseilen, aber man muss auf der anderen Seite noch einmal hoch, aber nicht so weit, wie man runter muss. Und jetzt kann man den Berg einfach so links runterlaufen, und es ist nicht mehr felsig, sondern es kommt ein Waldboden. Jetzt kann das Kind auch alleine wieder mitlaufen. (Sie schluchzt.) Und jetzt lichtet sich der Wald, und es kommt Gras, und es warten ganz viele: Tilo und Hanne, und alle freuen sich, dass wir kommen. Und jetzt ist mir ganz warm.
Versuchen Sie sich diese Szene, wie sich alle freuen, ganz intensiv vorzustellen.
Es war sehr anstrengend, die Schultern tun ganz weh – In diese Schlucht hätte ich nie gekonnt, wenn ich den Traum mit den Skiern nicht gehabt hätte, wo ich so tief, tief gefallen bin. Es tat mir so gut, dass es nach der Schlucht dann viel einfacher war. Ich hatte einen kurzen Moment Angst, was ist dann, wenn ich da unten bin, aber als sie alle da standen, ging es mir sehr gut, aber erst wusste ich nicht, was passiert, nach all dem. Sie wollten sich alle mit mir freuen und tanzen und erzählen.
In der folgenden Stunde teilt sie mit, wie sie sich nach dem Tagtraum gefühlt hat – dass es ihr gut ging, die Tage aber danach recht anstrengend für sie waren und sie sich nicht so belastbar fühlte.
Die Psychotherapeutin fragt sie daraufhin, was sie denn heute gerne tun würde.
Einen Tagtraum? (stellt die Patientin fragend in den Raum)
Ja, wenn Sie mögen. Baden Sie gerne?
In der Badewanne? (wieder fragend)
Ja, zum Beispiel, oder im See.
Ja, sehr gerne.
Die Patientin erzählt dann von Aquajogging.
Ich bin so froh, dass ich das im Tagtraum geschafft habe, den Weg zu finden, da lang zu gehen.
Ja.
Es folgen dann die Entspannungs- und Motivvorgabe:

> Stellen Sie sich eine Landschaft vor, die Ihnen gefällt, wo Sie einen See vorfinden, der Ihnen gefällt. Und dort können Sie alles tun, was Sie gerne möchten, und natürlich können Sie auch ein Bad nehmen, wenn Ihnen danach ist.

Stellen Sie sich alles so vor, wie Sie es brauchen, und versuchen Sie, es sich gut gehen zu lassen.

Ich habe mir jetzt den See vorgestellt und überlegt, was ich da tun könnte, und auf einmal war ich auf dem See mit einer Luftmatratze. Sie ist nicht ganz flach, das möchte ich jetzt gar nicht so, sondern sie ist so, dass ich sitzen kann und mir die Landschaft betrachten kann. Es schaukelt ein bisschen durch das Wasser.
Wie geht es Ihnen?
Ich habe mir gerade vorgestellt, dass da auch die Menschen von gestern sind; wenn ich sie sehe, freue ich mich, wenn sie da sind. (Schweigt.)
Was nehmen Sie wahr?
Im Moment ist das alles weggegangen.
Was ist stattdessen?
Ich habe das Gefühl, als wäre da ein Kreisel, der sich ganz schnell dreht. Jetzt hat sich was ganz schnell gedreht, viele Bilder, viele Momente, aber alles ist heute nicht so deutlich. Im Moment ist es so, als würde ich Traktor fahren und ein Feld bestellen. Das ist jetzt auch wieder weg.
Versuchen Sie sich jetzt noch einmal den See in der angenehmen Landschaft vorzustellen, und versuchen Sie, nur das zu tun, was Sie gerne tun möchten.
Ich habe das Gefühl, als möchte ich nachdenken, weiß aber gar nicht, über was. (– Schweigt. –) Es kam alles dadurch, dass ich auf dem Wasser war und die Menschen beobachtet habe, die gestern da waren, und es hat mich so gefreut, dass sie da waren, und ich habe auch das Gefühl, einen Bezug zu dem Kreisel herstellen zu müssen, und dass da auch ein Ausgang war, um das Feld besser bestellen zu können, um eine bessere Lebensbasis zu haben.
Das können wir alles noch tun, aber für heute ist es ein bisschen zu viel.
Ja, gut.
Langsam geht der Tagtraum zu Ende ...
Ganz am Schluss dachte ich noch, ich möchte die Personen alle an die Hand nehmen und mit ihnen um das Feld tanzen. Es war heute alles sehr anstrengend.

Fallbeispiel Dorothea
Ich begegne da gerade einem ängstlichen Kind, das zittert, und ich versuche Kontakt zu ihm aufzunehmen und bin sehr unsicher, und wir gucken uns gerade nur an.
Was meinen Sie, was das Kind jetzt bräuchte?
Ganz viel Beruhigung.
Können Sie versuchen, ihm die zu geben?
Ja, ich versuche es ganz vorsichtig, ich gehe zu dem Kind und strecke ihm die Hand entgegen. (Schweigt.)
Was passiert?

Zuerst nehme ich meine Angst und Hilflosigkeit wahr, sage mir aber, dass dazu keine Notwendigkeit besteht. Also ich versuche, ihm keine Berührung aufzuzwingen, sondern behutsam damit umzugehen.
Möchten Sie dem Kind etwas sagen?
Ja, dass ich für das Kind da bin. (– Schweigt. –) Ich merke, wenn ich Kontakt haben will mit dem Kind, muss ich viel Geduld aufbringen. Aber es ist ein schönes Gefühl, das zu tun.
Die Patientin wird angeleitet, noch eine Weile bei ihrem inneren Kind zu bleiben und sich dann zu sagen, bevor sie wieder ganz in den Therapieraum zurückkehrt, dass sie ihm nun jederzeit beistehen wird, wenn das Kind es braucht.
Nach Beendigung des Tagtraums fragt die Psychotherapeutin die Patientin, wie es ihr ergangen ist.
Es war erst bedrückend, und es war viel Angst da, aber es war der erste Kontakt mit diesem inneren Kind, den ich zugelassen habe. Etwas, was ich sehr verdränge. Es ist bedrückend, aber auch schön, dass ich diesen Versuch starten kann, Zugang zu dem Kind zu kriegen und etwas zu verändern.

Fallbeispiel Werner
Das Kind ist in einem Wohnzimmer aus den 50er Jahren. Es hat eine Menge Spielzeug um sich herum, Bücher und so weiter. Das ganze Zimmer ist voll mit Spielzeug. Der Junge ist traurig, weil etwas kaputtgegangen ist. Etwas von den Klötzchen, welche ihm wichtig waren.
Wie alt ist der Junge?
Der Junge ist etwa 5 Jahre. Der kann das mit den Klötzchen noch nicht.
Können Sie das machen?
Ich brauche nur Kleber. Ich hole mir den. Der Junge schaut ziemlich begeistert zu.
Möchten Sie etwas mit dem Jungen machen?
Ich möchte mit ihm und den Klötzchen ein Haus bauen. Er hat auch noch einen Metallbaukasten und ein Auto mit einer Lenkung, das ihn begeistert. Er breitet alles, was er hat, vor mir aus.
Wie gefällt Ihnen der Junge?
Ich habe ein freundschaftliches Verhältnis zu ihm, aber der Junge wirkt etwas bedrückt.
Was bedrückt ihn denn?
Dass er allein ist, dass niemand mit ihm spielt. Er würde gerne mit dem Vater spielen und etwas dazulernen. Der Vater soll ihm zeigen, was er machen soll. Jemand, der Zeit hat und mit ihm etwas gemeinsam machen kann. Der Junge hat Angst vor seinem Vater, der sich auf seine Kindlichkeit nicht einlässt und gleich mit fertigen Lösungen kommt. Alles muss perfekt sein.
Was seinem Alter nicht entsprechend ist.

Er fühlt sich wie ein Ingenieur und möchte auch so anerkannt sein, möchte, dass man ihn bewundert. Aber der Vater erkennt ihn nicht an. Er kann sich nicht spielerisch beschäftigen, sondern möchte Perfektionismus. Deswegen spielt der Junge immer allein.
Gibt es niemanden, der mit dem Jungen spielt?
Auch die Mutter ist gar nicht da. Sie hat in der Küche zu tun. Viele Spielsachen stehen herum, aber der Junge ist davon überfordert.
Könnten Sie denn die Rolle übernehmen und ihm mal etwas zeigen?
Nein, eigentlich möchte der Junge das von seinem Vater haben.
Vielleicht könnten Sie ihm doch etwas geben.
Ja, ich könnte mit ihm rausgehen, ihm ein bisschen von der Welt zeigen, könnte ihm zeigen, wie man Fußball spielt. Ich würde ihm beibringen, Fußball zu spielen. Er ist noch ziemlich linkisch, hat das noch nicht geübt.
Könnten Sie sich vorstellen, sich mit dem Jungen regelmäßig zu verabreden?
Ja, das würde ich gerne machen.
Fragen Sie den Jungen, ob er das möchte.
Ja, er möchte das gerne, und wir werden in Zukunft häufig miteinander spielen.
In den nächsten Stunden baut der Patient die Beziehung zu dem Jungen weiter aus, wobei die Beziehung immer enger wird und der Junge, der schließlich aus seiner Einsamkeit befreit ist, sehr lebendig wird und dem Patienten viel von seiner Lebendigkeit zurückgibt.

Fallbeispiel Antonia
Die Patientin berichtet, einen „Tatort" gesehen zu haben, in dem es um eine Mutter mit einem Buben gegangen sei, „und der Bub war 7 Jahre und wurde ermordet, und es stellte sich heraus, es war die Mutter selbst – sie hat das Kind ganz lieb gehabt und gedrückt, und dabei hat sie es erdrückt. Die Mutter hat sich dann das Leben genommen."
Die Patientin ist die Schwester eines im Alter von 7 Jahren an einer tötlichen Krankheit verstorbenen Bruders. Die Mutter gab sich irrationalerweise die Schuld dafür und beging Suizid, als die Patientin 7 Jahre alt war.
Sie sagt: *Nach Ansehen dieses „Tatorts" bin ich selbst nur noch Kind gewesen, das Kind, das immer noch auf die Mutter wartet und nicht begreift, dass sie nicht mehr kommt. Es war sehr bewegend. Ich konnte dann, wie wir es hier geübt haben, zu diesem Kind gehen und es ganz lieb haben und trösten. Heute glaube ich, ich mache so viel verrückte Dinge, auch die mit dem Ronni, damit die Mutti kommt und mich unterstützt und mir hilft. So als wolle ich ihr sagen: Guck, was ich an unmöglichen Dingen mache, du musst kommen und mir helfen. Später habe ich mich mit meinem Mann wieder so gestritten und ihn niedergemacht.*
Sie erwarten von ihm, er möge Ihnen Mutter sein, und Sie sind so wütend auf ihn, dass er das nicht sein kann.

5.3 Phasen des psychotherapeutischen Prozesses in der Psychotraumabehandlung

> *Ja, das stimmt, ich will, dass er meinem Leben einen Sinn gibt, mich bemuttert. Früher haben wir uns gegenseitig bemuttert und auch in Kindersprache geredet. – Es ist so grausam, wenn sich ein Mensch aufhängt, das kann ich erst jetzt zulassen, früher habe ich es übertüncht. Dabei ist es ganz, ganz schlimm.*
>
> In der folgenden Sitzung sagt sie: *Zu Hause kam das Bild vom Kind in der Kälte und Pfütze, und die erwachsene Frau ging einfach hin und nahm das Kind und hat ihm die Füßchen warm gehalten und es getröstet. Die Erwachsene ist ganz entschlossen zu dem Kind hingegangen und hat es aufgenommen, und das war ganz wichtig, dass sie es da abholt, wo es jetzt ist.*
>
> Sie spricht dann über ihre Angst, von ihrem Mann auch enttäuscht und verletzt zu werden und sich dann als der „Oberlooser" zu fühlen. Doch werde ihr immer klarer, *mich einlassen, auch gefühlsmäßig, ist die Voraussetzung, um das Leben zu spüren. Ich habe das Gefühl, als sei ein Knoten geplatzt, dass die tiefe, tiefe Trauer überwunden ist, als hätte ich das Schlimmste überwunden. – Es hat damit zu tun, dass entlarvt ist, dass ich immer noch gewartet habe und in dieser Illusion gelebt habe, dass die Mutti wiederkommt. Die Anspannung ist weg, und ich muss mich nicht mehr anstrengen, und ich kann mal lockerlassen. In mir ist, jetzt darf das Kind entscheiden, und wenn es will, darf es auch im Dreck bleiben. Es hat total nachgelassen, der ewige Zwang, mit Jo kommunizieren zu müssen und mit Cornelia (beides Freunde), das schmerzt mich auch nicht mehr so.*

Im späteren Prozess des Durcharbeitens wird eine weitere imaginative Auseinandersetzung mit unterschiedlichsten Dimensionen und Zuständen des Kindseins gesucht. Dabei spielen Motive wie das *beschämte Kind*, das *Kind, das sich schuldig fühlt*, oder das *wütende, rachsüchtige, neidische* Kind, das *schweigsame, hilflose, verwirrte, mutlose* Kind oder das *rebellische, trotzige Kind* immer wieder eine Rolle, um innerem Erleben einen angemessenen Ausdruck zu verleihen und Aspekte traumatischer Erfahrungen zu integrieren.

5.3.3 Phase der imaginativen Auseinandersetzung mit dem traumatischen Geschehen

Wenn wir die imaginative Auseinandersetzung mit traumatischem Geschehen beginnen, sollten wir Folgendes bedenken:
- Eine imaginative Traumaarbeit darf nicht vorschnell und unvorbereitet begonnen werden.
- Nie darf eine Patientin oder ein Patient gedrängt werden, sich auf traumatisches Material einzulassen.
- Eine Regression auf traumatische Erfahrungen ist nur dann sinnvoll, wenn das Ich der Patientin oder des Patienten stabil genug ist, um dem erneuten Leiden gewachsen zu sein, und wenn die therapeutische Beziehung zu einem wirklich verlässlichen Halt geworden ist (vgl. Reddemann u. Sachsse 1996).

Regression in das erneute Durchleiden traumatischer Erfahrungen bedeutet, vor allem wenn ihr schwere, sich wiederholende Traumatisierung in der Kindheit zu Grunde liegt, stets die Gefahr der Affektüberflutung und damit einer Resomatisierung, Deverbalisierung, Entdifferenzierung und Sexualisierung (vgl. Krystal 1998; Wurmser 1987).

Die angeschobene Affektregression, die mit globaler traumatischer Angst und Hilflosigkeit einhergeht, führt zu einer Spirale von neuerlicher Ich-Fragmentierung und Affektüberflutung und damit zu einer Retraumatisierung.

Die Überflutung mit Affekten, zusammen mit der archaischen „Abwehr durch Sexualisierung, führt zu einer überwältigenden Empfindung des Sich-Schämens, der Demütigung: Keine Kontrolle über das eigene Gefühlsleben zu haben, ist ebenso beschämend wie der Verlust der Sphinkterkontrolle". „Aggressive Wünsche, Impulse und Phantasien werden als Mittel zur Wiederherstellung der Kontrolle eingesetzt; sie sollen, als zusätzliche archaische Abwehr, dazu dienen, den weiteren Absturz in der regressiven Spirale aufzuhalten" (Wurmser 1987, 1999, S. 75).

Deshalb bedarf die eigentliche Traumaarbeit, so wie Reddemann und Sachsse (1996), Ehlert-Balzer (1996) und Bohleber (2000 u. 2003) betonen, der Vorbereitung.

Wir versuchen auf der Ebene der Imaginationen die Patientin so weit zu stabilisieren, dass sie sich ihren traumatischen Erfahrungen stellen und sie eventuell integrieren kann.

All das bedeutet für die klinische Praxis, eine imaginative Begegnung mit dem traumatischen Geschehen erst dann einzuleiten, wenn einige Grundvoraussetzungen erfüllt sind. Hierzu gehören vor allem:
- Die Erfahrung eines Halt gewährenden und tragenden psychotherapeutischen Arbeitsbündnisses,
- der Rahmen eines sicheren Therapieraumes,
- Stabilität der Patientin bzw. des Patienten.

5.3 Phasen des psychotherapeutischen Prozesses in der Psychotraumabehandlung

Was die imaginative Auseinandersetzung mit traumatischem Geschehen angeht, unterscheiden wir zwischen:
- dem allmählichen Zulassen von Verdrängtem und Verleugnetem oder beidem im Wechsel (Intrusion beziehungsweise Verleugnung),
- der imaginativen Auseinandersetzung mit traumatischen Szenen in Verbindung zu intrusivem Material,
- der Täterkonfrontation oder später
- der Auseinandersetzung mit dem traumatogenen Introjekt.

Grundsätzlich sollten auf Seiten der Psychotherapeutin bzw. des Psychotherapeuten zwei Aspekte bei der Traumabearbeitung dringend berücksichtigt werden. Wir referieren sie hier in Anlehnung an Fischer und Riedesser (1999):
- Realität versus Phantasie,
- Stellenwert der psychotherapeutischen Deutung als Metakommunikation gegenüber traumatischen Erfahrungen.

Den inneren Zusammenhang dieser beiden Aspekte verdeutlichen die beiden Autoren anhand der Dynamik intrafamiliärer Traumatisierung, da in traumatogenen Familiensituationen regelmäßig zwei Funktionen gestört sind: „die Realitätswahrnehmung und ... das klare und offene Sprechen über Abläufe familiärer Kommunikation, vor allem dann, wenn ein Familiengeheimnis besteht" (dabei ist sexueller Missbrauch lediglich ein extremes Beispiel). Dies scheint für zahlreiche Beziehungstraumata zu gelten. Die „transgenerationale Weitergabe eines Traumas findet nie offen und erklärtermaßen statt, sondern verbleibt in einem Bereich des Unausgesprochenen, Geheimnisvollen, in einer Verwischung der Grenzen von Phantasie und Realität: Das Thema kann und darf nicht ans ‚Licht des Tages' und ‚zur Sprache kommen'". Auf diesem Hintergrund fordern sie für Psychotraumatherapien eine klare, einfache und deutliche Umgangssprache als „ein unerlässliches Mittel zur Förderung der minimalen und schließlich einer optimalen Differenz zwischen gegenwärtiger und vergangener Beziehungserfahrung" (Fischer u. Riedesser 1999, S. 212).

Auch Wurmser verweist auf die weitreichende Auswirkung intrafamiliärer Traumatisierung und betont das Vorherrschen der Abwehr durch Verleugnung in diesen Familien und bei den Patientinnen und Patienten. Darüber hinaus macht er auf den tragischen Scham-Schuld-Konflikt aufmerksam, der dadurch entsteht, dass die Verleugnung großer Anteile des Selbst zu Gefühlen intensivster Scham führt und die verbotenen Wünsche sich zu befreien zu massivster Schuld. Gerade wegen der so weit verbreiteten Familienhaltung der Verleugnung erheben Fischer und Riedesser berechtigte Bedenken gegen eine prinzipiell skeptische Haltung mancher Psychotherapeutinnen und Psychotherapeuten „in der Frage, ob das Trauma real sei oder auf Phantasien, eventuell sogar auf Wunschphantasien der Betroffenen beruhe", da eine solche Haltung retraumatisierend wirken kann, weil wichtige Elemente der traumatischen Erfahrung wiederholt werden: „unklare

Grenzen, verschwommene Begriffe, Vermischung von Realität und Phantasie und so weiter" (Fischer u. Riedesser 1999, S. 213).

Vorbehalte erheben sie auch „gegenüber Therapeuten und Therapieformen, die überwiegend oder ausschließlich eine non- oder extraverbale Verarbeitung und Bewältigung des Traumas anstreben". Vor allem, wenn ein Beziehungstrauma den lebensgeschichtlichen Hintergrund bildet, wird die Patientin oder der Patient „die befreiende Wirkung von offener Aussprache und Metakommunikation vermissen". Denn die häufig erfahrenen Double-bind-Situationen „lassen sich nur durch explizite Metakommunikation, durch klares und einfaches Sprechen über das, was unmittelbar in der Beziehung vor sich geht, überwinden". Ein Psychotherapeut oder eine Psychotherapeutin, die auf Metakommunikation verzichtet, bleibt, wenn in der Übertragungsbeziehung die traumatische Erfahrung reinszeniert wird, in das neuaufgelegte Traumageschehen verstrickt. Nur dem Therapeuten, dem es gelingt, in Haltung, emotionalem Ausdruck und seinen explizit-verbalen Äußerungen die traumatische Beziehungsfalle zu durchbrechen, kann der Patientin oder dem Patienten glaubhaft machen, dass es ein Entrinnen aus dieser unbewältigten Erfahrungsfalle gibt. Dies gelingt nur, wenn wir als Therapeutinnen und Therapeuten unsere Gegenübertragungstendenzen analysieren und uns aus der Beziehungsfalle befreien „und Worte beziehungsweise Metaphern für eine oft lebenslang wortlos gebliebene Erfahrung finden" (Fischer u. Riedesser 1999, S. 213).

Dem „verletzten inneren Kind" begegnen

Mit einer induzierten Altersregression können wir, worauf bereits Leuner (1985) hinwies, eine Regression in den Konflikt oder in die traumatische Szene bewirken.

Auf dem Hintergrund unseres Konzeptes eines dosierten Vorgehens bieten wir zur Auseinandersetzung mit traumatischem Geschehen eine Begegnung mit dem „verletzten Kind" nun gezielt an. Die vorsichtig einsetzende Bezugnahme auf das „verletzte innere Kind" ermöglicht, die historischen Erfahrungen und Erlebnisse sowie die Phantasien über die Traumatisierung imaginativ in kleinen Schritten in Szene zu setzen und so einer möglichen Affektüberflutung entgegenzuwirken. Auf diese Weise wird für den weiteren psychotherapeutischen Prozess eine allmähliche, therapeutisch beschützte Wiederbegegnung und -annäherung an die Traumata eröffnet, unter der Bedingung, dass die Patientin oder der Patient dazu bereit ist.

Unsere *Modellvorstellung* ist folgende: Auf der Grundlage der psychotherapeutischen Ich-Spaltung zwischen dem beobachtenden, reflektierenden erwachsenen Ich und dem erlebenden inneren Kind („unverletztes inneres Kind" und „verletztes inneres Kind") übernimmt das erwachsene Ich der Patientin oder des Patienten die Führung.

Später sucht die erwachsene Person in einem weiteren psychotherapeutischen Schritt, zusammen mit den verfügbaren hilfreichen Gestalten, in der traumatischen

5.3 Phasen des psychotherapeutischen Prozesses in der Psychotraumabehandlung

Szene nach neuen Lösungsmöglichkeiten (Als-ob-Umgang mit der Realität im inneren Medium von Phantasie und Sprechen).

Nach ihrer Zustimmung, dem verletzten inneren Kind begegnen zu wollen, ausdrücklich befragt, begegnet die Patientin zunächst ihrem „unverletzten inneren Kind" und „inneren Kind" am sicheren Ort, im Schutz der hilfreichen Gestalten. Dann wird die erwachsene Patientin aufgefordert, sich vorzustellen, sie verlasse nun diesen Ort und begebe sich zusammen mit ausgesuchten hilfreichen Gestalten zu ihrem „verletzten inneren Kind". Hat sich die traumatisierende Szene konstelliert, wird die Patientin, die dem verletzten Kind nun begegnet und noch einmal erlebt und spürt, was ihm geschehen ist, unbedingt aufgefordert, zusammen mit ihren hilfreichen Gestalten dieses verletzte Kind an den sicheren, geschützten Ort zu bringen, damit die Helfer, die erwachsene Person und das unverletzte Kind sich um dieses Kind kümmern können und ihm all das bieten, was es im Moment braucht. Das bedeutet, wir sorgen in der psychotherapeutischen Arbeit dafür, dass dieses verletzte Kind von der erwachsenen Patientin langsam angenommen werden kann. Kann die Patientin das zunächst selbst noch nicht, sorgen wir im Tagtraum dafür, dass sich die hilfreichen Gestalten und das „unverletzte innere Kind" seiner annehmen, es pflegen und liebevoll versorgen. Bei der Hilfe, die das „unverletzte innere Kind" dem „verletzten inneren Kind" angedeihen lässt, entsteht oft ein geschwisterlicher Zusammenhalt, gelegentlich verschmelzen auch beide zu einem einzigen Kind. Durch die Fürsorge, die in der Imagination möglich wird, so lässt sich beobachten, wird die Selbstfürsorge der Patienten in der Realität weiter angebahnt und unterstützt.

Zu Beginn unserer traumatherapeutischen Arbeit haben wir mit verschiedenen Motivvorgaben gearbeitet, um es zu ermöglichen, dem verletzten inneren Kind zu begegnen. Vor allem die offenere Vorgabe „Machen Sie sich einmal auf die Suche nach dem verletzten inneren Kind" machte es den Patientinnen und Patienten eher schwer, das verletzte Kind zu finden. Sie mussten dann immer wieder behutsam darauf hingewiesen werden, dass es irgendwo dieses verletzte Kind gibt und dass sie Geduld haben müssen bei der Suche. Anregende Fragen waren: „Wer könnte Ihnen denn den Weg weisen?" oder direkter „Welcher Ihrer inneren Helfer könnte Ihnen den Weg weisen?"

Auf dem Hintergrund unserer klinischen Erfahrung empfehlen wir folgende Motivvorgabe für dieses angstvoll besetzte Motiv. Diese Vorgabe ist weniger ängstigend, da sie mehr Stabilität und einen Möglichkeitsraum anbietet, der eine Affektüberflutung erst gar nicht aufkommen lässt. Aus diesem Grund muss auch das Erscheinen des verletzten Kindes so gut wie nicht abgewehrt werden.

■ **Motivvorgabe „verletztes inneres Kind"**
Und nun versuchen Sie sich bitte wieder Ihren sicheren, geschützten Ort vorzustellen, an dem Sie als erwachsene Person gegenwärtig sind und an dem Sie sich geschützt und aufgehoben fühlen. Lassen Sie diese Vorstellungen langsam deutlicher und immer deutlicher werden und versuchen Sie, die Gefühle von Sicherheit, Schutz und Aufgehobensein zu spüren und sich ausbreiten zu las-

sen. Stellen Sie sich weiter vor, wie Ihre hilfreichen Gestalten, auch das unverletzte Kind und das innere Kind, gegenwärtig sind und Sie darin unterstützen, dass Sie ganz aufgehoben, sicher und geschützt sind. Machen Sie sich von dort auf die Suche nach Ihrem verletzten Kind, dem Sie bald begegnen werden, und lassen Sie sich von Ihren hilfreichen Gestalten darin unterstützen.

Fallbeispiel Dorothea
Die Patientin hat in Ansätzen darüber gesprochen, was ihr durch zwei ältere Cousins widerfahren ist, und meint in der folgenden Stunde, sie habe es als Befreiung erlebt, es überhaupt erzählt zu haben, es sei ein Gefühl der Erlösung.
Es ist gut, darüber gesprochen zu haben und zu sprechen.
Die Mauer des Schweigens wegnehmen dürfen.
Damit ist schon viel getan. Mich in die Musik zu verkriechen war auch immer etwas Wichtiges, aber mich freizusprechen habe ich erst dadurch bekommen, dass ich hier mit diesem, was geschehen ist, umgegangen bin.
Könnten Sie sich vorstellen, dass im Tagtraum Sie, das unverletzte Kind und vielleicht auch die inneren Helfer nun einmal dem verletzten Kind begegnen?
Oh, da kriege ich gleich Angst, da gucke ich nicht so gerne hin. Aber es wäre einen Versuch wert.
Könnten Sie es sich heute vorstellen, oder wäre das zu viel?
Nein, ich könnte es mir vorstellen.
Wollen wir es dann versuchen?
Ja.
Stellen Sie sich einen Ort vor, an dem Sie sich sicher, wohl und geborgen fühlen. Dort sind Sie mit Ihrem unverletzten Kind und Ihren inneren Helfern, wenn Sie mögen.
Ja, ich bin mit dem Kind am Meer, und wir halten uns an den Händen und laufen am Meer entlang.
Sie und das Kind?
Ja, ich und das Kind.
Ja, tun Sie das, was Sie gerne tun möchten.
(Die Patientin schweigt.)
Können Sie mir mitteilen, was abläuft?
Wir laufen und spielen mit den Füßen im Wasser und fühlen uns sehr wohl.
Und jetzt stellen Sie sich doch bitte einmal vor, wie Sie und das Kind in dieser Situation dem verletzten Kind, das Sie einmal waren, begegnen.
Es ist sofort da, es sitzt am Wasser und wäscht sich.
Wie sieht es aus?
Ich würde sagen, es ist ein 5–6-jähriges Kind, mit kurzen blonden Haaren. Was auch da ist, dass wir uns sofort nähern und helfen abzuwaschen. Es ist kein Spiel, aber wir helfen wegspülen.
Und wie reagiert das Kind?

5.3 Phasen des psychotherapeutischen Prozesses in der Psychotraumabehandlung

Erst mal gar nicht. Es lässt es zu, ist aber immer noch sehr abwesend.
Ja.
(Die Patientin schweigt.)
Können Sie sprechen?
Ja, es fällt schwer. (– Schweigt. –) Also, was ich jetzt auch merke, es ist ein wortloses Miteinander, das Kind lässt es zu, dass unsere Hände es berühren. Aber es schaut uns nicht an, sitzt da mit geneigtem Kopf hin zum Wasser.
Was braucht dieses Kind?
Das Gefühl, dass Vertraute da sind, die auch glauben, was es sagt.
Ja.
(Schweigt.) *Was jetzt auch gut tut, dass jemand realisiert, dass da etwas ist, was sie wegspülen möchte, das merke ich gerade sehr deutlich.*
Ja, und darin unterstützen Sie und das unverletzte Kind das Mädchen ja.
Ich und das unverletzte Kind geben dem verletzten Kind das Gefühl, was ich auch jetzt empfinde, da ist etwas Unrechtes geschehen, und ich empfinde das als sehr befreiend und erlösend.
Ja.
Ich glaube, ich spüre jetzt, was das verletzte Kind sich immer gewünscht hat, eine Verbündete, die ihm zur Seite steht, und dass es, wenn es sich schämt, sich abwaschen darf.
Was möchten Sie jetzt noch gerne tun für das Kind?
Ich möchte es gerne aus der Befangenheit, aus dem Schweigen herausholen. Ich habe das Gefühl, eine Umarmung lässt sie nicht zu, aber mit den Händen das Wasser über sie zu geben, das ist sehr gut.
Ja. Kehren Sie dann langsam mit Ihrer Aufmerksamkeit wieder zurück.
Ich kann mich nicht daran erinnern, dass ich als Kind mich abgewaschen habe, es ist jetzt da.
Wie geht es Ihnen jetzt?
Es ist Erlöstheit, aber auch Beklemmung und Scham. Es ist ein unangenehmes Thema, immer wieder, aber wenn ich es anspreche, fühle ich mich doch auch erlöst.
Nachdem es Dorothea gelungen war, dem verletzten Kind zu begegnen, wurde ihr in weiteren Sitzungen dieses Motiv wieder angeboten.
Aktuell gab es wieder Schwierigkeiten mit ihren nahen Verwandten, die meinten, sie solle Kontakt zu Bert aufnehmen. Dieser, einer ihrer Missbraucher, wohnt ganz in der Nähe der Eltern, so dass die Patientin ihn fast zwangsläufig sieht, wenn sie ihre Eltern besucht. Sie merke, sie wolle mit dem allem nichts mehr zu tun haben und sich zu nichts drängen lassen. Die Patientin wird von der Psychotherapeutin darin bestätigt, wie wichtig Grenzsetzung ist. Ihr wird dann ein Tagtraum angeboten vom schützenden Ort, wo sie, das unverletzte und verletzte Kind und die hilfreichen Gestalten sich versammeln können.
In der anschließenden Instruktion wird besonders auf das wehrhafte Tier hingewiesen: „… auch Ihr wehrhaftes Tier ist da, das Sie verteidigen und beschützen

kann." Dies vor allem, um die Patientin wieder verstärkt mit der Repräsentanz von Wehrhaftigkeit in Kontakt zu bringen.
Wir stehen an einer Waldlichtung, an einem kleinen Waldsee, und sind mit dem Blick zum See gerichtet und gucken, was sich da regt. Mein wehrhaftes Tier, den großen Hund, haben wir dabei, der da ganz aufmerksam sitzt und aufpasst.
Sitzt er in Ihrer Nähe?
Nicht ganz, aber er ist da.
Ist es gut so mit dem Abstand?
Es ist gut so. Das verletzte Kind sitzt am Seeufer und blickt ins Wasser, und das unverletzte Kind habe ich an der Hand.
Und wie geht es Ihnen dabei?
Es ist alles an Gefühl da, Glück und Freude, aber auch eine innere Wachsamkeit.
Was möchten Sie da jetzt gerne tun?
Ich möchte das verletzte Kind beschützen. Denn da spüre ich eine Traurigkeit, die möchte ich gerne auflösen, auch die Passivität, es ist so was Autistisches, und ich möchte gerne, dass der Abstand gut ist, dass es besser ist, dass wir nicht zu dicht an das verletzte Kind drangehen.
Was würde dem verletzten Kind jetzt gut tun?
Ich spüre gerade, dass die Helfer als Lichtwesen da sind, ich sehe drei, fast transparente Wesen, die ihre Farbe wechseln und sich frei bewegen.
Und was können sie für das Kind tun?
Sie bilden einen kleinen Schutzkreis um das Kind, und die Farben machen das Kind aufmerksam.
So dass es aus seiner autistischen Versunkenheit herauskommt.
Ja, ich spüre gerade, wie es versucht, nach ihnen zu fassen, mit den Farben zu spielen, sie vielleicht auch an den Händen zu fassen. Also das verletzte Kind lässt die Wesen zu, die den Abstand halten, und ich und das unverletzte Kind halten Abstand. (Schweigt.)
Was geschieht jetzt in Ihrer Vorstellung?
Wir beobachten das Spiel zwischen dem Kind und den Lichtwesen. Wir versuchen auch mitzuspielen, das möchte das Kind aber gar nicht, dann verfällt es gleich in seine autistische Verspannung. (Schweigt.)
Können Sie sagen, wo Sie in dieser Vorstellung sind?
Wir stehen immer noch an den Seen, und es ist eine sehr entspannende Atmosphäre. Es ist auch sehr angenehm, dass alle da sind, wenn auch mit dem Abstand, aber es ist sehr angenehm, sie alle zu spüren.
Ja, dann versuchen Sie, diese angenehmen Gefühle des Miteinanderseins sich ausbreiten zu lassen und es intensiv zu spüren.
(Die Patientin schweigt.)
Dann stellen Sie sich jetzt darauf ein, dass der Tagtraum langsam zu Ende geht … und wenn Sie dann innerlich so weit sind, dann kommen Sie langsam und allmählich wieder ganz hierher zurück, doch mit der Gewissheit, dass Sie in Ihrer Vorstellung jederzeit wieder an Ihren sicheren und geschützten Ort zurückkehren können.

5.3 Phasen des psychotherapeutischen Prozesses in der Psychotraumabehandlung 201

Fallbeispiel Daniela
(Als erwachsene Person mit den hilfreichen Gestalten, dem wehrhaften Tier, der weisen Gestalt und dem unverletzten Kind am sicheren, geschützten Ort.)
Ich bin wieder auf der Waldlichtung, und die Gruppe steht am Rand, und ich bin ein ganzes Stück von ihnen entfernt.
Können Sie versuchen, näheren Kontakt aufzunehmen oder die hilfreichen Gestalten näher zu sich kommen zu lassen?
Sie sind jetzt bei mir, um mich rum.
Wie geht es damit?
Es ist o.k.
Und das unverletzte Kind, wo ist das?
Aktuell steht es noch am Waldrand.
Vielleicht kann einer der Helfer das Kind holen.
Hhm, jetzt ist es auch da.
Wo ist es genau?
Rechts von mir, es steht 2–3 Meter von mir weg.
Können Sie versuchen, Kontakt zu ihm aufzunehmen, zu Ihrem unverletzten Kind?
Ich habe es aktuell an der Hand.
Ja, spüren Sie es deutlich.
(Die Patientin schweigt.)
Geht das?
Es ist warm.
Ja. Versuchen Sie sich jetzt vorzustellen, dass auf die Lichtung langsam das verletzte Kind dazukommt.
Es ist mehr oder weniger von oben bis unten mit Mullbinden eingewickelt und humpelt.
Ja. Was kriegen Sie noch zu sehen?
Die Binden sind nicht ganz fest, teilweise ein bisschen locker.
Wo befindet sich das verletzte Kind jetzt?
Auf der Lichtung, etwa 10–15 Meter weg.
Mögen Sie sich vorstellen, dass das unverletzte Kind hin zu ihm geht und Sie als Erwachsene?
Wenn das unverletzte Kind hingeht, ist es o.k., wenn ich hingehe, ist es wie überblendet, dann wird es sehr, sehr unscharf.
Ja, dann lassen Sie erst einmal das unverletzte Kind hingehen. Geht das?
Ja.
Was kann das unverletzte Kind für das verletzte tun?
Ich weiß es nicht. Sie stehen mehr oder weniger beieinander, aber was es tun kann, weiß ich nicht.
Was bräuchte das verletzte Kind?
Das weiß es selber nicht.

> Stellen Sie sich vor, dass die hilfreichen Gestalten dazukommen und die Kinder ganz in Sicherheit bringen und das für sie tun, was ihnen jetzt gut tut.
> *Sie haben sich drum herum gestellt, um es zu beschützen.*
> Ja, das ist gut so.
> (Sie schweigt.)
> Wo sind Sie jetzt?
> *Ich bin immer noch am Rand, und die Gruppe steht um die Kinder herum. Das verletzte Kind hat ein- bis zweimal versucht, anzufangen zu erzählen. Ich bin ihm komischerweise ins Wort gefallen und habe es weggedrückt.*
> Vielleicht kann das Kind seine Geschichte erst einmal den Helfern und dem unverletzten Kind erzählen.
> *Das kann ich aber nicht verstehen.*
> Ja, so ist es erst einmal. Was geschieht weiter?
> *Ich weiß nicht, es scheint zu erzählen. Ich kriege irgendwie so dumpfe Kopfschmerzen.*
> Sie können davon jetzt ausgehen, dass das verletzte Kind gut aufgehoben ist bei den hilfreichen Gestalten und sie seine Geschichte anhören und es trösten und ihm sagen, dass das, was geschehen ist, Vergangenheit ist und es jetzt sicher und geschützt ist. Für sich stellen Sie sich vor, vielleicht sich hinzulegen und eine kalte Kompresse auf den Kopf zu legen und sich zu entspannen. Geht das?
> *Ja.* (Nach einer Weile:) *Jetzt werden auch die Kopfschmerzen besser.*
> Nach Beendigung des Tagtraums sagt die Patientin, das verletzte Kind habe zweimal damit begonnen zu sagen. „Als ich klein war ..." und jedes Mal habe sie es abgewürgt. Auf die Anmerkung der Psychotherapeutin, so, wie vielleicht die Mutter sie als Kind abgewürgt habe: „*Das könnte sein, auf die Idee bin ich noch gar nicht gekommen.*" Sie habe im Tagtraum dann „*immer mehr ein dumpfes Kopfgefühl gekriegt, wie ein Brett vor dem Kopf*".

Mögliche Schwierigkeiten, nachdem das „verletzte innere Kind" gefunden wurde
Manchmal mögen sich Patientinnen und Patienten nicht um das verletzte innere Kind kümmern. In der Identifikation mit dem Aggressor (Täteridentifikation) lehnen sie ab, sich um dieses Kind zu sorgen, um nicht die eigene Hilflosigkeit und Ausgeliefertheit zu spüren. Es kann aber auch sein, dass sie durch die imaginative Begegnung mit dem verletzten Kind erst einmal so in Anspruch genommen sind, dass die Fürsorge für dieses Kind sie zunächst überfordert. Die hilfreichste und wirksamste Intervention ist die, auf die hilfreichen Gestalten und das unverletzte Kind zu verweisen: „Stellen Sie sich vor, wie Ihre hilfreichen Gestalten und das unverletzte Kind das verletzte Kind versorgen und es pflegen."

Sollte eine Patientin oder ein Patient in der Identifikation mit dem Aggressor dem Kind Verletzungen zufügen wollen, muss das selbstverständlich von uns verhindert werden, da wir uns sonst an die Seite des Aggressors stellen und eine neuerliche traumatische Szene bezeugen würden. Eine mögliche Intervention könnte in einem solchen Fall sein:

5.3 Phasen des psychotherapeutischen Prozesses in der Psychotraumabehandlung

> Lassen Sie in Ihrer Vorstellung Ihr verletztes Kind jetzt erst einmal in der Obhut Ihrer schützenden und umsorgenden Helfer und beim unverletzten Kind an Ihrem sicheren, geschützten Ort, an dem Ihrem Kind nichts geschehen kann, und kehren Sie, die erwachsene Person, wieder aus dem Tagtraum hierher zurück in die Realität dieses Raumes.

Sollte eine Patientin oder ein Patient dennoch nicht davon ablassen wollen, dem Kind Schaden zuzufügen, sollte man folgendermaßen intervenieren:

> Sie sollten dem Kind nicht selbst noch einmal das zufügen, was ihm früher zugefügt wurde, und sich zum Täter an sich selbst machen. Ich schlage Ihnen stattdessen vor, sich diesen Täteranteil jetzt einmal vorzustellen und ihm eine Gestalt zu geben.

Ist dies gelungen, wird die Patientin oder der Patient aufgefordert, diese Gestalt durch einen der Helfer entfernen zu lassen, um sich mit ihr zu einem späteren Zeitpunkt noch einmal zu beschäftigen (Zur Technik der Arbeit mit Täteranteilen vgl. Abschnitt „Täterkonfrontation und Konfrontation mit relevanten Bezugspersonen und deren schädigenden Anteilen").

Mit dieser Vorgehensweise gelingt der Patientin in der Regel eine Distanzierung und Grenzsetzung und eine Disidentifikation mit dem Täter bzw. der Täterin. Danach ist die Patientin meist wieder in der Lage, sich um das verletzte Kind zu kümmern oder die Sorge an die hilfreichen Gestalten zu delegieren. Selbstverständlich brauchen diese Vorgänge immer wieder Zeit und sollten behutsam begleitet werden, immer wieder mit der Aufforderung: „Lassen Sie sich Zeit".

Es kann auch vorkommen, dass das Kind selbst keinen Kontakt zur erwachsenen Person und zu den schützenden, hilfreichen Gestalten wünscht. Dies wird oft dann der Fall sein, wenn das verletzte Kind noch kein Vertrauen in die Tragfähigkeit von schützender Bindung gewinnen konnte. Dieses Kind möchte jeglichen Kontakt vermeiden, um nicht wieder enttäuscht und neuerlich traumatisiert zu werden. Auch hier ist es wieder nötig, dem Kind Zeit zu lassen, um Vertrauen zu fassen. Letztlich zeigt sich aber auch hier, wie hilfreich die unterstützenden Gestalten sind, denen es schließlich gelingt, das Kind die Fürsorge annehmen zu lassen. Diese Zwischenschritte machen es den Patienten allmählich möglich, Kontakt zum verletzten inneren Kind zu finden.

Unbedingt erforderlich ist immer, das verletzte Kind nicht in der traumatisierenden Umgebung zu lassen, sondern dafür Sorge zu tragen, dass es an den sicheren und geschützten Ort gelangt. Dort werden seine Wunden angeschaut, es wird gepflegt und liebevoll versorgt, oft mit Hilfe des unverletzten inneren Kindes.

Resymbolisierung der traumatischen Situation/Szene

Wir möchten zunächst der Frage nachgehen, warum es wichtig sein kann, die traumatische Situation/Szene zu rekonstruieren, sie zu symbolisieren und zu verbalisieren. Selbstverständlich ist auch das verletzte Kind Bestandteil einer traumatischen Situation oder Szene. Manchmal ist aber, trotz aller emotionalen Anspannung, eine Begegnung mit dem verletzten inneren Kind einfacher, weil diese Motivvorgabe die Konzentration nur auf dieses Kind ermöglicht und die an der traumatisierenden Szene beteiligten Personen erst noch ausgeblendet werden können. Dies ist bei der gezielteren Rekonstruktion einer traumatischen Situation/Szene kaum noch möglich.

Eine bedrohliche traumatische Situation ist zunächst nicht repräsentiert, weil sie nicht gedacht werden darf und verleugnet werden muss. Ein Vorgang, den Fonagy und Target (1996) als Abwehr der Fähigkeit zur Mentalisierung bezeichnen. Opfer von Gewalt versuchen Traumata zu bewältigen, indem sie den Wunsch nahestehender Personen, ihnen zu schaden, nicht realisieren. Sie können nicht denken, dass die von ihnen geliebte Person sie missachtet, quält, hasst oder ihre Bedürfnisse ignoriert. Mit anderen Worten, es findet eine spezifische Art der Verleugnung statt, die im extremsten Fall zu einer vollkommenen Amnesie bezüglich des traumatischen Geschehens führen kann.

Auf die Wichtigkeit, die historische Realität vergangener traumatischer Erfahrungen und ihre Umstände zu rekonstruieren und sie nicht gegenüber der psychischen Realität als unerkennbar zu vernachlässigen, macht, worauf wir bereits hingewiesen haben, auch Bohleber (2000 u. 2003) aufmerksam. Denn die Rekonstruktion der historischen Erfahrungen und Umstände ermöglicht es, Ängste und Selbstbilder in einen Zusammenhang zu rücken und die unbewusst zugeschriebene Selbstverantwortlichkeit zu entlasten.

„Die Aufdeckung der Realität des Traumas, das heißt seine Historisierung, ist die Voraussetzung, um seine sekundäre Bearbeitung und Überformung mit unbewussten Phantasien und Bedeutungen, die Schuldgefühle und Bestrafungstendenzen beinhalten, aufzuklären und verstehbar zu machen. Damit wird Phantasie und Realität abgegrenzt. Das Ich wird entlastet und erhält einen Verstehensrahmen für die bis dahin unbegreiflichen Einbrüche traumatischer Realität. Ein neues Empfinden seelischer Aktivität kann dann eine Auflösung des Wiederholungszwangs und eine Transformation und Integration des Traumas ermöglichen" (Bohleber 2000, S. 30, vgl. auch 2003, S. 833).

Wenn wir in der Psychotraumabehandlung mit der KIP eine therapeutische Auseinandersetzung mit dem traumatischen Geschehen anstreben, ist es unser Ziel, dem Ich „einen Verstehensrahmen für die bis dahin unbegreiflichen Einbrüche traumatischer Realität" (Bohleber 2000) anzubieten. Dabei setzen wir an der Wahrnehmungs- und Bedeutungsverleugnung und damit der Ich-Spaltung, der Dissoziation an und initiieren einen Prozess, bei dem langsam das Traumatisierende psychisch repräsentiert, verarbeitet und langsam als zur eigenen Geschichte zugehörig zugelassen werden kann.

5.3 Phasen des psychotherapeutischen Prozesses in der Psychotraumabehandlung

Viele Patientinnen und Patienten erzählen nach einer gewissen Zeit, wenn sie Vertrauen gewonnen haben und die Stabilisierungsarbeit wirksam geworden ist, von dem, was ihnen widerfahren ist – oft ohne die dazugehörigen Affekte, die noch verleugnet werden müssen, und oft trauen sie ihrer Wahrnehmung auch nicht und ziehen das, worüber sie berichten, gleich wieder in Zweifel. Oft sind die traumatischen Erfahrungen der Amnesie anheim gefallen und schälen sich im psychotherapeutischen Prozess langsam heraus. Trotzdem haben eine lärmende oder eine verhaltene Symptomatik, teils archaische Gegenübertragungsgefühle und das Inszenieren sadomasochistischer Beziehungen schon lange vorher in diese Richtung gezeigt.

Zu fragen ist: Bei welcher Patientengruppe sollte eine imaginative Auseinandersetzung mit traumatischen Szenen in der Imagination angestrebt werden?

- Bei Patientinnen und Patienten mit *Amnesien*, bei denen das gezielte, vor allem imaginative Wiedererinnern des traumatisch Erlebten – im Rahmen eines Halt gewährenden Settings und ausreichender Stabilisierung – die Basis bildet, um das Verdrängte und Verleugnete allmählich zu repräsentieren und langsam zu verarbeiten.
- Daneben brauchen all die Patientinnen und Patienten, die von *intrusivem Material* ständig oder erneut überfallen werden und die im bisherigen Verlauf der Psychotherapie dieses Material in ihrer Vorstellung in einem Tresor einschließen konnten, schließlich die Möglichkeit, sich nach und nach dosiert mit ihrer traumatischen Vergangenheit auseinander zu setzen. Auch hier immer mit dem Ziel, das Traumatisierende langsam zu verarbeiten.

Technisch hat sich für uns im Laufe der Zeit folgendes Vorgehen als das angemessenste herauskristallisiert, da es der Patientin oder dem Patienten schon im Tagtraum eine sichere Basis schafft, sich den traumatischen Erfahrungen als Erwachsene noch einmal zu stellen:

Wir bitten die Patientin, nachdem wir sie explizit gefragt haben, ob sie sich dazu in der Lage sieht und sich stabil genug fühlt, sich vorzustellen, dass sie sich noch einmal der traumatischen Szene annähert, und zwar aus der Position heraus, in der sie als erwachsene Person von heute am sicheren Ort geschützt und durch ihre hilfreichen Gestalten, vor allem auch durch das wehrhafte Tier, abgesichert und unterstützt ist. Wir legen ihr die Gründe für dieses Vorgehen dar: Wir sagen, dass sich die erwachsene Patientin mit ihren heutigen Möglichkeiten und Fähigkeiten in der Vorstellung noch einmal dem inneren Erfahren und Erleben der traumatischen Szene stellen möge, damit sie zusammen mit den hilfreichen Gestalten und eventuell dem „unverletzten inneren Kind" eine neue Lösung im Umgang mit dem Geschehen für sich heute finden und dem bisher Unsagbaren Worte geben könne.

Was das Gestalten neuer Lösungen angeht, können wir uns u. a. auf Sandler beziehen, der bemerkt:

„Im Verlauf des Lebens bilden wir neue ‚Lösungen' für die uns aufgebürdeten Probleme. Die alten Lösungen verschwinden nicht, sondern bleiben latent oder können in neuere Lösungen integriert werden. In der Analyse (und in der Psychotherapie; die Autoren) können wir die früheren Funktionsweisen nicht ‚ungeschehen machen' – eher helfen wir dem Ich des Patienten, neue Lösungen zu bilden, die ihm einen größeren Grad an Autonomie geben können, sein Missbehagen verringern und ihn, so hofft man, glücklicher machen. Wenn es allerdings zu einer Symptomänderung kommt, gehen die Strukturen hinter den Symptomen nicht verloren, sondern ihre Verwendung wird ausgesetzt" (Sandler et al. 1999, S. 170).

Wir legen größten Wert darauf, dass die therapeutische Ich-Spaltung zwischen beobachtendem, reflektierendem erwachsenem Ich und erlebendem „inneren Kind" auch hier aufrechterhalten wird und das erwachsene Ich der Patientin oder des Patienten die Führung übernimmt und zusammen mit den verfügbaren hilfreichen Gestalten nach neuen Lösungsmöglichkeiten in der traumatischen Szene sucht. Dabei fungieren die hilfreichen Gestalten und die Psychotherapeutin oder der Psychotherapeut als stützende und Halt gebende Objekte. Der bisherige Dialog mit den hilfreichen Gestalten und deren erfahrene Verlässlichkeit im Tagtraum sowie die intensive Unterstützung durch den Psychotherapeuten sind wichtige Faktoren, um das traumatische Geschehen imaginativ zu symbolisieren, in Worte zu fassen und zu verstehen und darüber hinaus in der Vorstellung einer neuen Lösung zuzuführen. Dadurch wird es möglich, eine unterbrochene Handlung zu Ende zu führen, und die erwachsene Person heute kann erleben, wirkmächtig zu sein. Dieses gegenwärtige Erleben von Wirkmächtigkeit setzt eine deutlich erfahrbare Grenze gegenüber der Ohmacht und Hilflosigkeit von damals. Die Anwesenheit der hilfreichen Gestalten, des unterstützenden und schützenden Psychotherapeuten und die kompetente Präsenz des erwachsenen Patienten verhindern, dass die ursprüngliche traumatische Szene affektüberflutenden Charakter bekommt und damit retraumatisierend wird. Auch wenn regressiv starke Affekte wiederbelebt werden, wird das erwachsene Ich der Patientin oder des Patienten innerhalb eines solcherart gestalteten Vorgehens vor einer Affektüberflutung bewahrt und eine Retraumatisierung so verhindert. Denn wir nehmen an, dass das beschriebene Vorgehen auch eine allmähliche *Mentalisierung von Affekten* (Fonagy et al. 2002 sprechen von „mentalisierter Affektivität") bewirkt, durch ein gleichzeitiges Erleben und selbstbeobachtendes, -reflektierendes Verarbeiten dessen, was erlebt wird. Während sich der Patient als Kind in dem betreffenden Affektzustand der Traumatisierung erlebt, denken die erwachsene Person und die hilfreichen Gestalten über diesen Zustand und die damit einhergehenden Affekte nach und suchen nach einer Lösung (machen sich Gedanken darüber, was das Kind braucht) und sorgen schließlich für Trost und Sicherheit des Kindes. Diese Unmittelbarkeit des Erlebens während des Tagtraums ermöglicht eine Form der Erlebnisverarbeitung, die nicht intellektualisierend Kognitionen auf Affekte „anwendet", sondern beide verknüpft.

5.3 Phasen des psychotherapeutischen Prozesses in der Psychotraumabehandlung

Indem wir also den Patienten anregen, sich selbst imaginierend mit in der Szene anwesend sein zu lassen, mit seinen Erfahrungen als Erwachsener, unterstützen wir einen Prozess, sich schließlich „realitätsnahe Problemlösungen einfallen zu lassen, einen ‚neuen Weg' aus der traumatisierenden Situation" (Leuner 1985, S. 204ff) zu finden. So setzen wir die Empfehlung Leuners in modifizierter Form (imaginative Etablierung eines sicheren, geschützten Ortes und hilfreicher Gestalten/innerer Helfer) um. Ebenso die, „bereits angesichts der imaginierten traumatischen Szene dem Patienten vorsichtige Anleitung und verbalen Zuspruch zu geben, damit er von sich aus eine Problemlösung findet" (ebd., S. 204ff).

Sollte sich im Tagtraum die Repräsentanz des traumatogenen Objekts als reale Person gezeigt haben, die Patientin oder der Patient aber selbst noch nicht in der Lage sein, eine situationsadäquate Lösung zu finden und eine imaginative Grenze zwischen dem Opfer und dem Täter aufzubauen, intervenieren wir so, dass die hilfreichen Gestalten diese Funktionen übernehmen. Auf eine *symbolische Grenzziehung* in der Imagination sollte immer geachtet werden.

Wir schlagen folgende Instruktion vor (sie kann mit gewissen Modifikationen dargeboten werden), die einerseits Stabilisierung anbietet und die Unterstützung durch hilfreiche Gestalten und andererseits die Möglichkeit zur Resymbolisierung der traumatischen Situation, ohne dass es zu einer Affektüberflutung kommt.

■ **Instruktion für die Begegnung mit einer traumatischen Szene**
Und nun versuchen Sie sich bitte wieder Ihren sicheren, geschützten Ort vorzustellen, an dem Sie als erwachsene Person gegenwärtig sind und sich geschützt und aufgehoben fühlen. Lassen Sie diese Vorstellungen langsam deutlicher und immer deutlicher werden und versuchen Sie, die Gefühle von Sicherheit, Schutz und Aufgehobensein zu spüren und sich ausbreiten zu lassen. Stellen Sie sich weiter vor, wie Ihre hilfreichen Gestalten Sie darin unterstützen, dass Sie ganz aufgehoben, sicher und geschützt sind. Auch das unverletzte Kind und das innere Kind sind gegenwärtig, sicher und geschützt und gut versorgt. Überlegen Sie nun, welche der hilfreichen Gestalten Sie mit zu der Szene/in die Situation nehmen wollen, die Sie sich vorgenommen haben zu imaginieren, und welche Sie bei den Kindern lassen wollen, damit diese gut versorgt und behütet sind.

Nachdem die Patientin sich entschieden hat, wird sie angeleitet, in ihrer Vorstellung hin zu der Situation/Szene zu gehen.

In der Situation/Szene selbst intervenieren wir dann so, dass mit Unterstützung der hilfreichen Gestalten, vor allem der wehrhaften, eine veränderte Lösung gefunden werden kann, und schließlich das verletzte, verunfallte oder gedemütigte Kind, der Jugendliche oder auch Erwachsene zurückkehren kann an den sicheren, geschützten Ort.

Fallbeispiel Larissa
Wenn ich anfange zu leben, so sterbe ich, das ist mein Eindruck. Strafe ist allgegenwärtig, es ist super brutal.
In den Stunden vorher war es immer wieder einmal um die so genannte „Kammerszene" gegangen, als sie von Onkel Gert (Tagesvater) verprügelt und in einer Kammer eingesperrt worden war. Die Psychotherapeutin hatte mit ihr abgesprochen, dass diese Szene einmal in der Imagination eingestellt werden sollte, und ihr das Prozedere erklärt. Das tat sie in dieser Sitzung erneut, als sie der Patientin vorschlug, sich heute mit dieser Szene zu konfrontieren.
Ich bin an einem See, eine lange Sommernacht, bei mir ist das Pferd, ich spüre es intensiv, und der Puma ist da. Nur ich bin noch nicht so richtig da.
Versuchen Sie sich ganz auf den Puma zu konzentrieren, ihn mit all Ihren Sinnen wahrzunehmen.
Ja, jetzt kommt es langsam. Wir liegen zusammen am See, und ich streichle ihn.
Ja, spüren Sie ihn deutlich.
Ja.
Also der Puma ist da und das Pferd?
Ja.
Dann stellen Sie sich jetzt bitte vor, wie Sie langsam hin zu dem kleinen Mädchen in der Kammer gehen, zusammen mit dem Puma und dem Pferd.
(Die Patientin schweigt.)
Geht das?
Schwierig. Ich habe das Pferd gebeten, mit etwas Abstand zu warten, und den Puma habe ich gebeten mitzukommen, mit geringem Abstand. Aber ich bekomme keinen Zugang, es ist vernebelt.
Was könnte den Nebel wegbringen?
Ich versuche mir gerade unabhängig von den Tieren die Wohnung vorzustellen, von den Zimmern durch den Flur, hin zu der Kammer.
Können Sie sich das Mädchen vorstellen in der Kammer?
Ich brauche den Vorlauf dazu. Es ist so, ich habe von Schlangen geträumt und kann nicht schlafen. Ich bin mit der Tante (Tagesmutter) und meiner Schwester, und meine Tante sagt, sie lässt mir das Licht brennen, damit ich schlafen kann, aber Onkel Gert kommt und macht es aus. Nach kurzer Zeit macht meine Tante das Licht wieder an, und plötzlich kommt Onkel Gert ins Zimmer gestürzt, reißt mich aus dem Bett, und ich schreie wie am Spieß, und er trägt mich durch den Flur hin zu der Kammer, zieht mir die Hose runter und schlägt mir auf den nackten Hintern, und ich schreie und schreie und spüre aber nichts. Onkel Gert verschließt die Kammer, die winzig ist. Es brennt kein Licht.
Stellen Sie sich jetzt vor, wie Sie als erwachsene Person hin zu dem Kind gehen, zusammen mit dem Puma und dem Pferd, und trösten Sie das Kind.
(Schweigt.) *Im Grunde geht es ganz gut, ich tröste schon und sage ihm, dass der Wunsch zu sterben die falsche Konsequenz ist.*
Ja.

Aber der Bezug ist sehr schwierig, es dringt nicht so durch und von mir als erwachsene Frau ist eine große Bewunderung für das Kind. Diese unheimliche Kraft und der Trotz und der Schock der Demütigung. Das Kind beschloss damals zu sterben. Ich sage mir jetzt, ich muss mich auf den Trotz und die Kraft besinnen und dass es die falsche Entscheidung ist, sterben zu wollen.
Stellen Sie sich jetzt bitte vor, wie Sie und die Tiere das Kind mit sich an den sicheren und geschützten Ort nehmen.
(Die Patientin schweigt.)
Wie sie das Kind dort gut versorgen und ihm das geben, was es braucht.
(Schweigt.)
Geht das?
Es ist schwierig, alles ist sehr entfernt.
Versuchen Sie, das Kind mit all Ihren Sinnen wahrzunehmen, es an der Hand zu nehmen, und vielleicht können Sie es auf den Rücken des Pferdes setzen oder des Pumas.
Ja, wir sind angekommen, aber es ist wie weit weg.
Versuchen Sie es zu spüren, wie es ist, wenn Sie angekommen sind.
Ich spüre die unglaubliche Skepsis bei dem Kind und mein Bemühen, Zugang zu kriegen, und sie greift auch langsam auf mich über, aber die Tiere, die können anders damit umgehen. Die Tiere übernehmen diese Funktion.
In der Folgesitzung sagt die Patientin:
Zwischen meinem 8. und 15. Lebensjahr ist gefühlsmäßig ein Loch, nachdem ich mit 7 Jahren beschlossen hatte zu sterben. Was ich sensationell fand an der letzten Sitzung, dass ich nicht wusste, wie weitreichend diese Erfahrung war. Es war ja so, dass nach dem ersten Mal, wo der Onkel Gert das Licht gelöscht hatte, meine Tante mich nach einer Weile fragte, wie ich es denn gerne hätte, ob ich besser mit Licht schlafen könnte. Als ich mich für meine Bedürfnisse entschieden hatte, brach die Katastrophe über mich herein. Ich fand es sehr gut, das letzte Mal. Das rationale Begreifen war richtig tief. Ich begriff, dass meine Entscheidung für mich, was mir gut tun soll, durch dieses Ereignis so grundsätzlich zerstört wurde. Es wurde in der Familie immer heruntergespielt. Es war so qualvoll, die Magersucht, das Sichherunterhungern, und keiner hat das gesehen. Ich weiß bis heute gar nicht richtig, wer ich bin, aber meine Rebellion und meine Wut, die sind mir wichtig. Ich durfte nichts Eigenes haben und finden, so bin ich bis heute konkret auch ohne Orientierung, kann Wege nicht finden.

Fallbeispiel Antonia
Wieder hat die Patientin einen „Tatort" gesehen, der sie sehr aufgewühlt hat. Ein Mädchen war entführt und in ein Erdloch eingesperrt worden. Dieses Eingesperrtsein führt sie assoziativ hin zum eigenen Eingesperrtsein über einen langen Tag hinweg, zu ihrer Panik und wie sie sich wie ein gehetztes, eingesperrtes Tier gefühlt hat. Der Patientin wird vorgeschlagen, zunächst wieder am

sicheren, geschützten Ort alle hilfreichen Gestalten zu treffen sowie das unverletzte und das innere Kind und dann als erwachsene Person mit ihren Helfern dem eingesperrten Kind zu begegnen und zu schauen, was sie heute für dieses Kind tun könne.

Am Waldrand, ganz geschützt, wir sitzen auf einer Bank, rechts und links von mir die Elfen, und das Kindchen auf dem Arm des Zauberers, und das lacht, und das wehrhafte Tier ist mein Hund. Es ist etwas stürmisch, aber ich bin warm angezogen und empfinde das als angenehm.

Wenn Sie möchten, lassen Sie das Kindchen jetzt in der Obhut einer Ihrer hilfreichen Gestalten, so dass es gut versorgt ist am sicheren, geschützten Ort, und stellen Sie sich dann vor, wie Sie mit den anderen Helfern hin zu dem Kind gehen, das Sie einmal waren, das eingesperrt ist.

Ich gehe mit allen Helfern los, der Wiese entlang – (Sie beschreibt.) – hin zu meinem Elternhaus – der Zauberer mit dem Kindchen bleibt vor dem Haus stehen, weil ich finde, das Kindchen muss das nicht sehen. Ich gehe mit allen Helfern ins Haus, die rote Treppe hoch, oben ist abgeschlossen, und ich klopfe an die Tür. Die Stiefmutter kommt und will uns nicht reinlassen, aber ich schicke sie zur Seite und gehe vorbei, sie ist ganz überrascht. Ich gehe durch die Küche hin zu meinem Zimmer, aber die Tür ist verschlossen. Doch der Zauberer und die Elfen haben mir schon den Schlüssel zugeschmuggelt. Ich schließe auf, und die Stiefmutter drängt sich dazwischen, doch ich nehme sie an den Oberarmen und schicke sie raus, auch aus der Küche und schließe die ab. Es ist in meinem Zimmer dunkel. Am Schreibtisch sitzt ein Mädchen, und sie weint. Es ist auch ziemlich überrascht. Sie kann die Elfen sehen und hört auf zu weinen. Sie sieht ziemlich verheult aus und freut sich über meinen Hund und spielt mit ihm, und der ist jetzt ganz aufgeregt. Dann meint sie, was denn die Stiefmutter dazu sagen wird, die wolle das doch nicht. Ich gehe in die Hocke und streichle ihr über den Kopf und sage ihr, sie brauche sich keine Gedanken zu machen wegen der Stiefmutter, ich regelte das schon. Ich mache erst mal die Rollläden hoch, damit Licht hereinkommt. Ich sehe, sie hat ein Tagebuch auf dem Schreibtisch, und ich tue es in den Schreibtisch, damit die Stiefmutter es nicht finden kann. Dem Mädchen sage ich, es solle sich was anziehen, wir würden rausgehen.

Ja, stellen Sie sich vor, dass Sie sie mitnehmen an Ihren sicheren, geschützten Ort.

Ja, und der Zauberer hat uns eine Treppe gebaut, damit wir über den Balkon heruntersteigen können. Das Mädchen ist ganz glücklich, mit dem Hund zu spielen, hat aber Panik, dass es wieder zurück muss.

Sagen Sie dem Kind, dass es jetzt in Ihrer Obhut bleibt und nicht mehr zurückmuss.

Ja, das sage ich ihm, es hat aber Angst, dass der Papa sich Sorgen macht und die Stiefmutter ihre Wut an ihm auslässt.

Vielleicht können ja die Elfen oder der Zauberer ihn informieren.

5.3 Phasen des psychotherapeutischen Prozesses in der Psychotraumabehandlung

Ja, das tun sie und sagen ihm, dass es weg ist, dass es aber Angst um ihn hat. Die erwachsene Frau, das Mädchen, der Hund, der Zauberer und das unverletzte Kind sind an der Bank angekommen, und der Zauberer legt noch eine Zauberdecke um die Frau und das Mädchen. Das Mädchen ist ganz glücklich, nicht mehr zurück zur Stiefmutter zu müssen und mit dem Hund toben zu können und sich schmutzig machen zu dürfen. Ich sage ihr, wenn es zu kalt wird, dann können wir in das andere Haus gehen, wo wir es uns warm machen können, und sie kann bei uns wohnen, mit den Elfen und dem Zauberer. Sie ist zufrieden, dass sie nicht mehr zurückmuss und dass Papa geschützt ist und das Tagebuch nicht gefunden werden kann. Wir gehen auf das schöne Haus zu und freuen uns auf einen schönen Abend am Kamin. Ich habe ihr gesagt, dass sie ganz in Sicherheit ist, und weil sie ungläubig ist, habe ich ihr noch gesagt, was der Zauberer alles kann, mit der Treppe und der Decke, und dass er auch verhindern kann, dass die Polizei kommen kann.

Fallbeispiel Rainer
Auch im Folgenden geht es um die Darstellung der traumatischen Situation, mit dem Ziel einer symbolischen Veränderung des Ablaufs in dem Sinne, wie eine gute Lösung der damaligen Situation ausgesehen hätte.
Ich sehe das Zimmer, das Wohnzimmer und Küche gleichzeitig war. Der Vater ist dort mit dem 4-jährigen Sohn. In der Küche ist ein Waschbecken, schlicht, relativ groß. Der Vater ist mit dem Kind alleine, die haben gespielt. Der Vater geht zum Waschbecken und uriniert dahinein. Der Junge schaut zu.
Wie wirkt die Atmosphäre auf Sie?
Frage mich, warum der Vater nicht die Toilette aufsucht. Ich finde es unhygienisch.
Was ist das für ein Gefühl?
Ekel, schmutzig.
Wie geht es dem Kind dabei?
Es ist daran gewöhnt, es ist für es nichts Neues, es ist aber auch neugierig.
Ist es eine kindliche Neugier?
Ja.
Und wie geht es weiter?
Der Vater hat plötzlich einen erigierten Penis. Er fordert das Kind auf, ihn anzufassen.
Wie geht es dem Kind dabei?
Es will das nicht. Es weiß nicht, was das bedeutet. Es ist nicht bereit, die Hand zu bewegen, es ekelt sich davor. Der Penis sieht anders aus als alles, was es je gesehen hat.
Was wäre für das Kind jetzt gut?
Jemand, der den Vater aus dem Fenster schmeißt.
Wer könnte das tun?

Mogli. Ja, der soll sich den schnappen. Mogli ist im Zimmer und donnert ihn durch das Fenster, er hat dazu seinen Rüssel genommen. Der Vater klatscht unten auf. Das Kind steht da und staunt. Es ist wie im Märchen, es ist aber nicht traurig, weil der Vater sich möglicherweise wehgetan hat. Es weiß, dass der Elefant mit ihm nichts Böses vorhat.
Was wäre für das Kind noch gut?
Dass ich es in den Arm nehmen würde und sage, dass der Vater etwas Schlechtes gemacht hat und der Elefant etwas Gutes. Ich verspreche dem Kind, dass ich mit dem Vater reden werde, dass er das nie wieder tun wird. Für das Kind ist es die erste Erfahrung, dass sich jemand gegen den Vater für das Kind durchsetzt.
Das ist für das Kind wohl ein gutes Gefühl?
Ich habe Sorge, dass für den Jungen noch Schäden zurückbleiben. Es müsste sich jemand darum kümmern.
Wer könnte das machen?
Ich oder die Mutter.
Würde die Mutter das tun?
Das weiß ich nicht, was die Eltern miteinander vereinbart haben. Die Mutter müsste sich massiv mit dem Vater auseinander setzen.
Könnten Sie oder die Helfer das tun?
Es gibt eine Frau aus der Verwandtschaft und Nachbarschaft.
Fällt Ihnen noch jemand ein, der sich um das Kind kümmern könnte?
Ja, eine Tante, der fällt es aber schwer, da sie sich schon um ihre eigene Familie so viel kümmern muss und dann noch zusätzlich um das Kind. Ich merke, dass das Kind bei den Eltern nicht gut aufgehoben ist. Dass es aber jemanden geben müsste, der den Eltern sagt, wie sie eigentlich mit dem Jungen umgehen müssten.
Sie müssten einiges an Überzeugungskraft mitbringen, aber lassen Sie es für den Augenblick einmal gut sein und nehmen Sie den Jungen noch einmal in den Arm.
Ich nehme den Jungen in den Arm. Er schaut sich um und staunt. Es ist eine positive Überraschung für ihn, aber das kommt ja in Märchen öfter vor.

In der Arbeit mit dem Tagtraum kann es auch geschehen, dass sich im Rahmen der vorgegebenen Tagtraummotive Szenen ergeben, die spontan traumatische Szenen physischen und psychischen Missbrauchs darstellen. Dazu gehört u. a. auch das Mitansehen-Müssen sexueller Übergriffe. Wir verzichten hier auf eine entsprechende Falldarstellung, da diese der Fülle der Beispiele eine neue Patientin hinzufügen würde.

5.3 Phasen des psychotherapeutischen Prozesses in der Psychotraumabehandlung

Manifestation traumatischer Situationen im Nachttraum

Die traumatische Situation kann sich selbstverständlich auch im Nachttraum manifestieren. Freud wies 1900 darauf hin, dass u. a. (neben Nacktheits-, Flug-, Fall- und Examensträumen und perennierenden Träumen) traumatische Träume, die im Anschluss an ein traumatisch-psychisches Erleben auftreten, immer wieder in die traumatische Situation zurückführen, nicht der latenten Wunscherfüllung folgen und sich der normalen Bearbeitung widersetzen (vgl. Freud 1900).

Wir geben ein Beispiel für die Manifestation einer traumatischen Situation im Nachttraum:

> **Fallbeispiel Sahra**
> Sahra hatte während der probatorischen Sitzungen mitgeteilt, dass ihr erster Stiefvater sie ständig kontrollierte, auch die Toilette offen ließ, um sie von da aus sehen zu können, ob sie ihren Teller leer esse. Dass er sie misshandelt hat, erfährt sie durch ein Attest, das ein Arzt ausstellte. Dabei trug sie eine Gehirnerschütterung davon. Sexueller Missbrauch durch den Stiefvater und dessen Vater verdichten sich im weiteren Therapieverlauf immer mehr: verschiedene Einfälle und Hinweise aus Erinnerungen, wie Faschingsfeste mit angetrunkenen Männern, das Im-Keller-Sein mit dem Stiefvater, wo sie Drachen bauten, verbunden mit peinigender Angst und Dissoziation und der sich ihr aufdrängenden Frage, was da wohl mit ihr geschehen sei. Auch an Autofahrten mit ihm erinnert sie sich. Bei dem Gedanken daran wird ihr angst, und ein Gefühl der Lähmung stellt sich ein. Immer wieder erscheint ein zweiter Mann, der ebenfalls bedrohlich und eklig erlebt wird. Daneben deuten verschiedene Träume auf sexuellen Missbrauch und lassen weitere Erinnerungen aufsteigen. In einem Traum beispielsweise „erscheint ein Mann, der mich gequält hat. Ich hatte nur einen Slip an, und ich wollte mein Oberteil anziehen, aber er wollte das nicht, und ich wollte wissen, warum, und er sagte, er wolle, dass ich weine". Danach gefragt, was den Traum ausgelöst haben könnte und was ihr zum Traum einfalle, sagt sie, die Weihnachtsfeier mit Kollegen, und dass sie einen Angetrunkenen noch habe nach Hause mitnehmen müssen. Das habe ihr große Angst gemacht und sei so bedrohlich gewesen. Am Morgen nach dem Traum habe sie gar nicht aufstehen wollen und sei noch lange im Bett liegen geblieben.
> *Ich wollte mich im Spiegel angucken, habe aber die Knie so angezogen, dass ich mich nicht angucken konnte. Wenn ich das jetzt so sage, kommen auch die Tränen. Tilo hat mich angerufen, und in mir war ich ganz distanziert, funktionierte nur über den Kopf.*
> Die Gefühle waren ausgeschaltet, und Auslöser für das alles scheint die Autofahrt mit einem alkoholisierten Mann zu sein.

Ja, und schon auf der Feier das viele Schnapstrinken, das war schon zu viel. Wir waren vorher noch in einer Mühle, und da war es so eng, und es war wie ein Schuppen, und ein Schuppen wirkt auch nicht gut auf mich. Der Vater von dem Kollegen, der auch da war, da kommt eine Verbindung zum Vater von dem ersten Stiefvater.
Was war mit dem?
Der hatte auch so komische Haare.
Wie waren die?
So ein bisschen klebend, und dann erinnert er mich auch an den Mann der Schwester von der Mutter meines ersten Stiefvaters. Da gibt es zwei Bilder, auf dem einen Bild da sind wir zu viert und schaukeln, und er hat meine Hand und schaukelt und hält meine Hand an sein Geschlechtsteil. Das andere Bild, da bin ich vielleicht 8 Jahre und tanze mit kurzem Kleidchen, und er schaut mir so auf die Beine. (Schweigt und sagt dann:) *Aber jetzt ist der Kopf freier geworden, ich fühle mich besser.*
Kurze Zeit später – die Patientin war zwischenzeitlich zum Skilaufen und die Psychotherapeutin ebenfalls in Urlaub – träumt sie, in einem Hotel zu sein, wo sie und Tilo von einem Mann bedroht werden.
Ich sah, wie er eincheckt und ging zur Rezeption und fragte, was mit diesem Mann ist, und man sagte mir, es sei jemand, der Ehepaare ermorde.
Danach seien ihr wieder Gedanken zum ersten Stiefvater gekommen.
Ich dachte, ich müsste gucken, ob seine Tochter (die Patientin hat den ersten Stiefvater mit einer neuen Frau, einer Asiatin, gesehen und einer kleinen Tochter) *schon in die Schule geht und gucken, was sie macht und mit der Lehrerin reden, sie fragen, ob mit dem Mädel alles in Ordnung ist, ob sie mal auf es achten kann.*
Beim Skilaufen sei auch so eine komische Situation beim Après-Ski gewesen.
An einem Abend hat Tilo viel getrunken und anschließend dachte ich, ich muss ihm sexuell zur Verfügung stehen, nur dann werde ich geliebt, und am nächsten Tag war ich nur wütend.
Aus dem Gefühl heraus, dass man keine Zuneigung bekommt, wenn man sexuell nicht zur Verfügung steht.
Ich konnte es aber von Tilo trennen, ihm sagen, dass ich jetzt so keinen Sex will und mir sagen, ich habe mich trotzdem lieb. Ich fragte mich, wie es möglich ist, jemand nur lieb zu haben wegen des Sex.
War das der Preis, den Sie dem Stiefvater zahlen mussten, damit er Sie überhaupt duldet?
Ich glaube schon. Es gab auch einen Traum, da gab es etwas mit einer Eingabe über den Computer, und es ging um Leben und Tod. In der Zeit, wo Sie nicht da waren, hat auch ein Vogel im Kühlschrank gelegen, aber ich habe ihn wieder rausgeholt.

5.3 Phasen des psychotherapeutischen Prozesses in der Psychotraumabehandlung

Als die Psychotherapeutin für eine Woche nicht in der Praxis war, träumte die Patientin folgenden aufschlussreichen Traum, der ihr schlagartig die Gewissheit des sexuellen Missbrauchs vermittelt.

Den Traum träumt sie nach ihrem Geburtstagsfest, auf dem die Mutter von Rita, einem 5-jährigen Mädchen, gewesen war, Rita selbst und ihre Freundin, die „nicht so gut drauf gewesen" sei, weil ihre Mutter vergessen habe sie abzuholen. Erst habe sie sich um sie gekümmert und dann ihr Mann, um sie aufzuheitern. In der Nacht dann habe sie folgenden Traum gehabt:

Erst haben wir eine Party gefeiert mit mehreren Personen, ich war erwachsen, und ein Kind war da. Tilo kümmerte sich um das Kind, und ich dachte, er wolle es an der Brust anfassen. Er ist dann mit dem Kind verschwunden. Ich habe sie gesucht und dann Rita getroffen, und ich habe sie nach Tilo gefragt, aber sie weiß nicht, wo er ist. Dann laufe ich mit Rita im Central Park, alles ist schon geschlossen, wir müssen durch einen Tunnel gehen, eine Treppe runter, ein betrunkener Mann ist hinter uns. Ich sage zu Rita: „Wir müssen hier weg, komm, schneller." Ich bin trotz meines verletzten Fußes schnell. Wir laufen ein langes Stück geradeaus, dann Treppen hoch, durch zwei Türen hindurch. Hinter der rechten Tür steht ein Sarg mit einem Herz, das Herz klopft im Sarg. Dann kommen Toiletten. Wir sitzen auf einmal im Auto, wir sind wieder oben. Ich möchte die Polizei rufen, aber es ist niemand zu sehen. Rita quetscht sich aus dem Fenster. Ich rufe nach ihr, passe selbst nicht durch den Spalt. Ein Mann kommt in das Auto, er lacht, ein zweiter Mann steigt dazu. Ich werde gefragt: „Wie alt bist du jetzt eigentlich?" Ich habe große Angst, ich fühle mich wie angeschnallt im Auto, ganz gelähmt. Ich biete den beiden Geld, wenn sie mich in Ruhe lassen. Sie lachen nur. Dann bin ich aufgewacht und hatte einen Weinkrampf.

Zu dem Herz im Sarg sagt sie: *Es geht um Todesangst, das Herz schlägt so heftig vor Todesangst.* Sie sagt: *Ich habe den Traum aufgeschrieben, aber nicht von „Ich" geschrieben, nicht schreiben können: „Ich denke, Tilo fasst das Kind an die Brust."*

Später war mir ganz klar, das Kind im Traum und ich später, wir sind jeweils 9 Jahre alt, es kam so ganz aus dem Bauch das Wissen. – Nach dem Traum kam so ein Weinkrampf, das können Sie sich gar nicht vorstellen, es war aber auch befreiend. Im Traum waren alle Stationen enthalten, die Faschingsfeste, der angetrunkene Mann, das Im-Keller-Sein mit dem Stiefvater, wo wir Drachen bauten, die Autofahrt und der zweite Mann. Das mit dem zweiten Mann, ich glaube, es war der Vater von dem Stiefvater, und es war auch gar nicht sein richtiger Vater, auch sein Stiefvater. Vielleicht konnte das Ganze jetzt im Traum hochkommen, durch die Insel, die ich hier vorher im Tagtraum hatte, was mir so gut tat, weit weg sein.

Ja, das kann ich mir auch vorstellen, dass das ausreichend Sicherheit gab, trotz allem.

Ja, unbedingt.
Sie erzählt dann, dass der erste Stiefvater am Anfang immer Gummibärchen für sie gehabt habe.
Dass die Patientin den Traum in Abwesenheit der Psychotherapeutin träumte, konnte als Übertragung der Angst verstanden werden, die Psychotherapeutin könnte wie die nicht schützende Mutter sein, die zulässt, dass in ihrer Abwesenheit dem Kind Leid geschieht. Diese Bedeutung konnte mit der Patientin gut kommuniziert werden.
Vier Monate später dann träumt Sahra einen Traum, der einen sexuellen Übergriff sowie das Wissen und Verleugnen ihrer Umgebung deutlich symbolisiert und auch ihren heutigen Wunsch sich zu wehren:
Ich bin heute Nacht im Zug gefahren mit meiner Tante, von der ich letzte Stunde sprach, und es war ein Mann da, der fasste mir an die Scheide, und ich regte mich sehr auf, aber alle Leute im Zug, die konnten das gar nicht verstehen. Ich fuhr weiter mit dem Zug zu Onkel und Tante, wo ich früher öfter in Ferien war. Ich erinnere mich, dass ich zu ihm immer Abstand hielt aus Angst, er könnte mehr von mir wollen. Heute bedaure ich das, weil ich glaube, er war ein freundlicher Mann.
Und was meinen Sie zu dem Traum?
Ja, es war so, dass ich absolut nicht verstehen konnte, unfassbar, dass die Leute nicht verstehen konnten, dass ich mich wehre. Ich fand es ganz seltsam und dachte, das gibt es doch gar nicht, und kam für mich selbst nicht in Zweifel.
Und dass Sie so sicher bei Ihrer Wahrnehmung bleiben konnten, wie war das für Sie?
Gut, ja, sehr gut, mich in meiner Wahrnehmung nicht so verunsichern zu lassen, denn hier war ich mir ganz sicher, war es ganz deutlich. Die Leute, zu denen ich dann fuhr, da war ich überzeugt, dass ich dort eher Unterstützung bekomme. Jetzt denke ich gerade, ich könnte doch da mal anrufen, aber dann kommt auch, ich sollte es lassen, und dann Tränen und Scham, Angst, sie könnten doch nicht damit umgehen. Ich merke, mein Gefühl wird stärker, darüber sprechen zu wollen, es ist nicht mehr so wie am Anfang.
Aufmerksam machen auf das, was passiert ist, so wie im Traum, gegen die, die so tun wollen, als sei nichts geschehen.
Ja, das war mir heute Morgen nach dem Traum auch gleich klar. Es hat den Anschein, als hätten es doch einige gewusst. Es waren ja nicht wenige in dem Zug.
Ja.
Die Patientin schweigt – achtet auf die Stimmen der Vögel draußen – denkt dann an die Arbeit – geht wieder davon weg. Es kommen Tränen, und ihr fällt ein, dass sie auch so viel weinen musste, als ihr mit 24 Jahren der Blinddarm entfernt wurde und sie nicht viel machen konnte. Ein Stück weit sind auch die Beine schwer.
Wollen Sie versuchen, an Ihren inneren Ort zu gehen, den sicheren, und zu Ihren inneren Helfern?

5.3 Phasen des psychotherapeutischen Prozesses in der Psychotraumabehandlung

Dann kommt gleich ein bisschen mehr Freude. Ich muss zwangsläufig lächeln.
Ja, stellen Sie sich Ihren sicheren, geschützten Ort vor, wo Sie sich ganz geborgen fühlen, und die inneren Helfer, die Sie unterstützen.
Ich stelle mir jetzt ein Lagerfeuer vor und dass es dort ganz warm ist und ich so schön gewärmt werde.
Ja, stellen Sie es sich deutlich vor.
Dazwischen war es jetzt etwas gedämpfter, und ich musste mir sagen, dass ich da so lange sein darf, wie ich will, und es mir in meiner Phantasie so schön machen darf, wie ich will, und gerade dachte ich, dass ich auch um all die schönen Phantasien und Vorstellungen betrogen wurde, und als ich das jetzt dachte, kamen ganz schöne Pflanzen und Blumen. Gerade hatte ich Angst, Sie denken, ich spinne mir etwas zusammen, und es kommen Tränen.
Ich denke nicht, Sie spinnen sich was zusammen, aber das war wahrscheinlich ein Vorwurf, den Sie früher öfter hören mussten.
Ja, sonst wäre dieser Gedanke jetzt nicht gekommen. Jetzt ist es wieder weg.

Im Kapitel 5.3.4, Integration des Traumas, werden wir zeigen, wie die KIP-Technik der „*Aktivierung des Nachttraums*" in der Psychotraumatherapie angewendet wird, in der sie einen wichtigen Platz einnimmt. Leuner hat auf die besondere Bedeutung dieser Technik vor allem bei *Angstträumen* hingewiesen, da im Tagtraum Situationen, die im Nachttraum mit Angst oder anderen negativen Gefühlen besetzt sind, unter dem Schutz der Psychotherapeutin oder des Psychotherapeuten auf der Couch „*ausgeträumt*" werden können (vgl. Leuner 1985, S. 187).

Täterkonfrontation und Konfrontation mit relevanten Bezugspersonen und deren schädigenden Anteilen

Mit der Technik der *Täterkonfrontation* kann sowohl bei akuter als auch chronischer Traumatisierung gearbeitet werden. Als Täterkonfrontation bezeichnen wir die gezielte Konfrontation der erwachsenen Patientin mit den Täterinnen oder Tätern, wenn diese feststehen, es um eine klare Abgrenzung geht sowie um die Minderung der Macht dieser Täterinnen und Täter in der Vorstellung (Täterrepräsentanz) einerseits und in der Realität andererseits. Es geht hier vor allem um die bewusste Dimension dieser Täterrepräsentanz, was selbstverständlich nie ausschließt, dass auch vor- und unbewusste Aspekte mit einfließen und verarbeitet werden. Auch die Täterkonfrontation zielt u. a. darauf, die unterbrochene Handlung der traumatischen Situation – jetzt in der Vorstellung – zu Ende zu führen und der Patientin in ihrer Vorstellung und ihrem Erleben ihre Wirkmächtigkeit zurückzugeben und sie Vorstellungen von Wehrhaftigkeit entwerfen zu lassen, wodurch eine innere Distanzierung von den schlechten beziehungsweise schädigenden Erfahrungen eintreten kann. Außerdem geht es bei der

Täterkonfrontation auch darum, die Mechanismen, die überflutend wirken, beziehungsweise die Trigger, die zu intrusiven Phänomenen führen, zu beherrschen[1].

Bei der Täterkonfrontation müssen wir unterscheiden, ob es sich um fremde Täter oder um nahe Beziehungspersonen handelt, denen die Patientin bzw. der Patient in der traumatischen Situation begegnet ist. Bei Beziehungspersonen ist es wichtig zu betonen, dass es um die Auseinandersetzung mit dem Täteranteil oder der Täterseite geht und in der Vorstellung lediglich darum, dem, was schädigend war und von diesem Anteil fortwirkt, eine Gestalt zu geben, um es dann in seiner jetzigen Wirkung im Inneren der Person unschädlich zu machen. Der Täter oder die Täterin, beziehungsweise deren Anteil, kann im Tagtraum wie im Nachttraum stets auch in entstellter Form, etwa als großer schwarzer Mann oder Ähnliches, auftauchen.

Mit der Täterkonfrontation schließen wir an eine Technik der KIP, der so genannten Symbolkonfrontation an, die wir für die Psychotraumabehandlung ebenfalls modifizieren.

Mit der Patientin wird wieder ausführlich besprochen, warum es notwendig ist, sich gegen etwas zur Wehr zu setzen, was schädigend wirkte und sie bis heute in ihrer Vorstellung bedrängt, und dass auch jetzt in der Vorstellung alle Mittel recht sind, um sich zu wehren und vor Vernichtung zu schützen („First shoot, then ask why"; van der Kolk u. a. 2000).

An dieser Stelle möchten wir Folgendes ergänzen: Anders als in der Stabilisierungsphase, wo wir der Patientin freistellen können, ob sie ihren Tagraum direkt mitteilt, wird die Patientin ab der Begegnung mit dem inneren Kind dazu aufgefordert. Wir sagen ihr, warum es jetzt nötig ist, dass wir als Psychotherapeuten im Bilde sind. Nämlich, dass wir die Patientin nur ausreichend sicher begleiten können, sofern es um schmerzliche oder bedrohliche Erfahrungen und Gefühle geht, wenn wir wissen, was im Tagtraum vor sich geht. In der fortlaufenden Interaktion zwischen Patientin und Psychotherapeutin kann diese die Aufgabe wahrnehmen, ständig darauf zu achten, dass es nicht zu einer Affektüberflutung kommt. Die Patientin kann so die Erfahrung machen, dass sie ihre Affekte, an-

---

1 Neurobiologische Modellvorstellungen legen nahe, dass ein vom Thalamus wahrgenommener Trigger bei vorangegangener Traumatisierung auf die Amygdala trifft, dort ein Szenario aus realen Erinnerungen und traumatischen Bildern auslöst, die die Stressantwort in Gang setzen, ohne dass diese durch die modifizierenden Einflüsse aus dem Hippocampus wieder auf ein erträgliches Maß zurückreguliert werden. Das heißt, ein Trigger ist in der Lage, sofort zu einer intrusiven Symptomatik, zum Beispiel in Form von Flashbacks, zu führen. Es geht also darum, diesen Mechanismus nicht wieder in Gang zu setzen, sondern die Affekte, die in der Amygdala gespeichert sind, dosiert wieder mit Erfahrungen und Kontrollmechanismen aus dem Kortex zu verbinden und sie letztendlich unter das Primat des bewussten Ichs zu stellen. Dies geschieht, neurobiologisch gesprochen, indem einerseits ein Erregungsniveau geschaffen wird, das Neulernen ermöglicht, andererseits dieses Erregungsniveau ein bestimmtes Maß nicht überschreitet, was in der Praxis bedeutet, dass emotionsgeladene Bilder mit Worten verbunden werden.

5.3 Phasen des psychotherapeutischen Prozesses in der Psychotraumabehandlung

ders als in der traumatischen Situation, kontrollieren kann und Beistand durch die Psychotherapeutin und die hilfreichen Gestalten erfährt.

Wir arbeiten bei der Täterkonfrontation mit zwei unterschiedlichen Motivvorgaben.

■ **Motivvorgabe I**
Nach der üblichen Entspannungsinstruktion wird Folgendes vorgegeben:
> Stellen Sie sich bitte vor, Sie sind in einer Ihnen angenehmen Umgebung, an einer Stelle, an der Sie die Umgebung sehr gut überschauen können, ihr inneres Kind ist an einem sicheren, geschützten Ort mit vertrauensvoller Betreuung, und Ihre inneren Helfer stehen abrufbereit. Versuchen Sie bitte, sich diese Situation vorzustellen, und wenn Sie dann etwas sehen, berichten Sie bitte, was Sie sehen.

Danach geht es darum, dass die Patientin zunächst ganz genau beschreibt, wo sie steht. Noch einmal wird abgefragt, ob sie einen guten Überblick hat, ob keine Gefahr, zum Beispiel von rückwärts, ausgeht, und sie muss sich vergewissern, dass die Helfer wirklich zur Verfügung stehen. Erst wenn dies gewährleistet ist, kommt als nächstes die Aufforderung:
> Schauen Sie, in weiter Ferne wird der Täter oder die Täterin auftauchen, zunächst noch ganz klein, undeutlich, und sie wird langsam näher kommen. Sie wissen, dass Sie jederzeit die Möglichkeit haben, die Szene zu beenden, den Täter oder die Täterin am Weiterkommen zu hindern, die Szene abzubrechen oder aus diesem Bild auszusteigen.

Im Tagtraum lassen wir uns zunächst beschreiben, wie der Täter aussieht, fragen nach Gefühlen, danach, was die Patientin spürt, wie es ihr geht, ob die Situation noch gut auszuhalten ist. Wenn der Täter allmählich näher kommt, steigt im Allgemeinen die Spannung der Patientin. Sie wird dann noch einmal an ihre inneren Helfer erinnert und an die Möglichkeit, jederzeit zu sagen, wenn es ihr zu viel ist. Die Aufgabe des Psychotherapeuten in dieser Situation besteht darin, einzuschätzen, ob die Patientin sich eventuell überfordert. Wenn Patientin und Psychotherapeut den Eindruck haben, dass die Spannung hoch ist und nicht verstärkt werden sollte, kommt die Aufforderung:
> Schicken Sie einen geeigneten Helfer oder alle Helfer los, um den Täter oder die Täterin unschädlich zu machen.

Dies kann in verschiedener Form geschehen, entweder, dass der Täter in der Vorstellung vernichtet wird – entlastend für die Patientin ist dabei, wenn dies an die Helfer delegiert wird und wir entsprechend intervenieren – oder aber, dass der Täter fortgejagt wird. Es kann dann für die Patientin wichtig sein, dass er nicht nur fortgejagt, sondern auch an einen bewachten Ort gebracht wird, und die Patientin schließlich selbst entscheiden kann, ob oder wann sie ihn eventuell wieder freilassen wird. Wenn der Täter oder die Täterin vernichtet beziehungsweise in Sicherheitsverwahrung ist, sollte der Patientin Stabilisierung an ihrem sicheren, geschützten Ort angeboten werden, an dem sie jetzt mit ihren Helfern Ruhe, Fürsorge und Erholung finden kann. Nach Beendigung des Tagtraums wird noch einmal das Geschehen besprochen. Es wird besonders betont, dass es um eine Grenzziehung zur Vergangenheit geht: Jetzt kann die Täterin oder der Täter nicht mehr schädigend wirksam werden, und die Patientin hat erfahren, dass sie sich heute selbst schützen kann.

Fallbeispiel Leonhard
Ich sehe das gemalte Bild. Es gibt dort einen Teil für den kleinen Leonhard. Der darf aber keinen Einblick in diese Szene haben.
Ich möchte den beschützen. Da ist der Schafbock dabei, der bewacht ihn und spielt mit ihm.
Wie sieht es nach vorne aus?
Es ist eine große Weide, ein bisschen abschüssig und wird hinten zu einer Wiese.
Jetzt stellen Sie sich bitte einmal vor, dass der Täter langsam auf Sie zukommt.
Es ist dieser Religionslehrer mit dem römischen Kragen und violetten Einsprengsel, weil er ein Prälat ist, mit einem weiten schwarzen Mantel an, wirkt wie ein Kreuzritter. Ansonsten hat er ein grobes Gesicht, helles dünnes Haar, dickfleischige Finger.
Wie geht es Ihnen, wenn Sie ihn so sehen?
Es geht noch so mit einem Gefühl, da ist er mal wieder. Ich bin nicht erschrocken. Es ist unangenehm, lieber wäre es mir, wenn jemand anderes aufgetaucht wäre. Er kommt mit seinem Watschelgang auf mich zu, rutscht ein bisschen ab. Ich denke „Ätsch". Er kommt über die Kante hoch und ist jetzt etwa 10 Meter von mir entfernt.
Lassen Sie ihn erst einmal stehen und schauen ihm ins Gesicht.
Er hat stechende Augen, eine dicke Nase, ganz schmale Lippen. Ich bekomme Angst, dass er mich angreifen könnte.
Vergewissern Sie sich, dass ihre Helfer da sind.
Ich bin noch in Erwartung von etwas Schneidendem, einem Satz, den er mir entgegenschleudert. Er bekommt ganz feurige Augen. Er peitscht einen Satz durch die Zähne, wie: „Du armseliges Würstchen, du mopsiger Wichser". Er ist größer geworden. Die Schultern ausladender, wie aufgeblasen.
Und Sie?
Er hat mich von schräg oben getroffen. Ich bin aber nicht zusammengesunken.
Schauen Sie mal nach ihren Helfern.
Seneca rümpft die Nase über den gemeinen und fiesen Satz. Er hat sich die Ohren geputzt.
Fragen Sie mal Seneca, ob Sie sich das gefallen lassen sollten.
Er flüstert mir zu: „Lass dich nicht beeindrucken. Mehr hat er nicht, es ist ein letztes Aufbäumen, warte ab, der fällt in sich zusammen."
Und was macht der Bär?

5.3 Phasen des psychotherapeutischen Prozesses in der Psychotraumabehandlung

Er ist nach vorne getrabt, näher bei mir, er steht etwa einen Meter links von mir. Er ist sprungbereit, der sagt zu mir: „Mehr brauchst du dir nicht gefallen zu lassen".
Lassen Sie den jetzt mal verschwinden.
Bin hin- und hergerissen.
Was spräche dafür zu warten?
Dass der mich noch mehr zur Weißglut reizt. Ich sag ihm, er soll es noch einmal sagen. Er sagt es auch noch mal. Noch mal den gleichen Gesichtsausdruck, „Du mieser mopsiger Wichser, du armseliges Würstchen". Ich werfe dem Bären einen Blick zu, gehe auf den schwarzen Mann zu. Der Bär ist ganz nah bei mir, der Paradiesvogel ist kribbelig. Ich schnappe mir den Mantel, reiß dem das Zeug runter. Er ist sehr überrascht, steht schlecht da. Ich haue ihm die Faust in die Magengrube, mit dem rechten Fuß umfasse ich die Ferse und bringe ihn zum Taumeln.
Gut.
Überlegen.
Überlegen reicht nicht.
Der Bär neben mir, der sollte runtergehen und ihm einen Tritt nach dem anderen versetzen. Er hat eine totale Klaue. Ich trete den jetzt selbst. Gut, dass ich die Bergschuhe anhabe. Der schreit und schreit. Unten ist eine Grube, als wenn hier früher einmal ein Misthaufen gewesen wäre. Ich bin kurz davor, ihm den entscheidenden Tritt zu geben. Ich möchte ihm auch etwas sagen: „Du altes Schwein, du hast versucht, mir so vieles kaputtzumachen, versucht, mir die Lust zu verschließen."
Sagen Sie ihm alles.
„Du bis nicht nur Spiel-, sondern auch ein ganzer Lustverderber."
Wie reagiert er darauf?
Er sagt nichts mehr, ist kleiner geworden.
Haben Sie alles gesagt?
Nein. „Du alte Sau hast nur an dich gedacht, als du mich in die Ferien genommen hast. Hast versucht, mir die Mädchen auszureden, hast versucht, mich für dich zu kaufen, dass du mich für dich hattest. Du hast mich zwar nicht angefasst, aber mich missbraucht, jetzt will ich dich nicht mehr sehen. Du kommst in diese Grube, wo dieser modrige Haufen ist. Dann tue ich noch ein Brett drauf, dann sollst du vermodern oder vergammeln."
Sorgen Sie dafür, dass das Loch ganz zu ist, dass er nicht mehr raus kann.
Ich möchte den unschädlich machen, habe aber Hemmungen, den zu töten. Ich baue noch eine Rutsche ein, dass der nicht raus kann. Wenn er versucht, da rauszukommen, rutscht er so schlimm ab, dass er das nie wieder versuchen wird. Ich muss noch was einbauen, dass er nicht rauskommt. Ich glaube, er hat es versucht und hat sich was gebrochen, dass der nur noch humpeln kann. Damit kann er mir nicht gefährlich werden. Der Bär schaut mich nun an: „Donnerwetter, ich hätte dem auch gerne eine verpasst. Dem hast du es aber gezeigt." Ich gehe zum Baum.

Seneca rutscht ein bisschen rüber, der Paradiesvogel kommt auch. Ich habe Spaß, die Federn zu spüren. Er lässt eine Feder fallen, sagt: „Die ist für dich, damit kannst du dich schmücken, ins Haar oder in den Bart stecken." Seneca schmunzelt, sucht nach einem lateinischen Spruch, der könnte bedeuten: „Gut, dass du ihm durch deinen Glauben die Luft rausgelassen hast. Es ist nicht gut für den Menschen, dass er seine Gegner zu übermächtigen Wesen hochstilisiert. Lass dich nicht beeindrucken. So etwas wie ein Papiertiger." Seneca hat mir noch eine Tafel mit einem lateinischen Spruch gegeben. Ich nehme den Bär richtig in den Arm, gebe ihm einen Klaps auf den Hals und sage auch zum Vogel gewandt: „Toll, dass ich euch drei habe." Der Paradiesvogel flötet ein Lied mit dem Refrain: „Wir sind dein Dreigestirn."

Nach diesem Tagtraum ist der Patient sehr erschöpft, aber auch erleichtert und weint vor Glück und Erschöpfung.

Der Tagtraum zeigt, wie wichtig die Anwesenheit der Helfer ist, und dass der Psychotherapeut manchmal wieder auf sie aufmerksam machen muss. Denn dieser Patient drohte ja, wieder in die Kindidentifikation zu verfallen. Durch den Zuspruch von Seneca und die Vergewisserung, dass der Bär da ist, gelang es ihm dann doch, in der Erwachsenenposition zu bleiben und aus dieser heraus zu spüren, dass er der Stärkere ist und sich des Täters erwehren kann.

■ **Motivvorgabe II**

Die zweite Motivvorgabe induziert das Erscheinen von realen Gestalten beziehungsweise ihrer schädigenden Anteile am Waldrand. Es kann auch ein anderer Manifestationsort, zum Beispiel die Wiese, gewählt werden Das Erscheinenlassen der Repräsentanzen realer Gestalten am Waldrand wurde von Leuner (1985) vorgeschlagen. Er wies darauf hin, bei der Konfrontation mit realen Gestalten der Patientin stets eine Möglichkeit anzubieten, Schutz in der Vorstellung zu suchen.

Motivvorgabe II ist das Ergebnis des Experimentierens mit verschiedenen Vorgaben, was sich auch in den Fallbeispielen niederschlägt. Als Ergebnis unserer bisherigen Erfahrungen schlagen wir diese vor. Nachdem die Patientin angeleitet wurde, sich wieder ihren sicheren und geschützten Ort vorzustellen und sich selbst in gutem Kontakt zu ihren hilfreichen Gestalten und den inneren Kindern, die gut versorgt dort bleiben und von einem ausgewählten Helfer betreut werden, lautet die Instruktion:

> Stellen Sie sich nun bitte vor, wie Sie als erwachsene Person zusammen mit Ihren hilfreichen Gestalten von ihrem sicheren, geschützten Ort über eine Wiese hin zu einem Waldrand gehen. In der Nähe dieses Waldrandes gibt es einen geschützten Platz, gut abgegrenzt und in ausreichender Distanz vom Waldrand. Stellen Sie sich zunächst vor, wie Sie zusammen mit Ihren hilfreichen Gestalten dort an diesem Platz ganz sicher und geschützt sind. Lassen Sie Ihre Vorstellung immer deutlicher werden und teilen Sie mir bitte mit, was sie sich vorstellen, damit ich Sie begleiten kann.

5.3 Phasen des psychotherapeutischen Prozesses in der Psychotraumabehandlung

Wenn die Patientin zu sprechen begonnen hat, lassen wir sie sich der Grenze zum Waldrand und des Sicherheitsabstands vergewissern. Fühlt sie sich ausreichend sicher, fahren wir fort:

> Und nun versuchen Sie bitte weiter in Ihrer Vorstellung dem schädigenden Anteil des Täters oder der Täterin (es wird benannt, um wen es sich handelt) eine Gestalt zu geben und lassen diese Gestalt aus dem Inneren des Waldes an den Waldrand treten. Schauen Sie sich diese Gestalt genau an und beschreiben Sie, wie sie aussieht und was geschieht.

Auch bei dieser Vorgabe lassen wir wieder genau beschreiben, wie die Gestalt/ Täter oder Täterin aussieht, fragen nach Gefühlen, danach, was die Patientin spürt, wie es ihr geht, ob die Situation noch gut auszuhalten ist. Im Weiteren wird dann so vorgegangen, dass zunächst die Patientin aufgefordert wird:

> Und nun versuchen Sie, die Augen des Täters/Gestalt hartnäckig zu fixieren und schließlich so ihre Macht zu bannen, sie unschädlich zu machen und sie dann entschieden zurück in den Wald zu schicken. Lassen Sie sich, wenn Sie das möchten, von Ihren unterstützenden hilfreichen Gestalten und dem wehrhaften Tier helfen.

Fallbeispiel Dorothea
Die Patientin teilt mit, sie träume wieder von Begegnungen mit Patrick und Bert, die sie sehr mitnähmen und wo sie sich ausgeliefert erlebe. Es handle sich um Begegnungen zum Beispiel bei Geburtstagsfeiern, dabei behandle sie ihr Pate (Vater von Patrick und Bert) wie eine 6-Jährige und sage: „Wir sind doch eine Familie, und wieso meldest du dich nicht." Aktuell habe sie eine Aussprache mit ihrer Mutter gehabt und nun sehe sie wieder die Gesichter der drei, ganz klar in ihren Konturen, was sie erschrecke. Die Psychotherapeutin fragt die Patientin, ob sie sich denn vorstellen könne, sich auf eine Begegnung mit diesen Personen nach und nach im Tagtraum einzulassen. Es macht zunächst Angst. Angst, in eine Gelähmtheit zurückzufallen.
Vielleicht sollten wir so beginnen, dass Sie ausgehend von einem geschützten Ort und den beschützenden Gestalten nach und nach erst Patrick und dann Bert und dann dem Patenonkel begegnen, und Sie entscheiden, wem zuerst.
Zuerst dem Patenonkel, die anderen machen noch zu viel Angst.
Stellen Sie sich nun bitte eine Wiese vor und in der Nähe ein Waldrand, dort bei dem Waldrand gibt es einen geschützten Ort, an den begeben Sie sich, und dort warten auch Ihre schützenden Gestalten, Ihre Helfer auf Sie. Konzentrieren Sie sich ganz auf diese Gestalten.
Sehe den Waldrand, Wiese und Felder, und es ist ein kleines Dorf da, und ein Baum an einer Wegkreuzung, und da sind auch die drei Helfer mit einem roten, purpurnen und einem hellen Strahlengewand, und sie wechseln je nach meiner Lage ihre Position und schützen mich so. Ich blicke auf das kleine Dörfchen hinunter, es ist für mich auch ein Schutzblick, da fühle ich mich wohl dabei.

Versuchen Sie jetzt bitte einmal aus dieser geschützten Position heraus, sich am Waldrand den Patenonkel vorzustellen und sich ihn genau anzuschauen und mir zu beschreiben, was geschieht.
Der Patenonkel kommt auf mich zu und will Kontakt, er will mich berühren, nicht böse, er will Kontakt, aber mir ist es zu viel.
Dann sorgen Sie oder die Helfer für Grenzen.
Ja, sie halten ihn von mir ab, und ich habe mich hinter dem Baum versteckt und habe ein wachsames Auge.
Was sieht Ihr wachsames Auge?
Frage mich, ob er Angst hat.
Fragen Sie ihn.
Er sagt, er habe keine, aber ich sehe seine Unsicherheit, er hält den Kopf gesenkt.
Gibt es etwas, was Sie ihm sagen wollen?
Dass ich möchte, dass er geht.
Dann tun Sie das.
Er lässt aber nicht locker, er will dableiben.
Schicken Sie ihn entschieden weg, und wenn das nicht hilft, machen das die Helfer.
Ja, die schicken ihn richtig weg. Er will was klären, was auch immer, und sie schieben ihn weg jetzt.
Wie ist das für Sie?
Gut, ich habe einen Helfer noch da, zwei schieben. Ich fühle mich wohler, wenn er weg ist.
Was möchten Sie jetzt tun?
Ich gehe aus dem Waldbereich raus, den Weg hin Richtung Wiese, um auch Raum zu spüren.
Ja, dann spüren Sie diesen Raum.
Es ist gerade ein sehr gutes Gefühl, dass die beiden Helfer den Patenonkel wegschieben, da fühle ich mich sehr wohl zu sehen, dass er jetzt auch gehen muss. (Schweigt.)
Wo sind Sie jetzt?
Ich bin noch bei dem Bild, dass ich in der Wiese bin und sehe, wie die Helfer ihn wegschieben.
Langsam geht der Tagtraum zu Ende.
Mir wird immer mehr klar, was das auch für ein unangenehmer Mensch für mich ist, mit dem ich nichts zu tun haben will. Ich merke, ich will nur mit diesen Leuten zusammentreffen, wenn es Klarheit gibt, ich will nicht mehr in die Ecke der Verleugnung, das kann und will ich nicht mehr, und nur, wenn sie die Klarheit zulassen, was gewesen ist, gibt es noch ein Zusammentreffen. Da das noch unmöglich ist, will ich den Abstand und keine Familienzusammenkünfte.
Einige Sitzungen später sagt die Patientin, sie träume momentan von vielen Entscheidungen, „*dass ich einige Leute, die mir das Leben schwer machen, stehen lasse und dann die Eltern, weil sie nicht zu einer Aussprache bereit sind und ich*

5.3 Phasen des psychotherapeutischen Prozesses in der Psychotraumabehandlung

ständig darum kämpfe, und dass ich Bert zur Rede stelle". Doch sei sie in allen Fällen schwankend. Sie bemühe sich um Distanz zur Familie, aber emotional falle es ganz schwer.

Würde es denn helfen können, wenn Sie zunächst einmal in der Vorstellung Bert zur Rede stellen?

Oh, da kann ich nicht gleich ja sagen, es macht mir große Angst.

Es geht um ein Probehandeln in der Vorstellung.

Ja, das stimmt, und es beschäftigt mich sehr, ich träume viel davon. Ja, ich denke, es ist eine gute Sache, ich merke, ich muss diesen Schritt für mich wagen, dass da ein Weiterkommen ist.

Wir werden wieder von einem sicheren Platz ausgehen, auch Ihre hilfreichen Gestalten versammeln, so dass Sie sich ganz sicher fühlen.

Ja.

Entspannungsinstruktion, Waldrand mit den hilfreichen Gestalten und dem wehrhaften Tier, die Ihnen so zur Seite stehen, wie Sie es brauchen. Konzentrieren Sie sich zunächst ganz darauf. (Nach einer Weile:) Geht das?

Ja, es ist da.

Können Sie kurz beschreiben?

Wir laufen noch den Waldrand entlang, die hilfreichen Gestalten sind um mich herum und der Hund, ein großer Hund ist auch da.

Und Sie sind als erwachsene Person da?

Ja.

Ja, und jetzt stellen Sie sich vor, wie Bert, so wie er ist, aus dem Inneren des Waldes kommt an den Waldrand und Sie ihn zur Rede stellen und er Sie erst einmal anhören muss, und teilen Sie mir bitte mit, was vor sich geht.

(Schweigt.) Ich frage ihn gerade, ob er sich vorstellen kann, dass etwas in unserem Leben passiert ist, dass ich jetzt Abstand haben will. Er wehrt erst einmal ab, er ist sehr nervös, zittert auch viel, so ist es auch in der Realität. Er blockt erst einmal ab.

Was möchten Sie ihm sagen?

Ich würde ihm gerne sagen, dass ich jetzt neu erfahren habe, dass das, was war, unrecht war, und ich deshalb Abstand will, dass das, was passiert ist, nicht hätte sein sollen und dürfen.

Und wie reagiert er?

Er lässt es zu. Er sagt, es sei dann o.k. für ihn. Aber ich merke, er wertet es noch ab. Er sagt auch: Ich weiß nicht, was du meinst.

Also er sagt einerseits, ich weiß nicht, was du meinst, und lässt es gleichzeitig zu.

Ja, es ist beides.

Worum geht es Ihnen?

Mir geht es darum, dass er weiß, was damals war, und er das auch aussprechen kann. Damit er diese Distanz und den Abstand akzeptieren kann.

Aber Sie wissen doch, was passiert ist, wollen Sie ihm nicht sagen, was passiert ist?
Da ringe ich immer noch mit Worten, es ist ein Kopfringen, ich verliere da noch ganz meine Sicherheit.
Lassen Sie sich von Ihren Helfern Unterstützung geben und sprechen Sie aus, was geschehen ist.
(Die Patientin schweigt.)
Wo sind die hilfreichen Gestalten?
Sie sind ganz bei mir, sie stützen mich. Ich merke, ich will zurück, es ist auch eine Flucht vor mir.
Versuchen Sie, wieder eine deutliche Grenze zu diesem Bert aufzubauen. Geht das?
Der Hund bellt jetzt auch, und Bert geht ein bisschen zurück.
Können Sie versuchen, seine Augen zu fixieren?
Ja, aber er sieht mir nicht in die Augen, es ist ein unruhiger Blick.
Können Sie versuchen, auch mit Ihren Augen ihm die Grenze zu zeigen?
Ja, es funktioniert jetzt.
Was passiert?
Er schaut mich jetzt auch an und hört mir zu.
Was sagen Sie ihm?
Ich sage ihm, dass er mich in der Kindheit angefasst hat und dass das unrecht war, und deshalb halte ich Abstand und will auch keinen Kontakt mehr zu ihm.
Es ging aber über das Anfassen noch hinaus.
Ich muss es dann benennen und sagen, dass es sexueller Missbrauch war, aber das fällt mir sehr schwer, obwohl es für mich klar ist, muss ich einen großen Anlauf nehmen. Ich schütze mich auch damit, dass ich sage, es ist mir jetzt erst klar geworden, dass es sexueller Missbrauch war.
Ja, versuchen Sie, eine deutliche Grenze in Ihrer Vorstellung aufzubauen und sich ganz in den Schutz Ihrer hilfreichen Gestalten zu begeben, und lassen Sie Ihren wehrhaften Hund dafür sorgen, dass Bert verschwindet. Geht das?
Ja, Bert verschwindet.
Im Anschluss an den Tagtraum sagt die Patientin: *Mir fällt auf, es geht um das Aussprechen von sexuellem Missbrauch. Als ich das einmal aussprach bei meiner Mutter, kam gleich: „Ja, heute nennt man es sexuellen Missbrauch", und gleich nehme ich mich zurück und verleugne wieder.*
Tun dann mit so, als sei es keiner gewesen, weil Ihre Familie, vor allem die Mutter, es verniedlicht?
Ja, genau, und erst Wochen später merke ich wieder, dass meine Mutter mich zwingen will, das Ganze für nicht real zu erklären, und dann kommt die Wut, aber verzögert. Dieses Erklären-Müssen, das fällt so schwer, und ich habe gar keine rechte Chance.
Und Sie wollen, dass Bert es anerkennt, als das, was es war.
Ja, er soll mir Rückendeckung geben, was ein Quatsch ist.
Er soll erlauben, dass Sie es sexuellen Missbrauch nennen dürfen.

In der Arbeit mit Täterrepräsentanzen und negativen Introjekten kommt es häufig vor, wenn es darum geht, sie unschädlich zu machen, dass Täter oder Introjekt auf unterschiedlichste Art getötet werden, was eine Regulierung aggressiver Impulse bewirkt. Wichtig ist, dass wir uns als Psychotherapeutinnen und -therapeuten des Als-ob-Modus des Tagtraums bewusst bleiben und unsere Kommentare zu dem Geschehen entsprechend ausrichten – auch gerade dann, wenn die Patientin bzw. der Patient mit Schuldgefühlen reagiert. Die Kommentare sollten der Patientin signalisieren, dass sie mit den eigenen Impulsen und Wünschen in der Phantasie und Imagination umgehen kann, ohne dass diese eine direkte Auswirkung auf die Realität haben. Wünsche und Gedanken sind keine wirklichen Handlungen, Repräsentationen von Realität sind nicht die Realität selbst.

Arbeit mit positiven und negativen Introjekten

Zunächst ist zu fragen, unter welchen Voraussetzungen die Arbeit mit positiven und negativen Introjekten indiziert ist.

Vor allem bei in der Kindheit traumatisierten Patientinnen und Patienten geht es uns darum zu versuchen, die zerstörerische Macht traumatogener Introjekte, und damit der Peiniger von innen, die dem Über-Ich einverleibt wurden, zu mindern und das Ich in die Lage zu versetzen, sich von ihnen zu distanzieren. Im Rahmen einer Krisenintervention ist ein solches Vorgehen nicht indiziert, hier konzentriert man sich im Wesentlichen auf Stabilisierung und bei menschlich verursachten Traumata auch auf die Täterkonfrontation.

Therapeutische Zielsetzung in der Arbeit am traumatogenen Introjekt besteht letztlich darin, die zur Struktur geronnenen intrapsychischen Selbstbestrafungs- und Erniedrigungsmechanismen zu verändern und das traumatogene Introjekt aus dem psychischen Organismus „auszuscheiden". Verständlicherweise bedarf das einer längeren Phase des Durcharbeitens, deren zeitlicher Umfang nicht zuletzt vom Ausmaß der Traumatisierung abhängig ist sowie von der Zeit, die für die psychotherapeutische, psychoanalytische Bearbeitung zur Verfügung steht.

In der Arbeit am traumatogenen Introjekt ist uns die zusätzliche Anwesenheit eines Objekts positiver Identifikation wichtig geworden. Wir greifen jetzt verstärkt auf die Figur der „weisen Gestalt" zurück, die schon in der Stabilisierungsphase angeboten wurde und die wir nunmehr als „weise, milde und gütige Gestalt" vorgeben und nutzen ihre Fähigkeiten. Diese Gestalt konstituiert sich, so nehmen wir an, aus positiven Subjekt-Objekt-Interaktionen und aus positiven Über-Ich-Introjekten, die wir durch die bewusste Vergegenwärtigung in der Imagination untermauern und weiter aufbauen wollen, indem wir sie ganz gezielt szenisch imaginativ generieren. Denn, wenn wir, so wie Sandler vorschlägt, die Beziehung zwischen Ich und Über-Ich als Objektbeziehung entwerfen und das Über-Ich „als ein Kompositum aus Introjekten" ansehen, „die liebende und stützende, aber auch kritisierende Funktion" (Sandler u. Dreher 1996, S. 161) haben, dann bietet es sich an, gerade imaginativ sich liebender und stützender Objekte zu vergewissern und sie unter Umständen zu generieren.

Um darlegen zu können, in welcher Weise wir die Begriffe Introjektion und Introjekt verstehen wollen und ihre Funktion im Rahmen traumatischer Erfahrungen, möchten wir kurz referieren, wie diese Begriffe in der psychoanalytischen Literatur verstanden werden, und beziehen uns stellvertretend auf Loch (1968).

Bei Introjektionen handelt es sich um Vorgänge, bei denen Objektbeziehungen internalisiert werden. „Insofern es sich um ‚böse', ‚unbefriedigende' Introjekte handelt, bewirken (sie), dass das Subjekt im Gleichgewichtszustand mit seiner durch die Introjektion des bösen Objektes ‚gut' und ‚sicher' gewordenen Umwelt bleibt" (Loch 1968, S. 283). Je feindlicher, enttäuschender und verlustreicher die Objektbeziehungen sind, umso massivere Abwehrmaßnahmen sind erforderlich.

Wir gehen davon aus, dass bei der Introjektion die peinigenden, quälerischen, verletzenden, demütigenden Aspekte des Objekts zusammen mit der reaktiven unbewussten Wut und mit bereits bestehenden negativen, verbietenden, entwertenden, kritischen Introjektaspekten verdichtet werden. Die unbewusst bestehende intrapsychische Täter-Opfer-Konstellation (Über-Ich/Ich), tendiert dazu, sich reexternalisiert aufs Neue zu inszenieren (Wiederholungszwang). Wenn dies geschieht, unterwirft sich das Ich unbewusst dem traumatischen Introjekt und versucht so zu sein, wie es glaubt, dass es sein und sich verhalten sollte. Es unterwirft sich dann oft einem lieblosen Anderen (sadomasochistische Beziehungsgestaltung) mit der Absicht, die Einsamkeit und den Verlust narzisstischer Geborgenheit in der ursprünglich traumatischen Situation ungeschehen zu machen.

Wir nehmen an, wenn in traumatisierender Weise die psychische oder physische Integrität von früher Kindheit an verletzt wurde, verewigt sich diese Grenzverletzung des intrusiven Anderen und seine Bemächtigung, in Form eines oder mehrerer destruktiver Über-Ich-Introjekte in der Psyche. Die psychische Struktur wird verändert bis hin zu schweren (Über-Ich-)Strukturdefekten.

In extremen Fällen von Traumatisierung kann es sogar zu toten seelischen Zonen bis hin zur Ich-Auslöschung kommen.

Der Schweregrad der Belastung ist aber letztlich mitbestimmt von der innerpsychischen Verarbeitung der Erlebnisse, deren Ausgang u. a. vom psychischen Reifegrad, den Vorerfahrungen und Einstellungen, den nachfolgenden Lebensumständen und Beziehungen sowie von vielen anderen Einflussfaktoren.

Kurz soll noch auf den Unterschied zwischen Introjektion und Identifikation eingegangen werden. Sandler begreift Introjektion als ein Aufrichten eines inneren freundlichen oder unfreundlichen Objekts (Introjekt), mit dem man einen unbewussten Austausch haben kann, der aber nicht ein Teil der Selbstrepräsentation ist (vgl. Sandler u. Sandler 1998, S. 161).

Identifikation definiert er als einen Prozess, in dem auf der Basis eines Aspektes einer Objektrepräsentanz eine Veränderung in der Selbstrepräsentanz stattfindet (ebd.) Das bedeutet bezogen auf ein traumatisches Introjekt, dass die Spannung zwischen ihm und dem Ich (Schuldgefühle, Selbstwerterniedrigung) durch Identifikation mit dem Introjekt, als eine Möglichkeit der Assimilation (Hirsch 1997a), verringert werden kann.

5.3 Phasen des psychotherapeutischen Prozesses in der Psychotraumabehandlung

Freud hat diesen Mechanismus (u. a. 1923b) im Rahmen der Über-Ich-Bildung beschrieben: Die Eigenschaften der äußeren Objekte werden internalisiert (introjiziert); insbesondere bei freundlichen Inhalten wird dann eine Aneignung, eine Assimilation durch Identifizierung vorgenommen.

Konzepte zum traumatogenen Introjekt
Ferenczi (1933) hat schon früh die Internalisierungsvorgänge, Introjektion und Identifikation mit dem Aggressor, beschrieben, die durch ein Trauma erzwungen werden, und den Zusammenhang von äußerer traumatischer Destruktion und Selbstdestruktion aufgezeigt. In der traumatischen Situation zwingt die Angst das Kind dazu, sich dem Willen des Angreifers unterzuordnen, jede seiner Wunschregungen zu erraten und zu befolgen, sich mit dem Angreifer vollauf zu identifizieren, sich selbst ganz vergessend. Durch „die Introjektion des Angreifers verschwindet dieser als äußere Realität und wird intrapsychisch, statt extrapsychisch"; auf diese Weise „hört der Angriff als starre äußere Realität zu existieren auf, und in der traumatischen Trance gelingt es dem Kind, die frühere Zärtlichkeitssituation aufrechtzuerhalten" (Ferenczi 1933, S. 308). Die „bedeutsamste Wandlung im Seelenleben des Kindes", so Ferenczi, ruft aber „die Introjektion des Schuldgefühls des Erwachsenen" hervor (ebd.).

Hirsch, der sich auf Ferenczi bezieht, spricht davon, dass die äußere Gewalt in der Bildung eines fremdkörperartigen Introjekts implantiert wird, als abgekapselter Fremdkörper im Selbst. Dieser Vorgang stellt eine aktive Abwehrleistung des Ichs des Opfers dar, um zu überleben. Durch die Bildung eines Fremdkörpers im Selbst wird die äußere Umgebung vom Bösen befreit, so dass die Illusion von genügend guten Objekten aufrechterhalten bleiben kann. Das Introjekt kann nun auf das übrige Selbst ähnlich einwirken wie ursprünglich die Täterin oder der Täter auf das Opfer und verursacht dann selbstdestruktiv von innen Schuldgefühle, Selbstwerterniedrigung und Dissoziationsphänomene (vgl. Hirsch 1987, S. 19).

> „Der Fremdkörper steuert das Erleben und Verhalten der Patienten wie ein fremdes Programm einen Automaten, lässt im Wiederholungszwang das Verborgene Wirklichkeit werden, lähmt andererseits Kreativität und Ich-Funktionen und führt zu Gefühlen der Leere, des mangelnden Selbstwerts, der ‚grundlosen' Depression. Die Patienten sprechen folgerichtig von ‚Leiche in sich selbst', wirken ‚seelisch tot', ‚lebendig tot', ‚wie im Nebel, innerlich gefroren.'" (Hirsch 1996, S. 38)

Für Gruen ist die Introjektion (er spricht von Identifikation) der Grausamkeit der Eltern sowohl mit einer Übernahme der Schuld der Eltern verbunden, als auch mit einer Schuldzuschreibung, die das Kind bei sich vornimmt, weil es seine „Eltern nur unter der Voraussetzung als liebevoll erleben (kann), dass es ihre Grausamkeit als Reaktion auf sein eigenes Wesen interpretiert". So „übernimmt das Kind die lieblose Haltung der Eltern sich selbst gegenüber. Alles, was ihm eigen ist, wird abgelehnt und entwickelt sich zur potenziellen Quelle eines inneren Terrors. Das

Eigene wird als etwas Fremdes verworfen" (Gruen 2000, S. 14f) – und das eigentlich Fremde, so möchten wir ergänzen, nimmt immer mehr Platz ein im innerpsychischen Raum und macht im Extrem aus dem Kind eine Marionette, einen Automaten, ein Ding, über das man beliebig verfügen kann.

In der Struktur, Psychodynamik und Metapsychologie der traumatischen Reaktion bei Verfolgungstraumata (plötzliches Aufeinandertreffen von Täter und Opfer im Jugend- und Erwachsenenalter) steht nach Ehlert-Balzer die traumatische Introjektion im Mittelpunkt des psychischen Geschehens. Sie verankert bestimmte Aspekte des Traumas als einen inneren „Fremdkörper" im Ich des Opfers, die nicht assimiliert werden können und die innere Objektwelt grundlegend verändern und basale psychische Strukturen nachträglich schädigen oder zerstören können. Dabei erscheint „jeder schwerere Angriff auf die Integrität einer Person ... auf unbewusster Ebene zwangsläufig als ein Verlassensein vom ‚guten Objekt', als ein Liebesverlust" (Ehlert-Balzer 1996, S. 298). Durch die Introjektion wird das Trauma „von einem äußeren Angriff zu einem *inneren Fremdkörper*" (ebd., S. 299). Dieser zwingt nun aber das Opfer dazu, so zu werden, wie es glaubt, dass die Täterin oder der Täter es haben möchte. Es reagiert so, als habe es eine Verfehlung begangen, so als hätte es ein Verbot übertreten. Das traumatische Introjekt setzt sich als psychischer Fremdkörper vor allem im Über-Ich und Ich-Ideal fest (vgl. Ehlert-Balzer 1996; Grubrich-Simitis u. a. auch 1979). Obwohl das traumatische Introjekt das Opfer ständig in seiner Identität bedroht, kann es nicht aufgegeben werden, weil es das Versprechen der Versöhnung enthält, auf das das Opfer nicht verzichten kann.

Das, was Ehlert-Balzer für jugendliche und erwachsene Traumaopfer darstellt, scheint uns im Wesentlichen auch für in der Kindheit traumatisierte Opfer zu gelten.

Wurmser spricht zwar nicht von Über-Ich-Introjekten, aber davon, dass sich traumatische Subjekt-Objekt-Erfahrungen im Über-Ich verewigen und von dort das Ich/Selbst der Patientinnen und Patienten angreifen. Durch Internalisierung, Introjektion und Identifikation, so führt er aus, gelangt das traumatisierende Objekt in den psychischen Raum des Subjekts und greift es von dort aus an. Die Aggressionsarten, die das Über-Ich einsetzt, haben ihre genetischen Vorläufer in äußeren Objekten. Bei der Reexternalisierung werden sie wieder an das äußere Objekt delegiert. Aggressionsarten des äußeren Objekts, die verinnerlicht werden, symbolisieren sich als inneres Auge und Stimme des Gewissens (vgl. Wurmser 1990, S. 141ff).

Was Über-Ich-Introjekte angeht, spricht Moser von „Dämonischen Figuren" (1996, S. 19ff), die bei Menschen, die in einer Diktatur leben oder gelebt haben, in deren Über-Ich aufzufinden sind.

> „Wir haben es dann mit schwer auffindbaren oder klassifizierbaren Deponien von Gehorsam, Idealisierung, Ichaufblähung und Ichauflösung, Panik, Straferinnerungen und so weiter zu tun. Sie können partiell untereinander abgeschottet bestehen, in sich widersprüchlich sein, unterschiedlich mächtig,

aufbewahrt an vermutlich ganz unterschiedlichen Orten der Seele. Sie sind quasi geologisch geschichtet und durch politische Wenden noch einmal zerteilt. Sie sind weiter durch total unterschiedliche Phasen auch des erwachsenen Tuns und Erleidens zersplittert: durch Rausch, Begeisterung, Zweifel, Angst, Krieg, Verfolgung, Flucht, familiäre Veränderungen, Heimatverlust. Oder die Deponien sind nach dem Holocaust oder neuen Formen von Völkermord und ethnischen Säuberungen, durch Auslöschung ganzer Familien, gar nicht mehr in einem vitalen familialen Kern verankert" (Moser 1996, S. 29).

Das, was Moser hier ausführt über Deponien und Schichtungen, gilt unseres Erachtens auch für das Über-Ich von Individuen, die über lange Zeit familiärer Diktatur und Terror ausgesetzt waren.

Zum psychotherapeutischen Umgang mit traumatogenen Introjekten
Wenn wir mit der Arbeit am traumatogenen Introjekt beginnen, geschieht dies wieder auf der Basis ausreichender Ich-Stabilität der Patientin bzw. des Patienten, nachdem es zuvor möglich war, sich dem „verletzten inneren Kind" zu nähern, seine Erlebnisse zu validieren und zwischen Vergangenheit und Gegenwart zu unterscheiden, was auch eine Auseinandersetzung mit traumatischen Erlebnissen beinhaltet und möglicherweise zu einer Täterkonfrontation geführt hat.

Ausgehend von unseren Beobachtungen, wie die Patientin mit sich selbst, ihren Bezugspersonen und uns umgeht (Herstellen sadomasochistischer Beziehungskonstellationen, Selbstbeschuldigung, -verachtung, -kritik, -verletzung und Über-Ich-Übertragung), versuchen wir sie für die Stimme ihres traumatogenen Introjekts zu sensibilisieren. Die Imagination ermöglicht es dann, diese Stimme auch Gestalt annehmen zu lassen. Mit diesem Vorgehen fokussieren wir verstärkt auf den spezifischen Konflikt (Ich/Über-Ich/Es), der jetzt im Inneren der Patientin tobt und sie zwingt, sich selbst zu demütigen, zu beschämen und zu beschuldigen, zu bestrafen und zu beschädigen. Auf diese Weise können wir der Patientin oder dem Patienten die Verbindung von Trauma und Selbstbeschädigung – diese Destruktion von innen, die regelmäßig manifest wird – verdeutlichen. Wir achten gleichzeitig darauf, wie dieser Konflikt immer wieder auch dazu tendiert, als Beziehungskonflikt externalisiert zu werden, und im Wiederholungszwang das Unheimliche, Dämonische der Vergangenheit in aktuellen Beziehungen wiederkehrt. Zunächst versuchen wir, die Patientin oder den Patienten für diese Vorgänge zu sensibilisieren und unsere Beobachtungen zu versprachlichen. Wir versuchen, Metaphern zu finden für die Vorgänge der Selbstbestrafung und -erniedrigung, wir sprechen in Anlehnung an Wurmsers technische Empfehlungen (u. a. 1987, 1990, 1999) zum Beispiel vom inneren Entwerter, Sadisten, Erniedriger, Verachter, Richter, aber auch vom Niedermacher, Missbraucher, Peiniger, vom inneren Grauen u. a. m. und lassen die Patientin oder den Patienten eigene Worte finden für den zerstörerischen, demütigenden, dämonischen Teil in sich selbst.

Wir möchten kurz anhand einiger Beispiele zeigen, wie die Metapher des „inneren Richters" in die therapeutische Arbeit eingeführt werden kann.

Fallbeispiel Daniela

Die Patientin spricht in dieser Sitzung davon, dass sie sich vorgenommen habe, ruhiger zu werden, sich nicht so fertig zu machen und mehr runterzukommen. *Ich merke aber, ich stelle sehr hohe Ansprüche an mich, es grenzt schon an Perfektionismus, und ich nehme mir lange was übel und mache mir selbst viele Vorwürfe. Ich merke auch, hier im Raum läuft immer mit, mich zu fragen, mache ich es auch richtig, oder mache ich es falsch. Daumen rauf, Daumen runter läuft eigentlich ständig mit. Auch wenn mein Freund was im Scherz sagt, geht es mir in die Magengrube.*

Das, was Sie sagen, zeigt ja, dass da ein ganz strenger innerer Richter am Werk ist, der ständig beurteilt und wertet und dann auch unter Umständen ein Todesurteil ausspricht.

Ja, das stimmt eigentlich, und ich bin schon mehr als sieben Tode gestorben, die eine Katze überlebt. Vielleicht kommt meine Todessehnsucht daher, dass ich dann endlich Ruhe vor ihm hätte. Es heißt ja eigentlich, im Zweifel für den Angeklagten, aber bei mir geht es eigentlich umgekehrt.

Fallbeispiel Sahra

Sahra hatte zum Motiv der Wiese imaginiert, viel Wärme empfunden, eine Seerose gesehen und ein Igeltier, das große Sympathie bei ihr ausgelöst hatte. Nachdem sie den Tagtraum beendet hat, meint sie:
Ich habe das Gefühl, die Dinge sehr zu zensieren und zu fragen, ob es o.k. ist, was da kommt.

Der innere Richter meldet sich, der strenge Beurteiler und Bewerter.

Ich habe gerade überlegt, wie ich den inneren Richter loswerde, und mir kam, der braucht eine neue Aufgabe. Der sollte eher aufpassen, dass von außen nicht so viel kommt, was mich belastet, kränkt und mir wehtut.

Ja, das wäre ganz wichtig.

Fallbeispiel Antonia

In dieser Stunde, einer Sitzung im Monat September, spricht Antonia davon, sie glaube, sie spreche sich das Recht auf Leben insgeheim ab, damit hänge auch das selbstverletzende Verhalten zusammen. Erschwerend komme hinzu, dass sie nichts Wertvolles für die Gesellschaft leiste.

Mein ganzer Magenbereich ist hart wie Stein, alles ist so angespannt und verkrampft. Ich kann kaum loslassen, und der Niedermacher, der ist ja auch sehr präsent. Er lässt sich gar nicht vertreiben und findet immer wieder seine Bestätigung. Ich bin so verwirrt im Moment.

Als die Psychotherapeutin nach dem möglichen Grund fragt, sagt sie:
Mein Bruder ist im September geboren und soviel ich weiß, auch gestorben.

Und Sie sprechen sich das Leben ab.

Meinen Sie, dass ich denke, ich lebe zu Unrecht, eigentlich habe doch der Bruder leben sollen? Und wäre er nicht gestorben, würden wahrscheinlich noch alle leben?
Verbirgt sich nicht hinter dieser Frage die Aussage, eigentlich war ich nur ein Ersatz, es ging nicht um mich?
Ich bin überzeugt, ich war nur ein Instrument, den Bruder zu ersetzen und die Ehe zu kitten. Mir fallen immer mehr Szenen ein, die quälerisch waren, und die man als Kind einfach so hinnimmt. Irgendwie ist immer das Gefühl da, ich muss Buße tun, muss irgendwas wieder gutmachen.
Warum?
In dem Sinn, ich muss einlösen, weshalb ich gezeugt wurde.
Und damit würden Sie sich dem Funktionieren-Sollen beugen und nicht Ihr Eigenes leben.
Es ist auch so, wie wenn der Niedermacher sagt: Du hast oft genug versucht auszubrechen, aber du siehst ja, dass es nichts gebracht hat, es ist nur noch mehr Bestrafung gekommen. Auch die Stiefmutter und meinen Vater habe ich auseinander gebracht. Papa ist dann gestorben.
Wenn Sie an allem Schuld sind, sind Sie auch sehr mächtig und nicht hilflos und ausgeliefert.
Mein ganzes Leben besteht aus Schuld und Strafe.
Und Schuld quasi, die alle in den Tod treibt.
Ja, und sogar die Stiefmutter hat nicht mehr lange gelebt. Es ist so, als hätte ich auch meinen Bruder aus dem Leben geschubst, damit für mich Platz ist.
So groß ist die vermeintliche Schuld.
Ja – also ich habe den Bruder weggeschubst und dafür bin ich nicht geliebt worden und sogar von meiner Mutter verlassen worden. Und vielleicht hätte mein Vater seinen Frieden mit meiner Stiefmutter gefunden, wenn es mich nicht gegeben hätte, und wäre mein Vater nicht so früh gestorben, wenn ich ihm nicht so viel Sorgen bereitet hätte.

Auftauchen traumatogener Introjekte am Waldrand und Minderung ihrer Macht
In unserem weiteren Vorgehen versuchen wir die Vorgänge der Selbstbestrafung, -verletzung bis hin zur Selbsttötung, der Selbstentwertung und -demütigung immer wieder anzusprechen und sich auch szenisch-imaginativ symbolisieren zu lassen, damit der Traumatisierte erkennt, was er sich heute ständig selbst zufügt und nach neuen Lösungen suchen kann.

In unserem Vorgehen nehmen wir dabei Bezug auf gut erprobte Techniken der KIP, erweitert durch neue Erkenntnisse in der psychotherapeutischen und psychoanalytischen Behandlung Traumatisierter. Unsere Erfahrung zeigt uns, dass dieses Vorgehen hilfreich ist, um traumatogene Introjekte aus dem psychischen Organismus „auszuscheiden", und Raum und Zeit für Trauer und ihre Verarbeitung gibt. Es ist unseres Erachtens ein wichtiger Bestandteil der psychotherapeutischen Arbeit mit in der Kindheit Traumatisierten, die dadurch innerpsychisch freier werden.

Technisch beziehen wir uns im Wesentlichen auf Leuners (1985) Anweisungen der „Symbolkonfrontation" (vgl. Exkurs zur Symbolkonfrontation am Ende dieses Kapitels), im Rahmen derer die Patientin bzw. der Patient systematisch und teils direktiv mit dem angsterzeugenden Introjekt konfrontiert wird. Wir erweitern in der Psychotraumatherapie diesen Ansatz, indem wir auch hier wieder Wert darauf legen, dass die Patientin im Tagtraum sicher und getragen ist, sich Unterstützung bei den hilfreichen Gestalten holen kann und sich erst dann mit den Introjekten konfrontiert.

Als Ausgangsmotiv zur *Symbolkonfrontation mit Introjekten* hat sich das Waldrandmotiv bewährt. Aber auch andere Orte eignen sich zur Manifestation. Wir verwenden meist eine stärker fokussierende Version bei der Vorgabe der induzierten Gestalten, wir sagen der Patientin oder dem Patienten:

- **Motivvorgabe negatives Introjekt**
  Stellen Sie sich bitte eine Wiese vor und von dort aus einen Waldrand. Gehen Sie langsam hin zu diesem Waldrand, dort werden Sie einen geschützten Platz finden, an dem auch Ihre hilfreichen Gestalten versammelt sind, die Ihnen zur Seite stehen, wenn Sie es brauchen. Wenn Sie sich an diesem geschützten Ort eingefunden haben, stellen Sie sich bitte vor, wie aus dem Inneren des Waldes Ihr „innerer strenger Richter" oder „innerer Verachter" oder „innerer Quäler" tritt. Schauen Sie sich ihn daraufhin genau an und beschreiben Sie mir ganz genau diese Gestalt.

Wir leiten die Patientin oder den Patienten dann an, die Gestalt kognitiv genau zu untersuchen, fortwährend genau zu beobachten und in allen Details zu beschreiben. Wir fragen nach Einzelheiten des Verhaltens, der Mimik und des Augenausdruckes (aggressiv, indifferent oder freundlich?) und nach der emotionalen Gestimmtheit des Patienten, während er sich mit der Gestalt konfrontiert, und fördern ständig die Verbalisierung und leiten die klärende Aktivität des Patienten.

Wenn uns das nötig erscheint, regen wir auch an, wie wir das auch bei der „Täterkonfrontation" tun, die Augen des Symbolwesens „hartnäckig zu fixieren", gleichsam als wolle man es „mit dem Blick bannen".

> „Besonders wenn der freigesetzte Affekt seinem Höhepunkt zusteuert, ist die Blickfixierung nachhaltig zu fördern. Sie führt als eine fast magisch wirkende Praktik zur Einschüchterung der Gestalt. Die Blickfixierung des ‚Bannens' der symbolischen Gestalt ist eine besonders wirkungsvolle Begegnungsweise, die zur inneren Distanzierung führt. In ihr liegt offenbar die wesentliche therapeutische Komponente, die einen markanten Wandel der Symbolgestalt auslöst" (Leuner 1985, S. 219).

5.3 Phasen des psychotherapeutischen Prozesses in der Psychotraumabehandlung

Wir verzichten im Gegensatz zu Leuner darauf, irgendeine Annäherung an die Gestalt anzuleiten, stattdessen fordern wir die Patientin auf, sie möge das Symbolwesen, nachdem es gelungen ist, es mit dem Blick zu bannen, wegschicken, oder sie möge sich vorstellen, dass die hilfreichen Gestalten in einer Weise tätig werden, die die Macht des Wesens begrenzt, es nötigenfalls unschädlich macht, ihm deutlich seine Grenzen zeigt und seinen Einfluss einschränkt. Auf jeden Fall ist es wichtig, „dass der Akt einer einmal begonnenen Konfrontation zu Ende geführt wird, er so lange fortgesetzt wird, bis das erste aggressive Symbolwesen sich in irgendeiner Weise entscheidend wandelt, besser, spontan verschwindet" (Leuner 1985, S. 204).

Fallbeispiel Sahra

Die Patientin spricht darüber, dass sie sich immer wieder so unter Druck setze, so als dürfte es gar nicht leicht und unbeschwert sein. – In diesem Zusammenhang fragt die Psychotherapeutin danach, welchen Namen sie diesem inneren Anteil geben könnte, ob es so etwas wie ein „Sklaventreiber" sei. Ja, das treffe es gut. Ihr Mann sage, er fühle sich öfter durch sie auch so unter Druck gesetzt. Abends, wenn er nach Hause komme, erzähle sie ihm, was sie alles gemacht habe, und er sage, dass es ihm lieber sei, wenn sie sagen würde, sie hätte den ganzen Tag gefaulenzt. Vielleicht, so meint sie, setze sie die Geburt so unter Druck, weil sie die gar nicht planen und kontrollieren könne.
Können Sie sich vorstellen, sich von einem geschützten Ort aus einmal den Sklaventreiber anzusehen?
Ja.
Bitte stellen Sie sich eine Wiese vor mit einem Waldrand und dort in der Nähe einen ganz sicheren, geschützten Ort. Dort sind Ihre inneren Helfer, und zu denen begeben Sie sich. Im Schutz Ihres sicheren Ortes und der Helfer können Sie dann beobachten, wie der innere Sklaventreiber am Waldrand erscheint.
Ich bin in einer Hütte mit den inneren Helfern und gucke, wer aus dem Waldrand tritt, als erstes kam meine Mutter mit ihrem Einmaleins und dann meine Oma, damit hatte ich gar nicht gerechnet.
Mit was kam sie?
Mit ihrer Manipulation: Was, mit dem willst du spielen? Was, du hast keinen Freund? Es kommt auch die Mutter von dem ersten Stiefvater: nicht so laut die Treppe rauf- und runtergehen, keine Kinder mitbringen. Es kommt auch mein Vater, und mein Wunsch, es ihm unbedingt recht machen zu wollen, damit er mal kommt und mich mal holt, was er nie getan hat, und ihm kann man es gar nicht recht machen. Der erste Stiefvater kommt auch, aber da kommen nur die Hände. (– Schweigt. –) Ich fühle mich ganz wohl bei meinen inneren Helfern, bin in der Mitte und kann Abstand halten. Ich kann jetzt sagen, sie sollen ihre Probleme bei sich behalten. Ich komme mir vor wie so ein Mülleimer. – (Weint.)
Ja, schaffen Sie sich deutlichen Abstand.

Am Anfang wusste ich gar nicht, wer ich bin, als die Personen so nach und nach kamen, und jetzt denke ich, dass ich ganz anders bin und schon weiß, was ich tue, und ich dachte auch, dass meine Mutter und Frank nicht so oft kommen sollen und wir uns auch nicht mit Geld kaufen lassen, und mit dem Gedanken bin ich auch wieder ganz hier. Ganz kurz war der Opa da und sagte: „Lass dich doch von denen nicht ärgern."

Fallbeispiel Rita
Rita hat sich schon eine Weile mit ihrem selbstschädigenden Verhalten beschäftigt, und wir konnten über die Metapher des „inneren Quälers" dieses intensiv beleuchten. Die Auseinandersetzung damit wurde durch einen entsprechenden Tagtraum vertieft.
Ich merke, ich habe Energie, das selbstschädigende Verhalten eine Weile zu lassen, und dann kommt wieder ein Einbruch.
Und worauf führen Sie das zurück?
Dass das, was dann hochkommt und wie ich dann bin, willensstark und nicht mehr so angepasst zu sein, dass ich es dann als belastend empfinde und auch Schuldgefühle habe.
So dass Sie sich dann wieder eins reinwürgen müssen.
Ja, und ich denke, ich bin eine Last und eine Zumutung, und es ist dann so, lieber schädige ich mich selbst, als dass ich für andere eine Zumutung bin. Ich empfinde mich dann als Querulant, wie ein Brandstifter. Was ich schon auch spüre, dass in mir eine Wut hochkommt, gegen dieses selbstschädigende Verhalten.
Der innere Quäler, der wird immer wieder mächtig.
Ja.
Können Sie sich vorstellen, dem im Tagtraum einmal zu begegnen? (Das Waldrandmotiv wird eingestellt und ausdrücklich auf den geschützten Ort hingewiesen.) Und stellen Sie sich dann vor, wie Ihr Hund, den Sie ja schon gut kennen, auch dort ist und Sie gut beschützt. Lassen Sie dann langsam aus dem Inneren des Waldes, an den Waldrand, den inneren Quäler hervortreten und schauen Sie ihn sich genau an.
Ja, dieser Quäler, das ist wie ein Geist eigentlich, ohne Körper, ohne … Ja, schon ein Geist, der in unterschiedliche Körper schlüpfen kann und sehr verwandlungsfähig ist. Mein Gefühl zu dem ist irgendwie abgespalten. Ja, das ist wirklich nur so eine Hülle, dieser Geist, ich empfinde ihm gegenüber auch nichts, und es fühlt sich auch so an, als wäre eine Wand zwischen ihm und mir, und er ist auch in diesen Wald gegangen. Er kann sein Unwesen nur in diesem Wald treiben. (Schweigt.)
Was ist da jetzt?
So diese Überlegung, wenn dieser Geist Macht über mich hat, eigentlich ja nur, wenn ich mich in dem Wald befinde, dann ist es so, dass er mich wie einhüllt.
Könnten Sie sich eine Möglichkeit vorstellen, diesen Geist unschädlich zu machen, auch mit Unterstützung des Hundes?

5.3 Phasen des psychotherapeutischen Prozesses in der Psychotraumabehandlung

Ja, schon. Das ist irgendwo etwas, was mir in der Vorstellung sehr leicht fällt, aber es gibt auch etwas, was es nicht will. Unschädlich machen ist, der Geist ist wie eine Hülle, die nur noch aufgerollt werden muss. Aber das ist ein Gefühl, so einfach kann es ja gar nicht sein. Und auch, was machst du bloß, wenn er nicht mehr da ist, als ob dann ein Stück fehlte.
Was fehlte dann?
Der Quäler. Es ist, als ob eine Rolle nicht besetzt ist, die zu mir gehört. Da kommt jetzt auch das Gesicht meiner Mutter. So, als ob ich sie dann aus mir verbannen würde, und als ob ich das nicht dürfte. (Weint.)
So, als müsste Sie immer Macht über Sie haben.
Ja, und als müsste ich auch immer so leben wie sie. Dieses Bild meiner Mutter ist mächtiger als dieser Geist. Es ist da, es darf mir nicht gut gehen.
Weil es der Mutter nicht gut gegangen ist.
Ja, und ein Gefühl, dass ich schuld bin. Ja, und jetzt spüre ich, wie der Hund aktiv wird und sagt, ich bin nicht schuld. Dieses Bild meiner Mutter, es ist so allmächtig. Es ist wie ein Bild am Firmament, es erstreckt sich über den ganzen Himmel, über den ganzen Horizont. Es ist wie diese Horrorankündigungen, die ich als Kind hörte, wenn ein Zeichen am Himmel kommt.
Wie könnten Sie diese Allmächtigkeit eingrenzen?
Das ist dann auch wieder so, dass es wie ein Bild, ein Plakat ist, das man zusammenrollen kann.
Dann versuchen Sie das doch einmal.
Ja, das ist auch so, es geht schon, dahinter ist auch die Sonne, und da ist Neuland und eine Rolle, die nicht besetzt ist. –
Langsam geht der Tagtraum zu Ende – Wie geht es Ihnen jetzt?
Gut, es ist schon wie Neuland, auch ein Herausfinden-Müssen, was ich jetzt mach.

In der darauffolgenden Sitzung spricht die Patientin ihre „Überraschung" an, „dass der Quäler so abgespalten ist, so eine Wand da ist und kein Gefühl". Interessant ist dabei, dass die Wand aus dem initialen Tagtraum, in dem eine Mauer erschien, in ihrer verdichteten Symbolik jetzt tiefer verstanden werden kann.

An dem Tagtraum hat mich so überrascht, dass der Quäler so abgespalten ist, so eine Wand da ist und kein Gefühl. Dieses innere Bild meiner Mutter, dass das nach wie vor Macht über mich hat, das ist schon sehr verblüffend. Ich weiß aber auch gar nicht, was ich mit der positiven Energie machen soll, wenn mich das andere nicht mehr so beherrscht. Ich habe mir überlegt, so einen Mittelweg zu suchen, denn den Quälgeist in einer Hauruck-Aktion beseitigen zu wollen, das halte ich nur eine Zeit lang durch, und dann kommt es wieder. Diese Woche war ich sehr produktiv, habe die Dinge gemacht, die ich immer vor mir herschiebe. Das schlechte Gewissen abzuarbeiten, das schaffe ich besser. Ich wäre froh, wenn ich meine Mutter mal ein bisschen hassen könnte.
Es sich erlauben können, ohne die massiven Schuldgefühle.

Meine Mutter würde alles Mögliche für mich tun.
Und so jemand darf man nicht hassen.
Wenn ich die Wut zulasse, da ist das Gefühl, wie wenn ich dann entzweibreche, und das eine Stück ist der Teil, der die Mutter hasst, und der andere, der sie liebt.
Und das ist ein ständiger Konflikt.
Ja, der mich viel Energie kostet, das ständig zusammenzuhalten. Aber es ist ein gutes Bild zu sehen, es ist was Positives da, und das andere hat auch seine Berechtigung.
Wenn Sie das so zulassen können, brauchen Sie nicht ständig eine Wand hochzuziehen.
Ja – Ja, diese Wand, die macht es mir auch in Beziehung zu anderen Menschen so schwer. – Also, wenn ich mir diese wütende Mutter anschaue, die so viel Macht auf mich ausgeübt hat, da fällt es mir schwer zu sehen, dass da auch eine fürsorgende Mutter ist. Da ist wirklich so ein Entweder-oder. Ich habe sie aber auch so extrem erlebt, in absoluten Extremen. Ich will keine Angst mehr haben vor der wütenden Mutter, ich will mich davon nicht mehr beherrschen lassen. Ich will diesem Bild die Macht entziehen. Dieses verinnerlichte Bild, das mich heute noch beherrscht, das löst aus, mir muss es genauso schlecht gehen wie ihr, ich darf kein besseres Leben haben. Und dann gibt es immer die wütende Mutter, und all das verwirrt mich, und das, was ich gerne mit ihr klären würde. Sie hat so eine enorme Macht auf mich ausgeübt. Also, vieles, da ist mir heute noch nicht bewusst, in welche Bereiche sie überall ihre Macht ausgeübt hat. Mir fällt ein, wie sie mich mit diesen Kräutertinkturen gequält hat, die so widerlich schmeckten. Es war das Schlimmste für mich, und morgens war es in der Küche schon bereitgelegt, das vergaß sie nie. Irgendwann hab ich's ins Bad ausgespuckt, und meine Schwester hat mich dann verraten, und ich musste es ab da vor den Augen meiner Mutter schlucken, die bittere Medizin. Es ist das Fünkchen Rebellion, das in mir ist, auch noch niederzumachen. Das war so demütigend für mich.
Ja.
Ja, da fällt mir auch der Alkohol zu ein, wo ich mich ja auch selbst mit gedemütigt habe.
Bevor andere mich demütigen, demütige ich mich lieber selbst.
Ja.
Dann habe ich wenigstens einen kleinen Triumph.
Ja, das stimmt.
Die letzte Stunde hat mir sehr zu denken gegeben mit der Medizin, die zu schlucken ich gezwungen wurde. Bei dem Rauchen, da empfinde ich es so, da habe ich es in der Hand, wie sehr ich mich erniedrige und demütige. Es hat auch da dieses Bevor-du-es-tust-tue-ich-es-lieber-selbst. Ich glaube, ich weiß jetzt, warum es mich so stresst, wenn ich mit Freunden bin und nicht aufhören kann, dann zu rauchen.
Ja, um der befürchteten Demütigung zuvorzukommen.

5.3 Phasen des psychotherapeutischen Prozesses in der Psychotraumabehandlung

Ich hatte so oft auch die Angst, ein Partner demütigt mich. Diese Angst geht wirklich in alle Richtungen. Ja, da gab es schon viele in meiner Familie, die das gut konnten, sich über mich lustig zu machen. Der einzige, der das so nicht gemacht hat, war der Leo. Ich denke, das war, weil er es selbst auch so erfahren hat. Es ist auch eine Frechheit, immer so zu tun, als ob meine Schwester die Intelligentere wäre. Dabei hatte ich ein viel besseres Zeugnis als meine Schwester. Ich habe manchmal noch eine Blockade im Kopf, als ob ich es nicht kapieren dürfte. Es hieß, ich sei zu ehrgeizig und dann bekam ich Geld für Noten, die nicht so gut waren. Es hieß, damit ich nicht so enttäuscht bin. Ich merke, je mehr meine Wut wächst, umso weniger kann ich rauchen. Also, was ich auch spüre, dass das Bild des Monsters in mir weniger wird und ich nicht denke, wenn ich stärker bin, dass ich dann ein Monster bin, dass ich mir denke, wer mich nicht ertragen kann, der soll es lassen. Ich sehe jetzt auch, dass ich mit meinem Seelenstriptease immer gezeigt habe, guck, wie schwach und erniedrigt ich bin. Denn das Bild meiner Mutter, dass es diese treu sorgende Mutter gibt und diese Furie, und es ist schier unmöglich für mich zu sehen, dass beides zusammengehört. Diese Demütigung mit der Medizin, da frage ich mich, ob sie mir auch sonst das Gefühl vermittelt hat, mich so klein zu halten. Es war in einer Phase, wo ich angefangen habe zu rebellieren. 12 Jahre – es war eine Phase, wo ich mich stark fühlte.
Und dann geschwächt wurden.
Ja, vor allem von ihr. Also dieses Sich-über-mich-lustig-Machen, mein Vater machte es immer wieder und mein Bruder auch und meine Mutter tat es aktiv so, als ich 12 war. Es sind Gefühle da wie Hass und Verachtung. Da ist auch diese Trauer. Ich glaube, dass ich das nicht spüren darf, diese negativen Gefühle. Es ist ein Gefühl des Abgespaltenseins, so wie in dem Tagtraum mit dem Quälgeist, es ist so richtig abgespalten. Es hat mich sehr erstaunt, dass ich zu diesem Quälgeist kein Gefühl habe, es ist wohl schon mein abgespaltener Hass und meine Wut.
Die sich dann gegen Sie wendet.
Ja, und jetzt fällt mir ein, zu mir wurde auch gesagt, „sei nicht so ein Quälgeist". Es ging mir in der letzten Stunde ja auch schon so. Einerseits ist es die Demütigung, die ich ja heute noch wiederhole, und andererseits ist es das Abgespaltene, die Gefühle, die nicht sein dürfen. Da habe ich das Gefühl, es gehört zusammen, aber es ist immer noch ein Knäuel und verworren.
Ich glaube, was nicht sein darf, ist, dass aus Demütigung auch Wut und Hass erwächst und das Bedürfnis zurückzuschlagen.
Ja, aber ich wollte ja immer die Edle sein, die nicht zurückschlägt.

Fallbeispiel Larissa

Mit der Patientin wird zunächst der „innere Bemächtiger" imaginiert und später der „innere Niedermacher und Entwerter".

Die Wiese ist da, da wo wir Verwandte haben, in der Nähe von Bayern – ich stehe unter einer Kuppel, wie so ein griechisches Tempelding, und der Puma ist wohl auch da, ja, er ist da, und ich schaue hin zum Waldrand, es ist ein Tannenwald.

Ja, halten Sie Ihren Blick gerichtet auf den Tannenwald, und stellen Sie sich dann vor, wie aus dem Inneren des Waldes langsam der innere Bemächtiger kommt, stellen Sie es sich genau vor und teilen Sie mir dann mit, was Sie sich vorstellen.

Es kommt nichts Konkretes, es ist ein stilles Dräuen, etwas, was da schwelt. Es ist verwirrend, die Idylle trügt. Ich schwanke zwischen zwei Eindrücken: eine ruhige, sehr kompakte Gestalt, die mit Augen und mit Gedankenübertragung Macht ausübt, und daneben das Unberechenbare, eine hechelnde Gestalt, die sterbend oder angreifend auf mich zu rennt, dünn, spirelig, schon eine menschliche Gestalt. Der Eindruck endet im Auf-mich-zu-Laufen, und ich weiß nicht, will sie Schutz, oder will sie mich angreifen. Und das Große ist nicht eine wirklich unmenschliche Gestalt, es ist nie fassbar, und das ist schrecklich. Es sind immer nur die Augen. – Ich bin reglos durch den, es gibt auch keinen klaren Befehl.

Können Sie jetzt einmal versuchen, diese Augen hartnäckig zu fixieren und zu bannen?

(Sie kämpft mit den Tränen.)

Geht das?

Hhm.

Versuchen Sie, die Augen zu fixieren und zu bannen. – Was passiert?

(Schweigt.) – Ich bin mir nicht ganz sicher. – Die werden eher schalkhaft, und dann ist auf der anderen Seite der Riese wieder da, der dreht sich um und geht, und ich weiß nicht, ob er endgültig verschwindet. Ich will eher von ihm profitieren. Auf jeden Fall ist die Bedrohung nicht mehr so da.

Spüren Sie jetzt bitte, wie Sie an dem sicheren Ort sind und lassen Sie den Riesen zurück in das Innere des Waldes gehen, und spüren sich in Sicherheit.

(Kämpft mit den Tränen.)

Atmen Sie tief ein und aus, tief durchatmen, kommen allmählich wieder ganz hierher zurück, recken und strecken sich feste.

Nach Beendigung des Tagtraums meint die Patientin:

Zum Schluss habe ich gedacht, selbst wenn es jetzt im Wald ist, ist es noch da. Die Angst ist weg, jetzt denke ich, es ist ein Teil von mir, und ich kann es rufen und Kraft schöpfen. Den Riesen wollte ich gar nicht weglassen, obwohl er mir so Angst machte, hatte es auch so was Endgültiges, und dann war es als Kraftquelle da, verwandelt. Komisch, ich wollte das Beängstigende nicht gehen lassen, es war ein Abschied, so als dürfte ich mich von dem Bemächtigenden nicht trennen. Ich hatte auch Angst, es wird wieder zu dem Dräuenden, aber es wurde zur Kraftquelle. Das dräuende Unheil, das war vorher der Fremdkörper.

5.3 Phasen des psychotherapeutischen Prozesses in der Psychotraumabehandlung

Fallbeispiel Antonia
Die drei Elfen sind da, der Löwe, links von mir das kleine Kind und vor uns der Löwe, und etwas weiter entfernt die Elfen. Hinter uns der Wald. Mein Kopf ist ganz zerzaust, es ist auch Wind, ich bin aber ziemlich zerzaust. Wir sind gut umringt von den hilfreichen Gestalten, es ist wie ein lebendiges Schutzschild. Ich gucke von außen, wie wenn ich eine dritte Beobachterin wäre. Wir hocken da, umringt von den hilfreichen Gestalten, und es ist dunkel und wie so eine Höhle. Es ist auch alles ganz eng beieinander.
Was würden Sie gerne tun?
Ich glaube, ich muss erst in die Figuren hineinschlüpfen, das kann ich von außen nicht beurteilen. Es dauert auch einen kleinen Moment, weil ich die Perspektive komplett wechseln muss.
Ja.
Es ist da ja relativ geschützt, aber es fällt mir schon schwer, aus der Höhle herauszugucken, rüber zu dem Schloss. Ich möchte lieber den Blick gesenkt halten und die Distanz vergrößern und in den Wald hineingehen. Ich halte das Kind auch für sehr schützenswürdig, auch habe ich Angst auf der Lichtung, da könnte eine Gefahr lauern. Man kann so schwer alles im Auge behalten.
Aber der Löwe ist ja da.
Es stimmt, aber ich möchte die Gefahr gar nicht sehen.
Wäre denn jetzt für Sie in Ordnung, dass der Niedermacher und Entwerter sich einmal zeigt, Sie seiner ansichtig werden?
Es gibt ein Dröhnen und leichtes Beben, er stapft ganz schön rum. Während ich zum Schloss gucke, kommt er von links. Er ist ziemlich groß und ziemlich wüst und geht auf zwei Beinen und hat gelbe blitzende Augen und wie eine Mähne, so wuscheliges Haar. Und je näher er kommt, wird er immer kleiner, das Riesenhafte geht weg, und er wird immer feiner, ist in seinen Smoking gekleidet.
Können Sie jetzt einmal versuchen, eindringlich die Augen, den Blick dieser Gestalt zu fixieren und ihr über die Augen zu gebieten, dass sie ihre Macht aufzugeben hat und zurückzugehen hat in den Wald?
Es ist ganz schwer, er dreht den Kopf weg. Er lacht mich voll aus.
Versuchen Sie hartnäckig, seinen Blick zu fixieren, das Lachen ist nur Ablenkungsmanöver.
Ich bin so klein und schwach und hocke unten.
Richten Sie sich auf.
(Sie weint.) – Ich kann das nicht.
Nehmen Sie den Löwen zu Hilfe.
Ich stehe jetzt schon mal, aber es war ganz schwer, und ich habe das Kind im Arm. Wir sind gleich groß. Er ist halt viel feiner angezogen als ich.
Das macht nichts.
Er hat auch einen Gehstock.
Wichtig ist, dass Sie ihm mit den Augen gebieten, dass er seine Macht aufzugeben hat und zu verschwinden hat.

Er hat jetzt angefangen, mich zu beschimpfen, aber ich habe gesagt, er soll jetzt zurückgehen und mich in Ruhe lassen. Daraufhin ist er zunehmend ruhig geworden und zurückgewichen. Ich habe ihm auch gesagt, dass ich keine Lust habe zu diskutieren, und er deshalb weggehen soll.
Ja. – Ja, schicken Sie ihn energisch fort.
Ja, das mache ich die ganze Zeit. Ich sage ihm: Wir brauchen dich nicht. Er will mich ins Diskutieren verwickeln, aber ich sage: „Geh weg, geh weg." Er lässt nicht locker, obwohl er immer ein Stück zurückweicht.
Versichern Sie sich des Löwen und der Elfen an Ihrer Seite.
Ich habe jetzt den Löwen losgeschickt, und er läuft. Er sagt aber, es sei typisch, ich schickte immer einen vor. Ich sage ihm aber, er gehört zu uns und es mache gar nichts, ob er kommt oder ich. – Bevor er in den Wald geht, lacht er noch einmal teuflisch.
Aber Sie sind gewappnet.
Vielleicht ist er ja auch nur so groß, wenn andere immer kleiner werden. Wenn man Mut zeigt, wird er kleiner.
Ja, genau.

Fallbeispiel Dorothea
Dorothea spürt den strengen inneren Richter, der sie immer wieder hart kritisiert, in vielen Situationen, auch im Berufsalltag meldet er sich bevorzugt. (Sicherer Ort in der Nähe des Waldes, gut abgegrenzt vom Waldrand, zusammen mit den hilfreichen Gestalten, dem wehrhaften Tier, dem unverletzten und dem inneren Kind. Die Patientin ist in gutem Kontakt mit allen.)
Wir laufen ganz entspannt hin zum Waldrand, entlang des Waldweges.
Ja, suchen Sie sich einen Platz, wo Sie gut geschützt sind und wo Sie sehen können, wie aus dem Inneren des Waldes langsam Ihr innerer strenger Richter hervortritt.
Ich sehe mich im Grunde genommen selbst, erkenne mich, wie ich mir die Regeln vorschreibe, es ist ein harter Gesichtsausdruck.
Wie sieht das Gesicht aus?
Sehr strenge, sehr markante Züge, auch sehr abgearbeitet mit einem strengen Blick.
Gibt es etwas, was Sie dieser strengen Frau sagen möchten, oder was Sie für sie tun können?
Ihr sagen, sie solle nicht immer nur das Negative sehen, das ist das, was ich gerade fühle. Dass sie mich unterstützen soll und nicht dem Negativen nachhängen, die Fehler erkenne ich selbst und kann damit auch umgehen.
Sie sagten, da sind noch andere Personen, wer ist das?
Dozenten, Leute aus der Jury und die Blicke, die auf einen geworfen werden. Es gab viele, die streng waren und mich mit Aussagen verletzt haben, so dass ich mich erst einmal zurückziehen musste.

5.3 Phasen des psychotherapeutischen Prozesses in der Psychotraumabehandlung

Versuchen Sie sich eine Person besonders deutlich vorzustellen, die das Negative verkörpert.
Das Negativste, was ich erlebt habe, war die M., das war schon sehr heftig, ihr Gesichtsausdruck macht mich klein, und ich merke jetzt, wie ihre Gesichtszüge auf meines übergehen. Es hat was von: Ich mache dich fertig, und du wirst hier fertig herausgehen.
Kriegen Sie die Augen dieser mosernden Frau zu fassen?
Es ist schwer, jetzt geht es, dunkle Augen.
Versuchen Sie, diese Frau mit Ihrem Blick zu fixieren und ihr die Grenzen zu zeigen.
Das geht nur, wenn ich genauso blicke und so die Grenze zeige und es ihr zurückgebe.
Ja, zeigen Sie ihr deutlich die Grenze mit Ihren Augen. – Geht das?
Ja, es geht, sie hat mich richtig angegiftet, und ich gifte jetzt zurück.
Wenn Sie wollen, machen Sie ihr mit den Augen klar, dass sie verschwinden soll, und wenn Sie wollen, können Sie natürlich auch das wehrhafte Tier zur Unterstützung nehmen.
Es unterstützt mich, indem es böse guckt und bellt. Ja, sie dreht sich um und geht, das kann ich jetzt wahrnehmen.
Ja, stellen Sie sich vor, dass sie wirklich geht.
Ja, sie ist weg.
Wer ist da jetzt noch am Waldrand?
Noch ein paar Personen, aber die tun mir nicht so weh, und sie sind beeindruckt von meinem Blick.
Konzentrieren Sie sich bitte jetzt auf den sicheren Ort und die hilfreichen Gestalten, die Sie bestätigen in dem, was Sie können.

Fallbeispiel Wolfgang
Der Patient kommt in die Stunde, fühlt sich seit einigen Wochen schlecht. Gelegentlich kommt es zum Auftreten von Alpträumen. Er ist von seiner vorherigen guten Verfassung weit entfernt. Im Vorgespräch fragt der Psychotherapeut, was ihn quälen würde, und er berichtet von Gedanken, die ihn nachts nicht loslassen, die ihn antreiben und Forderungen an ihn stellen. Der Psychotherapeut bittet den Patienten diesen Forderungen eine Gestalt zu geben. Die Gestalt ist eine stiernackige, brutal aussehende, dickliche, kleinere Gestalt. Der Psychotherapeut bittet den Patienten nun, ihr einen Namen zu geben. Er kommt schließlich auf den Namen „Antreiber".
Fragen Sie doch einmal die Gestalt, was sie von Ihnen will.
Die Gestalt sagt: Du sollst alles richtig machen. Du machst aber nichts richtig, du musst dich bemühen, du musst immer arbeiten, du musst immer für andere da sein, du hast keine Freizeit, du darfst das Leben nicht genießen.

Wenn Sie dieser Gestalt zuhören, was löst das in Ihnen aus?
Ohnmacht, Angst.
Was würden Sie am liebsten mit dieser Gestalt machen?
Die gehört in die Psychiatrie. Es soll ein Beschluss gefasst werden, dass sie zwangseingewiesen wird.
Dann stellen Sie sich das doch einmal vor.
Ja, die kriegt eine Zwangsjacke angelegt und kommt in die Psychiatrie.
Sind Sie sicher, dass er da nicht wieder herauskommt?
Diese Typen kommen immer wieder heraus.
Was müsste also geschehen?
Der müsste umgebracht werden.
Stellen Sie sich das doch einmal vor. Wie müsste das geschehen?
Ja der müsste aufgehängt werden. Ich stelle mir jetzt einfach vor, der wird aufgehängt und zappelt dann da so lange, bis er tot ist.
Sind Sie ganz sicher, dass er tot ist?
Ja.
Wie fühlen Sie sich jetzt?
Erleichtert.
Ich könnte mir vorstellen, dass es nachts vielleicht wieder Zeiten gibt, in denen Sie nicht ganz sicher wissen, dass er tot ist. Was könnten Sie tun, um das sicherer zu machen?
Ich male auf ein Schild, der Antreiber ist tot, das lege ich mir in meinen Nachttisch.
Ja, so ist das gut. Haben Sie das Gefühl, dass das einprägsam genug ist?
Ja, jetzt stelle ich mir noch einen Strick vor, wie er am Galgen hängt, so wie wir früher die Strichmännchen am Galgen gemalt haben. So ist es gut.

Fallbeispiel Renate
Die Arbeit mit dem Kritiker stößt oft auf einen inneren Widerstand, denn der Kritiker lässt sich nicht gern außer Kraft setzen. Deutlich werden solche Widerstände im Tagtraum immer dann, wenn die Helfer müde, desinteressiert sind, wenn sie nicht auffindbar sind oder gar die Hilfe verweigern. Das folgende Beispiel zeigt dies und auch den notwendigen psychotherapeutischen Umgang damit.
Ich sehe eine toskanische Landschaft mit weiter Sicht.
Sind die Helfer alle da?
Sie sind alle da.
Nun stellen Sie sich einmal Ihren inneren Kritiker vor.
Oh je, ja gut.
Ist er schon da?
Ja.
Beschreiben Sie ihn doch bitte einmal.

5.3 Phasen des psychotherapeutischen Prozesses in der Psychotraumabehandlung

Er steht da. Es ist Abenddämmerung geworden. Er nähert sich von ganz weit. Er geht etwas bergan. Es ist eine schwarze Gestalt, lang und groß, wie auf der Sherryflasche.
Was spüren Sie dabei?
Wut weniger, es ist irgendwie nicht so schlimm.
Lassen Sie ihn einmal näher kommen.
Er kommt näher. Er ist auch ziemlich erschöpft. Er muss von weit her gekommen sein. Er kommt immer näher.
Wie weit ist er denn jetzt noch entfernt?
Ein paar hundert Meter. Der kann auch nirgendwo anders hinwollen, der steht da jetzt. Ich gehe auf den Turm, der Mann ist stehen geblieben und jetzt sind die Helfer auch da.
Was machen die Helfer denn?
Die warten vielleicht.
Was spüren Sie denn?
Ich warte und denke, was will der wohl?
Sollten ihm die Helfer vielleicht entgegengehen?
Sie sollten das vielleicht tun, um zu klären, was er will. Jetzt gehe ich aber selbst. Ich nehme den Hund mit.
Bleibt der Kritiker jetzt stehen?
Ja, der merkt, dass das ein Privatgelände ist.
Respektiert er das?
Ja.
Was haben Sie denn, wenn Sie ihm entgegengehen, für ein Gefühl?
Der stört mich ein bisschen, ich wollte eigentlich meine Ruhe haben.
Wie weit ist denn der Abstand?
Ich bin bei ihm angekommen und frage, was er will. Er sagt, er sei fremd und habe sich offensichtlich verlaufen.
Es sieht ja so aus, als habe er gar nichts mit Ihnen zu tun.
Das hat er auch nicht, er hat sich verlaufen. Er ist von der Hauptstraße weg an dieses Gebäude geraten.
Haben Sie das Gefühl, dass das stimmt?
Ich glaube das erst mal.
Ja, und was möchten Sie tun?
Ich habe Skrupel, den wegzuschicken, weil er so sehr weit schon gegangen ist, aber der hat mich gestört, ich will ihn nicht haben. Ich erkläre ihm den Weg. Ich frage noch, ob er etwas zu trinken möchte und gebe ihm was.
Ist er dann zufrieden?
Ja, er macht auch ein paar Komplimente. Ich finde, das geht ihn aber nichts an, er soll jetzt wieder gehen.
Er scheint Ihnen nicht sympathisch zu sein.
Er interessiert mich eigentlich nicht.
Was ist denn mit den Helfern?

Die lungern da nur rum.
Reagieren die gar nicht?
Die sind eher im Hintergrund. Sie sind nicht beunruhigt.
Geht der Mann wieder weg?
Es ist mir auch recht, dass der wieder geht. Ich hab doch eine Skepsis gespürt, was der unter seinem Mantel hat.
Fanden Sie es bedrohlich?
Er wirkte mir fremd.
Das scheint bei Ihnen ein Unbehagen ausgelöst zu haben.
So allmählich sollte er auch gehen.
Sagen Sie ihm das.
Ich sagte, wenn er noch das Dorf erreichen will, muss er sich auf den Weg machen. Das will er auch tun.
Geht er jetzt?
Er hat sich schon ein Stück entfernt. Er wird kleiner und entfernt sich.
Was machen Sie?
Ich schaue noch hinterher, ob der wirklich geht, und ich ziehe mich zurück, wo ich sicher bin, dass der auch weg ist.
Sind Sie ganz sicher?
Nein, diese Störung hat die Idylle in Frage gestellt. Ich wohne da ja allein mit meinen Helfern. Das fühlt sich nicht mehr so sicher an.
Was müssen Sie tun, damit es wieder sicher wird?
Ich müsste eine Schelle anbringen, die mich frühzeitig warnt, aber im Grunde genommen kann ich es doch ganz sicher machen.

Nach diesem Bild fühlte sich die Patientin sehr unwohl und nicht mehr völlig sicher an ihrem Platz. Offensichtlich war es nicht möglich, das Geschehen auf den inneren Kritiker zu konzentrieren. Es schien so, als habe sich dieser mit dem realen Täter der Außenwelt symbolisch im Tagtraum vermischt. Deshalb fühlte sich der Psychotherapeut veranlasst, das Motiv des Täters vorzugeben.

Es ist wieder die Toskana. Es ist alles mein Paradies auf dem Hügel.
Ist es alles so, wie es war?
Ich habe eine weite Sicht. Es sind die Gebäude da, der Turm, der Swimmingpool. Ich bin dort allein, es ist ein schönes Wetter. Der Hund ist ganz lebendig, er umwedelt mich, das Pferd döst in der Sonne, der Vogel ist da und der Tiger liegt am Pool.
Sind die Tiere alle entspannt?
Ja.
Was ist das für ein Gefühl?
Mir geht es gut.
Jetzt schauen Sie einmal. In der Ferne wird der Sandmann (Name für den Täter) auftauchen.
Man kann weit schauen, zu meinem Anwesen führt eine lange Pinienallee. Am Ende könnte ich den ausmachen.

5.3 Phasen des psychotherapeutischen Prozesses in der Psychotraumabehandlung

Lassen Sie ihn langsam näher kommen, und achten Sie darauf, wie es Ihnen geht.
Ich bin auf dem Turm. Von da aus kann ich den sehen. Meine Tiere lungern da rum, eigentlich dachte ich, der ginge weg.
Lassen Sie ihn ruhig einmal näher kommen, und achten Sie dabei immer genau auf Ihr Gefühl.
Er kommt allmählich näher, es ist ein weiter Weg zu Fuß. Er ist allein, noch tangiert mich das nicht.
Er kann also noch näher kommen?
Ja. Dann erkennt man die Silhouette von dem Sandmann. Er hat einen Stock dabei. Ich bin gleichgültig. Der kommt zwar näher, und ich lege auch keinen Wert auf seinen Besuch.
Wenn Sie noch kein schlechtes Gefühl haben, dann kann er noch weiter kommen.
Jetzt ist er höchstens noch drei Pinien entfernt.
Sind Sie immer noch gleichgültig?
Ich frag mich schon, was der will, warum der zurückkommt. Er passt da überhaupt nicht hin. Er ist schwarz mit Hut, ohne Gesicht. Er stört einfach nur. Ich bin ärgerlich, der soll da nicht sein.
Dann schicken Sie doch mal Ihre Helfer los, die ihn so unschädlich machen, dass er nie wieder kommt.
Ich muss vom Turm runter, meine Tiere wecken und ihnen einen Auftrag geben.
Wer wäre denn geeignet, diesen Auftrag auszuführen?
Der Hund ist schon unterwegs, er bellt.
Reicht das?
Noch nicht, der bleibt da noch stehen.
Spüren Sie den Ärger darüber?
Der soll weggehen, der bleibt aber stehen.
Sie haben doch noch andere Helfer.
Das geht irgendwie nicht, der Tiger liegt in der Sonne, der hat keine Lust loszugehen.
Was können Sie denn machen, es ist ja Ihr Helfer?
Der Hund hat es geschafft, dass der sich umdreht.
Reicht das?
Ich weiß noch nicht, jetzt habe ich ein schlechtes Gewissen, der hat mir doch nichts getan.
Ich glaube doch. Fragen Sie doch mal Medea, ob Sie eine Berechtigung hatten, ihn wegzuschicken.
Die hat es ihm verboten. Sie sagt, er muss eine deutliche Lektion kriegen.
Das kann vielleicht der Tiger machen.
Ja gut, das Pferd geht jetzt mit.
Die werden es zusammen machen?
Ja.

Und was ist mit Ihrem schlechten Gewissen?
Ich will nicht sehen, was die mit dem machen. Der Hund hat ihn schon gepufft, vor dem Pferd und dem Tiger hat er Angst. Er geht eilig, aber nicht hektisch. Der Tiger faucht, der Hund kläfft, das Pferd steht in der Mitte.
Wie geht es Ihnen denn damit?
Gemischt, ich bin erleichtert, aber ob das so richtig ist, weiß ich nicht.
Fragen Sie doch mal Medea, ob das richtig ist.
Die sagt ganz klar, wer hier stört, muss weg.
Auch in diesem Tagtraum wird wieder deutlich, wie schwer es der Patientin fällt, ihre eigenen Bedürfnisse durchzusetzen, wenn jemand nicht offensichtlich in böser Absicht kommt, wenn sie also nur ihrem Gefühl vertrauen soll. Nach ihrem Gefühl hat der Mann dort nichts zu suchen, solange er jedoch nicht offen Feindschaft zeigt, spürt sie keine Berechtigung, ihn wegzuschicken. Deutlich wird dabei aber auch, wie schnell das gute Gefühl in Bedrückung umschlägt, wenn sie nicht merkt, wann ihr jemand zu nahe kommt. Und dann ist es zu spät. Es ist also noch schwierig für sie abzuschätzen, wie weit sie mit ihren eigenen Bedürfnissen gehen darf und wann sie sich deutlich abgrenzen muss.

Die „weise, gütige und milde Gestalt" und ihr Einfluss auf das traumatogene Introjekt

Hier geht es darum, neben dem traumatogenen Introjekt ein positives Objekt mit anwesend sein zu lassen und dabei die „weise, gütige und milde Gestalt" vorzugeben. Das Motiv der „weisen Gestalt" kennen wir schon aus der Stabilisierungsphase, wir erweitern dieses Motiv jetzt um die Adjektive „gütig" und „mild".

Dieses Motiv ist für uns eine Metapher für ein Wissen, das vielfältige Ebenen bündelt, den rechten Weg kennt, ethische und moralische Wertmaßstäbe beinhaltet, die Würde des Einzelnen und seines Gegenübers achtet und so eine menschenwürdige Orientierung bietet, auch weil es die angemessenen Grenzen kennt.

Wir arbeiten mit dem Motiv „weise, gütige und milde Gestalt", indem wir der Patientin bzw. dem Patienten erläutern, wofür sie steht und dass sie wichtig ist, um einen Keil gegen den inneren Quäler/Peiniger zu treiben und die Selbstliebe und -anerkennung zu fördern. Manchmal erscheinen dann als weise, gütige und milde Gestalten liebevolle, unterstützende Personen aus der Vergangenheit, die eine wichtige, Sicherheit spendende Funktion für die Patientin hatten.

Das Motiv der weisen, gütigen und milden Gestalt kann im Anschluss an die Auseinandersetzung mit traumatogenen Introjekten vorgestellt werden, nachdem deren Einfluss gemildert werden konnte, oder in einer Folgesitzung, nachdem eine Konfrontation mit traumatogenen Introjekten stattgefunden hat.

■ **Motivvorgabe „weise, gütige und milde Gestalt"**
Stellen Sie sich bitte eine Landschaft vor, die Ihnen gefällt, und darin einen Weg, den sie entlanglaufen, dort begegnen Sie Ihrer weisen, gütigen und milden Gestalt und lassen Sie sich von ihr auf Ihrem Weg begleiten. Tun Sie das,

5.3 Phasen des psychotherapeutischen Prozesses in der Psychotraumabehandlung

was Sie gerne tun möchten, und wenn Sie möchten, nehmen Sie Kontakt zu Ihrer gütigen, weisen Gestalt auf. Lassen Sie sich von ihr auf Ihrem Weg begleiten, sich auch ein Stück führen, wenn Sie das wollen, und wenn Sie Fragen haben, weiß sie Antwort.

Fallbeispiel Sahra
Im Verlauf eines Tagtraums mit der stabilisierenden Vorgabe „innere Kraftquelle" wird später die „weise, gütige und milde Gestalt" eingeführt.
Am Wochenende ging es mir schlecht. Weil am Freitag, da sah ich einen Nachbarn, der sein Auto belud und zu mir in die Küche reinguckte. Ich fühlte mich gleich beobachtet und wieder so gelähmt. Es kostet so viel Kraft.
Die Psychotherapeutin schlägt der Patientin bald vor, sich mit einem Tagtraum zur inneren Kraftquelle zu stabilisieren.
Stellen Sie sich zunächst wieder ihren geschützten und sicheren Ort vor.
Lehne an dem Baumstamm und sitze da.
Und während Sie da angelehnt sitzen, versuchen Sie sich ganz deutlich Ihre innere Kraftquelle vorzustellen, wie sie Sie ganz auffüllt und mit Kraft erfüllt.
Eine Wolke stelle ich mir vor, auf der ich liege, mit vielen Decken, ganz warm. Es ist jetzt auch ein dünnes Drahtseil da, da kann ich mich festhalten.
Ja.
Ich komme auch an einem Haus vorbei mit einem dunklen Fenster, und es beruhigt mich, dass ich da nicht reinmuss, sondern mich da draußen festhalten kann. Da ist irgendetwas, was mich so runterdrückt, irgendwie alles alleine schaffen zu müssen.
Mögen Sie sich vielleicht vorstellen, wie Ihnen Ihre Helfer zur Seite stehen?
Das ist auch schwer vorzustellen. Über Hanne geht es so einigermaßen, die sagt, ich solle doch da rauskommen, ich hätte doch schon so viel geschafft, und mir kommt es so vor, als würde ich darin sitzen und nichts können.
Was würde Ihnen jetzt gut tun?
Spontan kam, mich zu verbuddeln, aber das ist ja nicht der richtige Weg.
Was würde es bedeuten?
Dass mich niemand mehr sieht.
Wenn Sie sich erst mal zurückziehen wollen und Ihnen das im Moment gut tut, können Sie es doch tun.
Das hat mir jetzt wirklich gut getan. Einfach mal das Gefühl, in Ruhe gelassen zu werden.
Ja.
Jetzt kann ich mir auch wieder gut meinen Opa vorstellen und René, die mit mir spazieren gehen und mich einfach in Ruhe lassen, und kann mir auch vorstellen, in G. zu sein und bei Bea auf der Couch zu sitzen. (Schweigt.) Jetzt kommt auch der Wunsch, sich abzugrenzen.
Ja, das ist gut.
Ja, und da denke ich, wäre es gut, etwas für das Selbstvertrauen zu tun.

Könnte da hilfreich sein, sich die gütige, weise Gestalt vorzustellen, die ja zu Ihnen gehört?
Da ist noch nicht so der richtige Glaube, dass sie wirklich zu mir gehört. Aber es war jetzt ganz komisch, als würde die Frau in mich hineingehen und sagen: „Guck doch mal die Welt mit meinen Augen", und es kam: „Lass dich doch nicht so ausnutzen und du musst doch nicht alles alleine machen."
Ja, wie schön, dass Sie diese weise, gütige Gestalt in sich haben.

Fallbeispiel Dorothea
Die Patientin meldet zurück, sie stelle fest, wie sehr ihr die Tagträume bezogen auf den inneren Richter auch im Beruf helfen würden und dass sie nicht mehr so kritisch sich selbst gegenüber eingestellt sei. „Ich mache mich nicht mehr so runter. Auch im Äußeren habe eine Frau gemeint, es nützt gar nichts, sich fertig zu machen." Der Patientin wird vorgeschlagen, das Verständnisvolle, Milde, Gütige im Tagtraum noch weiter zu festigen.
(Sicherer Ort – hilfreiche Gestalten – unverletztes Kind und inneres Kind als Ausgangsmotiv.)
Wir laufen und spazieren ganz dicht aneinander an den Waldrand, ein ganz schönes, ruhiges Bild.
Ja, lassen Sie es ganz auf sich wirken. Und stellen sich jetzt bitte vor, wie sich zu Ihnen eine gütige, weise und milde Gestalt gesellt, nehmen Sie Kontakt zu ihr auf und schauen Sie sie sich zunächst genau an.
Es steht eine Person vor mir, die ein langes, wallendes Gewand anhat, sie ist transparent – erinnert mich an meine verstorbene Freundin, die ein gütiges Gesicht hatte; sie ist aber auch unbekannt.
Wie fühlen Sie sich in der Nähe dieser Gestalt?
Sehr angenehm, sie strahlt eine milde Ruhe aus. Diese Ausstrahlung beruhigt uns alle, wir atmen ruhiger, laufen ruhiger und genießen das alles.
Stellen Sie sich darauf ein, langsam und allmählich wieder hierher zurückzukommen, doch mit der Gewissheit in Ihrem Inneren, wenn Sie möchten, jederzeit den Kontakt zu Ihrer ruhigen, weisen und milden Gestalt aufnehmen zu können.
Es ist schon erstaunlich, wie sehr man verstorbene Menschen in sich trägt.
Da leben sie ja weiter.
In meiner Arbeit habe ich auch viel mit Krebspatienten zu tun, und dieses Auf und Ab bewegt mich doch sehr.

Wenn wir die Über-Ich-Introjekte als psychische „Strukturen" betrachten, verändern sich nach Sandler in unserer psychotherapeutischen Arbeit „nicht die Objekte, die das Über-Ich des Patienten konstituieren", „sondern es verändert sich die Beziehung des Ichs zu bestehenden Über-Ich-Introjekten (obwohl es natürlich

5.3 Phasen des psychotherapeutischen Prozesses in der Psychotraumabehandlung

weiter zur Introjektion kommen könnte.) Mit einer größeren Autonomie achtet man auf diese Introjekte nicht so sehr, ebenso wie man im Laufe der Entwicklung normalerweise von seinen Eltern weniger abhängig wird" (Sandler u. Dreher 1996, S. 170). Die von Sandler vertretene Position impliziert, dass Stresszustände (inneren oder äußeren Ursprungs) sogar beim bestanalysierten Patienten eine Regression zu einer erhöhten Abhängigkeit von den inneren Über-Ich-Objekten bewirken können. Die gleiche Tendenz würde sich zeigen in Bezug auf Symptome im Allgemeinen. Daraus würde folgen, dass eines der Ziele der Psychoanalyse wäre, die Fähigkeit des Patienten zu stärken, vorübergehende Regressionen zu tolerieren und sich davon zu erholen (vgl. ebd.).

Exkurs: Zur Bedeutung der Symbolkonfrontation im Rahmen der Begegnung mit der Täterrepräsentanz, dem traumatogenen Introjekt und der traumatischen Situation

In der Arbeit mit traumatisierten Patientinnen und Patienten verwenden wir sowohl bei der Täterkonfrontation und der Konfrontation mit relevanten Beziehungspersonen als auch bei der Begegnung mit dem traumatischen Introjekt die *Technik der Symbolkonfrontation*, die in unterschiedlicher Form induziert werden kann. Damit der Leser unser methodisch-technisches Vorgehen bei der Konfrontation mit dem Täter und dem Introjekt besser verorten kann, möchten wir auf die Bedeutung der von Leuner (1985) entwickelten „Symbolkonfrontation" zusammenfassend eingehen.

Leuner (1985) schlägt die Symbolkonfrontation, die er zu den intensivsten Techniken und zu einer der ganz wenigen aktiven Interventionen der KIP zählt, auch beim Vorliegen traumatischer Erfahrungen vor, daneben zur Bearbeitung von Krisen, Prüfungsängsten und Charakterneurosen. Da sich in der klinischen Praxis immer wieder ihre sehr hilfreiche Wirkung im *Umgang mit aggressiven und Angst erregenden Symbolgestalten* gezeigt hat, sollte sie gerade dort eingesetzt werden, wo Szenen im Tagtraum auftauchen, in denen feindselige, Angst erregende (oft archaische) Symbolgestalten oder Landschaftsstrukturen negativ besetzte, „böse" Objektrepräsentanzen verkörpern. Bei feindseligen, oft besonders regressiv fixierten Introjekten führt die Symbolkonfrontation zu einer schrittweisen Neutralisierung und Assimilation und damit in der Regel zu einer Ich-Stärkung und -Reifung (vgl. Leuner 1985, S. 205).

Was die Begegnung mit Bezugspersonen aus der Gegenwart oder der Genese angeht, unterscheidet Leuner ganz allgemein zwischen Bezugspersonen,
- die durch Landschaftsmotive symbolisiert erscheinen,
- die durch Bäume und Baumgruppen, Pflanzen oder Tiere (vgl. „Familie in Tieren") symbolisiert erscheinen,
- die im Tagtraum auf der Wiese erscheinen, oder sich aus dem Dunkel des Waldes entwickeln,
- die aus Erdöffnungen wie z. B. Höhle oder Sumpfloch auftauchen,

- die als reale Personen der Gegenwart und Vergangenheit (Eltern, Geschwister, Kinder, Lehrer, Chef, Konkurrent und so weiter) erscheinen,
- die auch regressiv sich in dramatischen Kindheitsszenen darstellen können (vgl. Leuner 1985, S. 50).

Leuner plädiert dafür, in der Psychotherapie die *prägenden Objektbeziehungen und deren emotionale Verarbeitung* langsam bewusst werden zu lassen, sie zu klären und mit Hilfe der KIP zu bearbeiten. Selbstverständlich sind auch wir der Meinung, dass eine Psychotraumatherapie, die erklärtermaßen Kindheits- und vor allem Beziehungstraumata einer Verarbeitung zuführen möchte, nicht darauf verzichten kann, die prägenden Objektbeziehungen auch imaginativ zu beleuchten.

Bei traumatisierten Patientinnen und Patienten verfolgen wir diesen Prozess sowohl in der Phase der Auseinandersetzung mit dem traumatischen Geschehen (traumatische Kindheitsszenen) als auch in der Konfrontation mit dem Täter beziehungsweise dessen Anteilen und mit relevanten Beziehungspersonen sowie mit den traumatogenen Introjekten, und wir führen ihn in der Phase des Durcharbeitens weiter fort. Dabei ist es wichtig, dass neurotische Fehlprägungen durch Objektbeziehungen auf der Ebene des kindlichen Ichs (inneres Kind) erkannt und korrigiert werden und reifere Beziehungen auf der Ebene des Erwachsenen-Ichs angebahnt werden.

Liebesobjekte können sich „an den verschiedensten, im KB symbolisch jederzeit gegenwärtigen spontanen oder an einem durch eine therapeutische Technik evozierten Bildinhalt" manifestieren. Dabei erscheint ein breites Spektrum „von bewussten oder vorbewusst bleibenden Objektbeziehungen bis hin zur gezielten Darstellung wichtiger Bezugspersonen" (Leuner 1985, S. 172). Leuner benennt die speziellen Möglichkeiten der imaginativen Psychotherapiemethode und die Interventionstechniken, die der psychotherapeutischen Bearbeitung von Objektbeziehungen dienen.

Wir sollten uns vergegenwärtigen – denn das macht die Reichhaltigkeit unserer imaginativen Methode aus –, dass „das Erscheinen von Symbol- beziehungsweise realen Gestalten im Tagtraum in verschiedener Weise induziert werden" kann (Leuner 1985, S. 50) und dass diese Reichhaltigkeit in der psychotherapeutischen Arbeit mit Traumatisierten keineswegs aufgegeben werden muss, ganz im Gegenteil. Denn die Symbolgestalten, beziehungsweise die Imagines realer Personen aus der Gegenwart und aus der kindlichen und frühkindlichen Vergangenheit der Patientin bzw. des Patienten, können von uns gezielt evoziert werden oder können sich spontan manifestieren. Immer wird in der Vorstellung dann ein angemessener, veränderter Umgang mit ihnen gesucht.

Stabilisierung in der Phase der Traumakonfrontation und der Begegnung mit der Täterrepräsentanz und dem traumatogenen Introjekt

Wir haben immer wieder betont, wie förderlich Stabilisierung über den ganzen Verlauf einer Psychotherapie hinweg für das Ich der Patientin ist und dass sie ihr hilft, nicht in maligne Regressionen abzugleiten. Ganz besonders nach der Begegnung mit dem verletzten Kind, nach der imaginativen Auseinandersetzung mit traumatischen Szenen, nach der Täterkonfrontation und der Arbeit am traumatogenen Introjekt ist es unumgänglich, die Patientin bzw. den Patienten erneut zu stabilisieren. Dies deshalb, weil diese Phase der Auseinandersetzung mit dem Trauma und seinen Folgen eine generelle Destabilisierung bedeutet, die therapeutisch aufgefangen werden muss. Dazu können die ressourcenorientierten Imaginationen wie die Motive zur narzisstischen Restitution, sichere und geschützte Orte, innere schützende Helfer/hilfreiche Gestalten und die Wunschimaginationen verwendet werden.

So wie es Reddemann und Sachsse vorschlagen, fordern auch wir die Patientin bzw. den Patienten dazu auf, sich noch in der gleichen Therapiesitzung um das „verletzte innere Kind" zu kümmern, wenn eine Begegnung mit einer traumatischen Szene stattgefunden hat. Dabei greifen wir auf die Erfahrungen zurück, die in vorhergehenden Tagträumen erworben wurden. Unserer Kenntnis nach bewirkt die bereits stattgefundene Begegnung der Patientin mit ihrem „inneren unverletzten Kind" und mit den hilfreichen Gestalten einen positiveren Zugang zum „verletzten Kind", was sich in der Phase der Begegnung mit der traumatischen Situation stützend und schützend auswirkt. Danach ist es für die Patientin in der Regel entlastend, wenn sie angeleitet wird, sich auf ihre Atmung zu konzentrieren und alle Belastung, Anspannung, Schmerz, Verletzung und Angst mit dem Ausatmen nach draußen zu geben (vgl. Reddemann u. Sachsse 1997a).

Wenn es nötig sein sollte, kann das noch nicht durchgearbeitete traumatische Material – evtl. mit Unterstützung der hilfreichen Gestalten – im Tresor, der vorher schon als Vorstellung etabliert wurde, verschlossen werden, damit die traumatischen Erinnerungen nicht intrusiv wirken.

Folgenden Tagtraum imaginiert Sahra nach einer langen Phase der Auseinandersetzung mit ihrer Vergangenheit, in der ihr selbstverständlich immer wieder Stabilisierung angeboten wurde. Sahra hat zwischenzeitlich einen einfühlsamen, liebevollen und fürsorglichen Mann geheiratet. Die Sexualität war, wie zu erwarten, immer wieder schwierig für die Patientin, da in ihrem Erleben ihr Mann schnell zum bösen Vergewaltiger wurde. Das konstante Ansprechen und Bearbeiten dieser Übertragung führte zu Entlastung. Kurze Zeit nach dem folgenden Tagtraum wurde die Patientin schwanger.

Fallbeispiel Sahra
An Ihrem sicheren, geschützten Ort versuchen Sie, sich eine Blume vorzustellen.
Ich habe mir einen sicheren, geschützten Ort vorgestellt und mich in der Baumkrone und mich ganz weich und sicher, und ich stellte mir eine Rose vor und fragte mich, wo sie denn wächst, und sie wächst da oben in weichem Moos. Es ist eine große Blume, aber zu. Sie ist auch schön, gerade auch die Blüte.
Können Sie die Farbe erkennen?
Es ist eine rote Rose.
Mögen Sie versuchen, sie mit all Ihren Sinnen wahrzunehmen?
Ja, es ist so schön, sie anzuschauen und dann auch die Blätter zu berühren.
Ja. Wie fühlen sie sich an?
Ja, ganz zart.
Versuchen Sie dann, sich weiter vorzustellen, wie die Rose alles hat, damit es ihr gut geht und sie gedeiht.
Ja, das kann ich mir gut vorstellen, und wenn sie das alles hat, Wasser und genügend Licht, dann geht auch der Blütenkelch auf, und ich kann wie von oben reinschauen, und es kommt mir vor wie eine Berglandschaft, und es geht hoch und runter, hoch und runter. (Schweigt.) Ich habe das Gefühl, man muss gut auf sie aufpassen, denn es fehlen ihr die Dornen, und ich denke, sie sollte doch wenigstens ein paar Dornen haben.
Ja, unbedingt, können Sie sich vorstellen, dass sie welche hat?
Ja, jetzt. Ja.
Und wie geht es Ihnen jetzt?
Es ist beruhigend, dass sie auch Dornen hat dort, dass sie nicht so zerbrechlich ist, und so kommt es mir auch vor, dass sie sich jetzt besser festhalten kann im Moos, und es ruhig regnen kann und stärkerer Wind kommen kann, ohne dass was passiert.
Dann spüren Sie jetzt noch, wie die Rose gut verwurzelt ist und guten Halt hat. Langsam geht dann der Tagtraum zu Ende …
Jetzt ist mir ganz warm.

5.3.4 Integration des Traumas: Phase des Durcharbeitens und Trauerns

Durcharbeiten ist immer dort als bedeutsam anzuerkennen, „wo der Wiederholungszwang, das heißt die Perpetuierung gewisser Abwehrmechanismen und Reaktionsbildungen zu bearbeiten sind" (Leuner 1985, S. 221). So ist unumstritten, dass ichstrukturelle Störungen, schwere Neurosen und andere Formen neurotischer, psychogener und psychosomatischer Erkrankungen mit charakterneurotischem Hintergrund nur auf eine solche Weise nachhaltig zu beeinflussen sind (vgl. ebd.). Auch in der ambulanten psychotherapeutischen Arbeit mit in der

5.3 Phasen des psychotherapeutischen Prozesses in der Psychotraumabehandlung

Kindheit traumatisierten Patientinnen und Patienten müssen wir den zentralen Stellenwert des Durcharbeitens berücksichtigen, wenn wir eine Integration der traumatischen Erfahrungen anstreben.

Mit Hilfe des Durcharbeitens streben wir an, dass die Patientin das psychodynamische intrapsychische und interpersonelle Geschehen, das an die traumatischen Erfahrungen gebunden ist, zunehmend besser verstehen und verorten kann. Das betrifft ganz besonders auch die daran gebundenen Affekte. Sie besser in einen verstehenden Kontext einordnen zu können macht sie kontrollierbarer und verringert das Gefühl des hilflosen Ausgeliefertseins. Auf diese Weise kann eine allmähliche Integration der traumatischen Erfahrungen stattfinden und treten dissoziative Phänomene in den Hintergrund.

Im Rahmen tiefenpsychologisch fundierter oder analytischer Psychotherapie werden in der Phase des Durcharbeitens die Tagtraumarbeit, die in der Phase der Auseinandersetzung mit dem traumatischen Geschehen initiiert wurde, die Täterkonfrontation, Konfrontation und Begegnung mit Bezugspersonen, die Introjektarbeit sowie die Arbeit mit dem inneren Kind fortgesetzt und vertieft. Dabei kommen Techniken der KIP wie Altersregression und Symbolkonfrontation mit einiger Modifikation immer wieder zur Anwendung. Je nach Möglichkeit einer Patientin bzw. eines Patienten hat auch ein stärker *assoziatives Vorgehen im Wechsel mit der Fokussierung auf entsprechende Konfliktkerne* seinen Platz, das stärkere *Einbeziehen von Nachtträumen*, aber auch die notwendige *Analyse von Übertragung und Gegenübertragung*.

Das *assoziative Vorgehen* ermöglicht der Patientin, sich sowohl in Bildern als auch im verbalen Bereich assoziativ produktiv und eigenwillig zu entfalten. Der Psychotherapeut oder die Psychotherapeutin leitet die Patientin an, sich zusätzlich auf gewisse Konfliktherde zu konzentrieren, in der Regel auf einen fixierten Bildinhalt als Manifestation eines unbewussten Konfliktes. Die Fokussierung stellt ein technisches Hilfsmittel dar, das an den unterschiedlichsten andrängenden Konfliktfokussen wiederholt angewandt wird (vgl. Leuner 1985, S. 133f). In der Phase des *vertieften Durcharbeitens* wird die Psychotherapeutin bzw. der Psychotherapeut auch stärker dazu übergehen, tiefenpsychologische Interpretationen einzubringen unter Berücksichtigung des Prinzips: „Einsichts- und Lernprozess des Patienten eher indirekt zu fördern, das heißt durch vorsichtig konfrontierende Regie vor Augen zu führen, was durch Selbsterleben und spontane Evidenz mit einem Minimum an deutenden Hilfen im Sinne der emotionalen und bildhaften Einsicht ('Macht der Bildersprache') deutlich gemacht werden kann" (Leuner 1985, S. 134).

Durcharbeiten beinhaltet Folgendes:
- Eine weitere Auseinandersetzung mit der affektiven Dimension dessen, was Kindheit für die Patientin oder den Patienten bedeutet hat, und damit eine weitere Auseinandersetzung mit dem verletzten Kind und mit seinen traumatischen Erfahrungen.
- Damit geht ein allmähliches Bewusstwerden der tiefreichenden Konflikte einher, die mit Traumatisierung in der Kindheit stets verbunden sind,

- sowie ein zumindest partielles Aufheben unbewusster infantiler Bedürftigkeiten und Fixierungen und
- eine fortlaufende Differenzierung von innen und außen, von Trauma damals und Wiedererleben heute, wodurch weitere Grenzbildung erfolgen kann. Zu dieser Grenzbildung gehört im Inneren die weitreichende Beschäftigung mit dem Hineinwirken der Traumata ins Über-Ich als traumatogene Introjekte und das Ausbilden positiver Introjekte.

Unter anderem kann im Rahmen der so genannten *Altersregression* unter Zuhilfenahme der von uns vorgeschlagenen Modifikationen eine Bearbeitung und therapeutische Korrektur früher Beziehungsstörungen vorsichtig einsetzen – durch Regression in den Konflikt, in die traumatische Szene (vgl. Leuner 1985, S. 249).

In der Regel ist auch eine weitere Konfrontation mit den Tätern (Konfrontation mit Realobjekten oder Symbolfiguren und mit Täteranteilen) in der Imagination nötig, um ihrer Macht Grenzen zu setzen und bestehende äußere Konflikte, vor allem aufgrund mangelnder Grenzsetzungen in Verbindung mit Loyalitätskonflikten, aufzulösen.

Stabilisierung durchdringt als sich stets wiederholendes wichtiges Element den gesamten psychotherapeutischen Prozess, damit das erwachsene Ich der Patientin den schmerzlichen Erfahrungen standhalten und sie in ihre Lebensgeschichte integrieren kann.

Es versteht sich von selbst, dass Durcharbeiten im Wechsel mit neuerlicher Stabilisierung ein zeitintensives Unterfangen darstellt und keinesfalls in einem Schnellverfahren zu haben ist. Vor allem dort, wo Traumata zur psychischen Struktur geronnen sind – was auf alle Traumata zutrifft, die sich in früher Kindheit ereignet haben –, müssen wir uns dessen bewusst bleiben, dass wir einen langen Prozess des Durcharbeitens vor uns haben. Vor allem deshalb ist es wichtig, wie wir an anderer Stelle bereits betont haben (vgl. Kap. 5.2), die Patientin bzw. den Patienten zu Beginn der Behandlung darüber aufzuklären, dass es sich um eine zeitintensive Behandlung handelt, die mehrere Jahre umfassen kann.

Auf der Seite der Patientin oder des Patienten ist der Prozess des Durcharbeitens vor allem verbunden mit:
- partiellem Durchleben und Durchleiden und damit einhergehend
- Trauer und Betrauern;
- einem Suchen der erwachsenen Patientin nach angemessenem Umgang mit dem Vergangenen in der Gegenwart sowie nach neuen Lösungsmöglichkeiten zunächst probeweise in der Imagination und schließlich
- einem Ausprobieren in der Realität.

Die Arbeit mit dem inneren Kind bedeutet für die erwachsene Patientin auch, sich immer stärker dem wieder entdeckten Potenzial des inneren Kindes zuzuwenden und dieses Potenzial zu assimilieren und zu integrieren. Daraus resultiert, unter Aufgabe selbstzerstörerischer Mechanismen, mehr Respekt für das eigene Selbst, verstärkte Selbstwahrnehmung und -fürsorge. All diese Vorgänge werden mittels Imagination entweder initiiert oder zusätzlich gefördert und unterstützt.

Es zeichnet die tiefenpsychologisch fundierte und vor allem die analytische Psychotherapie aus, Patientinnen und Patienten, bei entsprechender Introspektionsfähigkeit, einen Zugang zu äußeren und inneren, zu bewussten, vorbewussten und den tieferen unbewussten Konflikten zu ermöglichen – das gilt selbstverständlich auch für traumatisierte Patientinnen und Patienten.

Bedenken sollten wir aber, dass letztlich „die Konfliktnatur des Menschen unlösbar" ist; „sie gehört zur menschlichen Existenz, zu unserem Wesen ... Was wir aber erreichen können, ist die Verschiebung vom Zwang zur Freiheit: ‚Ich muss nicht, ich kann' – der Schritt vom Konflikt zur Komplementarität" (Wurmser 1999, S. 131).

Interventionsmöglichkeiten und Motive, die in der Phase des Durcharbeitens verstärkt angewendet werden können

In der zeitintensiven Phase des Durcharbeitens, wenn es um die weitere Begegnung und Auseinandersetzung der Patientin oder des Patienten mit dem inneren Kind und mit traumatischen Erlebnissen geht, mit Konflikten und traumatogenen Introjekten, spielen Tagtraumphantasien eine wichtige Rolle, da sie als wesentliche Brücken fungieren.

Als Interventionstechnik der KIP erweist sich in diesem Zusammenhang u. a. die *Altersregression* weiterhin als besonders nützlich. Wir hatten weiter oben darauf hingewiesen, dass die KIP die Altersregression im Rahmen einer Imagination als Rückblende auf Erlebnisse in der frühen und allerfrühesten Kindheit kennt und gezielt einsetzt und dass diese relativ häufig traumatisierende Erlebnisse nachvollzieht (vgl. Leuner 1985, S. 131).

Zusätzlich arbeiten wir mit den bekannten Motiven und Techniken der KIP, die wir durch traumaspezifische Motive und Techniken erweitern. In unserem Vorgehen achten wir immer auf ausreichende Ich-Stabilität, denn sie ist die Voraussetzung zur Einsicht und Veränderung und verhindert das Einsetzen einer malignen Regression. Neben der von uns therapeutisch induzierten Altersregression kann es aber auch zu spontanen Altersregressionen kommen, auf die wir deshalb im Folgenden eingehen wollen.

Den Prozess des Durcharbeitens möchten wir vor allem anhand verschiedener Fallbeispiele veranschaulichen und werden zu diesem Zewck auch längere Passagen aus Behandlungen wiedergeben.

Therapeutisch gezielte Induktion einer Altersregression

Wenn wir die Technik der gezielten Altersregression einsetzen, unterscheiden wir, ob wir sie in der ersten Phase der Auseinandersetzung mit dem traumatischen Geschehen oder in der weiteren Phase des Durcharbeitens induzieren. Wenn es, so Leuner (1985), um traumatische Erfahrungen geht, wird durch Regression in den Konflikt oder in die traumatische Szene eine therapeutische Korrektur früher Beziehungsstörung angestrebt. Daneben kann Altersregression auch induziert werden, um die Genese eines Konfliktes zu entschlüsseln oder um ein aktuelles Problem zu bearbeiten (vgl. Leuner 1985, S. 150f). Dieser Empfehlung Leuners folgen wir auch in der Psychotraumabehandlung. An einem fixierten Bildinhalt stellen wir die Frage, ob die Patientin oder der Patient früher einmal einer ähnlichen Situation begegnet sei. Wenn wir noch direktiver vorgehen, kann die Formulierung so lauten:

> „Und nun gehen Sie doch bitte einmal zurück in eine Szene der frühen Kindheit, in der Sie sich einem ähnlichen Konflikt (Problem, einer ähnlich schwierigen Lage, Gefühlssituation) gegenübergesehen haben. Sie werden keine Schwierigkeiten haben, zurückzugreifen. Es wird sich bald eine Szene einstellen, in der eine ähnliche (gefühlsmäßige) Situation zu diesem Thema bestand" (Leuner 1985, S. 249).

Bei traumatisierten Patientinnen und Patienten hat sich die ergänzende Formulierung als hilfreich erwiesen:

> Wenn Sie möchten, haben Sie jederzeit die Möglichkeit, Ihre hilfreichen Gestalten mit einzubeziehen, die wissen, was zu tun ist, Sie unterstützen und Ihnen zur Seite stehen.

Grundsätzlich erlaubt diese Technik, die Patientin bzw. den Patienten von einer aktuellen, emotional involvierenden Konfliktlage in eine ähnliche frühe, katathym-imaginative Szene regredieren zu lassen.

Im folgenden Fallbeispiel geht es um die Bearbeitung einer bisher *fixierten Abwehr*, sich mit der eigenen Wut auseinander zu setzen, die als etwas Tödliches phantasiert wird, da Trennung in der Phantasie mit Selbstmord der Mutter assoziiert ist und mit massiver Trennungsschuld einhergeht. Sich nicht zu trennen bedeutet aber auch zu versagen und geht mit Abhängigkeitsscham einher (Scham-Schuld-Konflikt).

Neben der induzierten *Altersregression* – sich als *das wütende Kind*, das die Patientin einmal war, vorzustellen – findet in der Imagination eine gezielte *Symbolkonfrontation* statt, mit Grenzsetzung durch Fixierung der Augen des Objekts.

Fallbeispiel Rita
Ich merke, wie bei mir wieder eine Blockade da ist und so ein Winden vor der Wut, davor, dieses Thema anzugehen. Ich habe das Gefühl, mich so im Kreis zu drehen und da nicht weiterzukommen, aber vielleicht hat es ja doch was davon, wieder die Versagerin zu sein, und dann hat es so was Hoffnungsloses, „Begreifst du es denn nie?"
So etwas Anklagendes.
Ja, und ich bin es so leid, immer wieder an den gleichen Punkt zu kommen und an der gleichen Stelle stehen zu bleiben. Ich mache ja jetzt auch schon seit einiger Zeit

5.3 Phasen des psychotherapeutischen Prozesses in der Psychotraumabehandlung

keinen Sport mehr, da ist wie eine Blockade, kommt nichts in Bewegung. Ich spüre auch so einen Ärger über mich, und vielleicht ist es so ein Ablenken von dem, wo der Ärger eigentlich hingehört, so eine Verlagerung.
Womit möchten Sie sich gerne weiter auseinander setzen?
Ich möchte gerne einen Zugang zu dieser Wut finden. Ich mache mich ja selbst nieder, darf nicht stark sein, nur um diese Wut und die sehr große Enttäuschung nicht zu spüren, und dieses Alleingelassenwerden, emotional und psychisch. Ich war als Kind viel alleine. Heute würde man ein 3- oder 4-jähriges Kind nicht alleine lassen.
Entspannungsinstruktion: Und jetzt versuchen Sie sich bitte einmal eine Szene vorzustellen mit dem wütenden Kind, das Sie einmal waren, und versuchen Sie eine solche Szene langsam deutlich werden zu lassen.
Es ist bei uns in der Küche zu Hause, und ich bin noch ein kleines Kind, so 4 vielleicht, und bin so richtig wütend und liege auf dem Boden, also meine Wut löst bei meiner Mutter Gegenwut aus, und die erstickt meine eigene, die hat was Vernichtendes.
Können Sie das Gesicht Ihrer Mutter mal genau beschreiben?
Es wird immer wieder zu einer Fratze mit roten, wütenden Augen, und die Haare stehen ihr zu Kopf. Ja, und das ist auch so, meine Mutter sagt: Du brauchst es gar nicht zu versuchen mit deiner Wut, ich bin stärker, ich bügle deine Wut nieder.
Können Sie sich die Augen der Mutter einmal genau anschauen?
Ja, das ist wirklich so diese Furie.
Wie sehen die Augen aus?
Böse, – (Sie beginnt zu weinen.) *– so was Vernichtendes –* (Weint stärker.) –
Können Sie jetzt mal versuchen, die Augen der Mutter richtig zu fixieren? Geht das?
Ja, aber es kostet mich sehr viel Kraft.
Ja, versuchen Sie die Augen richtig zu fixieren, um die Mutter in ihre Schranken zu weisen.
(Weinen ebbt ab.) *Also diesem Kind gelingt es nicht, aber mir als erwachsenem Menschen. Ja, und diese überdimensionale Mutter, die schrumpft dann.* (Atmet tief durch.)
Was möchten Sie jetzt gerne tun?
Eigentlich am liebsten weggehen. – (Atmet tief aus.) *– Ja, da ist so ein Bild, wie ich als erwachsene Frau das Haus verlasse und die Tür hinter mir zumache.*
Ja, stellen Sie es sich genau vor.
Es kommen wieder die alten Schuldgefühle, sie nicht alleine lassen zu dürfen, sie könnte sich ja was antun, aber ich will es nicht mehr. Es ist dieses Weggehenwollen und die alten Schuldgefühle, die mich wie ein Gummiband zurückziehen.
Was könnte Ihnen jetzt helfen, wirklich zu gehen?
Der Gedanke, dass ich das Recht habe auf ein glücklicheres Leben und ich meiner Mutter sowieso nicht helfen kann. Ja, ich möchte einfach nur in mein Auto steigen und wegfahren.

Ja, stellen Sie es sich vor.
Ja, ich fahre der Sonne entgegen und möchte auch kein schlechtes Gewissen mehr haben.
Ja, versuchen Sie sich vorzustellen und sich darauf zu konzentrieren, wie Sie der Sonne entgegenfahren, und konzentrieren Sie sich ganz auf eine weite Landschaft.
Ja, ich versuche das Zuhause schrumpfen zu lassen. (Schweigt.)
Wo sind Sie jetzt?
Bei mir zu Hause, in meiner Wohnung, und ich versuche, meine Kraft leben zu können und nicht immer Angst vor meiner Energie zu haben. Da ist so ein Gefühl da, wenn ich meine Energie fließen lasse und nicht blockiere, dass dann wieder Gegenwut kommt, wie bei meiner Mutter.
Und woher kommt diese Gegenwut?
Wenn meine Wut da ist, kommt gleich die Mutter, die so massiv dagegen reagiert.
Die innere Mutter, der Sie Einhalt gebieten müssen.
Ja.
Und könnte Ihnen da nicht Ihr wehrhaftes Tier behilflich sein?
Ja, es ist nur, dass ich es oft total vergesse, mir da Hilfe zu holen. So als hätte ich diesen Kampf alleine zu kämpfen und als würde ich mutterseelenalleine dastehen. Da ist so ein ganz großes Verlangen, meine Energie endlich fließen zu lassen. Wenn mir das gelingt, bin ich eigentlich ein sehr fröhlicher Mensch.
In der nächsten Stunde sagt die Patientin:
Der letzte Tagtraum hat mir sehr gut getan, und trotzdem dreht sich nach wie vor alles weiter ums Rauchen, und es ist so, als ob ich mir gar nicht die Erlaubnis geben könnte aufzuhören. Es ist dieses Versagen, nicht aufhören zu können, diese Selbsterniedrigung und mir beweisen, ich bin ein schlechter Mensch. Alles in mir will nicht mehr rauchen, aber ich kann mir noch nicht die Erlaubnis geben. Iris beschäftigt mich auch weiter, nicht die Freundschaft beenden dürfen aus Angst vor ihrem Selbstmord, so als ob sie die Mutter wäre. Mit Iris habe ich mir auch eine größere Schwester gesucht, und es ist die Frage, habe ich ihr Unrecht getan und etwas, was zu meiner älteren Schwester gehört, auf sie übertragen? Im Mai hätten wir zusammen die Hospitans in Berlin gehabt. Ich habe kein Vertrauen mehr zu ihr, das ist total kaputtgegangen. Die Selbstmorddrohungen, da spüre ich, was die für eine Macht über mich hatten, sie waren wie Daumenschrauben. Es kommt für einen Moment eine wahnsinnige Wut, was sie mir damit auch angetan hat. Ein Gefühl, in die Knie gezwungen zu werden, und es gibt keinen Ausweg. Da ist schon was in mir, was sagt, ich will nicht, dass diese alte Geschichte ein Leben lang Macht über mich hat. – (Sie weint.) – Die Vorstellung, ich mache mich frei davon, und meine Energie kommt, dann kommt gleich Angst, ich bin dann unerträglich für andere.
Was wäre das Unerträgliche?

5.3 Phasen des psychotherapeutischen Prozesses in der Psychotraumabehandlung

Dass andere das nicht aushalten könnten, dass ich ein selbstbewusstes Auftreten habe und es mir einfach gut geht. Mein Kopf sagt mir schon, was willst du mit Leuten, die dich nur mögen, wenn du klein und schwach bist, aber die Angst ist schon, irgendwann ganz alleine dazustehen. Es kommt aber auch, du wirst nicht alleine dastehen, gut, vielleicht wird sich der eine oder andere verabschieden. Ich muss mich mit dem Schmerz auseinander setzen, dass Freundschaften auch manchmal zu Ende gehen. Ich muss lernen, das Ende zu akzeptieren, Menschen kommen und gehen. Es ist mir schon immer so schwer gefallen anzunehmen, auch in Beziehungen mit Männern, dass etwas zu Ende ist. Da ist im Moment auch etwas Kämpferisches, das sagt, ich will das nicht mehr.

In dieser Passage wird die Macht des inneren Anklägers, der die Patientin immer wieder des Versagens bezichtigt, sehr deutlich sowie die Wendung der Aggression gegen die eigene Person, statt das eigene Leben zu wagen und damit Eigenständigkeit und eigene Stärke, die nicht zu Gunsten anderer aufgegeben werden muss. Doch beginnt sich auch Kämpferisches zu melden, das Eigene zu vertreten und verstärkt zu leben.

Spontane Altersregressionen

Da es im Verlauf der Psychotraumabehandlung, wenn wir mit den Motiven der klassischen KIP arbeiten, auch zu spontanen Altersregression kommen kann, möchten wir sie erwähnen, vor allem deshalb, weil es dabei auch zu einer spontanen Regression in eine traumatische Szene kommen kann (wie im sich anschließenden Fallbeispiel). Wir möchten deshalb der Frage nachgehen, wie wir vorgehen können, wenn es zu einer solchen Regression kommt.

Zunächst lassen wir die Tagtraumszene sich für eine Weile ausbreiten und regen dann an, die Patientin möge sich vorstellen, wie sie als Erwachsene dem Kind hilfreich zur Seite stehen kann, unterstützt durch ihre hilfreichen Gestalten (falls diese noch nicht etabliert sind, regen wir die Vorstellung solcher Gestalten an), die das Kind trösten und beschützen und alles tun, damit das Kind aus dieser schwierigen Situation herausfindet.

Möglichst in der nächsten Sitzung greifen wir das zentrale Thema des Tagtraums erneut auf und schlagen der Patientin vor, sie könne im Tagtraum nun gezielt die erwachsene Patientin zusammen mit dem Kind und den inneren Helfern am sicheren, geschützten Ort versammeln. Danach könne sie weitere Vorstellungen zusammen mit ihren Helfern entwickeln, was dem Kind gut tun und was es jetzt brauchen würde.

Fallbeispiel Rita

Es handelt sich um eine *spontane Altersregression*, die sich nach der Vorgabe des *Vulkanmotivs*, einem so genannten Oberstufenmotiv der KIP, ereignete, als es therapeutisch darum ging, dass sich die Patientin mit ihrer Wut gegenüber ihrer Mutter auseinandersetzen wollte. Diese neigte in der Kindheit der Patientin zu massiven Wutausbrüchen, die meist mit Trennungs- und Selbstmorddrohungen verbunden waren. Die Patientin war zur Einsicht gelangt, dass ihr Rauchen dazu diente, diese Wut niederzuhalten und sich selbst gleichzeitig für diese Wut durch Rauchen noch zu bestrafen. Um sich weiter ihrer Wut zu stellen, hatte die Psychotherapeutin ihr das Vulkanmotiv vorgeschlagen:

Ja, das ist ein Vulkan, der rauchend Steine spuckt – schwarzer Rauch und so richtig rote Lava fließt nicht, es ist schwarzer dunkler Rauch und Steine. Ja, und da ist wie so eine Blockade, als ob es dem Vulkan schwer fällt, Feuer zu spucken. Wie wenn es schwer fällt, alles rauszulassen. Ja, da ist schon so ein Gefühl, als ob ich vor dem Vulkan stehe als Kind. Da ist so was Fassungsloses, so was Totes und so eine Hilflosigkeit.

Sehen Sie das Kind?

Ja.

Wo steht es, direkt vor dem Vulkan? Wie sieht es aus?

Ich sehe es von hinten. Ja, es hat lange braune Haare und steht da so steif. Wenn ich mir die Augen dazu vorstelle, sind sie vor Entsetzen weit aufgerissen. Es ist auch ein puppenhaftes Gesicht. Es ist schon ein Gefühl, als ob ich Macht über den Vulkan hätte und ihn wieder verschließen könnte und Deckel drauf.

Könnten Sie jetzt einmal versuchen, sich vorzustellen, wie Sie als erwachsene Person hin zu dem Kind gehen und Kontakt zu ihm aufnehmen?

(Sie nickt.) *Das Kind ist ganz steif.* (Sie beginnt sehr zu weinen.)

Mögen Sie vielleicht einmal das Kind in den Arm nehmen und es trösten?

(Sie nickt und weint weiter, aber nicht mehr so stark.)

Das Kind kann so schwer vertrauen. Sobald das Kind Vertrauen fasst, ist es, als ob es sich zu einem Monster entwickelt. Also, ich halte es in meinen Armen, und es schreit seinen ganzen Schmerz heraus und ist wie ein Monster, letztlich wie ein unnatürliches Wesen. Sobald sich das Kind gehen lassen darf, wird es zu einem so komischen Geschöpf.

Können Sie es mal beschreiben?

Ja, es sieht nicht mehr aus wie ein Kind, sondern, ja komisch, wie ein Säugling, der so alles aus sich herausbrüllt.

Können Sie versuchen, diesen Säugling zu trösten?

Das fällt mir sehr schwer.

Können Sie es trotzdem versuchen?

(Schweigt, atmet tief.) *Je mehr ich mich bemühe, umso mehr wird auch wieder ein Säugling draus, ein menschliches Wesen.*

Ja, versuchen Sie, diesen Säugling zu trösten und das für ihn zu tun, was er jetzt braucht.

(Sie weint leise und atmet schwer.) *Menschliche Wärme und Zuneigung braucht er und so ein Angenommensein.*

Ja.

Ja, und ihm auch zu sagen, dass er so gut ist, wie er ist.

Ja, dann tun Sie das.

5.3 Phasen des psychotherapeutischen Prozesses in der Psychotraumabehandlung

Ja, dann wird schon ein richtig schönes Baby daraus.
Ja – dann erfreuen Sie sich an diesem schönen Baby.
Ja, das fällt mir schwer, weil es doch immer wieder solche Züge annimmt, der Mundbereich sich immer wieder verzerrt.
Was braucht dieser Säugling?
Liebe.
Können Sie ihm Liebe geben?
Ich muss mich anstrengen.
Versuchen Sie sich vorzustellen, wie Sie mit Ihrem Säugling an einem sicheren, geschützten Ort sind, wo Sie sich wohl und aufgehoben fühlen, und er alles bekommt, was er braucht.
Ja, da kommen jetzt wirklich solche Bilder vom Mutterleib.
Ja, dann stellen Sie sich das vor.
Also, es fällt mir unheimlich schwer, diesem Kind Liebe zu geben. Da ist so eine Isolation da. Mich eins zu fühlen mit dem Säugling, das geht nicht.
Versuchen Sie sich Ihren Ort vorzustellen, an dem Sie sich sicher und aufgehoben fühlen, und kehren Sie dann langsam und allmählich wieder hierher zurück.
Der Patientin gelingt eine Begegnung mit den unerfüllten Wünschen und Bedürfnissen des Säuglings, mit dessen Schmerz, der sich affektüberflutend ins Grenzenlose ausweitete, wodurch der Säugling ihr monsterhaft vorkommt. Dies geschieht in dem Moment, wo der Säugling zulässt zu vertrauen und damit auch seine ganze Bedürftigkeit. Monsterhaft kann hier als Metapher für das grenzenlos Ungestillte und die Angst davor gelten. Indem sie zulässt zu spüren, was dieser Säugling braucht – menschliche Wärme, Zuneigung und ein Angenommensein – kann dieser menschliche Züge annehmen.
In der Folgestunde meint die Patientin:
Am Montag ging es mir nicht so gut und ich bin mir noch nicht so klar, was es zu bedeuten hat. Was mich doch sehr beschäftigt hat, war, dass ich ständig denken musste, hoffentlich mach ich Ihre Kissen nicht schmutzig. Obwohl ich wusste, Sie sind mir nicht böse, das darf ich bei Ihnen. Ich denke aber, mir wurde als Kind vermittelt, ich darf nichts schmutzig machen, das steht an erster Stelle. Da kommt dann auch ein Gefühl auf, dass ich es gar nicht fassen kann. Das Bild, das mir am meisten geblieben ist, ist das Baby auf meinem Arm, das schreit und zu einem Monster wird, und wie schwer es mir fällt, ihm Gefühle der Fürsorge entgegenzubringen. Ja, da stellt sich die Frage, ob als Baby, wenn ich schrie, ich wirklich so abgelehnt wurde. Also, es ist wirklich so, dass ich den Tagtraum nicht verstehe.
Was verstehen Sie nicht?
Was es mit dem Rauchen zu tun hat, was der mir eigentlich sagen will. Ich habe auch ein bisschen das Gefühl, da ist in mir so eine Blockade, dass ich es mir gar nicht angucken will und Sie mir das Resultat präsentieren, das wäre mir am liebsten.

Ich würde Ihnen gerne vorschlagen, sich dem tagträumend wieder anzunähern und zu schauen, was sich weiter entwickelt.
Ja.
Entspannungsinstruktion: Ort, an dem Sie sich sicher, wohl und aufgehoben fühlen, und dort begegnen Sie Ihren hilfreichen Gestalten.
Es ist eine Wiese, und dort ist ein großer wunderschöner Baum mit ganz tiefen Wurzeln, und darunter ist es wie ein Mutterleib, und da liege ich zusammengerollt, und der Helfer, da kam ein Schäferhund ganz spontan, der mich beschützt, der streicht so um den Baum. Ja, es ist ein kraftvolles Tier, das etwas Friedsames hat, aber auch zubeißen kann. Also, es ist ein friedvolles Tier, das in Ruhe gelassen werden will, und wenn er angegriffen wird, kann er sich auch wehren.
Ja, natürlich, das soll er auch.
Es ist schon auch ein Gefühl von Treue da. (Beginnt zu weinen.) *Ja, der lässt mich nicht im Stich.*
Ja.
Die Sonne scheint, und die Wiese ist schön saftig und grün, und es sind Blumen da.
Was würden Sie jetzt gerne tun?
Auf der Wiese spazieren gehen, singen, lachen und tanzen, einfach nur fröhlich sein.
Ja, dann tun Sie das.
Ja, auch alles abschütteln, was mir wehtut und mich belastet.
Ja, nehmen Sie es mit all Ihren Sinnen auf und nähren Sie Ihren hungrigen Säugling.
(Atmet tief durch.) *Ja, es ist jetzt wirklich ein wunderschöner Säugling.*
(Weint.)
Ja, lassen Sie diese Vorstellung ganz auf sich einwirken und sie sich ausbreiten.
Das ist wie ein kleines Wunder, auch so etwas in mir zu haben und sich nicht wie ein Monster wahrnehmen zu müssen.
Ja.
Auch ich selbst sein dürfen.
Ja.
(Die Patientin atmet tief durch.)
Und vielleicht können Sie jetzt hier Ihr inneres Kind, das Ihnen im Tagtraum begegnet ist, einbeziehen und ihm zeigen, wie das ist, wenn man fröhlich ist und tanzt und wenn die Sonne scheint.
Ja, erst kam schon wieder das hässliche Monsterkind, und wenn ich mich bemühe, wird es schon eher ein Baby, und es hat eine Jacke an mit einer Kapuze auf. Das Gesicht ist gar nicht so zu sehen.
Mögen Sie Kontakt zu dem Kind aufnehmen?
Ja, ich versuche, ihm das Schöne aufzuzeigen. Das Kind ist aber schon so apathisch und so ...
Und so?

5.3 Phasen des psychotherapeutischen Prozesses in der Psychotraumabehandlung

Dass es das vielleicht auch gar nicht so sehen will.
Vielleicht kann der Schäferhund helfen.
Ja, der kommt und leckt dem Kind das Gesicht. (Sie lacht.)
Und wie reagiert das Kind?
Ja, das fängt an zu lachen. Ja, da ist schon was an dem Kind, das Augen hatte, die verschlossen waren, so dass es nicht sehen konnte und man ihm helfen muss, die Augen zu öffnen, dass es das Schöne sehen kann. Sie weint, das ist eigentlich nur durch Liebe möglich. (Weint.)
Können Sie sich vorstellen, wie Sie mit Unterstützung des Schäferhundes dem Kind diese Liebe geben könnten?
Ja, dem Schäferhund fällt das leichter. Dieser Schäferhund, der ist da so unbedarft. Mein Gefühl zu dem Kind, da war am Anfang so eine Distanz, und so ganz allmählich gelingt es mir, sie abzubauen und einen Bezug zu dem Kind herzustellen. Das ist jetzt wirklich ein Säugling, ein Neugeborenes. Ja, und da ist eine ganz vorsichtige Freude und Zuneigung, so als ob es etwas ganz Zerbrechliches wäre. Ja, und ich muss schon aufpassen, dass da nicht wieder etwas kommt, was sagt, kleine Kinder sind Monster.
Lassen Sie sich vom Schäferhund helfen.
Ja, jetzt gelingt es mir auch, das Kind zu mögen, wenn es schreit. Es entwickelt sich nicht zu einem Monster.
Ja, versuchen Sie sich vorzustellen, wie Sie dem Kind all das geben, was es braucht und Ihr Schäferhund Ihr hilfreicher und beschützender Helfer ist.
Ja, da ist so ein Bild, wie ich dem Säugling die Brust gebe und der Hund uns beschützt, er ist jetzt ganz nah bei uns.
In diesem Tagtraum gelingt es der Patientin, nach anfänglichem Widerstand mit Angst vor der Übertragung der ablehnenden Mutter, die wütend werden könnte, eine innig bezogene Bindung zu ihrem inneren Kind aufzubauen, was auch bedeutet, zu den bedürftigen Seiten der eigenen Person, und diese nicht als monströs zu verachten, sondern zu ihrem Lebensrecht zu verhelfen. Im inneren Dialog mit diesem Kind verändert sich etwas Entscheidendes: Eine unsichere Bindung wird in eine sichere verwandelt.
Der zweite Tagtraum hat mir sehr gut getan. Ich glaube, es geht wirklich darum, dass ich mich annehmen kann, auch wenn ich nicht die Liebe bin. Ich glaube sehr, dass man mir als Kind signalisiert hat, dass ich als schreiendes Kind nicht erwünscht bin und ich mir als Monster vorkam. Wenn ich das hässliche Kind im Arm hielt, da war viel Distanz, einfach keine Beziehung.
Mit dem schreienden Kind wollte niemand was zu tun haben.
(Die Patientin kommt wieder auf das Rauchen zu sprechen und darauf, dass es beim Rauchen auch um das Monster gehe.)
Und ist das nicht auch die Vorstellung, dass dieser Teil nicht gut ernährt und versorgt werden darf, dass er mit Nikotin ernährt und letztlich vergiftet werden muss?

Ja, dieser nicht angenommene, nicht respektierte Anteil, ja, das stimmt. In Gesellschaft merke ich immer wieder, dass ich wie unter Stress gerate und ganz viel Energie abgebe, ohne dass es einen Anlass dafür gibt, das ist mir auch beim Arbeiten aufgefallen. Am Sonntag war ich mit einer Freundin in einer Szenekneipe und fühlte mich wie eine Marionette.
Ein Ausdruck für sich ferngesteuert zu fühlen, gar nicht bei sich zu sein.
Ja, und das erschreckt mich auch, und ich habe aber auch Angst zu vereinsamen, mich immer mehr zurückzuziehen. Mit mir alleine fühle ich mich wohl. Es erschreckt mich zu sehen, dass die Gesellschaft von Menschen mich so unter Stress setzt.
Von allen?
Nein, nicht von allen. Ja, ich denke, es hat auch wieder was mit Angepasstsein zu tun, und ich spüre, ich bin im Grunde nicht mehr so angepasst, und der Rebell in mir wird immer lauter, und das kostet Kraft. Es ergibt alles ein Bild, ich muss letztlich zu mir stehen. Ich finde mich so langsam und habe noch nicht den Mut, wirklich zu mir zu stehen. Aber was ich wirklich spüre, die lähmende Angst ist einfach nicht mehr da. Immer wieder muss ich auch an Mario (ein früherer Freund) denken und nicht loslassen können, so als bräuchte ich immer noch einen Menschen, der mich unterjocht.

Symbolkonfrontation (Konfrontation mit der Mutterrepräsentanz)
In der folgenden Stunde setzt sich thematisch der Konflikt der Trennungsschuld und der Selbstverleugnung fort. Die Patientin sagt, sie habe Angst, in einer neuen Beziehung gar nicht ihre Bedürfnisse spüren zu können, mehr auf den anderen zu achten als auf sich selbst. Auch spricht sie ihre Angst an, die Chance, ein Kind zu bekommen, zu versäumen, aus dem Gefühl heraus, ihrer Mutter mit einem eigenen Partner und einem Kind etwas anzutun. Sie hätte vielleicht dann etwas, was die Mutter nie hatte, nämlich Erfüllung, und dann stünden sofort deren Selbstmorddrohungen wieder im Raum. Sie lösten ein Gefühl aus, fremdgesteuert zu sein, was verhindere, eigene Verantwortung zu tragen. Der innere Konflikt mit der Mutter der Kindheit wird hier konfliktfokussierend in der Begegnung mit der Mutterrepräsentanz am Waldrand gesucht (vgl. Leuner 1985, S. 172f) und in der Vorgabe so modifiziert, dass auch eine hilfreiche Gestalt mit anwesend ist.

Irgendwo habe ich mich schon um gewisse Bereiche meines Lebens gedrückt aus Angst vor meiner Mutter. Vielleicht hat es mittlerweile Alibifunktion, dass ich mir sage, meine Mutter hat noch Macht über mich, und ich habe keine Verantwortung, und so gebe ich ihr Macht, die sie gar nicht mehr hat. Aber es ist schwierig, das alles so klar zu trennen.
Die Psychotherapeutin schlägt ihr einen Tagtraum zur weiteren Klärung vor.

5.3 Phasen des psychotherapeutischen Prozesses in der Psychotraumabehandlung

> Von der Wiese aus sehen Sie einen Waldrand, gehen Sie langsam hin zu dem Waldrand und stellen Sie sich in der Nähe einen geschützten Platz vor, zu dem Sie gehen. Wenn Sie möchten, ist da auch Ihr wehrhaftes Tier und Sie als erwachsene Person. Stellen Sie es sich vor und dann weiter, wie Ihre Mutter aus dem Inneren des Waldes an den Waldrand tritt.

Es ist meine Mutter mit Mitte 35, mit einer Schürze, und ich spüre, dass von meiner Seite ihr gegenüber ich sie gar nicht an mich herankommen lassen kann.
Schauen Sie sich die Mutter genau an, was löst sie gefühlsmäßig in Ihnen aus?
Es ist bei ihr dieses Gespaltensein, diese wütende Frau, die mit sich gar nicht klarkommt, und auch die Mutter, die mich schon liebt, aber das nicht vermitteln kann, es fehlt so eine emotionale Nähe. Es ist schon das Gefühl, sie will das Beste für mich. Auf meiner Seite ist eine ganz große Abwehrhaltung. Ja, und eine große Angst vor ihren Wutausbrüchen. – (Weint.) – Ja, und es ist schon auch ihr Bemühen, das kann ich gar nicht so annehmen.
Worum bemüht sie sich?
Um mich, um eine Beziehung zu mir. Ich spüre einfach, da ist kein Vertrauen da.
Mögen Sie das der Mutter vielleicht einmal sagen?
Da ist so ein Gefühl, wenn ich ihr das sage, dass sie dann in Asche zerfällt, einfach in Staub. – (Schweigt.) – Und auch so, dann wendet sie sich ganz von mir. Ja, einfach auch so, sie kann sich dem nicht stellen. Sobald ich auch was will und von ihr fordere, dann ist von ihrer Seite aus dicht. Sie ist jetzt eine ganz steife Figur, wie aus Stein.
Was löst das in Ihnen aus, wenn Sie das wahrnehmen?
Trauer und schon auch Wut, dass sie sich mir nicht stellen kann, auch so ein Gefühl, als ob ich mit meinen Forderungen was Unmenschliches fordern würde, ein Monster wäre.
Worin bestehen Ihre Forderungen?
Dass ich mit ihr Konflikte klären kann und sie mir auch ganz einfach zuhört und nicht das, was ich sage, so einfach abtut. – (Schweigt.) – Ja, da ist auch so ein Gefühl, dass sie zwar möchte, aber nicht kann und sie auch sehr darunter leidet. Sie ist jetzt wie so ein Häufchen Elend, und ich bin sozusagen groß und sie ist klein.
Und wie geht es Ihnen damit?
Da stimmt was nicht, ich muss Rücksicht auf sie nehmen, und ich bin die Große und sie die Kleine. – (Atmet tief.) – Es ist das Gefühl, ihr nicht helfen zu können.
Ja.
Es ist sehr schwer, an so jemanden die Verantwortung zurückzugeben – (Schweigt.) – ... ja, und zu akzeptieren, dass man ihm nicht helfen kann. – (Sie weint sehr.) – Ja, das ist auch, so meine eigene Stärke zu spüren – (Sie sagt es schluchzend.) – und ihre Schwäche, es ist ein schlimmes Gefühl, man fühlt sich so, als ob da was nicht stimmt, nicht richtig ist, als ob man die Stärke nicht haben dürfte, wo die Mutter doch so schwach ist.

Können Sie der Mutter vielleicht einmal sagen, dass Sie ihr nicht helfen können?
(Sie weint wieder stärker.) *Ja, das geht schon, und sie nimmt das auch an –* (Weint.) *– und da ist schon auch von ihrer Seite, dass sie mir das Beste wünscht.* (Weint – beruhigt sich langsam – schluchzt.)
Was möchten Sie jetzt gerne tun?
Ich möchte sie in den Arm nehmen.
Ja, dann tun Sie das.
(Schweigt.) *Jetzt ist sie die Frau von heute.*
Und wie ist das, wenn Sie sie umarmen, sie in den Arm nehmen?
Ja, es ist ein Stück friedlicher, aber schon noch auch Ablehnung da, so ganz ist das nicht weg, und ihr Festhalten an dem Leid und ihr Reinwühlen, das ist gar nicht so … Ich habe das Gefühl, was früher war, wird leichter, es ist so ein Friede da.
Ja, stellen Sie sich dann vor, wie die Mutter langsam wieder zurück in das Innere des Waldes geht.
Da ist schon, dass ich sie nur schwer ziehen lassen kann und mir sagen muss, sie lebt ihr Leben und ich meines.
Ja. Und stellen Sie sich dann vor, wie Sie als erwachsene Person an dem geschützten Platz sind.

Inhaltlich wird die Parentifizierung der Patientin durch ihre Mutter sehr deutlich, die so mit ihren eigenen Lebensproblemen beschäftigt ist, dass sie die Patientin nicht als eigenständige Person sehen und wahrnehmen kann und emotional keinen Platz für sie hat. Der Patientin, die diese Parentifizierung angenommen hat, gelingt es im Tagtraum unter starker Abreaktion von Affekten, sich von dieser, wenn auch mit Mühe, zu lösen.

Täterkonfrontation und Grenzsetzung

Täterkonfrontation und Grenzsetzung ist immer da weiter nötig, wo noch Kontakt zu Tätern besteht oder wieder aufgenommen werden soll. Daneben spielt sie eine besondere Rolle, wo es um die innerpsychische Auseinandersetzung mit innerlich verfolgenden Tätern oder Täterinnen geht. Anhand zweier Beispiele soll dies verdeutlicht werden.

Fallbeispiel Dorothea

Dorothea wird verstärkt Grenzsetzung angeboten, da ihre Mutter „mal wieder nicht akzeptieren und verstehen will", dass sie bei einer wichtigen Familienfeier nicht anwesend sein möchte, weil sie ihren Cousins, die sie sexuell missbraucht haben, und deren Eltern nicht begegnen will. Die Mutter weiß um diesen Sachverhalt, verleugnet ihn bei anstehenden Familienfeiern aber gerne wieder.
In dem Moment, wo ich merke, es hat gar keinen Zweck mit meiner Mutter, dann sind auch die inneren Bilder da.
Welche genau?

5.3 Phasen des psychotherapeutischen Prozesses in der Psychotraumabehandlung

Da, wo ich die anderen wegschicke, auch den Bert, wo ich die Aggressionen habe.
Sollten wir jetzt noch verstärkt in solche Szenen gehen, wo Sie sich mehr abgrenzen können, dass sich das noch mehr stabilisiert?
Ja, das wäre sehr gut.
Entspannungsinstruktion: Stellen Sie sich vor, wie Sie an Ihrem sicheren, geschützten Ort sind, an dem Ort, wo Sie sich sicher, wohl und geborgen erleben, dort nehmen Sie Kontakt auf zu Ihrem unverletzten Kind und zu Ihren inneren Helfern, auch zum wehrhaften Tier.
Wir stehen an einem See, ganz dicht zusammen. Das unverletzte Kind und die Helfer sind da.
Ja, spüren Sie, wie sie alle da sind, um Sie versammelt.

Und jetzt stellen Sie sich vor, wie Sie von einer Wiese aus, zusammen mit Ihren hilfreichen Gestalten und dem unverletzten Kind zu einem geschützten Platz in der Nähe des Waldrandes gehen und an diesem geschützten Platz die Helfer schützend Sie und das unverletzte Kind umgeben. Stellen Sie sich dann vor, wie Sie von diesem geschützten Platz aus am Waldrand die Person sehen, mit der Sie sich jetzt auseinander setzen wollen.

Es ist ganz deutlich Patrick, aber ich bin sehr erschrocken und gelähmt.
Stellen Sie sich Ihre Helfer vor, die Sie beschützen.
Ja, sie sind um mich, auch mein wehrhaftes Tier, der Hund, der ganz laut bellt.
Wie sieht Patrick aus?
Er ist sehr kräftig, genauso groß wie ich.
Können Sie ihm in die Augen schauen?
Ja, wir schauen uns an, so dass mir da nichts entgeht.
Können Sie versuchen, ihn mit dem Blick zu bannen?
Ja, es war gerade bei ihm schon der Eindruck, wir lassen uns beide nicht aus den Augen.
Können Sie ihm gebieten mit Ihren Augen, dass er Sie in Ruhe lässt, Ihnen nichts mehr tut, er seine Macht verliert?
Ja, das hat es gerade, dass ich ihm über den Blick zeige, dass ich mich wehren werde, dass er mir nichts mehr tun kann. Er lässt nicht nach, aber ich spüre an seiner Körperhaltung, dass er überlegt zu gehen, aber es ihm sehr schwer fällt.
Versuchen Sie weiter, ihn mit Ihren Blicken zu bannen, seiner Macht Einhalt zu gebieten.
Er gibt nach, er geht jetzt. Das tut auch gut, dass der Hund noch bellt und die Helfer um mich stehen. Er verschwindet jetzt im Wald, aber ich merke, wie ich ihm mit dem Blick noch hinterher schaue.
Stellen Sie sich vor, wie Sie ihn mit dem Blick wegschicken und damit Ihre Grenzen setzen. – Und, wie ist das?

Sehr angenehm, ich merke, wie ich mich löse, wie ich das Steife abgebe.
Ja, stellen Sie sich das deutlich vor, wie Sie das Steife abgeben.
Mir ist gerade auch klar geworden, warum es mit Patrick anders geworden ist. Die Vorstellung, ihm zu begegnen, war immer unvorstellbar für mich, aber das hat sich gewandelt. Ich habe ihn 10 oder 15 Jahre nicht mehr gesehen. Diese Wut, dieser Hass, den ich mit Bert ausgelebt habe, habe ich dann in meinen Tagträumen auch für Patrick übernommen.
Ja, das ist ja gut, es so abzuarbeiten.
Ja, diese Phantasien auch zuzulassen, denn es war immer im Hinterkopf, das tut man nicht.
Selbst in der Phantasie durften Sie sich nicht wehren.
Ja.
In der Folgesitzung wird erneut an der Grenzsetzung, Distanzierung und Loslösung von den Tätern gearbeitet:
Letzte Woche nach dem Tagtraum spürte ich, dass ich gestärkt war und tatsächlich mir jetzt auch vorstellen kann, wenn ich Patrick oder Bert begegnen würde, mich auch abgrenzen könnte und sie mir mit Blicken vom Leib halten könnte und es ihnen auch sagen könnte. Bisher war immer die bange Frage, was wäre, wenn ich ihnen begegnen würde. Vorher, wenn mein Mann mir sagte, „Sag ihnen, wenn du sie siehst, du willst mit ihnen nichts zu tun haben." Das konnte ich mir bisher gar nicht vorstellen, aber jetzt. Da wurde mir auch der Blick von Patrick bewusst. Er hatte immer so einen stechenden, beherrschenden Blick. Das habe ich noch in Erinnerung, und ich fühlte mich so unterlegen, aber jetzt kann ich mit diesem Blick umgehen. Berts Blick war immer viel ängstlicher.
War er der Jüngere?
Beide sind 2 Jahre älter als ich.
Was wäre gut, jetzt weiter zu tun? Wäre es eine Hilfe, im Tagtraum weiter mit diesem Problem umzugehen?
Ja, das hilft mir sehr.
Gut, dann versuchen Sie sich wieder zu entspannen. – (Die Psychotherapeutin gibt die üblichen Instruktionen vor.) – Stellen Sie sich jetzt wieder vor, wie Sie als erwachsene Person zusammen mit Ihren hilfreichen Gestalten und dem unverletzten Kind hingehen zu einem geschützten Ort, einem Platz in der Nähe eines Waldes, und sich dort in Begleitung Ihrer Helfer und dem unverletzten Kind aufhalten, und stellen Sie sich das deutlich vor. Geht das?
Ja, wir sind an den Waldrand gelaufen, und wir stehen wieder dicht beieinander mit den Helfern.
Und wie ist Ihr Gefühl?
Im Kreis sehr gut und wohlig.
Ja, spüren Sie weiter, wie das ist, und lassen Sie dieses angenehme Gefühl sich vertiefen. Geht das?
Ja.

5.3 Phasen des psychotherapeutischen Prozesses in der Psychotraumabehandlung

Stellen Sie sich dann weiter vor, wie Patrick oder Bert an den Waldrand treten und Sie das tun, was Sie tun möchten, um sich von ihnen zu distanzieren und sich zu lösen, und beschreiben Sie dann, was geschieht.
Sie treten beide auf mich zu, Bert mehr im Hintergrund, und ich habe das Gefühl, ich muss sie wegschieben, und die Helfer und das unverletzte Kind schieben sie mit aller Macht weg.
Ja. Was geschieht weiter?
Ich merke, dass Patrick sich wehrt, er drückt dagegen, aber Bert hält dem nicht stand, er geht. Bei Patrick brauche ich viel Kraft.
Ja, nehmen Sie sich die Unterstützung von den Helfern, die Sie brauchen.
(Die Patientin schweigt.)
Können Sie beschreiben, was ist?
Ich merke, ich habe mehr Kraft durch die Helfer, und er geht jetzt weg, weil er keine Chance mehr hat.
Was tun Sie?
Ich sehe ihm hinterher, ich spüre die Wut, die in mir kocht, und das ist auch eine Kraft.
Ja. Was möchten Sie weiter tun?
Jetzt auch zurückgehen, Ruhe finden.
Ja, dann gehen Sie doch zurück an den geschützten Ort, zusammen mit Ihren Helfern und dem unverletzten Kind und tun nur das, was Sie jetzt gerne tun möchten.
(Schweigt.)
Was geschieht?
Wir setzen uns ins Gras, um auszuruhen, sind aber immer noch dicht beisammen.
Ja, spüren Sie das Gras und spüren das dichte Zusammensein mit den Helfern und dem Kind.
(Nach einer Pause:) Und jetzt kehren Sie wieder langsam mit Ihrer Aufmerksamkeit ganz in diesen Raum zurück.
Also dieser Typ ist in meiner Phantasie immer wieder sehr, sehr präsent, es ist einfach unglaublich. (Schweigt.)
Wie geht es Ihnen jetzt?
Ich war erst etwas angespannt, aber jetzt löst es sich langsam. Ich merke, was er noch für eine Macht besitzt, obwohl ich mich ja langsam wehren kann. Es ist verrückt, wenn ein kräftiger Mann mir gegenübertritt, gehe ich instinktiv auf Distanz. Aber ich spüre auch hier, dass vieles anders geworden ist und ich in meiner Arbeit gegenüber solchen Männern auch viel präsenter sein kann.
Folgesitzung:
Meine Mutter setzt mich ziemlich auf den Prüfstein, und ich merke, die Tagträume hier helfen mir sehr, mich abzugrenzen. Sie fragt immer wieder, ob ich die beiden Herren, so nenne ich sie mal, nicht doch treffen will und zum Geburtstag kommen will.

Wieso lässt Ihre Mutter einfach nicht locker?
Sie hätte gerne alle an den Geburtstagen zusammen.
Koste es, was es wolle.
Ja, sie bohrt da, koste es, was es wolle, und es kommt immer wieder zu dem Punkt, dass sie mein Verhalten nicht akzeptieren mag. Sie versucht mir ein schlechtes Gewissen zu machen. Sie setzt die Leute unter Druck. Ob Laura, meine Schwester, oder mich, sie will, dass man ihre Erwartungen erfüllt. Der Kampf geht so weit, dass sie mir sagt, ihre Arbeitskollegin, die auch missbraucht sei, gehe zu ihrer Familie, und das will sie auch von mir verlangen.
Es ist sehr rücksichtslos von Ihrer Mutter, das ist Seelenblindheit.
Sie haben es über Generationen so praktiziert und sie verlangt es auch von uns, und meine Schwester unterwirft sich. Abgrenzung ist ein großes, wichtiges Thema.
Nach einem längeren Urlaub der Psychotherapeutin erwähnt die Patientin, dass sie sich immer wieder an die Tagträume hier erinnert und immer wieder ähnliche Träume gehabt habe. Diese zeigen, dass sie sich innerlich, ohne die Stabilisierung in der Psychotherapie, noch nicht konsequent erlauben darf, ihre Grenzen zu ziehen:
Immer wieder träume ich: Wie sage ich Bert, dass ich keinen Kontakt mehr will? Immer wieder träumte ich, dass ich Bert zurückstoße und schlage und kam damit aber nicht zurecht, dass ich so energisch bin.
So, als dürften Sie das nicht.
Obwohl meine Eltern mich jetzt mehr verstehen, kann meine Mutter aber immer noch nicht verstehen, dass ich keinen Kontakt haben will, dass ich ihn auch nicht grüße. (Er wohnt in der Nachbarschaft der Eltern). *Es bringt mich zur Weißglut, dieses Muss, dass man Verwandte zu grüßen hat, egal, was da war. Der Kampf mit meiner Mutter bringt uns aber doch auch näher. Es ist ein Konflikt, aber wir suchen beide eine Lösung. Ich spüre eine wahnsinnige Wut auf die Mutter und auf meine Schwester, dass sie den Kontakt erzwingen wollen.*
Es ist der Konflikt, es zu übernehmen, auch Kontakt aufzunehmen, und daneben Bert und alles, was damit verbunden ist, von sich zu schlagen.
Ja, das ist der Konflikt.
Einige Zeit später berichtet die Patientin, dass mittlerweile doch offenere Gespräche mit ihrer Mutter über Bert und Patrick möglich seien. Sie könne jetzt auch besser akzeptieren, dass sie die beiden nicht sehen wolle und könne. Die Mutter komme jetzt eher auf sie zu, und das tue gut. Die Mutter habe davon gesprochen, wie sehr sie blockiert gewesen sei, wahrhaben zu können, dass in der Familie, die sie so gerne habe, so etwas passiert sei. Im letzten Telefonat mit der Mutter habe die Patientin dieser erzählt, dass in ihr das letzte Mal, als sie von zu Hause weggefahren sei und das Haus von Bert gesehen habe, so ein Gefühl von Wut und Neid hochgestiegen sei.
Was meinen Sie, was es mit dieser Wut und dem Neid auf sich hat?

5.3 Phasen des psychotherapeutischen Prozesses in der Psychotraumabehandlung 273

Ich gönne es ihm nicht, dass es ihm gelungen ist, ein Haus zu bauen, er das hat und ich nicht. Ich hatte den Eindruck, es ist ein kindliches Gefühl, diese Wut und dieser Neid, es kam einiges da zusammen.
Können Sie sich vorstellen, jetzt im Tagtraum, wieder von einem abgesicherten Platz aus mit Ihren hilfreichen Gestalten und dem wehrhaften Tier, erst einmal aus der Distanz Bert zu begegnen? Alles nur in Ihrer Vorstellung, und wenn die Wut kommt und entsprechende Impulse, lassen Sie sie in Ihrer Vorstellung zu, denn es ist nur Ihre Vorstellung, und der realen Person geschieht nichts.
Ja, es kommt gleich schlagen wollen, das musste ich letzte Woche sehr unterdrücken.
Entspannung: Als erwachsene Person an einem abgesicherten Platz in der Nähe eines Waldrandes, zusammen mit den hilfreichen Gestalten und dem wehrhaften Tier. Stellen Sie es sich genau vor, wie die Gestalten Sie beschützen.
Mein Blick ist auf ein Dörfchen gerichtet vom sicheren Platz aus, und der Hund ist ganz dicht an meinen Beinen.
Können Sie sich jetzt einmal vorstellen, wie Bert am Rande des Waldes steht und Sie sich ihn zunächst erst einmal genau anschauen, geht das?
Er ist sehr genau da.
Können Sie ihn beschreiben?
Er steht aufrecht da, Kopf gesenkt, mit Zigarette in der Hand. Er ist ein weicher Typ, schleimig, sehr unangenehm für mich.
Was hat er an?
Diesen orangefarbenen Pulli vom letzten Sonntag.
Was möchten Sie jetzt tun?
Es kommt gerade hoch, dass es mich immer noch wütend macht, dass er mich als Kind mit verführt hat. Er war immer nett und hatte das an, was mir gefiel, und wenn er mich sexuell angriff, war ich immer im Konflikt, im Zwiespalt, warum der Mensch, den ich doch mochte, so was tut. Jetzt kommt die Wut, die ich früher nicht hatte.
Wollen Sie der Wut mal Ausdruck verleihen?
Ich schlage auf ihn ein, so fest es nur geht. Ich merke gerade, die Bilder sind sehr verzerrt und die Emotionen ganz angespannt.
Wie sind die Bilder verzerrt?
Meine Augen flackern, sind ganz unruhig.
Kann der Hund Ihnen helfen?
Ja, er ist ganz dicht bei mir, das hilft.
Ja, spüren Sie das deutlich. Was geschieht?
Ich kann spüren, dass meine Vernunft sagt: „Hör auf", aber ich spüre in mir den Impuls, ihn umbringen zu wollen.
Stehen Ihre Helfer Ihnen zur Seite?
Ja, sie sind da, sie umgrenzen uns. Was mich mehr wütend macht, ist, dass Bert sich nicht wehrt, ganz in sich einsackt.
Was möchten Sie weiter tun?

Ich merke, ich möchte die Vernunft siegen lassen, ich möchte nicht haltlos auf jemand einschlagen – ich will, dass er geht.
Ja, schicken Sie ihn weg, schicken Sie ihn fort aus Ihrem Leben.
(Schweigt.)
Geht das?
Ja, er geht sehr langsam weg, aber er geht weg.
Ja, schicken Sie ihn mit Nachdruck weg.
Es schieben ihn die Helfer jetzt weg, damit ich ihn nicht sehen muss.
Ja, lassen Sie sich von den hilfreichen Gestalten helfen.
Jetzt wackelt das Bild auch nicht mehr, es wird ruhiger, auch die Augen.
Ja, stellen Sie sich nun vor, dass Sie zusammen mit Ihren hilfreichen Gestalten das tun, was Ihnen jetzt gut tut, stellen Sie sich das vor. Geht das?
Ja, einerseits möchte ich wegsehen, aber ich muss auch gucken, ob er wirklich weggeht.
Wenn er noch nicht weg ist, setzen Sie die Helfer ein, damit er ganz weggeht.
Ja, jetzt ist er weg.
Ja, wenn er jetzt ganz weg ist, versuchen Sie sich ganz auf sich zu konzentrieren und mit den hilfreichen Gestalten das zu tun, was Sie jetzt gerne tun möchten.
Wir laufen weg, gehen in eine andere Richtung.
Ja.
Gut, dass das jetzt hier rausgekommen ist, wie wütend ich auf diesen Mann bin, das war mir so nicht klar, das habe ich immer weggeschoben.

Stabilisierung
In der Phase des Durcharbeitens wechseln sich, je nach Ich-Zustand der Patientin bzw. des Patienten, Stabilisieren und Durcharbeiten ab, oder gehen ineinander über. Es ist klinisch eindrucksvoll zu sehen, wie in diesem Wechsel Sahra immer mutiger wird, sich auf Veränderungen einzulassen und neue Wege für sich zu beschreiten. Dies soll auch wieder über eine Sequenz mehrer Stunden beleuchtet werden.

Fallbeispiel Sahra
Sahra ist eine Patientin, die viel träumt, ihre Träume immer auch aufschreibt und dies schon vor Beginn ihrer Psychotherapie getan hat. Sehr oft haben ihre Träume ängstigende, bedrückende und sie ausbeutende Szenen zum Inhalt. Auch in diesen Zusammenhängen wird, nachdem die Bedeutung der Träume mehr oder weniger intensiv besprochen wurde, Stabilisierung angeboten. Nach einer Phase, in der Sahra wieder häufiger geträumt hatte und sich mehrfach mit ihrem „inneren Sklaventreiber" auch imaginativ auseinander gesetzt hatte, berichtet sie, es gehe ihr gut im Moment, und sie versuche, sich nicht zu sehr anzustrengen. Am Wochenende habe sie zum ersten Mal wieder geschlafen wie in ihrer Kindheit, bevor sie zum ersten Stiefvater gezogen seien, „*mit beiden*

5.3 Phasen des psychotherapeutischen Prozesses in der Psychotraumabehandlung

Armen neben dem Kopf". Damit Sahra dieses angenehme Selbstgefühl vertiefen kann, gibt die Psychotherapeutin ihr als Motiv wieder einmal die Blume vor, später ergänzt durch die, die alles hat, was sie zum Gedeihen braucht. Diagnostisch ist es der Psychotherapeutin zu diesem Zeitpunkt wichtig zu sehen, wie die Patientin sich im Tagtraum selbst symbolisiert und was sich, dargestellt auf der inneren Bühne des Tagtraums, verändert hat.

Es ist eine Blume, die zeigt mit ihrem Blütenkopf zu mir, sie ist ganz auf. Der Stiel ist gebogen in eine Richtung, in der, die zu mir zeigt. Es ist eine rote Blüte und auch eine recht große Blüte für den Stengel. Wenn da was reinfliegt, dann dreht sich das wie ein Wirbelstrom in diesem Blütenkopf. Sie hat lange dünne Samenfäden. Vielleicht fällt es mir ein, weil wir zurzeit Tulpen auf unserem Esszimmertisch haben.

Können Sie sich einmal vorstellen, wo die Blume steht?

Ich habe das Gefühl, es ist feiner Sand, aber ein bisschen zu trocken die Erde, aber schon in der Erde.

Können Sie noch ein bisschen etwas von der Umgebung sehen?

Jetzt kam ein grüner Busch, und es kommt mir ein bisschen wie eine Absperrung vor. Da ist so eine Sprenkelanlage, die wird aber auch so wie ein bisschen von dem Busch abgehalten, aber es kann schon Wasser rauskommen.

Können Sie jetzt einmal versuchen, sich vorzustellen, wie die Blume gut in der Erde verwurzelt ist und alles bekommt, was sie zum Leben braucht?

Oh, das ist ein guter Gedanke, da kommt sofort eine andere Erde, gute, braune, feuchte Erde, und die Wurzeln beginnen sich zu verzweigen in der Erde. (Die Patientin lacht.) Jetzt kommt wieder der Affenbrotbaum, und da gehen jetzt die Wurzeln drum herum, so als würden sie da Halt suchen, und das ist auch ein schönes Gefühl.

Ja, stellen Sie es sich vor und spüren Sie es.

Jetzt kommt noch dazu, dass das Feuchte alleine nicht ausreicht, sondern auch die ganzen Mineralien dazukommen müssen.

Ja, stellen Sie sich auch das vor, wie sich die Blume über die Wurzel aus der Erde die Mineralien holt.

Jetzt ist die Blume weg, und ich habe das Gefühl, als wäre ich ganz bei mir hier jetzt.

Ja, dann spüren Sie das, das Gefühl, dass Sie ganz bei sich sind.

Irgendwie fühlt es sich noch ein bisschen fremd an.

Aber Sie können es schon ein bisschen spüren?

Ja.

Im Anschluss meint sie: „Es war sehr angenehm, nicht auf die Sprenkelanlage angewiesen zu sein, auf das, was von außen kommt". Sie kommt auf das Rot der Blüte zu sprechen, dass die Farbe auch Verletzbarkeit bedeute. Sie sei überrascht, dass die Blume so weit geöffnet sei, obwohl sie so verletzbar sei – eigentlich müsste sie doch ganz zu sein. „Ich dachte, es ist gut, dass die Wurzeln alles

bekommen, was sie brauchen, aber was ist, wenn es stürmt, zu stark regnet oder die Sonne zu heiß scheint? Es kam kurz, dann kommt ein Schutzengel".
Wenige Stunden nach diesem stabilisierenden Tagtraum fühlt sich Sahra „hyperaktiv", kommt „nicht recht zur Ruhe". Sie hat „in der Zeitung wieder etwas über Kindesmisshandlung gelesen" und sei „wieder so auf der Hut, diese Wachsamkeit". Assoziativ fällt ihr der Hamster ein, für sie Sinnbild der unterdrückten Kreatur, der sich aber befreien möchte. Sie zieht dann eine Parallele zu sich selbst und sucht in ihrer Vorstellung nach Befreiung für sich aus vergangener Beengung und Verfolgung.
Wenn ich jetzt an den Hamster denke, dann ist es so, als wäre da so ein Gang, wie ein Flur, ein Schacht, und der Hamster wird wie rauf- und runtergeschleudert. Als könnte er da auch nicht weg, nicht raus. Ja, so ist es, er will schon raus, aber es geht nicht, und dann wird er wieder nach unten gedrückt. Eindruck, er muss sich da oben durchbeißen. Da kommen gleich Tränen, und wenn er oben durch ist, dass er dann nur weg, weg, wegrennen muss. Ich sehe ihn richtig rennen. Ich habe das Gefühl, als müsste ich so wahnsinnig tapfer sein, dass ich in dem Schacht ausharre und nicht rausgehe und mich nicht richtig zur Wehr setze. Ich fühle mich reingedrückt, so klein gedrückt. – (Sie macht eine Bewegung mit den Händen, die nach unten drückt.) – *Es ist so eingeschränkt. Auch keine Luft zu kriegen.*
(Schweigt.)
Was möchten Sie jetzt tun in Ihrer Vorstellung?
Es wegdrücken, ich komme mir so platt gedrückt vor.
Stellen Sie sich Ihre inneren Helfer vor, die Ihnen jederzeit helfen, wenn Sie das möchten.
Jetzt kam, sie verstecken mich im Kleiderschrank. Ich habe Angst um die Helfer, dass denen etwas passieren kann. (Sie weint.)
Denen kann nichts passieren.
Ich merke, dass ich mir das noch nicht so richtig vorstellen kann. Wieso kann ihnen nichts geschehen?
Sie sind so ausgestattet in Ihrer Vorstellung, Ihnen zu helfen und Sie zu beschützen, es kann Ihnen so nichts geschehen.
Hanne gehört zu den inneren Helfern, vielleicht, wenn ihr nichts passieren kann, kann vielleicht ihrer Tochter etwas passieren.
Nein, ihr kann auch nichts passieren.
(Weint.) *Es kann nur sein, weil sie sich unsichtbar machen können. Sie können sich auch alle klein machen im Kleiderschrank.* –
Und Sie können gegen die oder den Täter vorgehen.
Ich habe das Gefühl, als könnte ich nur weglaufen.
Ja, das ist ja eine Möglichkeit.
Und das komischerweise durch den Schornstein. Jetzt kommt so die Frage, wo soll ich denn leben? Und es kam als Antwort, da in dem Baumhaus mit den inneren Helfern.

5.3 Phasen des psychotherapeutischen Prozesses in der Psychotraumabehandlung

Und heute sind Sie ganz real in Sicherheit mit Ihrem Mann und Ihren Freunden.
(Die Patientin schweigt.)
Wo sind Sie jetzt?
Irgendwie ein bisschen ruhiger. Ich habe es mir vorgestellt mit der Wohnung und mit den Freunden. Irgendwie kam auch ein bisschen der Gedanke, dass ich Angst habe, aber es ist Vergangenheit.
Es ist ganz wichtig zu sehen, es ist Vergangenheit – Sie sind jetzt in Sicherheit.
Ich möchte was Aktives machen. Ich könnte mich an einer Stange hochziehen, aber wieder sind meine Beine wie gelähmt, als könnten sie nicht.
Versuchen Sie jetzt, sich noch einmal Ihren sicheren, geschützten Ort vorzustellen, an dem Sie sich wohl und geborgen fühlen.
Ich habe mir jetzt den Baum vorgestellt mit dem Haus und dass die Helfer da sind, dann fühle ich mich besser. Aber ich fühlte mich noch nicht sicher, jetzt ist ein großer Graben drum herum, und es sind jetzt ganz große Krokodile im Wasser, ganz gefährliche, ganz böse und ganz viele. Das ist wohl meine Wut.
Ja, berechtigterweise.
Ja, ich kann mir gut vorstellen, wie sie beißen können.
Ja, stellen Sie es sich vor.
Ich hatte es mir jetzt ganz intensiv vorgestellt, und dann kamen auch die Hunde aus N., die ich gerne mag, und ich dachte, alle Mädchen der Welt können da hinkommen und sind da sicher. – (Sie weint.) – Die Mädchen sahen alle so aus wie ich als Kind.
Zwischenzeitlich ist Sahra schwanger geworden. Es ist ein bewegender Augenblick für uns beide, als sie mir das mitteilt und ich meine Rührung ihr nicht verschweigen kann und will. Sie ist beglückt über meine Reaktion und sagt mir dann, etwas in ihr habe befürchtet, ich könne böse deswegen sein.
Als sie etwa drei Monate später ihrer Mutter und deren Mann mitteilt, dass sie ein Kind erwartet, reagiert Frank freudig und ihre Mutter zunächst überhaupt nicht, um später zu sagen, sie wolle aber den Kinderwagen kaufen. Daraufhin geht es der Patientin „nicht so gut". Sie fühlt sich „*wieder ganz bleiern und schwer*".
In dem folgenden Beispiel wird dargestellt, wie der Patientin demonstriert wird, dass sie sich wieder erlebt, als sei sie das kleine hilflose Mädchen von damals, dem niemand zur Seite stand, dass ihr dagegen aber heute geholfen wird. Es fällt ihr dann auch ein, dass sie sich bei ihrem Opa hätte ausweinen können, das aber nie gemacht habe. Es kommt viel Traurigkeit hoch, die aber befreienden Charakter hat.
Heute Nacht bin ich eine Zeit wach gelegen und fühlte mich gar nicht wohl. Aber heute Morgen fühlte ich mich wieder ganz wohl. Ich bin froh, jetzt hier zu sein, bin ganz bleiern und schwer. Ich habe mir in der Zwischenzeit ganz oft den sicheren, geschützten Ort vorgestellt, aber richtig Ruhe fand ich nicht. Mit Hanne hatte ich nachmittags auch telefoniert und ihr das mit meiner Mutter erzählt, und

sie sagte auch, diese blöde Kuh, das darf doch nicht wahr sein, wenn du mit der noch mal Mitleid hast. Ich hatte vom Balkon aus mit ihr telefoniert und dachte gleich, hoffentlich hat es niemand gehört, aber dann dachte ich auch, es ist ja nichts Geheimes. Ich will versuchen, da herauszukommen und mich nicht immer wieder erdrücken zu lassen von den Gefühlen, die da kommen. Ich merke, es tut auch gut zu reden, das tut auch meiner Stimmung gut. Es kommen Gedanken, wieso geht es mir so, und auch wieso ist keiner da, der mir hilft.
Und dann ist es wieder so, als ob Sie noch das kleine Mädchen wären, das niemanden hat, der ihm hilft.
Ja.
Und heute wird Ihnen geholfen.
Ja, das stimmt. Jetzt fühle ich mich auch wieder viel besser, habe das Gefühl, wieder bei mir zu sein. (Vorher hatte die Patientin davon gesprochen, dass sie wieder dissoziiert war.) – (Weint.) – *Habe wieder mehr Gefühl. Es kam der Gedanke, wo war denn da mal jemand, bei dem ich mich hätte ausweinen können?* – (Schluchzt.) – *Und es kam der Opa. Bei ihm hätte ich mich ausweinen können, aber das habe ich nie gemacht.* – (Weint jetzt sehr.) – *Jetzt muss ich wieder Ihr Bild* (im Therapieraum) *angucken, es ist so schön. Jetzt kommt mir der Abstand wieder kleiner vor, dass ich doch wieder Zuneigung zulassen kann, vorher war es so schwer.*
Wieso ist es so schwer? Wegen des Verrates, der an Ihnen begangen wurde?
(Die Patientin weint sehr.)
Es ist schrecklich, was passiert ist, aber es ist vorbei.
Sie nickt. Es ist schon klar, warum von meiner Mutter kein emotionaler Trost mehr kommt, keine Freude. Sie hat nicht gefühlt, wie es mir geht, und deshalb hat sie es nicht gemerkt. Mir muss es doch sehr schlecht gegangen sein, sie muss es doch gemerkt haben. Sie hat alles so geschehen lassen, und wenn, dann war ja alles nicht so schlimm, es gibt bestimmt Schlimmeres, Hauptsache nach außen ist alles in Ordnung. Es tut mir gut zu sagen, es ist vorbei, und ich muss es nicht wieder erleben.
Ja, sagen Sie sich das, so ist es ja auch.
(Sie nickt.)
Und Sie können jetzt Ihr eigenes Leben leben.
Gestern hat sie mir wieder auf Band gesprochen. Ich soll die Vögel nicht küssen, ich näsele mit ihnen, und ich soll es mit meiner Frauenärztin besprechen. Das ist typisch für sie – ich sollte noch weiter wegziehen. – (Schaut vor sich hin.) – *Angst, ich bin damit jetzt alleine –*
So, wie als Kind; aber Sie sind jetzt nicht alleine, Ihr Mann ist da, Ihre Freunde, und Sie können sich jederzeit an mich wenden, und sagen Sie sich, dass es vorbei ist, Sie müssen es nicht wieder erleben.
Ja, ich glaube, das ist das Wichtigste.
In der folgenden Stunde teilt Sahra u. a. mit, dass sie ihren Mann wieder mehr als Bedrohung erlebt und ist sich der Übertragung vom Stiefvater auf ihn be-

5.3 Phasen des psychotherapeutischen Prozesses in der Psychotraumabehandlung

wusst. Neben weiterer Stabilisierung wird gleichzeitig die Arbeit am „inneren Kind" fortgesetzt und die Patientin in ihrer Selbstfürsorge bestätigt und ermutigt:
Es war erst noch schlimm letzte Woche, als ich hier raus bin, musste ich noch sehr weinen, und im Auto habe ich dann an das Baby gedacht, und dann ging es weg. Ich bin später Fahrrad gefahren, so ganz, wie es mir war, nicht so schnell, ganz wie ich wollte, und das war gut. Tilo war ja abends zum Fußball und ich ging früh ins Bett. Er kam wohl bald. Tilo sagte mir, ich wäre aufgeschreckt und hätte senkrecht im Bett gesessen und geschimpft, warum er nichts gesagt habe, dass er da sei, und dann hätte ich mich wieder hingelegt und hätte weiter geschlafen. Ich wusste am nächsten Morgen nichts davon. Die Tage über musste ich immer mal wieder weinen. Es ist schlimm, wenn ich spüre, dass man mich gar nicht um meiner selbst willen mag, ich nur für andere so sein soll, wie sie mich brauchen. Ich habe es beim Friseur stark gemerkt. Ich habe auch das Gefühl, als würde ich Tilo wieder mehr als Bedrohung erleben.
So als wäre er der Stiefvater.
Ja, aber es ist gar nicht so einfach, wenn er mich dann anfasst, kann ich es gar nicht haben.
In so einer Situation ist es dann so, als ob Sie wieder das kleine Mädchen wären, das sich von seinem Stiefvater etwas gefallen lassen muss, was es gar nicht will.
Ja, so ist es, ich komme mir dann vor, als lebte ich gar nicht mein Leben und als müsste ich nur versuchen, es jedem recht zu machen.
Die Psychotherapeutin schlägt der Patientin einen Tagtraum mit ihrem inneren Kind vor: Stellen Sie sich vor, sie befinden sich am sicheren, geschützten Ort zusammen mit ihrem inneren Kind.
Normalerweise, wenn ich in dem Baum bin, bin ich im 1. Stock, und jetzt war mein Kind ganz, ganz oben, weil es so Angst hat, da ist es ganz dahin geflüchtet. Ich bin ganz unten und möchte, dass es herunterkommt.
Vielleicht mögen Sie ihm sagen, dass es keine Angst zu haben braucht.
Es ist jetzt auch runtergekommen.
Vielleicht können Sie es in den Arm nehmen und ihm noch einmal versichern, dass es keine Angst haben muss, dass es keine Angst zu haben braucht.
Ja, das kann ich mir auch vorstellen, und dass es in eine ganz warme Decke eingewickelt ist, weil ihm so kalt ist.
Ja, und wie ist das?
Ganz schön, ich lehne mich jetzt auch an den Stamm und sitze da und habe das Kind auch im Arm, und es ist so leblos.
Was wäre jetzt gut für das Kind?
Dass es sich einfach ausruhen kann.
Ja, und Sie da sind.
Ja. Ich habe jetzt so fest gedacht, ich habe dich lieb, und jetzt bin ich auch wieder ganz hier, und das Bild ist weg. Ich habe jetzt das Gefühl, dass die Traurigkeit zu mir gehört und ich sie oft einfach ausschließen will und nicht wahrhaben will.

Ja.
Oder auch, dass es Menschen gibt, die mich trotzdem mögen, obwohl ich manchmal traurig bin. Früher und jetzt auch konzentrierte ich mich oft auf Personen, die sich abgewendet haben, weil ich ihnen erzählte, dass es mir manchmal gar nicht so gut geht. – (Weint.) – Gerade eben habe ich an Hanne gedacht und gedacht, es ist alles so furchtbar. – (Schluchzt.)
Das, was Sie früher nie aussprechen konnten.
(Nach einer Weile sagt die Patientin:) Ich war mit Kopfschmerzen gekommen, jetzt sind sie weg. – Es saß mir im Nacken, im wahrsten Sinne des Wortes. Wenn ich mir vorstelle, ich kann kämpfen und mit den Beinen treten, dann fühle ich mich nicht so hilflos und leblos. Jetzt habe ich mir vorgestellt, ich habe an den Füßen wie Spiralen und kann hochspringen, als wäre das Wichtigste, sich zu bewegen – ich habe mich ja auch bewegt, bin Fahrrad gefahren, war schwimmen.
Und das war sehr wichtig.
Ja, sehr. Ich habe das Gefühl, als ob hinter den Augen noch viele Tränen sitzen.
Ja.
In der folgenden Sitzung meint Sahra:
Seit der letzten Stunde gestern geht es mir eigentlich wieder richtig gut. Erst noch ein bisschen geweint, aber dann zur Arbeit gefahren und noch mit ein paar Kollegen gesprochen und zu Hause mich hingelegt und lange geschlafen. Heute Nacht im Traum hatte ich alle möglichen Hindernisse zu überwinden, die man mir extra hingestellt hatte. Auch ein Laufrad stand da. Gegen Morgen begegnete mir im Traum ein großer Affe mit Halsband, der hinter mir herlief, ich war auf dem Fahrrad und ich sagte ihm, er solle weggehen und mich in Ruhe lassen, und er ging auch weg. Es kam gestern mal so ein Gedanke, sich wie neugeboren zu fühlen, von tot bis wieder lebendig geworden zu sein. Als Tilo nach Hause kam, da war mein Gefühl für ihn auch wieder ganz anders, ich freute mich so, dass er kam und konnte ihn drücken und küssen. Als es mir jetzt gar nicht gut ging, fühlte ich mich wieder so als Belastung und wollte auch gar niemand anrufen. Ich dachte noch mal, dass das Mädchen auf dem Ast, dass das jetzt zu mir kam, das war ein großer Schritt. – Als es noch unter der Decke war, hat es sich wesentlich mehr geschämt. Im Traum, was könnte das mit dem Affen bedeuten?
Was meinen Sie?
Dass ich was Affiges habe, so was Entwertendes fällt mir ein.
Ich könnte mir vorstellen, dass es vielleicht heißt, geh weg du blöder Affe, und sich an den Stiefvater richtet, der Sie im Erleben immer noch verfolgt, und wo Sie jetzt versuchen, sich von dem Verfolgenden zu lösen.
Ja, das kann ich mir gut vorstellen.

5.3 Phasen des psychotherapeutischen Prozesses in der Psychotraumabehandlung

Stabilisierung und Hervortreten von Konflikten

Wie wir bisher sehen konnten, spielen mehr oder weniger ausgeprägte äußere und innere Konflikte in allen Fallbeispielen eine wichtige Rolle. In diesem Abschnitt möchten wir das Hervortreten von Konflikten noch etwas vertiefend veranschaulichen. Bei in der Kindheit traumatisierten Patientinnen und Patienten spielt der Konflikt um Gewolltsein versus Nicht-Gewolltsein eine entscheidende Rolle, denn in seiner Person und in seiner Individualität nicht angenommen, seelisch und körperlich missbraucht worden zu sein bedeutet tiefe Seelenqual und hinterlässt die bange Frage des Gewollt- und Geliebtseins.

Fallbeispiel Sahra

Bei Sahra ist der Konflikt um Gewolltsein versus Nicht-Gewolltsein ausgeprägt und immer wieder auch Thema in der Psychotherapie gewesen. Aktuell entzündete er sich, als es schwierig war, eine Hebamme zu finden. Alle, die sie angerufen hatte, waren ausgebucht und wieder wurde sie „so deprimiert" und hatte das Gefühl, „keiner will mich". Zunächst habe sie sich wieder nur abgelenkt, bis sie sich schließlich gesagt habe: „Halt doch mal inne und guck, was mit dir los ist".
Ich merkte, dass das kleine Mädchen in mir dachte, dass es wieder keiner will, und dann guckte ich danach, was ich alles habe und wie gut meine Beziehung ist, und das tröstete mich sehr. Ich war dann noch mit Bea zum Schwimmen, und das hat mich sehr entspannt, und wir waren noch im Wärmeraum, und das tat mir so gut. Mein ganzes Lebensgefühl hatte sich wieder zum Positiven gewendet. Zu Hause konnte ich es mir noch gemütlich machen, mir noch Joghurt mit Früchten machen. Es ist immer wieder so wichtig, sich Gutes zu tun und zu sich zurückzukommen.
Die Psychotherapeutin bestätigt das und schlägt der Patientin vor, ihr wiedergewonnenes positives Lebensgefühl mit einem Tagtraum vom sicheren, geschützten Ort mit dem unverletzten Kind und den hilfreichen Gestalten noch zu untermauern.
Stellen Sie sich Ihren Ort vor, an dem Sie sich sicher, wohl und aufgehoben fühlen, und dort sind Sie mit Ihrem unverletzten Kind und Ihren hilfreichen Gestalten.
Ich sitze wieder im Baumstamm mit dem Mädchen und lese ihr vor und bin so froh, dass ich Zeit habe für sie und spüre, wie wichtig es ist, Zeit zu haben. Es ist ein Buch mit Tieren, und es erzählt so viel, was es sieht im Buch, auf den Bildern. Das berührt mich auch sehr, dieses Bild. Ich habe auch das Gefühl, dass ich dem Kind sagen möchte, dass wir ganz viel Zeit haben, das Buch durchzuschauen von Anfang bis zum Ende. Jetzt ist es müde geworden und möchte sich ein bisschen ausruhen bei mir. Es fühlt sich viel sicherer als früher, und das Schöne ist, dass es jetzt ganz viel erzählt hat. Ich habe das Gefühl, als sei ihm früher ständig der Mund verboten worden. Jetzt habe ich wieder das Gefühl, ganz hier zu sein.
Ja, dann atmen Sie tief durch.

Fallbeispiel Antonia
Antonia erlebt ihre Sexualität gespalten. In ihrer Phantasie herrschen Szenen vor, in der sie die sexuell erniedrigte und dominierte Frau ist, die dem Mann ganz zu Diensten zu sein hat. Ihr Ehemann dagegen ist ein einfühlsamer Mann, der sie in keiner Weise dominiert. Mit ihm kann sie sich sexuell aber nicht mehr einlassen, obwohl die Sexualität früher zwischen dem Paar durchaus befriedigend war. Mit der Patientin wird besprochen, dieses Problem der Sexualität auch im Tagtraum weiter zu klären und dazu in der Vorstellung wieder an den sicheren, geschützten Ort zu gehen, ihren hilfreichen Gestalten zu begegnen und mit ihnen diese Probleme zu besprechen.
Die Feen sind größer geworden, fraulicher. Ich habe ihnen das Problem geschildert und gesagt, dass ich Sexualität schmutzig finde. Sie fragen, ob Cornelius denn schmutzig sei. Nein, sogar sehr adrett, aber ich hätte Angst, benutzt zu werden. Ich möchte es eben nicht. Es ist was Schlechtes, und ich möchte mich nicht belabern lassen. Es ist wie ein kindlicher Rückfall.
Stellen Sie sich die erwachsene Frau vor und vielleicht das kleine Mädchen auf ihrem Schoß, das sich so benutzt fühlt.
Das Kind strampelt und ist ganz auf Abwehr und schreit und ist laut und abwesend.
Kann die erwachsene Person das Kind mal fragen, was ihm geschehen ist, dass es so abweisend ist?
Es kann nicht antworten, es weint – es strampelt nicht mehr und schreit auch nicht mehr. Ich habe es erst einmal getröstet. Wenn ich es frage, was ist dir denn passiert, so weiß es das nicht recht.
Vielleicht weiß die weise Gestalt die Antwort.
Nein.
Und weiß die weise Gestalt vielleicht, was der erwachsenen Person helfen könnte?
Der Zauberer meint, ich solle erst einmal lieb zu dem Kind sein und auf das Kind eingehen. Vielleicht löse sich schon dadurch was.
Ja, dann versuchen Sie sich doch ganz auf das Kind zu konzentrieren und auf das, was das Kind braucht.
Ja, viel Geborgenheit. Es hatte ja nur ein Mäntelchen an und war darunter nackig, und jetzt habe ich ihm Sachen angezogen, dass ihm auch warm ist. Jetzt weint es auch nicht mehr und fühlt sich recht wohl.

Hier zeigt sich, dass es erst einer primären Befriedigung von Geborgenheits- und Sicherheitsbedürfnissen in der Mutter-Kind- und Vater-Kind-Beziehung bedarf, bevor weibliches Begehren entstehen und zugelassen werden kann.

Im folgenden Beispiel wird der Konflikt mit dem inneren und äußeren Beobachter im Verlauf eines Tagtraums deutlich. Der Patientin wurde das Motiv des sicheren, geschützten Ortes vorgegeben und dass sie dort ihren hilfreichen Gestalten oder einfach nur ihrem wehrhaften Tier begegnen solle.

5.3 Phasen des psychotherapeutischen Prozesses in der Psychotraumabehandlung

Fallbeispiel Larissa
Ich habe Schwierigkeiten. Erst war ich an dem See, an dem ich schon mal war, es war Nacht und warm, und der Puma war auch da, und dann ist es schlagartig gekippt. Es ist Winter und kalt, und der Puma ist an meiner Seite.
Und können Sie versuchen, in Ihrer Vorstellung zurückzukehren an den See in die warme Nacht?
Ja, aber irgendetwas schreckt mich da ab.
Können Sie herausfinden, was?
Es ist die Sinnlichkeit, die Erotik, da bin ich nackt, und das darf nicht sein, gehört sich nicht.
Dieses innere Veto kommt dann.
Ja, vielleicht auch, es ist ein Beobachter da. Gefühl, als würde ich belauert, und das schreckt dann ab. Als könnte da jemand sein, und ich möchte nicht, dass er mich sieht.
Können Sie sich in Ihrer Vorstellung vor zudringlichen Blicken schützen?
Nee! Doch, ich könnte mich bekleidet ... hm, es passt irgendwie nicht. Jetzt habe ich das Gefühl, ein sackähnliches Kleid anzuhaben, hm. Doch, jetzt ist es o.k. Ich sitze auf dem warmen Felsen und gucke über den See und habe irgendein Kleid an, und jetzt ist auch die Angst vor der Beobachtung weg.
Ja, dann versuchen Sie doch jetzt noch einen Moment, deutlich zu spüren, wie Sie da auf dem Felsen sitzen und über das Wasser schauen, und Ihr Puma ist ganz in der Nähe.

Hinwendung zum Potenzial des Kindes und Durcharbeiten von Gefühlen
Die Phase des Durcharbeitens dient dazu, die *Hinwendung zum Potenzial des Kindes*, wie wir sie in der Stabilisierungsphase mit der Imagination des unverletzten Kindes eingeleitet haben, weiter zu vertiefen. Das bedeutet, wir ermöglichen in der Imagination auch die Begegnung z.B. mit dem neugierigen, entdeckungsfreudigen Kind, aber auch eine Begegnung mit Affekten, wie Wut, Aggression, Gier, Missgunst, Neid, Eifersucht und Hass und vor allem auch mit Scham und Schuld. Denn das Gewahrwerden des inneren Kindes, seiner positiven sowie negativen Impulse und Affekte und seiner Spontaneität – wir haben bereits weiter oben darauf hingewiesen – ist mit an die Konfrontation mit eigenen unrelativierten destruktiven Anteilen gebunden. Gerade bei in der Kindheit Traumatisierten ist das Potenzial an reaktiver Aggression und unbewusster mörderischer Wut immens und besonders schuldbehaftet.

Wir haben an anderer Stelle, im Rahmen der induzierten *Altersregression*, anhand eines Beispiels verdeutlicht, wie sich Rita mit dem wütenden Kind, das sie einmal war, imaginativ auseinander setzt. Jetzt möchten wir zeigen, wie sie sich dem enttäuschten Kind zuwendet und mit ihm umgeht.

Fallbeispiel Rita

Ausgangspunkt für das Anbieten eines Tagtraums ist, dass Rita über ihre Schuldgefühle der Mutter gegenüber spricht, die sie damit in Verbindung bringt, jetzt einen Mann gefunden zu haben, der ihre Gefühle respektiere und darauf eingehe, was ihr gut tue, und ihre Mutter das in ihrem Mann nicht gefunden habe. Als Torsten sie besucht habe, habe sie dann eine wahnsinnige Wut auf ihn gehabt und es sei sehr schwierig zwischen ihnen geworden, und sie beide seien enttäuscht und frustriert gewesen, schließlich sei es doch noch gelungen, sich wieder besser zu verstehen. Wir verstehen diese wahnsinnige Wut und das daraus resultierende Verhalten in der Begegnung mit Torsten als Verschiebung ihrer Wut auf ihn und als ein Wiederholen des Teufelskreises von Enttäuschung und Wut.

Die Patientin spricht davon, so ein enttäuschtes Kind in sich zu haben, das Trost und Beistand brauche, doch verhindere etwas in ihr, dass sie Trost und Beistand von diesem Mann bekomme, denn der innere Miesmacher falle auch immer wieder über ihn her, mache ihn buchstäblich mies und wolle verhindern, dass sie glücklich mit ihm werde.

So geht es Ihnen dann so, wie es Ihrer Mutter in der Ehe mit Ihrem Vater ergangen ist.

Die Psychotherapeutin schlägt der Patientin vor, sich im Tagtraum mit dem enttäuschten Kind zu beschäftigen, wieder ausgehend vom sicher geschützten Ort und mit der Unterstützung durch die hilfreichen Gestalten, und zu versuchen, ihm den Trost und Beistand zu geben, den es braucht.

Ich bin auf einem Berg, und hinter mir ist eine Art Grotte, die Schutz bietet. Mein Hund ist da, und Renate und mein Schutzengel.

Ja, spüren Sie sich in guter Bezogenheit.

Es scheint die Sonne auf den Berg, aber unten im Tal sind Wolken.

Spüren Sie, wie das ist, an dem sicheren und geschützten Ort zu sein, und stellen Sie sich vor, dass die Kinder, die Sie schon kennen, auch mit dort sind und gut versorgt sind und geschützt.

Dieses schutzbedürftige, verletzte Kind, das ist immer wieder eines, was so hässlich ist. Ich habe es zwar auf dem Arm, aber es verändert immer wieder das Gesicht und die Form.

Lassen Sie sich dabei helfen, dass das Kind alles hat, was es braucht. Geht das?

Sehr schwer, das Kind verändert immer wieder die Gestalt. Es war auch meine Mutter kurz da, die dem Kind ihre Liebe geben wollte, aber das Kind ist nicht so schnell zufrieden zu stellen, und dann wird die Mutter ungeduldig und lehnt es schnell ab.

Vielleicht können Sie in Ihrer Vorstellung die Mutter wieder wegschicken und sich als erwachsene Person ganz um das Kind kümmern und vielleicht sich noch andere hilfreiche Gestalten zur Seite holen.

5.3 Phasen des psychotherapeutischen Prozesses in der Psychotraumabehandlung

Ja, da ist jetzt meine Tante da und noch eine andere, die mich auch sehr mochte. Ja, da ist schon auch: Du bist keine hässliche Fratze, sondern auch liebenswert, wenn du mal nicht so bist, wie man es von dir erwartet. Es ist jetzt das Gefühl da, dass das Kind angenommen wird, egal wie es ist. Es entsteht dann einfach ein hübsches Kind, das auch lebendig ist, auch innerlich, und nicht so auf der Flucht ist von einem zum anderen. Das kostet mich unheimlich viel Energie, das Bild aufrechtzuerhalten.
Was könnte Sie da noch unterstützen, dass das gut gelingt?
So ganz spontan ist mir eingefallen, ein Vater, der sich was traut, so wie Torsten, und jetzt beide da sind und auch dazugehören.
Und wie geht es der erwachsenen Frau?
Gut jetzt. Das ist auch so eine Erleichterung.
Ja, dann geben Sie der Erleichterung breiten Raum.
Nach Beendigung des Tagtraums sagt die Patientin, sie habe sich die letzte Woche oft wieder ganz hässlich gefühlt. Dies verstehen wir als Ausdruck der Anklage und Bestrafung ihres inneren Miesmachers und Richters, dass sie da, wo sie wütend ist, weil sie nicht sie selbst sein darf, hässlich ist und wird.

In der Phase des Durcharbeitens versuchen wir verstärkt, der Patientin eine Wiederbegegnung mit ihren kindlichen, oft verleugneten und verdrängten Gefühlen zu ermöglichen, aber auch, sich unheimlicher, zunächst noch nicht benennbarer Gefühle naher Beziehungspersonen immer bewusster zu werden. Erinnert sei hier noch einmal daran, dass Kinder, die von früh auf physischer und/oder psychischer Brutalität ausgesetzt sind, unheimlichen, nicht benennbaren Gefühlen ausgeliefert sind, die von den Tätern und Co-Tätern bzw. Täterinnen ausgehen, die diese in der Regel zu verbergen trachten. Diese verborgenen, unheimlichen, nicht benennbaren Gefühle türmen sich dann mit den eigenen zu gewaltigen Gefühlen, zu überwältigenden Ängsten auf, denen die Kinder dann hilflos ausgeliefert sind.

Sich im Schutz der Psychotherapeutin oder des Psychotherapeuten mehr und mehr mit den eigenen Affekten konfrontieren zu können beinhaltet, seine echten, starken Gefühle nicht länger verstecken und verhüllen zu müssen und sich nicht länger dafür zu schämen, ein eigenes Selbst beanspruchen zu wollen.

In der imaginativen Begegnung mit dem wütenden oder neidischen, dem sich schämenden oder dem eifersüchtigen Kind kann eine Annäherung an eigene unrelativierte Affekte stattfinden und kann die erwachsene Patientin mit ihren hilfreichen Gestalten das innere Kind vor Affektüberflutung schützen, einen angemesseneren Umgang mit destruktiven Affekten einleiten und sie zunehmed besser regulieren.

Zum Bearbeiten der Gefühle hat sich in unserer Arbeit auch das von Reddemann (2004) vorgeschlagene Motiv „Haus der Gefühle" und das Motiv „dem Gefühl eine Gestalt geben" sehr bewährt. Wir ermöglichen der Patientin auf diese Weise, sich gezielt mit Gefühlen, die sie nur schwer zulassen kann, und mit unheimlichen, nicht benennbaren Gefühlen der Täter und naher Bezugspersonen zu beschäftigen. Auch wenn beispielsweise Trauer verstärkt abgewehrt werden sollte, kann über diese Motive ein Zugang dazu gesucht werden.

Auch bei dieser Motivvorgabe gehen wir mittlerweile vom sicheren, geschützten Ort aus, an dem die Patientin in der Vorstellung ihren hilfreichen Gestalten und inneren Kindern begegnet. Von dort aus geht sie zusammen mit den hilfreichen Gestalten, von denen sie begleitet sein möchte, zum Haus der Gefühle.

- **Motiv „Haus der Gefühle"**
  Und nun stellen Sie sich vor, wie Sie zusammen mit Ihren hilfreichen Gestalten, von denen Sie gerne begleitet sein wollen, hin zum Haus der Gefühle gehen, und lassen Sie Ihre Vorstellungen langsam deutlicher werden.

Um auf ein bestimmtes Gefühl zu fokussieren, kann man dann weiter formulieren:

Versuchen Sie sich dann das Zimmer der „Wut" (Trauer, Schuld, Scham, Lebendigkeit, Freude, Hoffnung, Liebe und so weiter) vorzustellen und es sich genau anzuschauen.

Fallbeispiel Sahra
Die Patientin wird mit dem Motiv „Haus der Gefühle" zunächst vertraut gemacht, indem sie darin einem angenehmen Gefühl begegnen kann. Schon im Erleben des angenehmen Gefühls kann auch Wut auftauchen, der sie sich dann zu einem späteren Zeitpunkt im Tagtraum verstärkt stellen kann.
Das Haus ist zweistöckig mit Keller und Speicher. Der Keller ist dunkel, da will ich nicht hin. Es gibt ein Zimmer, wo Wärme ist. Es ist das Zimmer der Zuneigung, und da ist mein Großvater und sein Sessel, und er hat die Beine hochgelegt.
Ja, besuchen Sie das Zimmer der Zuneigung.
Ja, und ich kann mir gut vorstellen, dass Tilo auch dort ist. Beide mögen sie Fußball sehr gerne. Es wird auch gelacht in diesem Zimmer. (Schweigt.)
In dem Zimmer der Zuneigung, können Sie sich da einen Platz suchen?
Ja, auf der Couch ist Tilo. Da kann ich auch ganz ruhig werden.
Wie geht es Ihnen?
Es geht mir richtig gut, habe nicht das Gefühl, irgendetwas machen zu müssen. Gefühl auch, als käme überall Licht durch, auch durch die Mauern. Von dem Zimmer aus kann ich mir vorstellen, über einen dicken Teppich herauszugehen auf den Rasen. Heute kann ich es lange aushalten, nichts zu tun. Es kommen Gefühle, es sollen mich doch alle so in Ruhe lassen, dass ich viel Zeit für mich habe, und da kommt auch viel Wut jetzt. Es kommt dann auch: Die Quälgeister sollen verschwinden, auch die, die nur wollten, dass man sich um sie kümmert, und da kommt meine Mutter ganz stark, die sich nie recht um sich selbst kümmerte. Mir fällt ein Traum ein, nachdem Tilo meine Mutter und Frank vom Flughafen abgeholt hatte und sie dann von uns aus zu sich nach Hause bringen wollte, sagte

5.3 Phasen des psychotherapeutischen Prozesses in der Psychotraumabehandlung

meine Mutter, sie wolle am liebsten bei uns sitzen bleiben. In der Nacht träumte ich, in unserem Schlafzimmer sitzt eine dicke Spinne und Tilo tut sie weg.
Zur weiteren Auseinandersetzung mit ihrer Wut wird der Patientin angeboten, im Haus der Gefühle das Zimmer der Wut zu besuchen. Sie entscheidet sich dafür, am sicheren, geschützten Ort Traudel bei den Kindern zu lassen und René, die weise Frau, Hanne und ihren Opa mitzunehmen. Das Haus der Gefühle ist dann
irgendwie ein älteres Haus, ein Fachwerkhaus, es brennt Licht, und man kann ein paar Stufen hochgehen.
Ja.
Da ist ein Flur, es sind mehrere Flure.
Ja. Schauen Sie mal, ob Sie die Tür zum Zimmer der Wut sehen können.
Es ist die zweite Tür rechts.
Und Sie stehen jetzt davor?
In der Vorstellung habe ich die Tür schon aufgemacht. Es ist ein dunkler Raum, alles ist ganz dunkel.
Sind die Helfer alle bei Ihnen?
Ja.
Was bräuchte es, um mehr zu erkennen?
Eine Kerze reicht erst einmal. Ja. Es sieht eher aus wie ein Zimmer auf dem Dachboden mit Möbeln, staubig, schmutzig. Wie Spinnweben, alles sieht so unangetastet aus.
Was sind das für Möbel?
Eine Truhe mit drei Schubladen, die war schon mal da, aus dunklem Holz, ein Bild in einem Kitschgoldrahmen, ein Sessel, und es steht alles so mehr links, ganz dicke, feste Gardinen, wie so aus Samt, ganz dick, fest.
Kommt Ihnen das nicht irgendwie bekannt vor?
Eigentlich nicht.
Und uneigentlich?
Auch nicht. Rechts noch ein Schrank, es ist alles sehr erdrückend in dem Raum.
Und wo ist die Wut?
Die ist da wie eingesperrt.
Ah ja! Können Sie oder die Helfer mal versuchen, sie zu befreien?
Habe so ein Gefühl, es ist zu viel auf einmal. Die Helfer sind schon los und haben die Gardinen ein Stück aufgemacht. Es ist fast so, als würde einem die Luft wegbleiben in diesem Raum. Es ist jetzt auch kein klares Fenster, eher wie in der Kirche mit dunkleren Scheiben auch.
Was möchten sie noch weiter tun?
Jetzt hat das Zimmer plötzlich auch einen Kronleuchter, der von der Decke hängt. Er hat keine Leuchten. Es ist mehr so, dass ich auf dem Kronleuchter sitze und mit den Füßen gegen das Fenster treten will, damit es aufgeht. Gefühl, dass das vielleicht wegmuss. Ich habe das jetzt auch gemacht, aber es ist so, als wäre dahinter ein Tunnel, hinter dem Fenster.

Vielleicht können Sie mit der weisen Gestalt beraten, was weiter zu tun ist.
Sie meint, als Erstes noch mehr Licht in den Raum machen; die Lampen anmachen.
Ja. Wie ist es dann?
Es ist o.k. Aber es wundert mich, dass so viel Papier rumliegt.
Was ist das für Papier?
Zeitschriften, Bücher. Jetzt hatte ich die Helfer gebeten, alles zu durchsuchen, dass sich da niemand aufhält. Da hatte ich kurz das Gefühl, aber da ist niemand. Da ist auch die Bitte an die Helfer, die Möbel alle rauszutragen, weil der Boden erweitert werden muss, denn es ist so, als ob unter jeder Holzdiele etwas wäre. Ich habe mir vorgestellt, selbst auch Dielen rauszureißen und das hat gut getan. Gefühl, es ist viel dicker als bei normalen Fliesen. Gefühl jetzt, man ist schon fast im Keller, komisch.
Wie geht es da jetzt?
In der Vorstellung ist es so, es muss ein Bagger sein, weil es so viel ist, was nach unten weggegraben werden muss.
Ja, stellen Sie es sich so vor.
Gefühl, bis in das Zimmer meiner Großmutter gegraben zu haben, ein Kellerzimmer, in dem sie die letzten zwei Jahre ihres Lebens gelebt hat, bei meiner Cousine, und darüber habe ich mich sehr aufgeregt.
Da hatten Sie auch viel Wut. Und die Wut muss immer vergraben werden, ist wie verschüttet.
Jetzt brauchen wir eine ganz hohe Leiter. Ich wusste nicht, dass wir so tief gegraben haben, und ich muss die ganzen Wände reinigen, unbedingt sauber machen. Die Mutter meiner Cousine (Schwester der Mutter) hatte den ersten Stiefvater mit Schnaps mal so besoffen gemacht, dass er sich nur noch erbrach, und das Erbrochene an die Wände schmierte. Mit Spachteln machen wir das jetzt alles weg und viele Bilder, ohne dass man erkennen kann, was drauf ist. So viel Zeug, bei dem es gut ist, dass es weg ist. Die weise Frau meint, es ist gut, das alles erst einmal wegzuschaffen, und ich bin froh, René und Hanne dabeizuhaben. Sie sind die Richtigen, dass das alles wegkann.
Ja, dann stellen Sie sich vor, wie das alles wegkommt.
Es kam jetzt ein Bild von mir als Kind im Wald. Ostereiersuche mit dem ersten Stiefvater. Diese Grinsefratze soll weg – es ist ein Bild.
Trennen Sie sich davon.
Ja.
Ja, tun Sie alles weg, was Sie weggeben wollen.
Ich habe es angesteckt, das war das Beste, es ist verbrannt. Ich will die Tür zumachen, das ist erleichternd.
Ja, gehen Sie jetzt zurück, wenn Sie möchten zum sicheren, geschützten Ort.
In der folgenden Sitzung sagt die Patientin:
Habe mich sehr gut nach dem letzten Tagtraum gefühlt, viel Elan gehabt und mich auch gewehrt gegenüber Tilo, habe Klausuren korrigiert und mich dabei

> sehr erwachsen gefühlt und das Gefühl, so wie ich es mache, ist es in Ordnung. Während ich hier liege, kommt immer wieder das Loch, das gebaggert wurde, und die Erleichterung, wie gut das getan hat und sich jetzt Freiräume zu schaffen. Es ist wirklich faszinierend, was man über den Tagtraum in sich verändern kann.

Fallbeispiel Rita
Rita, die sich, wie wir weiter oben verfolgen konnten, sehr vor ihrer Wut fürchtet und diese vorzugsweise gegen sich selbst wendet, gelingt es über das „Haus der Gefühle" und das „Zimmer der Wut", die eigene Lebendigkeit, die in dieser Energie steckt, noch mehr zu entdecken und den Konflikt darum noch deutlicher zu erkennen. Denn sie setzt die eigene Lebendigkeit mit der zerstörerischen Seite der Aggression, die sie bei ihrer Mutter erlebte, gleich.
Sie berichtet von einem Traum:
Irgendwie war es meine Wohnung, aber auch bei meinen Eltern, und die Wohnungstür war eine, so wie wir sie früher hatten. Meine Tante war da und auch meine Mutter, und vor der Tür waren Jugendliche, die randalierten und reinwollten, und sie waren von Michael Jackson geschickt. Schließlich kamen sie rein, taten mir aber nichts, und sie wischten Staub, der ganz dick da lag. Ich wollte nicht glauben, dass sie mir nichts tun. Und wollte sie immer wieder rausschmeißen. Ich glaube, das hat mit meiner Angst vor meiner Wut zu tun. Und irgendwie so ein Hinweis, dass die Angst unbegründet ist und wenn ich die Tür aufmache, dass es nicht so sein wird, wie ich befürchte.
Die Jugendlichen sind ja eher hilfreich, machen dicken alten Staub weg.
Ja, ich habe mich letzte Woche auch sehr gewundert über den Tagtraum. Ich hatte ja schon eine wahnsinnige Wut auf Hartmut (ein ehemaliger Freund), *und als er zu meinem Vater wurde, löste sich diese Wut komplett auf. Irgendwie kann ich meine Wut nicht spüren, diese alte Wut.*
So könnten wir vielleicht in einem Tagtraum in einem Haus der Gefühle das Zimmer der Wut anschauen.
Ja, das möchte ich.
Entspannungsinstruktion: Und nun stellen Sie sich bitte ein Haus der Gefühle vor und lassen die Vorstellungen langsam deutlich werden.
Der Grundriss ist wie ein Kreuz, das Haus zeigt in alle vier Himmelsrichtungen, und das Dach schwebt wie oben drauf.
Versuchen Sie sich dann vorzustellen, dass in einem der Zimmer Ihre Wut steckt und schauen sich das an.
Es ist ein alter, modriger Keller und eine schwere Falltür führt hin. Das ganze Haus ist sonst sonnig und hell, aber der Keller ist kalt und dunkel. Ja, es ist so ein Gefühl, in diesem Keller, da steckt das Grauen, wieder wie ein Monster.
Ja, stellen Sie sich vor, dass Ihre Helfer mit dabei sind, mit Ihnen als erwachsener Person. Geht das?

Ja, ich versuche, wenn ich in den Keller hinabsteige mit dem Hund, da ist zwar dieses Ungeheuer, aber es wird auch immer kleiner.
Ja.
Ja, das ist ein Gefühl, als ob da gar nicht so viel ist.
Ja.
Ja, da ist auch wirklich so ein Bedürfnis, mit diesem Ungeheuer Frieden zu machen.
Ja. Versuchen Sie sich vorzustellen, wie das gehen kann.
Ja, ich versuche, ihm in die Augen zu sehen.
Ja, sehr gut. Sie bannen es mit dem Blick.
Ja, ich fühle mich dem Ungeheuer gewachsen. Also, es ist nicht so, dass es wie verschwindet, aber es ist wie ein ebenbürtiger Partner, ich bin ihm gewachsen, kann mich wehren.
Wie sieht diese Gestalt aus?
Es ist wie eine Riesenschlange, mit einem großen Kopf.
Und wie ist die Haut der Schlange?
Glatt, aber mit Schuppen überzogen, bunt.
Welche Farben?
Grün und Blau.
Können Sie sich vorstellen, diese Schlange einmal zu berühren?
Ja, es ist ganz glatt und warm auch.
Ja, dann spüren Sie es und versuchen zu erfassen, was es in Ihnen auslöst.
Erstaunen, dass es möglich ist. Ja, auch so eine Neugierde. Ja, da ist auch so ein Gefühl da, sie nicht länger einsperren zu wollen, ihr die Möglichkeit zu geben, sich zu zeigen.
Ja, geben Sie ihr diese Möglichkeit.
Ja, das Tier schwirrt so munter durch das ganze Haus. Es ist auch so, dass es sich so richtig wohl fühlt in dieser Sonne und Wärme. (Atmet tief durch.)
Was möchten Sie jetzt tun?
Ja, diesen Frieden und diese Sonne genießen.
Ja, dann tun Sie das und lassen sich viel Raum dazu.
(Die Patientin schweigt.)
Mögen Sie sagen, wo Sie jetzt sind?
Immer noch in diesem Haus, die Schlange hat sich verwandelt, wie zwei Wesen, einerseits die Schlange, giftig, die auch beißen kann, und dann ist der Glücksdrache aus der „Unendlichen Geschichte" aufgetaucht. Das ist auch noch ein Stück Lebendigkeit.
Ja. Schauen Sie dann, wie Sie langsam den Tagtraum für sich abschließen und kehren Sie dann langsam wieder hierher zurück in diesen Raum.
Ja, ich denke so, dieser dunkle Kellerraum, da sitzen meine unterdrückten Gefühle, immer angepasst zu sein, immer lieb und nett sein, und das andere wegschieben müssen, und es nicht zeigen, aus Angst, wenn ich es zeige, dass mich dann keiner mehr mag. Ich glaube auch, dass ich das Zeigen von Wut mit der Wut meiner

5.3 Phasen des psychotherapeutischen Prozesses in der Psychotraumabehandlung

Mutter verbinde, und wenn ich sie zeige, ich so bin wie sie. Dass es ganz anders sein könnte, habe ich bisher nicht zugelassen, nicht spüren können. Diese Wut, dieses Ungeheuer in mir, das ist durchaus beherrschbar. Die Angst davor, das ist eigentlich das Schlimmere. Es ist wirklich so, dass ich diese Seite an mir erst einmal entdecken muss.
Ja.
Wie sehr mich dieses alte Bild meiner Mutter und ihrer Wut beherrscht.
Doch jetzt im Tagtraum hat es sich für Sie gewandelt und haben Sie die eingesperrten Gefühle befreit.
Ja, und es war auch im Tagtraum diese Tür, sie bleibt offen, die will ich nicht mehr zumachen, und dadurch entsteht auch eine unheimliche Lebendigkeit.

Zur Freisetzung des Potenzials des Kindes eignet sich auch gut ein anderes Motiv, das des „Fliegenden Teppichs", ein Standardmotiv der KIP.

- **Motivvorgabe „Fliegender Teppich"**
  Stellen Sie sich eine Landschaft vor, in der es Ihnen gefällt, und stellen Sie sich dann einen Fliegenden Teppich vor.

Das folgende Beispiel stammt von einer Patientin, die in sehr belastenden häuslichen Verhältnissen wohnt, als Alleinverdienerin für die Familie (Ehemann und zwei Kinder) nur wenig Unterstützung findet. In ihrer Jugend hat sie zwei Suizidversuche unternommen. Sie ist hochgradig adipös und war zu Beginn der Behandlung schwer depressiv.

Fallbeispiel Bianca
Ich sehe den Teppich, er ist überwiegend rot, mit einem Muster am Rand mit weiß und schwarz, und es sind kleine Goldfädchen hineingewebt. Der Teppich weht im Wind und ist einen halben Meter über der Erde, und es sitzt darauf mit einem kleinen Turban ein kleiner Mensch, mit einem Gesicht wie aus einem Comic und winkt. Eigentlich stört er mich darauf, ich möchte lieber alleine fliegen. Ich glaube, er blockiert, wenn er mitfliegt. Ich glaube, ich kann das machen, dass er verschwindet. Der Teppich sieht toll aus in der Sonne, das Gold glänzt und es weht ein Lüftchen. Es ist ganz einladend.
Ja.
Ich lege mich einfach drauf und fliege los. Ich lege mich mit dem Bauch drauf und die Hände und Füße, die lass ich ein wenig rüberbaumeln und spüre Sonne und Wind in meinem Gesicht. Ich fliege jetzt über relativ schroffe Berge mit tiefen Einschnitten und genieße, dass ich drüber hinfliegen kann und nicht irgendwo rumkraksle und im Schatten stehe. Der eine Berggipfel hat eine kleine Bergwiese, gerade so, dass ich da landen kann und eine Pause machen kann. Es ist alles fast wie im Märchen. Diese kleine Wiese, zwei kleine Vögelchen kommen angeflogen

und sind ganz zutraulich, eines setzt sich auf meine Hand. Und es geht mir gut mit all dem und ich fühle mich sicher und geschützt. Ich fühle mich einfach mit mir einig.
Dann genießen sie doch diesen Zustand.
Es ist ganz eigenartig, der Vogel ist zurückgeflogen von meiner Hand, so richtig hoch zur Sonne. Und seit dieser Zeit habe ich das Gefühl, in einem Goldstrahl zu sein. In mir ist ein starkes Vibrieren, und meine Glieder sind etwas wie gelähmt oder sehr schwer. Es ist wie ein starker kräftiger Strahl von Energie, der mich mit der Sonne verbindet. Während ich das die ganze Zeit fühle und den Blick nach oben habe, sehe ich mich von oben auf dem Fels sitzen, der schroff nach unten fällt und senkrechte Wände hat. Der Strahl ist fast zu stark, nimmt mir die Luft und drückt auf den Kopf.
Was können sie verändern?
Ich mache so ganz kleine Bewegungen innen in meinem Körper, so dass sich die Starre ein bisschen löst. Jetzt sieht der Strahl auch ein bisschen unterbrochen aus, wie mit so kleinen Flämmchen zersetzt. Und ich mache einen Springbrunnen draus, der eine Fontäne hat, und rechts und links fallen die kleinen Flämmchen herab. Es ist immer noch ein bisschen Druck auf Kopf und Nacken. Ich fliege einfach noch ein bisschen weiter. Der Teppich sieht völlig toll aus, ist einfach wunderbar.
Ja.
Jetzt fliege ich über einer dicken Wolkenschicht und sehe fast gar nichts mehr von der Erde – die Wolken sind jetzt nah und ich lasse meine Hände hindurchgleiten. Den Kopfschmerz kriege ich nicht richtig weg bis jetzt. (Schweigt.)
Was würde ihnen jetzt gut tun?
Irgendetwas, was den Nacken entspannt, z. B. schwerelos im Wasser zu liegen oder im Nacken gehalten zu werden, so wie Säuglinge, die so schwerelos gehalten werden.
Ja, dann versuchen sie es doch sich vorzustellen.
Das gelingt, die Patientin fühlt sich entspannter und die Kopfschmerzen treten in den Hintergrund.

Trauerarbeit leisten
Unseres Erachtens gibt es keine spezielle Phase, in der Trauerarbeit geleistet wird, da der gesamte Prozess der psychotherapeutischen Arbeit auch immer wieder beinhaltet zu trauern. Trauer wird immer da möglich, wo sie an die Stelle hilfloser Wut und Erstarrung treten kann, was eine Loslösung von traumatischen Erfahrungen bewirkt. Diese Loslösung macht den Weg frei für neue Erfahrungen und für einen neuen Lebensabschnitt. Der einsetzende Trauerprozess lässt eine allmähliche Integration des Traumas in das Ich-Selbst-System der Patientin und eine Neuorientierung zu und ermöglicht es dann auch, sich aus der Psychotherapie langsam zu verabschieden.

5.3 Phasen des psychotherapeutischen Prozesses in der Psychotraumabehandlung

Trauern benötigt stets Zeit. Je größer der Verlust und die erlittenen Traumata, umso mehr Zeit wird in der Regel benötigt. Erst nachdem Verluste und Traumata identifiziert und im schützenden psychotherapeutischen Raum noch einmal durchlebt werden konnten, gelingt es, wenn alles gut geht, sie als weitreichende Erfahrungen in das eigene Leben zu integrieren.

Manchmal stellt sich Trauer spontan nach der Begegnung mit dem verletzten Kind oder nach der Täterkonfrontation beziehungsweise Tätervernichtung ein. Manchmal ist es aber auch notwendig, dieses Gefühl durch eine Imagination zu unterstützen. Dies kann zum Beispiel durch das Motiv „Haus der Gefühle" induziert werden oder durch die Vorgabe „der Trauer eine Gestalt geben".

Wenn es gelingt, die Realität des Traumas sowie die Verluste an Lebensfreude, Zuversicht, Vertrauen, psychischer und physischer Integrität zu akzeptieren, kann allmählich mehr körperliches und seelisches Wohlbefinden entstehen. Die Fixierung auf die Vergangenheit im Verhalten und Erleben nimmt ab, und Gegenwart und Zukunft gewinnen an Aufmerksamkeit. Die Fähigkeit, das Leben wieder mehr zu genießen, entsteht neu oder verstärkt sich.

Bei Patientinnen und Patienten, die in ihrer Kindheit und Jugend erlebt haben, dass ihre Selbstäußerungen und ihre Individuationsbestrebungen immer wieder eingeengt, beschnitten und verunmöglicht wurden, ist der Prozess der Selbstwerdung mit Freude, einem Zuwachs an Stärke, dem Wahrnehmendürfen eigener Wünsche und Bedürfnisse und mit dem Entdecken bisher verdeckter oder neuer Fähigkeiten verbunden – aber immer auch mit Trauer, da fortwährend das Unterdrückte und nicht Gelebte miterkannt und -erlebt wird. Auch im folgenden Fallbeispiel wird dies deutlich. Sahras Prozess der Selbstwerdung, in dem sie sich von Einengendem und Quälerischem nach und nach befreit, ist auch mit Trauer um Ungelebtes verbunden.

Fallbeispiel Sarah
In letzter Zeit kommt immer mal das Bild, sich aufzumachen, so wie eine Blume, sich größer machen. Allein diese Vorstellung tut so gut. Nicht ständig so gegängelt werden, so gepiesackt und mir sagen: „So möchte ich es nicht." Man muss auch die Verantwortung für seine Entscheidung übernehmen. Ja, ich muss mich ja nicht verbiegen. Obwohl das immer wieder kommt, dieses Sichverbiegen und Anpassenmüssen. Es kommt in mir: Ich kann selbst meine Entscheidungen treffen, aber da kommt auch viel Trauer hoch. Ich hätte gerne bei meinen Großeltern im Haus gewohnt.
Da kommt die Traurigkeit, dass Sie früher wenig Ihre eigenen Entscheidungen treffen konnten, aber heute können Sie es.
Ja, und das ist das Wichtige. Viele Menschen lasse ich ja auch in meine Nähe, ohne das Gefühl, mich abhängig zu machen, wo ich so sein kann wie ich bin, und wenn es mir nicht gut geht, muss ich mich auch nicht verstellen. Ja. Ich sehe jetzt die Kirchenfenster (gegenüber der Praxis) und denke, du kannst ja rauskommen, du musst nicht hinter dem dunklen Fenster bleiben.

Ja, so ist es.
Gestern die Stunde hat mir richtig gut getan, ich bin so richtig zur Ruhe gekommen und konnte mich zu Hause dann auch ausruhen.
Damit die Patientin erfahren kann, dass die Impulse ihres Selbst ernst genommen und unterstützt werden, wird dieser Prozess imaginativ untermauert und bestärkt. Angeboten wird ihr wieder das Motiv des geschützten Ortes und des unverletzten Kindes, das der Patientin aber gleichzeitig ermöglicht, sich mit konfliktreichem Material auseinander zu setzen.
Ich sehe das Mädchen da sitzen, die Beine angezogen, Kopf und Arme auf den Beinen, ein bisschen in sich gekehrt. Ich möchte es fragen, was es hat, was mit ihm los ist.
Ja.
Ich habe so das Gefühl, dass das Kind denkt, dass ich es sowieso nicht verstehe.
Warum meint es das?
Ich weiß nicht, ich habe den Eindruck, dass es damit zusammenhängt, dass ich gestern mit Tilo intim war. Komischerweise, als würde ich es damit verraten. (Atmet schwer.)
Was könnte die erwachsene Frau, also Sie, dem kleinen Mädchen sagen?
Dass ich es auch lieb habe, wenn ich Tilo lieb habe. Es ist wie beleidigt, wenn ich Tilo lieb habe. Es ist wie beleidigt, so als hätte ich es nicht mehr lieb.
Es fühlt sich ausgeschlossen?
Ja. Es fühlt sich jetzt schon wieder besser. Also so ganz angenommen fühlt es sich noch nicht, aber schon auf dem Weg dahin. Auch so, als wolle das Kind, dass ich unbedingt Kind bleibe.
(Die Psychotherapeutin sagt der Patientin, dass es da auch eine erwachsene Person gibt, nicht nur das Kind.)
Es ist sehr erstaunt darüber. Jetzt steht das Kind auf und hat die Arme in den Hüften und guckt so, als wäre das das Neueste, lacht, es ist irgendwie unglaublich. Ich habe aber auch das Gefühl, dass es mich verstehen möchte und es ihm wichtig ist, an die Hand genommen zu werden und spazieren zu gehen – immer die Bewegung. Jetzt habe ich auch wieder das Gefühl, hier zu sein. Das war jetzt merkwürdig.
Ja?
Meine Mutter sagte, dass ich oft bei ihr geschlafen hätte, schon als Baby, und wenn mein Vater gekommen sei, habe er mich in mein Bett gelegt, und ich hätte dann geweint. Beim ersten Stiefvater schlief ich schon nicht mehr bei ihr, als er kam. Es war für mich später dann ein absolutes Tabu, dem zweiten Stiefvater nah zu kommen, mich gar anzukuscheln; ich habe immer sehr darauf geachtet, was anzuhaben, auch nachts, wenn ich aufs Klo ging.
Die Angst, wenn Sie sich ankuscheln, wird es missbraucht.
Ja, das kommt vom ersten Stiefvater. Es kam gerade noch mal in mir hoch die Vorstellung, ganz grob aus dem Schlafzimmer rausgezerrt zu werden.

5.3 Phasen des psychotherapeutischen Prozesses in der Psychotraumabehandlung

> In der nächsten Stunde spricht die Patientin davon, was für ein großes Problem es für sie gewesen sei, von Vollzeit auf Teilzeit zu gehen, wegen der Abhängigkeit von Tilo, und jetzt sei es gar kein Problem mehr für sie zu wissen, sie werde die nächste Zeit gar nichts mehr verdienen. Sie könne sich mittlerweile ganz auf Tilo einlassen. Sie habe auch das Gefühl, *„der Grund ist stabiler geworden, es ist nicht mehr so wie auf dünnem Eis zu gehen. Es gibt jetzt mehr Wege, die zu beschreiten möglich sind. Jetzt habe ich die Vorstellung, Holzbohlen auszulegen und aneinander zu reihen, und es kam die Vorstellung jetzt, es endet immer am sicheren Ort".*

Im Verlauf der Psychotherapie bedeutet das Erleben der eigenen konstruktiven Kräfte, die sich vor allem auch mittels der Imagination freisetzen, oft eine zutiefst beglückende Erfahrung. Denn sie geht einher mit dem wachsenden Bewusstsein der eigenen Wandlungsfähigkeit, die solche Gestaltungen repräsentieren.

Fallbeispiel Sahra

Bei Sahra findet assoziativ ein Einstieg in *„Erinnerungen"* an die Kindheit über ihren Wunsch statt, sich an ihren Baum anzulehnen und festen Boden zu spüren. Sie gelangt imaginativ in ihr Haus (Symbol des Selbst, des Behaust- bzw. Unbehaustseins), in dem sie dem, was in ihrer Kindheit nicht viel Raum haben durfte (symbolisiert durch die liegen gebliebenen Spielsachen auf dem Dachboden), nun Platz verschafft. Tagträumend kann sie sich dessen vergewissern, wie sie heute Helligkeit in ihre Innenräume lassen kann und das von außen aufoktroyierte Sichverstecken und Zurückziehen-Müssen beenden, so dass sie Verschüttetes jetzt wahrnehmen kann.
Was möchten Sie gerne tun?
Mich an den Baum anlehnen und festen Boden spüren.
Stellen Sie sich Ihren Baum vor und tun dort das, was Sie gerne tun möchten, an dem Ort, wo Sie sich sicher und ganz wohl fühlen.
Ich sehe mich in dem Baum sitzen, unten am Stamm, und das ist ja immer auch Sand, und ich male mit dem Stöckchen im Sand.
Können Sie erkennen, was?
Ein Haus, Sonne und Bäume und einen Weg – das macht mich innerlich ganz froh, dass ich da so sitze und male, was ich als Kind auch so gerne gemacht habe.
Ja.
Es ist so kindlich, es ist nicht so, wie ein Erwachsener malt. Es ist so einfach. Ich male noch Wolken, einen Hund und eine Katze. Ja, und Blumen male ich noch und Blumenkästen an die Fenster. Jetzt dachte ich gerade, das Haus ist so schön, ich möchte es mir von innen anschauen, aber da wird es gleich dunkler, merke ich. Raus- und reingehen ist nicht so einfach, merke ich. Ich muss erst einmal Fenster und Türen aufmachen, dann ist es schön hell und das Gefühl, man kann von draußen reinschauen, damit fühle ich mich wohler. Auf dem Dachboden (Sie

beginnt zu weinen.) – *sind viele liegen gebliebene Spielsachen von mir, und das macht mich ganz traurig, dass das da so liegt.*
Ja.
Jetzt habe ich mir gerade vorgestellt, das mit ins ganze Haus zu nehmen und zu verteilen. Es dürfte überall was rumstehen und rumliegen und als könnten noch andere Kinder kommen und damit spielen. Da ist auch diese Kugelbahn, die ich selbst gebastelt habe. Jetzt fühle ich mich ganz zufrieden.
Ja, dann lassen Sie dieses Gefühl sich ganz ausbreiten. Wie geht es jetzt?
Gut. Ich sehe immer noch den Raum mit Kindern, und dass man warmen Kakao trinkt, und es ist einfach richtig schön. Ich habe jetzt das Gefühl, dass ich ganz bei mir bin und wieder mehr wahrnehme, auch außerhalb. Ich liege jetzt auch ganz feste auf der Liege hier und mit allen Körperteilen gleich, und nicht, wie so oft, mit den Beinen fester.
Ja, schauen Sie mal, was Sie noch gerne tun möchten?
Am liebsten jetzt zurückkommen.
Ja, dann kommen Sie zurück – kommen ganz hierher zurück, atmen tief aus und ein und recken und strecken sich.
Warum waren wohl die Sachen auf dem Boden?
Was meinen Sie?
Weil ich sie nie wiedergesehen habe, vielleicht deshalb!
Ja, gut möglich.
Auf den Dachboden verbannt, und da habe ich sie jetzt wieder runtergeholt.
Ja, und es hat mich ganz froh gemacht, die Spielsachen zu verteilen. Es kommt mir so vor, als komme da was Verschüttetes wieder zutage, jetzt auch mit dem Fahrradfahren, ich bin so gerne Fahrrad gefahren, auch mit dem Opa. Es gab im Wald ein Wildgehege, und man konnte Mais nehmen und dafür zahlen, und als Kind habe ich öfter Maistüten genommen und nicht gezahlt, und heute zahle ich immer eine Menge und habe das von damals längst zurückgezahlt. Ich fühle mich so geborgen und aufgehoben in der Vorstellung, ich sitze bei meinen Großeltern am Küchentisch, so wie hier im Tagtraum. Bei meinen Großeltern war mein eigentliches Zuhause, und sie kümmerten sich auch um mich, und nicht meine Mutter. Dort hatte ich auch eine Kruschelschublade, wo ich alles hineinstecken durfte. Meine Mutter konnte das nicht verstehen, für sie war das Unordnung. Dort hat man mich gerne gemocht und gerne gehabt. Dort konnte man sich ganz anders bewegen. Das Gefühl, dass ich da ja gemocht wurde, das war auch verschüttet gegangen.*
In der nächsten Stunde sagt die Patientin:
Nach der letzten Sitzung ging es mir sehr gut, und nachts habe ich geträumt, ganz viele Männer auszusortieren. Ich konnte auch dann noch mehr Nähe zu Tilo zulassen. Doch dann war er so ärgerlich, weil ich mit Hanne lange telefonierte, und das baute für mich wieder viel Distanz auf, und ich habe dann das Gefühl, mich so stark anpassen zu müssen.
Und ist das mit dem Schimpfen verknüpft?

5.3 Phasen des psychotherapeutischen Prozesses in der Psychotraumabehandlung

Ein Stück schon.
Und könnte es sein, dass dann in Ihrem Erleben Tilo wie zum Stiefvater wird?
Ja. Es kommt so viel Traurigkeit hoch.
(Mit der Patientin wird vereinbart, zunächst an den sicheren, geschützten Ort zu gehen und alle hilfreichen Gestalten und die inneren Kinder dort zu treffen und später zum Haus der Trauer zu gehen.)
Bin da und eine große Schaukel für mich, und mein Opa ist da und die Traudel und Hanne und der René. Das kleine Mädchen ist da und die weise Frau.
Und wie fühlt sich die erwachsene Frau?
Durch das Schaukeln bin ich wieder in Bewegung. Aber immer noch angespannt.
Was könnte Sie in bisschen entspannen?
Den Sternenhimmel anzusehen beim Schaukeln, der ist jetzt da.
Ja, wie schön.
Es ist entspannend, und ich habe das Gefühl, auch wieder meinen Atem zu spüren.
Mögen Sie denn jetzt noch zum Haus der Gefühle?
Ja, ich will jetzt schon absteigen und festen Boden unter den Füßen spüren. Die weise Frau war die ganze Zeit an meiner Seite und hat mich angestoßen. Ich stelle mir vor, sie läuft mit mir zu dem Haus.
Können Sie es sich schon vorstellen?
Ja.
Wie sieht es aus?
Wir gehen ein paar Stufen hoch. Es hat ein Geländer und ein ganz spitzes Dach und eine Holztür. Der Flur ist ganz lang, und rechts und links hängen Bilder wie eine Ahnengalerie.
Können Sie da jemanden erkennen?
Ganz komisch, es kommt mir so vor, als würde ich nur die Augen des ersten Stiefvaters sehen. Die weise Frau dreht die Bilder jetzt um.
Können Sie sich dann jetzt vorstellen, Sie kämen zum Zimmer der Trauer?
Es ist geradeaus vom Flur, und rechts war früher das Wohnzimmer. Es hat eine schwarze, schwere Tür.
Spüren Sie noch, dass die weise Gestalt da ist.
Ja, sie hilft mir, die Tür aufzumachen, weil sie so schwer ist. Im Zimmer ist alles ganz dunkel, doch es taucht gleich das Froschkissen auf, das ich damals hatte.
Was taucht noch auf?
Irgendwie das ganze Zimmer von damals. Es ist ein ganz komisches Gefühl, da zu sein.
Was möchten Sie, die erwachsene Frau, jetzt da tun?
Das ist schwierig. Erst mal wieder rausgehen und zumachen – es ist so einengend.
Dann ist Weggehen wohl das Beste.
Ja, ich fühle mich so hilflos, und da ist keiner, und es ist so einengend und beklemmend.

In der nächsten Stunde sagt die Patientin:
Was ständig noch da war nach der letzten Sitzung, war der rote Frosch aus dem Zimmer. Ich glaube, da habe ich oft den Kopf hingelegt und viel geweint. Ich weiß gar nicht, wo er geblieben ist, denn ich bin ja weg und nicht mehr wiedergekommen. In diesem Zimmer war es sehr, sehr einsam, aber auch steril.
Vielleicht ist es auch Ausdruck dessen, dass Sie nicht lebendig sein durften.
Der Schreibtisch nahm auch so einen großen Raum ein. Es kommt jetzt eine Erinnerung, dass sich jemand so lustig gemacht hat darüber, dass ich in meine Schulhefte so unordentlich schreibe.
Und wer ist das?
Die Mutter vom ersten Stiefvater und die Tante, die Komische. Ich verstehe auch nicht, dass meine Mutter das zugelassen hat. Es ist ein großer Wunsch da, dieses Zimmer auszulöschen, als hätte es das nie gegeben.
Ja, dieser Wunsch ist sehr verständlich.
Die Traurigkeit kommt auch, weil da Sachen waren, die mir lieb waren und plötzlich verschwanden, wie der Frosch. Plötzlich ist alles weg, alles anders. Es erinnert mich an Menschen im Krieg, die alles verloren haben.
Vorhin kam ein gutes Gefühl, als ich mir vorstellte, wie ich mit den inneren Helfern alleine in dem Zimmer war und einfach die Tür zumachte, mal alleine sein für mich, das ist so wichtig. Der Schreibtisch, der löst viel an Wut aus, der ist auch so ungeschützt gewesen, mit dem Rücken zur Tür. Bei der Arbeit später habe ich immer darauf geachtet, dass mein Schreibtisch so steht, dass ich mit dem Gesicht zur Tür gucke. Mit dem Wutraum konnte ich viel besser umgehen, da konnte ich was machen. Aber jetzt fühle ich mich in dem Zimmer nur hilflos.
Da ist es vielleicht am besten, Sie schließen diesen Raum ab. Und gehen mit Ihren Helfern an den sicheren, geschützten Ort.
Jetzt kam gerade der Gedanke, diesen inneren Ort hätte ich damals schon haben müssen, dann hätte ich auch gewusst, wo ich schlafen kann. Ich war da jetzt auch richtig froh, dass da ein Bett, ein Schlafplatz für mich ist. Vorhin, als ich hierher kam, war ich ganz gefangen, auch mein Blick, und jetzt kann ich ihn wieder schweifen lassen.

Durcharbeiten traumatischer Erfahrungen

Die Beschäftigung mit den traumatischen Erfahrungen und deren Verarbeitung ist bei in der Kindheit Traumatisierten ein zentrales Thema, gerade in der Phase des Durcharbeitens. Aus der Traumaforschung ist bekannt, dass so genannte Trigger sehr schnell Erinnerungen an traumatische Erfahrungen auslösen können. Schon von daher nehmen diese Erfahrungen einen bereiten Raum in der Bearbeitung ein. Daneben kann es aber auch geschehen, dass reale Stresssituationen zum neuerlichen Trauma werden, da sie sich auf alte Traumata aufpfropfen.

Das folgende Fallbeispiel wird deutlich machen, wie traumatisch erfahrene Umstände bei der Geburt des Sohnes sich mit Traumata aus der Kindheit kontaminieren und die Scham zum zentralen Motiv der Abwehr und der Über-Ich-Übertragung wird.

5.3 Phasen des psychotherapeutischen Prozesses in der Psychotraumabehandlung

Fallbeispiel Sahra

In der betreffenden Sitzung spricht Sahra Folgendes an:
Es ist immer noch was in mir, was mich in Räumen einengt. Das kann ich nicht gut ertragen. Ich hatte das erste Mal das Gefühl, freier zu sein, als ich mein erstes Auto hatte und von zu Hause weggefahren bin. Es war ein unbeschreibliches Gefühl. Gott sei Dank kann ich objektiv mit Martin (Sohn) schon wieder mehr rausgehen.
Mir drängt sich auf, dass Sie in der Wohnung beim ersten Stiefvater wie eingesperrt waren.
Das war sicher so. Der Wunsch, sich Luft zu machen, ist sehr groß. Wenn ich das jetzt so erzähle, sind meine Beine total regungslos, total schwer. Es ist wie gefesselt an den Knöcheln, an den Beinen, bis hier hin, – (Zeigt zur Taille.) – hier oben ist wieder mehr Leben, mehr Gedanken.
Können Sie sich vorstellen, dass der Dinosaurier Ihnen jetzt zur Seite steht?
Ja, das kann ich mir vorstellen, und dass mir auch die weise Frau zur Seite steht und sagt, das hat alles so viel Kraft gekostet. Ich denke, es war wichtig, wieder mehr Zeit zu haben, nicht so festgelegte Zeiten. Der Urlaub hat mir jetzt so gut getan. Wenn ich mir vorstelle, der Dinosaurier ist jetzt immer da, auch in unserer Wohnung, dann kommt das Bedürfnis, weit wegzulaufen. Es war aber schon besser auch dazwischen.
Sie spricht dann an, ein Dammschnitt (gelegt von einer Ärztin) bei der Geburt habe ausgelöst, dass sie seit langer Zeit nicht mehr das Gefühl habe, „dass mein Körper noch zu mir gehört und dann ging es immer mehr in die Richtung, dass Berührung unangenehm ist". Bisher habe sie nicht darüber gesprochen, sie schäme sich so, dass sie seit der Geburt von Martin nicht mehr mit Tilo geschlafen habe, was die Beziehung sehr belaste. Sie habe ein ganz großes Gefühl von Scham, von Benutztwerden. „Man erwartet nur von mir, das ist so ein ungeheurer Druck."
Als die Psychotherapeutin die Patientin später fragt, was sie meine, warum sie so lange mit ihr nicht habe über die Umstände der Geburt und was daraus gefolgt sei, sprechen können, sagt sie:
Weil ich mich schäme und mich frage, was denken Sie jetzt von mir.
Was soll ich denken?
Ich weiß auch nicht, warum ich das so denke.
Sie haben Angst, ich würde Sie verurteilen und nicht danach schauen, Sie zu verstehen.
Mir ging es nach dem letzten Mal ziemlich gemischt. In der Nacht träumte ich, ich bin in der Wohnung in Worms, wo ich noch mal gewohnt hatte, und alle meine Koffer waren gepackt, und ich musste nur noch ausziehen. Ich war nach dem Traum zwei Tage ruhiger, aber dann wurde ich sehr, sehr unruhig, und es war viel Druck auf dem Kopf und Scham, und ob ich überhaupt noch kommen kann.
Assoziierend sagte sie: *Ich bin auf ein Buch gestoßen: „Wenn der nette Onkel mit mir Versteck spielen will und er macht Sachen, die ich nicht möchte, da darf ich*

auch Nein sagen". Darin ging es um 4-Jährige, und es hat mich sehr durcheinander gebracht. Ich war sehr angespannt und fühlte mich mit allem sehr überfordert. Ich habe viel zu Hause aufgeräumt, und das hat mir gut getan, auch was sauber machen. Heute Nacht habe ich gut geschlafen und mich heute Morgen besser gefühlt. Ich habe auch geträumt. Ich hatte ja früher Reitunterricht und wollte jetzt wieder anfangen, hatte aber Angst. Doch es war eine Frau da, die mich führte. Heute Morgen war dann wieder viel mehr Lebensfreude da.

Am Wochenende hatte ich, glaube ich, auch viele Aggressionen, auch Tilo gegenüber. Gefühl, ich bin nur am Aufräumen, und das tut mir nicht gut. Ich bin ihm auch körperlich noch ein Stück mehr aus dem Weg gegangen. Gestern Abend fragte er, was los ist, ich würde mich so merkwürdig verhalten.

(Der Patientin wird schließlich vorgeschlagen, ausgehend vom sicheren, geschützten Ort, mit den hilfreichen Gestalten hin zur Geburtssituation zu gehen und sich vorzustellen, was sie für die Gebärende tun kann.)

Ich bin wieder an dem Baum.

Ja.

Und die Helfer sind auch alle da.

Ja, spüren Sie sie deutlich an Ihrer Seite.

Das kleine Mädchen ist auch da und die Frau, die auf dem Bett liegt. Es ist alles wärmer, eine wärmere Atmosphäre, es ist wie golden, wie im Herbst. Das Mädchen sagt: „Es ist alles da unten so verletzt, aber es ist ja etwas ganz anderes, es ist ja eine Geburt." Es überrascht mich. Es sagt auch, Ich muss keine Angst haben, es ist nur eine Geburt, und es sagt auch: „Hallo Martin, ich freue mich doch schon so auf dich."

Und wie geht es der Frau auf dem Bett?

Die hat Angst vor der Geburt – ich kann es ja nicht anders machen, als es war.

Aber was könnte der Frau helfen, die Geburt, nachdem sie vorbei ist, gut zu überstehen? Was bräuchte sie?

(Die Patientin schweigt.)

Wer kann sie trösten?

Ansonsten noch die weise Frau.

Stellen Sie sich doch vor, wie die weise Frau die Frau auf dem Bett tröstet.

Sie zeigt mir Martin auch so richtig, die Händchen und die Füßchen, und versucht mir erst einmal bewusst zu machen, was da passiert ist. Aber es ist so schwer, weil es von meiner Seite aus so zu ist.

Kann die weise Frau die Frau auf dem Bett fragen, warum sie so zumachen muss?

Es war dieses Hilflosigkeitsgefühl, und das Gefühl, nur noch Augen zu und durch und nichts mehr groß spüren. Sie macht den Vorschlag, sich in eine Hängematte zu legen, ein bisschen Zeit zu haben. Wir wurden ja gleich aus dem Raum geschoben, weil so viel los war an dem Tag, und wir standen auf dem Flur, und keiner zeigte, wie das mit dem Stillen geht, und Martin wurde schon nach oben gebracht und angezogen. Es war gar keine Zeit da, und es ist schön jetzt in der Hängematte.

5.3 Phasen des psychotherapeutischen Prozesses in der Psychotraumabehandlung

Ja, spüren Sie es deutlich und lassen Sie sich Zeit.
Die Frau sagt auch, wir können so lange bleiben, wie wir wollen, und das Mädchen ist auch die ganze Zeit da.
Spüren Sie noch weiter, wie Sie gehalten und aufgehoben sind in der Hängematte in Gegenwart der weisen Frau und des Mädchens und der anderen hilfreichen Gestalten, die auch da sind.
Nach dem Tagtraum sagt die Psychotherapeutin zu der Patientin, sie glaube, dass das kleine Mädchen zeigt, wie sie, die erwachsene Frau, die Geburt erlebt habe, wie eine Wiederholung des sexuellen Missbrauchs, wie eine neuerliche Verletzung. Die Patientin stimmt dem zu und betont, dass auch die Hilflosigkeit das wiederbelebt hat, „*weil da niemand da war, und alle waren überfordert, und das hat mich total überfordert". Jetzt im Tagtraum hatte ich das Gefühl, in der Situation, die einzige, die mich versteht, ist das kleine Mädchen.*
Nachdem für die Patientin der Zusammenhang zwischen neuerlicher Gefühlsisolierung, Geburt, Dammschnitt, dem extremen Gefühl der Hilflosigkeit bei und nach der Geburt und den traumatischen Erfahrungen mit dem ersten Stiefvater evident geworden war, bot die Psychotherapeutin ihr zu einem späteren Zeitpunkt eine Begegnung mit dem Stiefvater am Waldrand an, im Schutz der hilfreichen Gestalten, ausgehend vom sicheren, geschützten Ort (Täterkonfrontation).
(Waldrand, dort gut davon abgegrenzt ein sicherer, geschützter Platz, alle hilfreichen Gestalten sind versammelt, das wehrhafte, kräftige Tier und die inneren Kinder, gut geschützt und behütet.)
Ich habe mir vorgestellt, ich bin in Maria Einsiedel in der Nähe des Waldes, die kleine Kirche, die ich so gerne mag, mit dem Außenaltar und den Bänken, und es sind die ganzen Helfer da und noch eine Schulfreundin aus der Grundschule und der Dinosaurier auch und ein Mädchen im weißen Nachthemd.
Stellen Sie sich jetzt eine Grenze, einen Schutzwall rund um den sicheren, geschützten Ort vor, der ihn vom Waldrand abgrenzt.
Die Patientin beschreibt, wie alles ganz umgrenzt ist, dieser heilige Ort, zu dem nicht jeder hindarf. *Es ist ein ganz geschützter Ort. Die eine Seite, die ein bisschen offener ist, da ist der Dinosaurier, der sich ganz ausbreitet mit seinen Stacheln. Es ist ein ganz geschützter Ort.*
Stellen Sie sich jetzt vor, aus Ihrer sicheren Position heraus mit all den Helfern und dem wehrhaften Tier, wie aus dem Inneren des Waldes an den Waldrand Ihr erster Stiefvater kommt.
Ja, er ist da, hat sein Auto geparkt. Es ist noch einige Minuten zu laufen von mir entfernt.
Was nehmen Sie wahr?
Es ist schwierig, ihn zu sehen, da er mir wie hinter mir vorkommt.
Versuchen Sie, ihn sich so vorzustellen, dass er vor Ihnen ist und Sie ihm ins Gesicht schauen können.

Dazu muss ich ihm eine neue Position geben, dass er jetzt hinter dem Bachlauf steht.
Schauen Sie sich ihn einmal genau an, wie sieht er aus?
Ich kann ihn nicht so richtig sehen, habe das Gefühl, ich müsste mich erst einmal richtig hinstellen.
Ja, dann tun Sie das.
Ich verstehe nicht, warum ich ihn nicht anschauen kann, ich hätte alle Möglichkeiten dazu.
Vielleicht kann einer der Helfer stellvertretend für Sie ihn anschauen.
(Schweigt.) Es ist so, als könnte ich mir gar nicht mehr vorstellen, wie er aussieht.
Kann das Mädchen in dem Nachtgewand sich vorstellen, wie er aussieht?
Auch nicht. Als wir anfingen mit dem Tagtraum, konnte ich ihn mir viel besser vorstellen, als er weiter weg war.
Dann stellen Sie ihn sich doch wieder weiter weg vor, oder wollen Sie ihn überhaupt wegschicken?
Ich habe mir jetzt vorgestellt, mich auf den Altar zu stellen, ganz hoch zu sein. Aber von dort kann ich nur die Haare sehen, nicht das Gesicht. Mir kommen nur so Gedanken, was er da will, er soll doch da verschwinden und es doch wichtig wäre, da oben runterzukommen, und ich habe mir wie einen Schornstein vorgestellt, den man wieder runterklettern kann. Jetzt zeige ich auch den anderen, dass der da steht und was er überhaupt da will, denn weiter kann er sowieso nicht kommen.
Was wollen Sie mit ihm tun?
Es kommen jetzt Bilder, mehr wie Fotografien, so ein kräftiger Mann, kräftige Arme, alles so kräftig. Der bleibt da förmlich an dem Zaun, sagt nichts und guckt nur blöd.
Wollen Sie ihm was sagen?
Dass er aufhören soll, so an diesem Zaun zu kleben.
Dann sagen Sie es ihm.
Er klebt da wirklich mit seinem ganzen Körper dran, und das Gesicht ist immer noch nicht deutlich.
Wonach ist Ihnen?
Dass der Dinosaurier hilft, dass er da wegkommt; er kommt mir richtig wie festgeklebt vor.
Ja, nehmen Sie doch den Dinosaurier zu Hilfe.
Der Dinosaurier hilft auch, er erwärmt den Klebstoff, dass der abgeht.
Ja.
Jetzt ist er auch umgefallen und liegt hinter dem Zaun. Der Zaun ist immer noch so eklig an der Stelle.
Vielleicht fällt dem Dinosaurier noch etwas ein, wie man das Klebrige wegmachen kann.

5.3 Phasen des psychotherapeutischen Prozesses in der Psychotraumabehandlung 303

Ja, und die inneren Helfer kommen, als Erstes habe ich die Hanne gesehen, wie sie mit Wasser und einem Lappen kommt und es säubert.
Ja.
Er selbst, wie er so daliegt, kommt mir tot vor, so als wäre auch nicht die Notwendigkeit da, ihn wegzutun. Nur der Dinosaurier schiebt ihn noch ein Stück weg.
In der folgenden Stunde berichtet die Patientin, es sei ihr nach der Stunde recht gut gegangen und sie sei letzte Woche mal in Maria Einsiedel gewesen. Das Bild von dem Zaun sei häufiger aufgetaucht und die Erleichterung, dass das Eklige weg war. Es falle ihr aber noch schwer, mit sich alleine zu sein, es sei so eine Unruhe da und dann das Gefühl, etwas tun zu müssen. Mit ihrem Mann habe sie wieder mehr Nähe zulassen können, sie habe die Nähe auch wieder mehr gesucht, ohne dass sie sexuell zusammen gewesen seien. Immer wieder habe sie Angst, etwas sei mit ihr nicht in Ordnung, und deshalb wollten andere nichts mit ihr zu tun haben.
Aber jetzt bin ich an den sicheren, geschützten Ort gegangen und sage mir, dass es in Ordnung ist, so wie ich bin. Ich sage mir: Mach was, tu was, aber dann kommen die kleinen Fallen, es soll etwas sein, was andere auch toll finden, groß soll es sein, dabei ist das Quatsch.

Sahra fällt es, wie der obige Tagtraum zeigt, sichtlich schwer, sich mit dem ersten Stiefvater zu konfrontieren. Zunächst fällt auf, dass er mit dem Auto kommend imaginiert wird. Dazu muss man wissen, dass das Auto in vielen Angstträumen der Patientin eine Rolle spielte und ihr in diesen Träumen immer in irgendeiner Form Gewalt angetan wurde. Öfter äußerte sie die ängstliche Vermutung, dass dieser Stiefvater sich auch im Auto an ihr vergangen hat. Eine direkte Konfrontation mit ihm gelingt in diesem Tagtraum nicht. Angst und Widerstand scheinen zu groß; jedoch ermöglicht ein Mehr an Distanz (übrigens eine Technik, die wir gezielt in der KIP anwenden, vor allem, wenn eine Patientin oder ein Patient Angst entwickelt), ihn sich doch anzuschauen, aber von oben, vom Altar aus. (Es scheint so, als ob die Patientin hier partiell dissoziiert). Das Kleben am Zaun kann verstanden werden als der penetrante Versuch dieses Mannes, Grenzen zu überschreiten, aber jetzt in der Imagination das nicht zu schaffen, da das wehrhafte Tier seine klebrige Penetranz auflöst.

Fallbeispiel Dorothea
Die Patientin, die sich insgesamt viel freier und selbstbestimmter erlebt, hat weiterhin Schwierigkeiten, sich sexuell hinzugeben und zieht sich meist zurück, da sehr schnell eine Übertragung der sexuellen Missbrauchssituation stattfindet und ihr dann alle Lust vergeht. „*Es ist die Angst, was kommt, dass Erinnerungen kommen. Ich möchte es immer wieder verdrängen und gleichzeitig ist es immer*

präsent. Schon eine feste Umarmung erinnert mich an den Missbrauch." In dieser Sitzung fragt sie sich, wie sie freier mit ihrer Sexualität umgehen könne. Dorothea wird schließlich vorgeschlagen, sich noch einmal kurz als erwachsene Frau, ausgehend vom sicheren, geschützten Ort, mit der Missbrauchsszene zu konfrontieren und das kleine Mädchen von damals dann mit den hilfreichen Gestalten an den sicheren und geschützten Ort zu bringen. Sie möchte das gerne versuchen und schildert nach der Entspannungsinstruktion folgenden Tagtraum:
Wir stehen auf einer Wiese am Bachrand und beobachten das Wasser, und einige werfen Steine hinein.
Wie fühlen Sie sich?
Gut.
Können Sie jetzt bitte versuchen, Sie, die Erwachsene, mit Ihren hilfreichen Gestalten und dem unverletzten Kind hin zu dem verletzten Kind zu gehen, das Sie einmal waren, um es aus der leidvollen Situation herauszuholen?
Ich sehe es zwischen Patrick und Bert in der Mitte stehen und dass es da nicht rauskann, und wir laufen hin und versuchen, es rauszuholen.
Und geht das? Stellen Sie es sich vor.
Ich spüre, es geht nur mit Gewalt, wir müssen die beiden Personen wegstoßen.
Ja, lassen Sie sich, die erwachsene Person, von den hilfreichen Gestalten darin unterstützen.
Wir zerren das Kind weg, lösen die Handgriffe, sie wollen es immer wieder festhalten. Aber die Erwachsene und die Helfer sind voll Kraft und zerren das Kind dort weg.
Was kann das wehrhafte Tier tun?
Das steht dicht bei mir und knurrt die beiden an, so dass sie auch nicht mehr auf uns zukommen.
Was soll weiter geschehen?
Wir nehmen das Kind, ich nehme es auf den Arm, und ich gehe mit den Helfern weg, und das wehrhafte Tier sorgt dafür, dass sie dort bleiben und uns nicht nachkommen.
Wie ist es jetzt?
Es ist erlösend, ein angenehmes Gefühl, das Kind da zu haben und das zu erleben, was da gerade geschehen ist.
Gehen Sie in Ihrer Vorstellung zurück an den sicheren und geschützten Ort und richten Sie es so ein, wie Sie es jetzt brauchen und dass das Kind alles hat, was ihm jetzt gut tut.
(Die Patientin schweigt.)
Wie geht es dem Kind jetzt und Ihnen?
Gut, weil wir uns jetzt ganz fest umarmen und die Geborgenheit spüren.
Ja, lassen Sie viel Zeit und Raum, diese Geborgenheit zu spüren.
Nach dem Tragtraum meint die Patientin:

5.3 Phasen des psychotherapeutischen Prozesses in der Psychotraumabehandlung

Konnte mich endlich wehren, das ging bisher nicht. Sonst bin ich immer erstarrt, war gefangen von den Gefühlen. Es war sehr wichtig für mich, jetzt sich zu wehren und wegzugehen. Diese beiden Personen, dass ich die voneinander trenne, auch von den Gefühlen und Phantasien. Bisher war es immer vermischt, die erwachsene Frau und das Kind.

Fallbeispiel Rita
Immer wieder quält die Patientin in der Begegnung mit einem Mann, der sie interessiert, eine altbekannte Angst, zurückgewiesen und verletzt zu werden. Sie spürt dann einen Impuls wie als Kind, ihn überzeugen zu müssen, sie zu mögen. Vor allem aber habe sie Angst, dumm zu wirken.
Es ist einfach so ein altes Gefühl und tritt sofort im Kontakt mit Männern zutage. Es ist wie mit meinem Vater, seine Demütigungen waren so subtil. Und jetzt kam gleich das Gefühl, unterlegen zu sein, obwohl er mir gar nicht das Gefühl gegeben hat.
Die Psychotherapeutin schlägt der Patientin vor, da sie sich wieder erlebe, als ob sie noch ein Kind sei, sich als erwachsene Person im Tagtraum mit diesem Kindanteil zu beschäftigen. Nachdem die Patientin einverstanden ist, erfolgt nach der Entspannung wieder die Instruktion, in der Vorstellung an den sicheren, geschützten Ort zu gehen und dort den hilfreichen Gestalten, dem wehrhaften Tier und dem unverletzten Kind zu begegnen.
Es ist auf einem Berg und hinter mir ist eine schützende Grotte, und dieses unverletzte Kind, das ist sehr fröhlich.
Ja, stellen Sie sich vor, wie Sie, die erwachsene Person, in gutem Kontakt mit den hilfreichen Gestalten und dem Kind sind.
Die Patientin schmückt die Szene weiter aus.
Und jetzt gehen Sie in Ihrer Vorstellung bitte ein kleines Stückchen weg von der Grotte, aber so, dass Sie sie schützend im Rücken haben, hin zu einem Vorsprung, von dem aus Sie Überblick haben, und stellen Sie sich dann vor, wie das verletzte Kind langsam auf Sie zukommt.
Sein Gesicht sehe ich nicht.
Was nehmen Sie wahr?
Es ist ein vielleicht 8-jähriges Mädchen mit zögerlichem Schritt und schwarzem Kleid und kommt den Berg hochgelaufen und schleppt sich hoch. Erst konnte ich das Gesicht nicht sehen, es hatte wie so eine Tiermaske auf. – (Weint.) – Es nimmt die Maske ab und es weint, da sind unheimlich viele Tränen. – (Sie weint.) – Es fühlt sich einfach auch so verlassen.
Was möchten Sie gerne für dieses Kind tun?
Es in den Arm nehmen.
Ja, tun Sie das.
Und ihm auch diese schweren Masken abnehmen.
Ja. Und wie ist es jetzt?

Ja, friedlich und ruhig. Es ist so mit dem Kind: Es geht nicht nur um das Ausweinen, es übergibt sich auch und wird damit etwas los, ja und dadurch ist es so, als ob sein Kleid heller würde und die Trauer geht weg.
Was mögen Sie jetzt tun?
Ja, mit dem Kind zu der Grotte zurückgehen.
Ja.
Und diese Masken, die das Kind tragen musste, wegschmeißen.
Ja. – Ja, stellen Sie sich noch einmal vor, wie Sie dort im Schutz der Grotte sind mit Ihren beschützenden Begleitern, dem unverletzten Kind und dem verletzten, das jetzt keine Maske mehr trägt, und kehren dann langsam hierher zurück in diesen Raum …
In der Folgestunde kommt die Patientin, die seit einigen Wochen das Rauchen aufgegeben hat, als Erstes darauf zu sprechen, sie merke an sich, seitdem sie nicht mehr rauche, sei sie viel natürlicher geworden. Dann kommt sie auf die Maske des Kindes im Tagtraum zurück:
Die Maske des traurigen Kindes, es war wie ein Bärenkopf und wechselte zwischen Hund und Wolf, und ich hatte ja mal einen Tagtraum, da war mein Vater ein Bär und meine Mutter eine Wölfin, und es wechselte hin und her. Nach dem Tagtraum war so klar, dass ich in meiner Kindheit meine Traurigkeit nicht zeigen durfte. Und immer wieder habe ich Angst, ich tue Menschen Unrecht. Aber eigentlich habe ich eine gute Wahrnehmung, unterstelle mir aber, ich täte Menschen Unrecht. Es wäre schön, ich könnte mir selbst vertrauen, meiner eigenen Wahrnehmung, denn es ist doch eine gute Gabe eigentlich, wenn man Dinge klar wahrnehmen kann.

„Aktivierung des Nachttraumes" bei Angstträumen

Der KIP-Technik der „Aktivierung des Nachttraumes" (Leuner 1985) kommt für uns in der Psychotraumatherapie, wenn es um die Bearbeitung vor allem von *Angstträumen* geht, eine besondere Bedeutung zu. Allerdings modifizieren wir auch hier wieder unser technisches Vorgehen bezogen auf das Standardverfahren. Im Tagtraum werden, ausgehend von der Schutzsituation des sicheren, geschützten Ortes und mit der Unterstützung aller hilfreichen Gestalten, in Anwesenheit der Psychotherapeutin oder des Psychotherapeuten angstbesetzte Situationen des Nachttraumes „ausgeträumt". Durch die vorsichtige Konfrontation mit den angstmachenden Situationen und den andrängenden negativen Affekten des wiederbelebten Traumes im Tagtraum werden in der Regel *Wandlungen* vollzogen, die die Patientin oder den Patienten entlasten und weitere psychotherapeutische Entwicklungen ermöglichen.

Fallbeispiel Sahra

Sahra berichtet, sie fühle sich wieder gelähmt. Es sei mit ausgelöst durch einen Traum, in dem diese Wahrsagerin erschienen sei, bei der sie einmal gewesen sei.

5.3 Phasen des psychotherapeutischen Prozesses in der Psychotraumabehandlung

Aber ich habe sie kleingekriegt, zu einem kleinen Päckchen, und ein Hund hat es aufgefressen, und das hat mir richtig gut getan. Mein Babysitter-Mädchen hat so Probleme mit seiner Mutter und erzählt mir viel davon, und es belastet mich sehr, und ich habe geträumt, dass meine Mutter mit mir wieder zum ersten Stiefvater ziehen will und gar keine Rücksicht auf mich nimmt, und seit dieser Zeit bin ich so gelähmt. Im Traum sagte ich meiner Mutter, dass der Stiefvater mir an die Wäsche will, und sie sagt, ich bilde mir das nur ein und ich hätte keine andere Möglichkeit. Seit dem Traum kann ich Tilos Nähe wieder nicht ertragen, und es ist mir alles zu viel und belastet mich sehr.

Nachdem die Psychotherapeutin die Patientin gefragt hat, wie alt sie im Traum sei, und erfahren hat, so alt wie das Babysitter-Mädchen, nämlich 15 Jahre, schlägt sie ihr einen Tagtraum vor. In diesem solle es darum gehen, dass die Patientin sich noch einmal den Nachttraum vorstellt, aber jetzt als erwachsene Person zusammen mit den hilfreichen Gestalten mit im Traum gegenwärtig ist. Die Patientin stimmt zu und ergänzt noch, dass sie mit 15 schon nicht mehr beim ersten Stiefvater gewohnt habe und im Traum plötzlich ihre Mutter wieder dort hingewollt habe. Bevor die Patientin in den Traum einsteigt, wird sie wieder an ihren sicheren, geschützten Ort begleitet, zu den hilfreichen Gestalten, und es wird ihr angeboten, sich in Bezogenheit zu diesen und ihrem inneren Kindern zu erleben.

Es ist heute schwierig hinzukommen.

Lassen Sie sich Zeit, der sichere, geschützte Ort, er ist ja in Ihrer Vorstellung schon da, lassen Sie sich Zeit. Was an Ihrem sicheren und geschützten Ort ist für Sie am einfachsten sich vorzustellen?

Der Baum.

Dann stellen Sie sich den Baum vor.

Ja, der hat heute eine Tür, und das Lagerfeuer kommt noch dazu.

Kann noch jemand kommen?

Hanne kommt noch dazu, und der Drache ist da.

Was braucht es noch?

Das Feuer ist heute viel größer und höher.

Und wie geht es Ihnen damit?

Ja, schon gut.

Ist es jetzt in Ihrer Vorstellung so, wie Sie es im Moment brauchen?

Das Mädchen mit dem weißen Kleid war jetzt auch da, und es kommt zu Hanne, vorher war es mir zu weit weg.

Wäre es Ihnen jetzt möglich, als erwachsene Person mit Helfern Ihrer Wahl hin zu dem 15-jährigen Mädchen zu gehen und im zur Seite zu stehen?

Meine Mutter kommt mir vor wie eine Furie, es interessiert sie alles nicht.

Was macht sie?

Sie ist sehr bestimmend, sagt, es interessiert sie nicht, sie macht es so, wie sie das will.

Sie als erwachsene Frau, was können und wollen Sie ihr sagen, während die Helfer sich vielleicht um die 15-Jährige kümmern?
Dass sie machen soll, was sie will, aber das Mädchen hier lassen soll. Und sie lamentiert, was sie doch alles macht und ich doch sehen würde, was ich davon hätte. Sie kapiert gar nichts und will auch nichts kapieren. Sie beschließt, und das haben auch alle so zu machen. Sie meint, es täte mir gut. Die weise Frau geht jetzt zu ihr hin, und sie weint jetzt, weil keiner sie versteht.
Und was tut die weise Frau?
Sie versucht mit ihr zu sprechen, aber das kommt überhaupt nicht an.
Was können Sie jetzt zusammen mit den hilfreichen Gestalten tun, damit das Mädchen aus dieser Situation herauskommt?
Wir überlegen, wer da kommen könnte, auf den sie hört.
Versuchen Sie doch zu gucken, was Sie als erwachsene Person für dieses Mädchen tun wollen.
Einfach das Mädchen mitnehmen.
Ja, dann tun Sie das. Tun Sie alles, um das Mädchen da rauszuholen.
Ich habe erst einmal einen Zaun dahin gemacht, dass meine Mutter nicht mehr weiterkann und um sie zu stoppen.
Das ist sehr gut. Was möchten Sie noch tun?
Dem Mädchen ein Dach über dem Kopf geben.
Ja, genau.
Vielleicht war deshalb auch eine Tür in dem Baum, dass dahinter eine Wohnung ist.
Ja, bringen Sie das Mädchen an den sicheren und geschützten Ort. Geht das?
Ja, wenn die Tür auf ist, ist dahinter ein großer, heller Raum mit großen Fenstern und ein Zimmer für das Mädchen, aber der Druck ist immer noch da.
Was bräuchte der Kopf, damit der Druck weggeht?
Das Gefühl, dass das Mädchen nicht alleine ist, ich bin da, die inneren Helfer, und trotzdem ist das Gefühl des Alleinseins da.
Vielleicht muss das Mädchen spüren, dass sie alle da sind.
Ich habe jetzt mal seine Hände festgehalten und hatte das Gefühl, dass ich dann im Tagtraum auch mehr spüren kann.
Ja, versuchen Sie ganz deutlich zu spüren und mit allen Sinnen wahrzunehmen.
Jetzt wird mir auch wärmer, aber es fällt mir schon sehr schwer, ist nicht so einfach.
Es ist gut, wenn Sie spüren. Stellen Sie sich noch einmal vor, wie das Mädchen jetzt mit am sicheren und geschützten Ort ist, in Ihrer Obhut und der der hilfreichen Gestalten, und ganz unterstützt und aufgehoben ist und nicht einsam, weil sie alle für es da sind.
Ganz zum Schluss war da noch der Opa, der sagte, er sei ganz stolz auf mich, das hat mir sehr gut getan. Konnte mir immer wieder das Haus vorstellen und auch das Zimmer, und das war richtig schön. In der Krabbelgruppe kam mal wieder

> *das Gefühl, nicht so recht dazuzugehören. Ich habe mir dann wieder den sicheren Ort vorgestellt, und da ging es mir wieder besser, und ich dachte, ich muss ja auch nicht von jedem gemocht werden.*

Als sich einige Wochen später die Mutter des Babysitters das Leben nimmt, kann die Patientin dem Mädchen in angemessener und unterstützender Weise zur Seite stehen, ohne dass sie in der Identifikation mit dem Mädchen annehmen musste, ihre Loslösungs- und Autonomiewünsche hätten die Mutter umgebracht.

5.3.5 Abschlussphase der ambulanten Arbeit: Abschied und Neuorientierung

Wenn wir in die Abschlussphase der psychotherapeutischen Arbeit eintreten, konnten bisher im Idealfall Verluste und Traumata identifiziert und noch einmal durchlebt werden. So konnte die Patientin beginnen, sie langsam als weitreichende Erfahrungen in ihr eigenes Leben zu integrieren, mit dem Wissen, dass je nach Schwere der seelischen Verletzung tiefe Narben zurückbleiben, die unter Umständen wieder Schmerzen bereiten werden.

In der Abschlussphase stehen Abschied und Neuorientierung im Mittelpunkt der Behandlung. Selbstverständlich ist Abschiednehmen mit Trauer verbunden, und es werden Konflikte mobilisiert, die sich um diesen Bereich ranken. Im Trauerprozess enthalten ist stets auch Neuorientierung.

Ein Schritt zur Neuorientierung kann sein, sich mit dem auseinander zu setzen, was durch Verluste und Traumata verhindert wurde. Bei menschlich verursachten Traumata regen wir an, die Patientin möge sich in der Imagination damit auseinander setzen, wie die traumatische Erfahrung ihr Leben behindert und verändert hat.

Wenn es sich um anonyme Täter handelt, zu denen die Patientin keine Beziehung unterhielt, geben wir folgendes Motiv vor:

- **Motivvorgabe „Dem Täter all das sagen, was man ihm immer schon sagen wollte"**
  Stellen Sie sich einen Platz vor, wo Sie und der Täter (die Täterin) sitzen. Platzieren Sie sich so, dass Sie dem Täter gegenübersitzen. Er darf sich nicht äußern, er soll Ihnen jetzt nur zuhören. Sie können ihm jetzt all das sagen, was sie ihm immer schon sagen wollten. Sagen Sie ihm insbesondere, was er Ihnen angetan hat und was das für Sie bedeutet.

Im Verlauf der Imagination kann die Patientin durch folgende Formulierungen in ihrer Ausgestaltung angeregt werden:

Sagen Sie ihm jetzt auch, wie Ihr Leben ausgesehen hätte, ohne das, was Ihnen zugefügt wurde, womit er Ihr Leben behindert hat. Formulieren Sie auch, was

> Sie eigentlich von ihm gewollt hätten, was er Ihnen hätte geben sollen und müssen, damit Sie sich hätten gut entwickeln können.

Und zum Schluss:
> Wie hätte Ihr Leben ausgesehen, wenn Sie nicht so verletzt worden wären und Sie stattdessen so unterstützt worden wären, wie Sie es gebraucht hätten?

Wenn es darum geht, sich damit auseinander zu setzen, wie Eltern oder andere wichtige Beziehungspersonen das Leben der Patientin behindert oder gar beschädigt haben, regen wir auch hier eine imaginative Begegnung an. Auf diese Weise kann die Erwachsene, so wie sie jetzt ist, dem Worte geben, was sie heute ihren Eltern sagen möchte. Dies beinhaltet ebenfalls sagen zu können, was ihr angetan und wie dadurch ihre Entwicklung gestört wurde.

■ **Motivvorgabe „Einem anderen Menschen (hier: einem Elternteil oder den Eltern) das sagen, was man ihm schon immer sagen wollte"**
> Stellen Sie sich bitte vor, wie Sie an einem Ort, den Sie aussuchen, Ihrer Mutter oder Ihrem Vater oder beiden begegnen. Platzieren Sie sie so, wie Sie das möchten, so dass Sie ihr oder ihnen all das sagen können, was Sie wollen, und sie hören Ihnen zu. Und stellen Sie sich vor, wenn Sie möchten, dass Ihre hilfreichen Gestalten Sie unterstützen.

Fallbeispiel Rita
Rita berichtet von einem Besuch bei ihrer Mutter, bei dem ihr wieder aufgefallen sei, *„wie schrecklich sie ist, auch gegenüber meinen Neffen, und ich dachte mir, was ich als Kind wohl alles ertragen musste"*. Sie spricht dann darüber, wie sie nur den Kopf eingezogen, sich arrangiert habe und nichts sage, da sie das Gefühl habe, sich nichts Gutes zu tun, wenn sie mit ihrer Mutter rede.
Die Psychotherapeutin schlägt ihr eine imaginative Begegnung mit der Mutter vor, in der sie ihr das sagen kann, was sie ihr gerne gesagt hätte, und sie solle sich vorstellen, die Mutter höre ihr einfach nur zu.
Die Patientin weint daraufhin und sagt:
Mir tun die Kinder so leid, wenn ich sehe, wie sie ihre Wut an ihnen auslässt, und ich sehe mich dann auch. Es ist nach wie vor immer wieder schockierend zu sehen, was sie für eine Wut hat und wie böse sie ist. Es ist schlimm für mich zu sagen, dass sie böse ist, aber ich finde kein anderes Wort, und zu sehen, was ich als Kind aushalten musste, das habe ich gar nicht so schlimm in Erinnerung, doch wenn ich sehe, wie sie mit den Kindern umgeht, kann ich es mir kaum anders vorstellen. Ich hatte überlegt, ihr zu sagen, sie muss aufpassen, dass sie nicht so wird wie der Opa. Aber das sieht sie nur als Angriff auf sich und kann damit dann nicht umgehen. Ja, ich denke, mit dem Tagtraum, das ist ganz gut.
Wollen Sie da jetzt einsteigen?
Ja.

5.3 Phasen des psychotherapeutischen Prozesses in der Psychotraumabehandlung

Nach der Entspannungsinstruktion gibt die Psychotherapeutin der Patientin die Motivvorgabe „Einem anderen Menschen das sagen, was man ihm schon immer sagen wollte".

Wir sind in der Kirche in meinem Heimatort. Meine Eltern sitzen neben mir, und es ist so ein Gefühl, wenn ich denen das sage, als ob sie dann verschwinden. Ich muss sehr kämpfen, sie als Gestalten aufrechtzuerhalten, dass sie mir nicht zerfließen. Ich fühle mich eigentlich gut und stark. Nur die beiden, als ob ich sie mit meiner Wahrheit vernichten würde. – (Atmet tief.) – Ich möchte mit meiner Mutter anfangen: Ich kann es einfach nicht ertragen, wenn du deine Wut an anderen auslässt und keine Verantwortung für dein Leben übernimmst, an allem sind die anderen Schuld.

Ja.

Du schaffst dir deine eigene Hölle.

Ja.

(Sie weint und schluchzt, seit sie die Mutter angesprochen hat.) Du lädst dir unmenschlich viel auf, damit du nicht hingucken musst, was du mit dir machst. Ich weiß, dass du es nicht leicht gehabt hast, Opa und die Tante dir viel aufgeladen haben, aber ich denke, du hast es auch dankbar angenommen. Und ich denke auch, – (Sie wird ruhiger.) – so wenig wie du angenommen wurdest von Opa, so wenig kannst du jetzt Vera annehmen. Du klammerst dich an die Sorgen und an das Elend.

Ja.

Dass du immer denkst, die anderen wären Schuld an deinem Unglück und an deinen Sorgen. Sicher, es gibt vieles, was schwer ist, auch mit meinem Bruder, aber du willst dir auch nicht helfen lassen. Und wenn du so wütend bist, – (Sie fängt wieder an zu weinen.) – möchte ich am liebsten verschwinden. (Nach einer Pause:) Ja, und zu meinem Vater sage ich: Du hast es dir immer so einfach gemacht, bist allen aus dem Weg gegangen, hast dich in die Arbeit geflüchtet und so getan, als ob das alles nur für uns wäre. – (Weint sehr.) – Sogar zum Schluss, du hast einfach nicht mehr gewollt, das kann ich ja verstehen, hast dich einfach aus dem Staub gemacht, so richtig feige. Hast immer den Schwanz eingezogen und gekuscht und hast es ihr heimgezahlt, indem du saufen gegangen bist. Und deiner Verantwortung als Vater hast du dich auch nicht gestellt.

Ja.

(Nach einer Weile:) Ja, jetzt ist schon Friede da, und ich kann ihnen schon gegenüberstehen, ohne dass sie verschwinden, und ihnen in die Augen sehen.

Und wie geht es Ihnen da?

Gut. – (Sie ist beruhigt.) – Ich spüre, dass meine Eltern es bedauern und auch mein Bestes wollen.

Was möchten Sie jetzt gerne tun?

Ja, sie in den Arm nehmen.

Dann tun Sie das.

Ja, eigentlich so diesen Frieden mit nach Hause nehmen. (Schweigt.)

Langsam geht der Tagtraum zu Ende …
Ich muss sagen, ich bin überrascht von der Kraft in mir, die ich spürte, ein „Du schaffst das", auch als meine Eltern so zerflossen sind.
Was meinen Sie, warum die zerflossen sind?
Weil ich Angst habe, wenn ich jemand die Meinung sage, dass ich ihn dann zerstöre.
In dieser letzten Aussage der Patientin wird noch einmal ihr Konflikt um Selbstbehauptung und Autonomie deutlich, ihre Angst, dass diese zerstörerisch für andere sei (Trennungsschuld).
In der nächsten Stunde sagt die Patientin:
Der Tagtraum beim letzten Mal, da war ich überrascht, wie gut das ging. Mein Gefühl der Stärke, das hat mich erstaunt, und es war so etwas da, das schaffst du schon, das stehst du durch. Aber immer auch mein Bild im Kopf, wenn man Konflikte austrägt und ich nicht die bin, die kuscht und schluckt, damit tue ich den anderen was an. Ja, meine Eltern sind ja auch immer wie zerflossen. Wenn ich stark bin, zerfließt der andere, so als wäre ein gleichberechtigtes Miteinander nicht möglich. In der Beziehung zu meiner Mutter spüre ich, meine Angst vor meiner Mutter, die ich ja immer hatte, die nimmt langsam ab. Klärungsbedarf habe ich mit meiner Mutter, das spüre ich, aber das steht noch nicht an, denn ich weiß noch nicht, was ich ganz konkret klären möchte.
Was das Rauchen angeht, kommt immer mehr eine innere Stimme, die sagt, lass es doch einfach, versuch doch mal, die Situation zu meistern ohne Zigarette und mir nicht den Druck zu machen, du darfst nicht rauchen. Und dann gegen diese innere Stimme zu rebellieren. Wenn ich so eine Selbstliebe spüre, ist das Rauchen nebensächlich, brauche ich es nicht so. Mit Alkohol ist es schon länger so. Kürzlich machte ich mir ein Bier auf und trank es nur zur Hälfte, ich hatte einfach genug, und das hätte ich früher nicht gekonnt, dabei zu bleiben.
Mit meiner Kraft, aber auch mit meiner Wut finde ich mich manchmal für andere nicht erträglich. Was meine Mutter angeht, da ist oft auch so eine Leere da, dass ich zu gewissen Gefühlen da noch gar nicht den Zugang habe. Ja, da ist so eine Leere da.
So als sollten Sie die Gefühle auch nicht spüren, als wäre es zu viel.
Ich weiß es nicht, das kann ich nicht beantworten. Es ist mehr so, dass es im Moment keine Rolle spielt. Ich bin wesentlich freier von ihr und das alte Bild hat mich nicht mehr so im Griff. Also dieser Tagtraum hat mir sehr gut getan, da bin ich schon viel losgeworden. Das ist jetzt alles so weit weg, auch meine Mutter, und es ist im Moment schon ein Gefühl von Frieden.
Ein angenehmes Gefühl.
Hhm.

5.3 Phasen des psychotherapeutischen Prozesses in der Psychotraumabehandlung

Fallbeispiel Sahra

In diesem Beispiel wird in der Vorstellung eine Regression in eine belastende Szenen assoziativ angeregt und nach kürzester Zeit die erwachsene Person gebeten, hinzugehen und dann das zu sagen, was sie diesen Menschen schon immer sagen wollte.

Jeden Montag ist der Übergang schwierig, wenn Tilo wieder zur Arbeit geht. Ich bin traurig und wütend und fühle mich in was hineingepresst, ein bisschen wie in eine Schublade. Wenn man mich nicht haben will, steckt man mich da hinein und so fühlte ich mich heute auch in der Krabbelgruppe, dachte, die verstehen sich alle gut, und mich möchte man gar nicht so gerne dabei haben.

Woher kennen Sie das Gefühl?

Ich denke, ganz stark von meinem Vater (leiblicher) auch. Da kommt dann auch, wenn er sich mal Zeit genommen hat, hatte er doch keine Zeit für mich, ging da- und dorthin mit mir, um doch andere Leute zu treffen. Der Martin spürt das auch sehr stark und war heute Morgen so quengelig, und ich setzte ihn in den Laufstall, und er arrangierte sich damit, und ich beantwortete E-Mails. Aber letztlich verhielt ich mich ihm gegenüber so, wie ich es immer musste: Du musst dich mir anpassen, wie man es immer von mir erwartete, nicht, wir stellen uns aufeinander ein. Letzte Woche brauchte er mich so sehr, und ich habe mich ganz auf ihn eingestellt und alles sonst stehen lassen. Vielleicht kam jetzt am Wochenende noch dazu, Franks (zweiter Stiefvater) Schwester wurde 65, und sie feierten, und sie wollte mich früher ja auch nicht, und Hanne hatte Geburtstag und feierte mit ihrer Familie, und da fühlte ich mich wohl auch ausgeschlossen. Ich habe aber auch versucht, dagegen anzugehen. Es ist irgendwie so zum Explodieren und lähmt auch so, kein Elan ist da, und dann wird alles so anstrengend.

Können Sie sich vorstellen, im Tagtraum noch einmal kurz Szenen zuzulassen, die das Kind mit der Schwester von Frank erlebt hat und mit dem Vater, und dann als erwachsene Person hinzugehen und dann das zu sagen, was Sie ihnen immer schon sagen wollten, und Sie können ruhig auch explodieren.

(Sie weint.) *Da habe ich das Gefühl, sie interessieren sich sowieso nicht.*

Auch das könnten Sie ihnen einmal sagen. Es geht ja darum, dass Sie dem einmal Ausdruck geben können, was in Ihnen ist, was sich angestaut hat.

Es ist das Bedürfnis, da meinen Vater mal so richtig durchzuschütteln. (Weint.)

Ja, stellen Sie es sich ruhig vor.

Bei der Schwester kann ich mir vorstellen, dass sie sagt: „Wir wollten nie, dass der Frank eine Frau heiratet mit Kind." Als der Vater von Frank starb, ging ich zur Beerdigung, er war immer ganz nett, und die Tante meinte dann, das fände sie toll, dass ich gekommen sei. Dabei habe ich es nicht für die Familie getan. Sie würden heute alle sagen, sie hätten sich doch ganz prima mir gegenüber verhalten, und es wäre doch ganz normal. Sie würden sagen, sie könnten gar nicht verstehen, wie ich reagiere und würden sich ungerecht behandelt fühlen wegen dem, was ich ihnen sage.

Und was ist das, was Sie ihnen sagen wollen?

> *Dass sie mir doch mehr das Gefühl geben, dass ich wichtig bin, dass ich dazugehöre, dass man mich mag. Es ist aber eher so, dass sie sich weiter zurückziehen. – (Sie weint.) – Es ist jetzt eher so in meiner Vorstellung, dass mein Großvater da ist und zu meinem Vater sagt: „Guck doch mal, dieses kleine Mädchen, wieso zeigst du ihm nicht, dass du es lieb hast?"*
> Und wie verhält er sich, Ihr Vater?
> *Regungslos. (Sie atmet tief durch.)*
> Was möchten Sie in Ihrer Vorstellung jetzt gerne tun?
> *Ihn aus meinem Leben schicken.*
> Ja, dann tun Sie das.
> *In meiner Vorstellung schwimmt er weg. Erst wollte ich noch mit ihm rudern, um ihn festzuhalten, zu binden an das Boot, aber es macht keinen Sinn.*
> Was könnte Sinn machen?
> *Mit meiner Familie zu rudern.*
> Ja.
> *Das fällt mir im Moment sehr schwer, mir vorzustellen, dass die mich lieb haben.*
> Was würde Ihnen helfen, das mehr zu spüren?
> *(Schweigt.) Es ist schwer, richtig schwer.*
> Vielleicht weiß Ihr Opa Rat.
> *(Sie weint.) Er nimmt beide Hände von mir in die Hand, so dass ich mich überhaupt erst einmal wieder spüre. Er nimmt auch Martin auf den Schoß, und er lacht mit ihm, und Martin lacht auch mit ihm, und zu Tilo sagt er, er soll mir mehr zeigen, dass er mich lieb hat, und er soll auch mehr auf meine Bedürfnisse eingehen.*
> Ja, dann stellen Sie sich jetzt noch mal vor, wie der Großvater Ihre Hände in seine nimmt, und spüren Sie das.

Patientinnen und Patienten, die sich auf ein Imaginieren in der von uns dargestellten Form nicht einlassen können, können eine schriftliche Form der Auseinandersetzung wählen und, wenn sie das möchten, ihren Eltern, Vater oder Mutter oder dem Täter (der Täterin) einen Brief schreiben.

Insgesamt unterstützen wir in der Phase des Abschieds und der Neuorientierung die weitere ressourcenorientierte Hinwendung zur eigenen schöpferischen Kraft und begleiten die Patienten darin, ihr konkretes Leben auch imaginativ neu zu entwerfen. Letztlich geht es immer wieder darum, den Patienten dazu zu verhelfen, ihre Wünsche und Bedürfnisse besser zu identifizieren und angemessene Mittel und Wege zu finden, wie sie diese auf gesunde Weise befriedigen und mehr mit sich selbst identisch sein kann.

Verschiedene Motive sind unseres Erachtens gut geeignet, eine ressourcenorientierte Hinwendung zur eigenen schöpferischen Kraft und zu konkreter Lebensplanung zu fördern:

In der Abschlussphase der Psychotherapie kann man immer da, wo Patienten nach neuen Wegen für sich suchen, mit dem *Motiv des Weges* (Klessmann u.

5.3 Phasen des psychotherapeutischen Prozesses in der Psychotraumabehandlung

Eibach 1996) arbeiten. Wieder kann man auch hier vom geschützten Ort und den hilfreichen Gestalten ausgehen, die den Weg wissen, den der Patient sucht.

- **Motivvorgabe Weg**
  Stellen Sie sich wieder Ihren geschützten Ort vor und Ihre hilfreichen Gestalten, die Sie darin unterstützen, den Weg zu finden, den Sie gehen möchten.

Als weitere Imagination hat sich unter anderem das Motiv des Tores bewährt:

- **Motivvorgabe „Durch ein Tor gehen"**
  Stellen Sie sich vor, Sie haben eine lange Wanderung gemacht und kommen an ein Tor. Schauen Sie sich noch einmal um und lassen die Gegend, aus der Sie gekommen sind, auf sich wirken.

Hat der Patient dies getan und beschrieben, was er sich vorstellt, lautet die Instruktion weiter:

> Und nun stellen Sie sich bitte ein Tor vor, durch das Sie gehen werden. Bevor Sie hindurchgehen, überlegen Sie, ob Sie etwas zurücklassen möchten, und gehen Sie dann ganz bewusst durch dieses Tor hindurch in eine neue Welt und lassen die bisherige hinter sich.

Ist der Patient durch das Tor hindurchgegangen, lassen wir uns seine Eindrücke schildern und die Gefühle, die diese auslösen.

Diese „neue" Welt ist meist lebendiger, farbintensiver, oft auch exotischer als die Gegend, aus der die Patienten gekommen sind, und vielfach breitet sich freudige Erwartung aus. Die Patienten werden gebeten, zunächst innezuhalten, den Tagtraum intensiv auf sich wirken zu lassen, und ihn dann zu beenden. Psychotherapeuten und Patienten stellen sich zunehmend darauf ein, dass die Patienten bald ihren weiteren Weg ohne uns gehen werden, in eine hoffnungsvollere Zukunft.

Dabei bleiben wir uns dessen bewusst und kommunizieren das auch mit den Patienten, dass die Transformation des Traumas ein lebenslanger Prozess ist. Wir machen auch deutlich, dass es für die Realität schwerer und schwerster Traumatisierung kaum Trost und keine angemessene Wiedergutmachung gibt, dass aber trotzdem der „schöpferische Raum", das Wiedererleben des Schöpferischen, eine Möglichkeit bietet, um mit der erfahrenen Erschütterung, der erlittenen Dehumanisierung heute besser umgehen zu können und neue Formen der Konfliktlösung in der Auseinandersetzung mit Traumatisierung und überwältigenden Affekten zu finden. Wir bereiten die Patienten darauf vor, dass Lebensereignisse, die auch nur entfernt an das Trauma erinnern, zu erneuter Beunruhigung führen können und es entscheidend wichtig ist, dass die Patienten sich Beruhigung und Unterstützung bei ihren hilfreichen Gestalten und am sicheren, geschützten Ort suchen. Wir ermutigen die Patienten auch darin, Verbindungslinien zwischen aktueller Erlebnissituation und vergangenen Traumata zu suchen, so wie sie es in der Psychotherapie erfahren haben, weil dies hilft, die gegenwärtige Situation zu relativieren und das psychische Gleichgewicht wiederzufinden.

Sahra soll an dieser Stelle noch einmal zu Wort kommen, da sie dabei ist, sich auch innerlich allmählich auf das Ende der Psychotherapie einzulassen. Sie hat den Umgang mit dem Tagtraum aktiv in ihr Innenleben integriert und kann sich ihren Phantasien gut überlassen. Oft imaginiert sie ohne Entspannungsinstruktion, lässt ihren aufsteigenden Vorstellungen und Phantasien einfach Raum und assoziiert frei. So imaginierte sie spontan eine Brücke (ein wichtiges Tagtraummotiv, das Patientinnen und Patienten gerne vorgegeben wird, um die Möglichkeit zu zeigen, Verbindungen herzustellen und Trennungen zu überwinden), die symbolisiert, dass ihr der Übergang in ein Leben in der Gegenwart gelungen ist, und sie nicht mehr so leben muss, als ob sie noch ein missachtetes Kind wäre.

Fallbeispiel Sahra

Sarah ist wieder einmal traurig, dass ihr Mann für eine halbe Woche beruflich weg sein wird und ihr leiblicher Vater sich gar nicht bei ihr meldet. Darüber spricht sie und schließlich meint sie:

Ich bin traurig, und in der Trauer kommt jetzt, dass ich auf einer Brücke stehe, da mich festhalte, und da fühle ich mich ganz sicher, und es kommt auch die weise Frau, und sie sagt mir, dass ich nie alleine sein werde. Jetzt geht es mir schon wieder besser, fühle ich mich auch wieder viel schwerer, dass ich merke, ich liege gut auf der Liege und fühle mich nicht gelähmt. Wenn ich mich gelähmt fühle, fühle ich mich nur von den Füßen bis zur Hüfte. Jetzt habe ich auch eine angenehme Schwere, ich darf faul sein, merke, das Schulterblatt liegt auf.

Durch die Brücke und den Trost habe ich wieder Halt in mir selbst gefunden. Ich habe das Gefühl, es gibt viele solcher Brücken, so dass man immer auch weiterkommt. Ich habe mal kurz überlegt, als ich auf der Brücke stand, ob ich noch mal zurück auf die andere Seite möchte, aber das möchte ich auf keinen Fall. Die tiefe Schlucht ängstigt mich nicht, ich lasse jetzt auch die Beine mal runterbaumeln. Ich finde es gut, dass ich einen freien Blick habe und die Brücke von starken Seilen gehalten wird. Diese Sicherheit muss sein. Jetzt habe ich auch gedacht, ich gehe mal weiter, und es kommt das Meer, und diese Weite tut so gut. Es kommt aber auch ein bisschen die Traurigkeit, wie stark die Einengung war, aber es hat sich so viel verändert. Mir ist zum Beispiel aufgefallen, dass ich viel Beständigkeit brauche, auch was Essen und Getränke angeht. Aber ich verändere jetzt einiges, habe zum Beispiel eine neue Uhr gekauft, ein ganz anderes Modell als sonst, und beim Essen und Trinken probiere ich aus und entdecke eine Menge Neues. Es ist Zeit, sich zu besinnen, wie viel Freudiges es gibt, wie vieles, was Spaß macht, nicht immer nur diese Traurigkeit. Es kommt jetzt ein Bild dazu mit Steinen und dass ich manche umdrehe und dass ich dann mal auf den falschen Seiten laufe.

Wie meinen Sie das?

Dass ich wie auf der Zeit laufe, die schon lange vorbei ist. So als hätte der Stein eine Seite der Vergangenheit und der Gegenwart. Und die weise Frau sagt zu mir,

5.3 Phasen des psychotherapeutischen Prozesses in der Psychotraumabehandlung

ich solle die Steine, auf denen ich laufe, nicht immer umdrehen, sondern so liegen lassen, und jetzt ist alles so einfach, und ich hüpfe und springe. Ich freue mich, es ist schön. Und vorhin, als ich hier reinkam, hatte ich das Gefühl, ich habe keinen Halt, aber durch die Vorstellung, ich stehe auf der Brücke und finde Halt, und die weise Frau kommt und gibt mir Trost, und dann diese Weite, da löste sich meine innere Blockade, und ich konnte sprechen, und später kam die Vorstellung von den Steinen und wie manchmal mein Blick nur auf Ernsthaftigkeit und Tun und Zusammennehmen gerichtet ist. Ich möchte jetzt gerne von der weisen Frau wissen, wie ich das merke, wenn ein Stein falsch herum liegt.
Fragen Sie sie doch.
Sie meint, es sei nur meine Vorstellung.
Wie meint sie das genau?
Ich würde mir vorstellen, wieder in der Vergangenheit rumzulaufen.
Also sich immer wieder bewusst machen, dass das, was Vergangenheit ist, vorüber ist, und Sie jetzt in Sicherheit sind und sich Ihres Lebens mehr freuen dürfen.
Bin jetzt zu Hause auf unseren Fliesen und stelle mir einen Weg vor, den ich ablaufen kann.
Wie ist das?
Das ist gut, und ich gehe noch mal raus in den Garten, und das ist sehr schön.

Teil III
Anhang

6 Diagnostische Klassifikationen

Im Folgenden möchten wir verschiedene Möglichkeiten der diagnostischen Klassifikationen darstellen, zunächst die in der ICD-10 vorgegebenen symptomorientierten Diagnosen (sie werden zitiert) und dann die phänomenologischen Kriterien benennen, die zur Diagnose einer „schweren Neurose" führen können.

6.1 Symptomorientierte Klassifikationen

Nach der ICD-10 können auf symptomatischer Ebene folgende Diagnosen gestellt werden als Reaktionen auf schwere Belastungen und Anpassungsstörungen: F43.–. Für die Diagnose dieser Störungen wird verlangt, dass ein oder zwei ursächliche Faktoren vorliegen:
1. ein außergewöhnlich belastendes Lebensereignis, das eine akute Belastungsreaktion hervorruft, oder
2. eine besondere Veränderung im Leben, die zu einer anhaltend unangenehmen Situation geführt hat und eine Anpassungsstörung hervorruft.

Reaktionen auf schwere Belastungen und Anpassungsstörungen (F43.–) „entstehen immer als direkte Folge der akuten schweren Belastung oder des kontinuierlichen Traumas. Das belastende Ereignis oder die andauernden, unangenehmen Umstände sind primäre und ausschlaggebende Kausalfaktoren, und die Störung wäre ohne ihre Einwirkung nicht entstanden" (ICD-10, S. 172).

F43.0 Akute Belastungsreaktion

„Eine vorübergehende Störung, die sich bei einem psychisch nicht manifest gestörten Menschen als Reaktion auf eine außergewöhnliche physische oder psychische Belastung entwickelt, und die im Allgemeinen innerhalb von Stunden oder Tagen abklingt. Die individuelle Vulnerabilität und die zur Verfügung stehenden Bewältigungsmechanismen (Coping-Strategien) spielen bei Auftreten und Schweregrad der akuten Belastungsreaktionen eine Rolle. Die Symptomatik zeigt typischerweise ein gemischtes und wechselndes Bild, beginnend mit einer Art von ‚Betäubung', mit einer gewissen Bewusstseinseinengung und eingeschränkten Aufmerksamkeit, einer Unfähigkeit, Reize zu verarbeiten und

Desorientiertheit. Diesem Zustand kann ein weiteres Sichzurückziehen aus der Umweltsituation folgen (bis hin zu dissoziativem Stupor, siehe F44.2) oder aber ein Unruhezustand und eine Überaktivität (wie Fluchtreaktion oder Fugue). Vegetative Zeichen panischer Angst wie Tachykardie, Schwitzen und Erröten treten zumeist auf. Die Symptome erscheinen im Allgemeinen innerhalb von Minuten nach dem belastenden Ereignis und gehen innerhalb von zwei oder drei Tagen, oft innerhalb von Stunden zurück. Teilweise oder vollständige Amnesie (siehe F44.0) bezüglich dieser Episode kann vorkommen. Wenn die Symptome andauern, sollte eine Änderung der Diagnose in Erwägung gezogen werden.

Akut:
- Belastungsreaktion
- Krisenreaktion
- Kriegsneurose
- Krisenzustand
- Psychischer Schock" (ICD-10, S. 172)

F43.1 Posttraumatische Belastungsstörung

„Diese entsteht als eine verzögerte oder protrahierte Reaktion auf ein belastendes Ereignis oder eine Situation kürzerer oder längerer Dauer, mit außergewöhnlicher Bedrohung oder katastrophenartigem Ausmaß, die bei fast jedem eine tiefe Verzweiflung hervorrufen würde. Prädisponierende Faktoren wie bestimmte, z. B. zwanghafte oder asthenische Persönlichkeitszüge oder neurotische Krankheiten in der Vorgeschichte können die Schwelle für die Entwicklung dieses Syndroms senken und seinen Verlauf erschweren, aber die letztgenannten Faktoren sind weder notwendig noch ausreichend, um das Auftreten der Störung zu erklären. Typische Merkmale sind das wiederholte Erleben des Traumas in sich aufdrängenden Erinnerungen (Nachhallerinnerungen, Flashbacks), Träumen oder Alpträumen, die vor dem Hintergrund eines andauernden Gefühls von Betäubtsein und emotionaler Stumpfheit auftreten. Ferner finden sich Gleichgültigkeit gegenüber anderen Menschen, Teilnahmslosigkeit der Umgebung gegenüber, Freudlosigkeit sowie Vermeidung von Aktivitäten und Situationen, die Erinnerungen an das Trauma wachrufen könnten. Meist tritt ein Zustand von vegetativer Übererregtheit mit Vigilanzsteigerung, einer übermäßigen Schreckhaftigkeit und Schlafstörung auf. Angst und Depression sind häufig mit den genannten Symptomen und Merkmalen assoziiert und Suizidgedanken sind nicht selten. Der Beginn folgt dem Trauma mit einer Latenz, die wenige Wochen bis Monate dauern kann. Der Verlauf ist wechselhaft, in der Mehrzahl der Fälle kann jedoch eine Heilung erwartet werden. In wenigen Fällen nimmt die Störung über viele Jahre einen chronischen Verlauf und geht dann in eine andauernde Persönlichkeitsänderung (F62.0) über.
- Traumatische Neurose" (ICD-10, S. 172)

Basales Psychotraumatisches Belastungssyndrom (bPTBS)

In deutscher Übersetzung schlagen Fischer und Riedesser statt der Bezeichnung Posttraumatische Belastungsstörung (PTBS) den Begriff *basales Psychotraumatisches Belastungssyndrom (bPTBS)* vor. Wir haben dies bereits im Kapitel 3 eingehender begründet und dargestellt.

Wir möchten an dieser Stelle noch einmal nachdrücklich dafür plädieren, gerade auch in Berichten und Gutachten diesen Begriff zu wählen und von einem *Psychotraumatischen Belastungssyndrom* zu sprechen.

Verzögertes PTBS

Die Beobachtung, dass das basale PTBS auch manchmal erst nach Monaten oder gar nach Jahren manifest werden kann, spricht dafür, psychische Traumatisierung als einen Verlaufsprozess zu verstehen. Ursachen können sein:
- „das Erlebnismoment der Nachträglichkeit" (früheren Erlebnissen wird erst im Nachhinein eine existenziell bedrohliche Bedeutung verliehen),
- „eine Wiederholung von Komponenten der traumatischen Situation",
- „Lebenskrisen oder ‚Passagen' im Lebenszyklus (wie Adoleszenz, Elternschaft, Altern)".

Letztere können ein bis dahin latentes Trauma stimulieren und zur Symptomproduktion beitragen (Fischer u. Riedesser 1999, S. 45).

Spezielle Psychotraumatische Belastungsstörung (sPTBS)

Fischer und Riedesser schlagen weiter vor, neben allgemeinen auch von *speziellen Psychotraumatischen Syndromen* zu sprechen, um der Bandbreite möglicher Folgeerscheinungen traumatischer Erfahrungen (wie zum Beispiel Vernachlässigung, seelische Grausamkeit, Folter, sexueller Missbrauch in der Kindheit) auch begrifflich zu entsprechen. Sie gehen von der Diagnose einer *„speziellen Psychotraumatischen Belastungsstörung" (sPTBS)* aus.

Was die speziellen Syndrome angeht, werden gewöhnlich besondere Syndrome wie etwa ein Verführungstrauma oder ein Trennungstrauma u. a. m. beschrieben. Selbstverständlich treten auch bei den speziellen Syndromen vielfältige individuelle Varianten auf.

Die Diagnose eines *„speziellen Psychotraumatischen Belastungssyndroms" (sPTBS)* macht es auch möglich, kommunikativ-emotionalen Traumata, wie zum Beispiel emotionaler Missbrauch oder andere Beziehungstraumata, mit aufzunehmen – im Unterschied zu ICD und DSM, die diese Arten von Traumata nicht aufführen.

F43.2 Anpassungsstörungen

„Hierbei handelt es sich um Zustände von subjektiver Bedrängnis und emotionaler Beeinträchtigung, die im Allgemeinen soziale Funktionen und Leistungen behindern und während des Anpassungsprozesses nach einer entscheidenden Lebensveränderung oder nach belastenden Lebensereignissen auftreten. Die Belastung kann das soziale Netz des Betroffenen beschädigt haben (wie bei einem Trauerfall oder Trennungserlebnissen) oder das weitere Umfeld sozialer Unterstützung oder soziale Werte (wie bei Emigration oder nach Flucht). Sie kann auch in einem größeren Entwicklungsschritt oder einer Krise bestehen (wie Schulbesuch, Elternschaft, Misserfolg, Erreichen eines ersehnten Zieles und Ruhestand). Die individuelle Prädisposition oder Vulnerabilität spielt bei dem möglichen Auftreten und bei der Form der Anpassungsstörung eine bedeutsame Rolle; es ist aber dennoch davon auszugehen, dass das Krankheitsbild ohne die Belastung nicht entstanden wäre. Die Anzeichen sind unterschiedlich und umfassen depressive Stimmung, Angst oder Sorge (oder eine Mischung von diesen). Außerdem kann ein Gefühl bestehen, mit den alltäglichen Gegebenheiten nicht zurechtzukommen, diese nicht vorausplanen oder fortsetzen zu können. Störungen des Sozialverhaltens können insbesondere bei Jugendlichen ein zusätzliches Symptom sein.

Hervorstechendes Merkmal kann eine kurze oder längere depressive Reaktion oder eine Störung anderer Gefühle und des Sozialverhaltens sein.
- Hospitalismus bei Kindern
- Kulturschock
- Trauerreaktion

Exkl.: Trennungsangst in der Kindheit (F93.0)" (ICD-10, S. 173)

F44.- Dissoziative Störungen [Konversionsstörungen]

„Das allgemeine Kennzeichen der dissoziativen oder Konversionsstörungen besteht in teilweisem oder völligem Verlust der normalen Integration der Erinnerung an die Vergangenheit, des Identitätsbewusstseins, der Wahrnehmung unmittelbarer Empfindungen sowie der Kontrolle von Körperbewegungen. Alle dissoziativen Störungen neigen nach einigen Wochen oder Monaten zur Remission, besonders wenn der Beginn mit einem traumatisierenden Lebensereignis verbunden ist. Eher chronische Störungen, besonders Lähmungen und Gefühlsstörungen, entwickeln sich, wenn der Beginn mit unlösbaren Problemen oder interpersonalen Schwierigkeiten verbunden ist. Diese Störungen wurden früher als verschiedene Formen der ‚Konversionsneurose oder Hysterie' klassifiziert. Sie werden als ursächlich psychogen angesehen, in enger zeitlicher Verbindung mit traumatisierenden Ereignissen, unlösbaren oder unerträglichen Konflikten oder gestörten Beziehungen. Die Symptome verkörpern häufig das Konzept der betroffenen Person, wie sich eine körperliche Krankheit manifestieren müsste. Körperliche Untersuchung und

6.1 Symptomorientierte Klassifikationen

Befragungen geben keinen Hinweis auf eine bekannte somatische oder neurologische Krankheit. Zusätzlich ist der Funktionsverlust offensichtlich Ausdruck emotionaler Konflikte oder Bedürfnisse. Die Symptome können sich in enger Beziehung zu psychischer Belastung entwickeln und erscheinen oft plötzlich. Nur Störungen der körperlichen Funktionen, die normalerweise unter willentlicher Kontrolle stehen, und Verlust der sinnlichen Wahrnehmung sind hier eingeschlossen. Störungen mit Schmerz und anderen komplexen körperlichen Empfindungen, die durch das vegetative Nervensystem vermittelt werden, sind unter Somatisierungsstörungen (F45.0) zu klassifizieren. Die Möglichkeit eines späteren Auftretens ernsthafter körperlicher oder psychiatrischer Störungen muss immer mitbedacht werden.
- Hysterie
- Hysterische Psychose
- Konversionshysterie
- Konversionsreaktion

Exkl.: Simulation [bewusste Simulation]" (ICD-10, S. 173)

In der ICD werden von F44.0, Dissoziative Amnesie, bis F44.8, Sonstige dissoziative Störungen [Konversionsstörungen], all die dissoziativen Symptome aufgelistet, die wir im Zusammenhang der Hysterischen Neurose kennen. Depersonalisations- und Derealisationssyndrom werden unter F48.1 subsummiert (vgl. ICD-10, S. 173f).

F62.0 Andauernde Persönlichkeitsänderung nach Extrembelastung

„Eine andauernde, wenigstens über zwei Jahre bestehende Persönlichkeitsänderung kann einer Belastung katastrophalen Ausmaßes folgen. Die Belastung muss extrem sein, dass die Vulnerabilität der betreffenden Person als Erklärung für die tiefgreifende Auswirkung auf die Persönlichkeit nicht in Erwägung gezogen werden muss. Die Störung ist durch eine feindliche oder misstrauische Haltung gegenüber der Welt, durch sozialen Rückzug, Gefühle der Leere oder Hoffnungslosigkeit, ein chronisches Gefühl der Anspannung wie bei ständigem Bedrohtsein und Entfremdungsgefühl, gekennzeichnet. Eine Posttraumatische Belastungsstörung (F43.1) kann dieser Form der Persönlichkeitsänderung vorausgegangen sein.

Persönlichkeitsänderungen nach:
- andauerndem Ausgesetztsein lebensbedrohlicher Situationen, etwa als Opfer von Terrorismus
- andauernder Gefangenschaft mit unmittelbarer Todesgefahr
- Folter
- Katastrophen
- Konzentrationslagererfahrungen

Exkl.: Posttraumatische Belastungsstörung (F43.1)" (ICD-10, S. 184)

F62.1 Andauernde Persönlichkeitsänderung nach psychischer Krankheit

„Eine auf der traumatischen Erfahrung einer schweren psychiatrischen Krankheit beruhende, wenigstens über zwei Jahre bestehende Persönlichkeitsänderung. Die Änderung kann nicht durch eine vorbestehende Persönlichkeitsstörung erklärt werden und sollte vom Residualzustand einer Schizophrenie und anderen Zustandsbildern unvollständiger Rückbildung einer vorausgegangenen psychischen Störung unterschieden werden. Die Störung ist gekennzeichnet durch eine hochgradige Abhängigkeit sowie Anspruchs- und Erwartungshaltung gegenüber anderen, eine Überzeugung, durch die Krankheit verändert oder stigmatisiert worden zu sein. Dies führt zu einer Unfähigkeit, enge und vertrauensvolle persönliche Beziehungen aufzunehmen und beizubehalten, sowie zu sozialer Isolation. Ferner finden sich Passivität, verminderte Interessen und Vernachlässigung von Freizeitbeschäftigungen, ständige Beschwerden über das Kranksein, oft verbunden mit hypochondrischen Klagen und kränkelndem Verhalten, dysphorische oder labile Stimmung, die nicht auf dem Vorliegen einer gegenwärtigen psychischen Störung oder einer vorausgegangenen psychischen Störung mit affektiven Residualsymptomen beruht. Schließlich bestehen seit längerer Zeit Probleme in der sozialen und beruflichen Funktionsfähigkeit." (ICD-10, S. 184)

Symptombilder, die noch nicht in ICD und DSM aufgeführt sind

Zu diesen gehören das *Victimisierungssyndrom*, das *komplexe Psychotraumatische Belastungssyndrom* und die *Dissoziative Identitätsstörung*.

Victimisierungssyndrom

„Für die Diagnostik der Folgen von Gewalterfahrung sollte" nach Fischer und Riedesser das Victimisierungssyndrom (VS) von Frank Ochberg „ergänzend zum bPTBS berücksichtigt werden". In diesem Syndrom, bestehend aus drei Kriterien (A, B, C), werden zehn Symptome als Folge der traumatischen Auswirkung von Gewalterfahrungen aufgelistet (nachzulesen bei Fischer und Riedesser 1999, S. 46). Es berücksichtigt sowohl physische als auch psychische Traumatisierung und einige zentrale Merkmale der Psychodynamik Traumatisierter, wie zum Beispiel Übernahme des verzerrten Weltbildes des Täters und seiner Schuld bei gleichzeitiger Idealisierung. Dieser Vorschlag bringt „einige der symptomatischen Besonderheiten zum Ausdruck, die durch eine traumatische Erschütterung des kommunikativen Realitätsprinzips entstehen". „Es überschneidet sich in einigen Punkten mit dem basalen Psychotraumatischen Belastungssyndrom, benennt aber zusätzlich Aspekte einer Erschütterung und Verzerrung von Prämissen unserer sozialen Welterfahrung, die im bPTBS noch nicht erfasst sind" (ebd., S. 46).

Komplexes Psychotraumatisches Belastungssyndrom

Das „*komplexe Psychotraumatische Belastungssyndrom*" versucht, die „Folgen vor allem von schwerster, langanhaltender und wiederholter Traumatisierung wie etwa nach Folter, Lagerhaft und fortgesetzter Misshandlung" zu beschreiben und „diagnostische Kategorien zum Persönlichkeitswandel nach katastrophischen Erfahrungen" darzulegen. Der Vorschlag, den Herman und van der Kolk machen, umfasst sieben Symptomgruppen und geht von fortgesetzter physischer und psychischer Gewalt und Grausamkeit über längere Zeit aus, sowohl in totalitären Staaten und Gruppen als auch in der Familie. „Mit dem komplexen PTBS kommt die Psychotraumatologie dem Ziel näher, Klassifikationssysteme für ein weites Spektrum von Folgeerscheinungen zu entwickeln, das von Stressreaktionen über die Folgen einmaliger traumatischer Ereignisse (Typ Trauma) reicht bis hin zu langdauernder Extremtraumatisierung" (Fischer u. Riedesser 1999, S. 47).

Dissoziative Identitätsstörung

Inzwischen liegen zahlreiche Belege dafür vor, dass auch die so genannten dissoziativen Störungen, die unter die klassische Diagnose einer Hysterie subsumiert werden können – wie von Janet und Freud ursprünglich angenommen –, zum Traumaspektrum gerechnet werden müssen. Deren Extremvariante bildet dann eine „multiple Persönlichkeitsorganisation".

6.2 Schwere Neurosen

Wurmser plädiert dafür, schwere, nicht psychotische Psychopathologie nicht unter dem Borderline-Begriff zu subsumieren. Gerade bei Traumatisierung in früher Kindheit eignet sich seines Erachtens der stärker differenzierende und nuancierende Begriff der schweren Neurosen. Er versteht Borderline-Störungen, wie weiter oben ausgeführt, als differenzierbare Neurosen und postuliert, dass sie nicht von den schweren Neurosen, d.h. den schweren, nicht psychotischen Psychopathologien, getrennt werden dürfen. Seine Begründung lautet:
- Schwere Neurosen unterscheiden sich hinsichtlich der psychischen Mechanismen nicht von den normalen Neurosen,
- wohl aber hinsichtlich der Absolutheit/Globalität der Konflikte und Affekte.

Der stärker differenzierende und nuancierende Begriff der schweren Neurosen bietet sich, so Wurmser, besonders für das psychodynamische Verstehen an. „Die dabei gebrauchten Kriterien sind:
- Wiederholte Perioden von Arbeitsunfähigkeit oder schwerer Arbeitshemmung infolge überwältigender Gefühlszustände von rastloser Spannung, Angst, Selbstunwert, Niedergeschlagenheit oder Wut;

- Zustände veränderten Bewusstseins, die von den Patientinnen und Patienten auch als solche geschildert, nicht einfach von außen her angenommen werden;
- rasch korrigierte (nicht persistierende) Wahrnehmungsstörungen in der Art von Halluzinationen oder Semihalluzinationen;
- mehr oder weniger ausgedehnte und schwere Entfremdungserlebnisse, besonders im Sinne der Depersonalisierung;
- lebensgefährlich selbstzerstörerische Handlungen, gewöhnlich impulsiver Natur, bei ausgesprochenem Wissen der darin eingeschlossenen Gefahren;
- das, was heute gemeinhin als ‚Spaltung' oder ‚dichotomes Denken' beschrieben wird: extreme Bewertungen der eigenen Person und der anderen (völlig gut und völlig schlecht, rein und schmutzig, heilig und dämonisch und so weiter), damit auch die Absolutheit der Beurteilungen sowie das Erleben einer inneren Gespaltenheit;
- der manifeste ‚Wiederholungszwang': die sich immer wieder, gewöhnlich in ziemlich stereotyper Weise wiederholende und zwangsmäßige Abfolge symptomatischer Handlungen und Erlebnisse;
- allgemeiner: das überwiegende Gefühl mangelnder Freiheit und der beherrschenden Zwanghaftigkeit von Verhalten und Erleben;
- der süchtige oder psychisch abhängige Gebrauch von Alkohol und Drogen;
- markante Ausbildung einer der bekannten Neurosenformen, oft mit Beimischung der Symptome anderer Neurosenarten;
- die sich stets wiederholende, scheinbar unwiderstehliche Neigung, auf Spannungen und Angst mit Handlungen gefährlicher oder rechtsbrecherischer Art zu reagieren;
- schwere Störung in den mitmenschlichen Beziehungen: extreme Ambivalenz (wie die weiter oben beschriebene ‚Spaltung'), wobei gewöhnlich eine ‚feindselige Abhängigkeit' besteht oder überhaupt ein nahezu völliges Fehlen von mitmenschlichen Beziehungen, bei denen tiefere Gefühle der Nähe und Intimität verspürt und gezeigt würden" (Wurmser 1999, S. 27f).

Für die Klassifizierung als „schwere Neurose" sollten wenigstens sechs dieser zwölf Kennzeichnungen vorhanden sein.

Bei seiner Aufzählung vermeidet Wurmser analytische Begriffe zu verwenden, da er davon ausgeht, „dass sich wesentliche Faktoren wie Übertragungsintensität oder die Einzelcharakteristika der Übertragung, die Natur der hauptsächlichen Abwehrkonstellationen und -sequenzen und die wirkliche Natur der Konflikte und der hauptsächlichen Traumen erst im Laufe längerer und sorgfältig ausgeübter Behandlung mit einiger Verlässlichkeit feststellen lassen" (ebd., S. 28).

Da wir verpflichtet sind, unsere Diagnosen zu verschlüsseln, kann hier F48.9, Neurose, nicht näher bezeichnet, gewählt werden.

7 Fortbildungscurriculum zur Psychotraumabehandlung mit der KIP

Das anschließende Fortbildungscurriculum, das wir in einer kurzen Zusammenfassung in seinen wesentlichen Inhalten noch einmal darstellen, wird von uns in Rahmen der AGKB in zentralen und dezentralen Veranstaltungen (vor allem in Darmstadt und Witten) angeboten.

Psychotraumabehandlung mit der KIP trägt der Tatsache Rechnung, dass in der Psychotraumatherapie imaginativen Verfahren eine besondere Bedeutung zukommt. Über das Medium bildhaften Denkens werden u. a. Verbindungen zwischen Verhaltensinszenierungen und Körperempfindungen mit der Sphäre sprachlichen Ausdrucks und mit rationalem Verstehen geknüpft (vgl. Fischer u. Riedesser 1999).

Traumabehandlung mit der KIP hat zum Ziel, vor möglicher Affektüberflutung zu schützen und die Affekte für die Patientin bzw. den Patienten erträglicher werden zu lassen, die sensomotorische, bildhafte und verbale Ebene der traumatischen Erfahrung miteinander zu verbinden und so traumatische Erfahrungen in die Lebensgeschichte und das Ich-Selbst-System der Betroffenen zu integrieren.

Dazu nutzt sie vor allem

- die Ergebnisse der Psychotraumatologie (wissenschaftliche Untersuchung und Behandlung seelischer Verletzungen und ihrer Folgen (Fischer u. Riedesser 1999),
- die langjährigen Erfahrungen aus der Katathym Imaginativen Psychotherapie (KIP) mit Traumatisierten,
- die Erfahrungen der dynamisch imaginativen Traumatherapie (Reddemann u. Sachsse),
- Wurmsers psychodynamischen Ansatz zur Bearbeitung innerer Konflikte, die auf Traumata basieren.

Inhalte der Fortbildung

1. Einführung in Struktur, Verlauf und Behandlungsmöglichkeiten seelischer Verletzungen und ihrer Folgen
2. Die drei Komponenten der Traumareaktion
3. Psychodynamik der Traumabewältigung
4. Syndrome der allgemeinen und speziellen Psychotraumatologie
5. Allgemeine Regeln für die Psychotraumatherapie

6. Unterschiedliche Ansätze in der Psychotraumatherapie
7. Neurobiologische Grundlagen der Traumatherapie

Zusammenfassend lassen sich die Psychotherapieschritte, die im Rahmen ambulanter Psychotraumabehandlung mit der KIP Anwendung finden können und die von uns in der Weiterbildung theoretisch und praktisch vermittelt werden, kurz folgendermaßen beschreiben:

1. **Beziehungsherstellung und Stabilisierung**
   - Geschützter Therapieraum und Winnicotts zentrale Behandlungstrias
   - Ressourcenorientierte Imagination zur narzisstischen Restitution
   - Arbeiten mit dem Tresormotiv bei Intrusion
   - Entfalten imaginativer Fähigkeiten und Möglichkeiten der Symbolisierung
   - Kontakt zu hilfreichen, schützenden, haltgebenden und wehrhaften Gestalten
   - Grundstufenmotive der KIP mit der Betonung auf einer wunschgemäßen Gestaltung
   - Stabilisierungsarbeit im Verlauf des psychotherapeutischen Prozesses; Unterstützung und Wiedergewinnung ausreichender Ich-Stabilität durch entsprechende Motivvorgaben im gesamten Verlauf

2. **Arbeit mit dem „inneren Kind"**
   - Verschiedene Konzepte zum „inneren Kind"
   - Konzepte des „inneren Kindes" in der Psychotraumabehandlung mit der KIP
   - „Inneres unverletztes Kind", „inneres Kind" und „verletztes inneres Kind"

3. **Phase der imaginativen Auseinandersetzung mit dem traumatischen Geschehen**
   - Bezugnahme auf die erlebten Szenen des verletzten Kindes, ausgehend von sicheren, bergenden Orten, im Schutz hilfreicher, haltgebender Gestalten
   - Grenzziehung zwischen Gegenwart und Vergangenheit
   - Lösungsmöglichkeiten der erwachsenen Person heute

4. **Arbeit an der Täterrepräsentanz**
   - Konfrontation der erwachsenen Patientin bzw. des Patienten mit der Täterin/dem Täter beziehungsweise den schädigenden Anteilen im Schutz der hilfreichen, wehrhaften und weisen Gestalten
   - Aufbauen von Grenzen gegenüber den Tätern
   - Wegschicken und Entfernen der Täter

5. **Arbeit am traumatogenen Introjekt**
   - Sensibilisierung für die Stimme und innere Gestalt des traumatogenen Introjekts
   - Sensibilisierung für den inneren Konflikt

7 Fortbildungscurriculum zur Psychotraumabehandlung

- Imaginative Konfrontation der erwachsenen Patientin mit dem traumatogenen Introjekt (Symbolkonfrontation)
- Bedeutung eines szenisch mitanwesenden Objektes positiver Identifikation
- „Ausscheiden" des traumatogenen Introjekts aus dem psychischen Organismus

6. Phase des Durcharbeitens
- Fortsetzung der Arbeit mit dem „inneren Kind"
- Weitere Auseinandersetzung mit der affektiven Dimension dessen, was Kindheit für die Patientin oder den Patienten war (assoziatives Vorgehen)
- Partielles Durchleben und Durchleiden mittels Imagination
- Aufheben unbewusster infantiler Bedürftigkeiten und Fixierungen (vor allem Interventionstechnik der Altersregression)
- Imaginatives Durcharbeiten der Affekte (z. B. Trauer, Wut, Scham und Schuld)

7. Abschlussphase der ambulanten Arbeit
- Hinwendung zu Kreativität und konkreter Lebensplanung

Das ausführliche Curriculum sowie Termine der Fortbildungsveranstaltung können bei der AGKB in Göttingen angefordert werden, aber auch bei den Veranstaltern:
- Dipl.-Psych. Beate Steiner, Liebigstraße 13a, 64293 Darmstadt,
  Tel./Fax: 06151/25598,
  E-Mail-Adresse: Beate-Steiner@t-online.de (s. a. www.Beate-Steiner.de), und
- Dr. med. Klaus Krippner, Wiesenstr. 19–21, 58452 Witten,
  Tel. 023027/51081, Fax: 023027/51082,
  E-Mail-Adresse: klaus_krippner@web.de.

8 Literatur

Amati S (1977). Reflexionen über die Folter. Psyche; 31: 228–45.
Amati S (1990). Die Rückgewinnung des Schamgefühls. Psyche; 44: 724–40.
Améry J (1966). Über Zwang und Unmöglichkeit, Jude zu sein. In: Ders. Jenseits von Schuld und Sühne. Bewältigungsversuch eines Überwältigten. Stuttgart: Klett-Cotta 1980.
Argelander H (1970a). Die szenische Funktion des Ichs und ihr Anteil an der Symptom- und Charakterbildung. Psyche; 24: 325–45.
Argelander H (1970b). Das Erstinterview in der Psychotherapie. Darmstadt: Wissenschaftlicher Buchverlag.
Auchter Th (1995). Über das Auftauen eingefrorener Lebensprozesse. Zu Winnicotts Konzepten der Behandlung schwerer psychisch Erkrankter. Forum Psychoanal; 11: 62–83.
Balint A (1935). Zur Kritik der Lehre von den prägenitalen Libidoorganisationen. In: Ders. Die Urformen der Liebe und die Technik der Psychoanalyse. Stuttgart: Klett 1981; 52–76.
Balint M (1959). Angstlust und Regression. Beitrag zur psychologischen Typenlehre. Stuttgart: Ernst Klett 1960.
Balint M (1968). Therapeutische Aspekte der Regression. Reinbek bei Hamburg: Rowohlt 1973.
Balint M (1970). Trauma und Objektbeziehung. Psyche; XXIV (5): 346–58.
Bahrke U, Rosendahl W. (Hrsg) (2001). Psychotraumatologie und Katathym Imaginative Psychotherapie. Lengerich: Pabst Science Publishers.
Bartel G. (1984). Der Umgang mit der Grundstörung. In: Roth JW. Konkrete Phantasie. Neue Erfahrungen mit dem katathymen Bilderleben. Bern: Huber; 117–129.
Barwinski-Fäh R (2001). Folgen der Traumatisierung – Trauma, Symbolisierungsschwäche und Externalisierung im realen Feld. Forum Psychoanal; 17: 20–37.
Bauriedl Th (1998). Die Wiederholung der Traumatisierung in der Psychotherapie. Analytische-Kinder-und-Jugendlichen-Psychotherapie; 29 (1): 25–42.
Bauriedl Th (1999). Leben in Beziehungen. Von der Notwendigkeit, Grenzen zu finden. Freiburg im Breisgau u. a.: Herder.
Becker-Fischer M., Fischer G. (1996). Sexueller Missbrauch in der Psychotherapie – was tun? Heidelberg: Asanger.
Berliner B (1958). Die Rolle der Objektbeziehungen im moralischen Masochismus. Deutsche Erstübersetzung. In: Grunert J. Leiden am Selbst. Zum Phänomen des Masochismus. München: Kindler 1981; 42–61.
Bion WR (1962). Lernen durch Erfahrung. Frankfurt a.M.: Suhrkamp 1992.
Bion WR (1963). Elemente der Psychoanalyse. Frankfurt a.M.: Suhrkamp 1992.
Bölcs E (1989). KB als Instrument der Supervision. In: Bartl G, Pesendorfer F (Hrsg). Strukturbildung im psychotherapeutischen Prozess. Wien: Literas; 265–71.
Bohleber W (Hrsg) (1998). Psychoanalyse, Kognitionsforschung, Neurobiologie; 52 (9/10).
Bohleber W. (2000). Die Entwicklung der Traumatheorie in der Psychoanalyse. Psyche; 54 (9/10): 797–839.

8 Literatur

Bohleber W (2003). Erinnerung und Vergangenheit in der Gegenwart der Psychoanalyse. In: Vergangenheit in der Gegenwart. Zeit – Narration – Geschichte; 57 (9/10): 782–8.
Bowlby J (1961). Die Trennungsangst. Psyche; 7: 41–164.
Bowlby J (1976). Trennung. Psychische Schäden als Folge der Trennung von Mutter und Kind. München: Kindler.
Bowlby J (1983). Verlust, Trauer und Depression. Frankfurt: Fischer 1987.
Bremner JD (2001). Hypotheses and Controversies Related to Effects of Stress on the Hippocampus: Argument for Stress – Indust Damage to the Hippocampus and Passions to Posttraumatic Stress Disorder. Hippocampus; 11: 75–81.
Bremner JD, Randall P, Scott TM, Bronen RA, Seibyl JP, Southwick SM, Delaney RC, McCarthy G, Charney DS, Innis RB (1995). MRI-Based measures of Hippocampal volume in patients with PTSD. Am J Psych; 152: 973–98.
Brisch KH (2003). Bindungsstörungen und Trauma. Grundlagen für eine gesunde Bindungsentwicklung. In: Brisch KH., Hellbrügge Th (Hrsg). Bindung und Trauma. Risiken und Schutzfaktoren für die Entwicklung von Kindern. Stuttgart: Klett-Cotta; 105–35.
Bronisch T (2001). Probleme der Komorbidität von posttraumatischen Belastungsstörungen und Borderline-Persönlichkeitsstörungen. Persönlichkeitsstörungen; 5: 216–24.
Browne A, Finkelhor D (1986). Impact of child sexual abuse: A review of the Research. Psychological Bulletin; 99: 66–77.
Burian-Langegger, B (2002). Trauma und inneres Objekt. Imagination; 3/4: 5–18.
Cabre LJM (1999). Ferenczis Beitrag zum Konzept der Gegenübertragung. Psyche; 53 (5): 457–76.
Cremerius J (1983). „Die Sprache der Zärtlichkeit und der Leidenschaft". Reflexionen zu Sandor Ferenczis Wiesbadener Vortrag von 1932. Psyche; 37: 998–1015.
Cremerius J (2000). Brief an den Verfasser – Anmerkungen zum Aufsatz von Dieter Nitzgen. In: Mauser W, Pietzcker C (Hrsg). Freiburger literaturpsychologische Gespräche. Bd. 19: Trauma. Würzburg: Königshausen & Neumann; 176–80.
Danfort JD, Kampbell P, Storzbach D, Binder LM, Angert DK, Rohlmann DS (2001). Posttraumatic stress symptology is associated with unexplained illness attributed to persian gulf war Military Service. Psychsom Med; 63: 842–9.
Dieter W (2000). Imagination und Symbolisierung bei neurotischen und ich-strukturell gestörten Patienten. In: Salvisberg H, Stigler M, Maxeiner V (Hrsg). Erfahrung träumend zur Sprache bringen. Bern u. a.: Huber; 147–68.
Dieter D (2001). Die Katathym Imaginative Psychotherapie – eine tiefenpsychologische Behandlungsmethode. In: Imagination; 3: 5–41.
Driessen M, Beblo T, Reddemann L, Rau H, Lange W, Silva A, Berea RC, Wulff H, Ratzka S (2002). Ist die Borderline-Persönlichkeitsstörung eine komplexe posttraumatische Störung? Zum Stand der Forschung. Nervenarzt 73 (9): 820–9.
Dornes M (1993). Der kompetente Säugling. Präverbale Entwicklung des Menschen. Frankfurt a.M.: Fischer.
Dornes M (1998). Bindungstheorie und Psychoanalyse. Psyche; 4: 299–348.
Dornes M (2004a). Über Mentalisierung, Affektregulierung und die Entwicklung des Selbst. Forum Psychoanal; 20 (2): 175–99.
Dornes, M. (2004b): Mentalisierung, psychische Realität und die Genese des Handlungs- und Affektverständnisses in der frühen Kindheit. In: Rohde-Dachser C, Wellendorf F (Hrsg). Inszenierungen des Unmöglichen. Theorie and Therapie schwerer Persönlichkeitsstörungen. 2. Aufl. Stuttgart: Klett-Cotta 2005; 297–338.
Eckstaedt A (1981). Eine klinische Studie zum Begriff der Traumareaktion. Ein Kinderschicksal aus der Kriegszeit. Psyche; 35 (7): 600–10.
Eckstaedt A (1989). Nationalsozialismus in der „zweiten Generation". Frankfurt a.M.: Suhrkamp.

Eckstaedt A (1992). Die Kunst des Anfangs – Psychoanalytische Erstgespräche. Frankfurt a. M.: Suhrkamp.
Egle UT, Hoffmann SO, Joraschky P (Hrsg) (1997). Sexueller Missbrauch, Misshandlung, Vernachlässigung. Erkennung und Therapie psychischer und psychosomatischer Folgen früher Traumatisierungen. Stuttgart, New York: Schattauer 2000.
Ehlert-Balzer M (1996). Das Trauma als Objektbeziehung. Forum Psychoanal; 12: 291–314.
Ehlert M, Lorke B (1988). Zur Psychodynamik der traumatischen Reaktion. Psyche; 42 (6): 502–32.
Ermann M (1999). Ressourcen in der psychoanalytischen Beziehung. Forum Psychoanal; 15: 253–65.
Everly GS, Lating JM (Hrsg) (1995). Psychotraumatology: Key papers and core concepts in post-traumatic stress. New York: Plenum Press.
Faber FR, Haarstrick R (1996). Kommentar zu den Psychotherapie-Richtlinien. Neckarsulm: Jungjohann.
Ferenczi S (1909). Introjektion und Übertragung. In: Ders. Bausteine zur Psychoanalyse.. Bd I. Bern u. a.: Huber 1984; 9–57.
Ferenczi S (1919). Zur Psychoanalytischen Technik, IV: Die Bewältigung der Gegenübertragung. In: Ders. Bausteine zur Psychonalyse. Bd. II. Frankfurt a.M.: Ullstein, 49–50.
Ferenczi S (1932a). Psychischer Infantilismus = Hysterie. Fragmente und Notizen. In: Ders. Bausteine zur Psychoanalyse. Bd. IV. 3. Aufl. Bern u. a.: Huber 1964; 271–2.
Ferenczi S (1932b). Ohne Sympathie keine Heilung. Das klinische Tagebuch von 1932. Dupont J (Hrsg). Frankfurt: Fischer 1985.
Ferenczi S (1933). Sprachverwirrung zwischen den Erwachsenen und dem Kind. Die Sprache der Zärtlichkeit und der Leidenschaft. In: Ders. Bausteine der Psychoanalyse. Bd. 3. Frankfurt a.M. u. a.: Ullstein 1985; 511–25.
Ferenczi S (1938). Bausteine zur Psychoanalyse. Bd IV. 3. Aufl. Bern u. a.: Huber 1964.
Fiedler P (2001). Dissoziative Störungen und Konversion. Weinheim: Beltz.
Fischer G (1989). Dialektik der Veränderung in Psychoanalyse und Psychotherapie. Modell, Theorie und systematische Fallstudie. Heidelberg: Asanger.
Fischer G (1990). Die Fähigkeit zur Objektspaltung. Ein therapeutischer Veränderungsschritt bei PatientInnen mit Realtraumatisierung. Forum Psychoanal; 6: 199–212.
Fischer G (1998). Konflikt, Paradox und Widerspruch. Für eine dialektische Psychoanalyse. Frankfurt a.M.: Fischer Taschenbuch Verlag.
Fischer G (2000). Psychoanalyse und Psychotraumatologie. In: Mauser W, Pietzcker C (Hrsg). Freiburger literaturpsychologische Gespräche. Bd. 19: Trauma. Würzburg: Königshausen und Neumann; 11–26.
Fischer G, Gurris N, Pross C, Riedesser P (1996). Psychotraumatologie – Konzepte und spezielle Themenbereiche. In: v. Uexküll T, Adler RH, Herrmann JM, Köhle K, Schonecker OW, Wesiack W (Hrsg) (1996). Psychosomatische Medizin. 5. Aufl. München: Urban & Schwarzenberg; 543–52.
Fischer G, Riedesser P (1999). Lehrbuch der Psychotraumatologie. 2. Aufl. München, Basel: Ernst Reinhardt.
Flatten G. (2003). Posttraumatische Belastungsreaktion aus neurobiologischer und synergetischer Perspektive. In: Schiepek G. (Hrsg). Neurobiologie der Psychotherapie. Stuttgart, New York: Schattauer; 404–22.
Fonagy P (1996). Die Bedeutung der Entwicklung metakognitiver Kontrolle der mentalen Repräsentanzen für die Betreuung und das Wachstum des Kindes. Forum Psychoanal: 349–68.
Fonagy P, Target M (1996). Playing with Reality: I. Theory of mind and the normal development of psychic reality. Int J Psychoanal; 77: 217–33.

8 Literatur

Fonagy P, Target M, Allison L (2003). Gedächtnis und therapeutische Wirkung. Psyche; 57: 841–56.
Fonagy P, Gergerly G, Jurist EJ, Target M (2002). Affektregulierung, -mentalisierung und die Entwicklung des Selbst. Stuttgart: Klett-Cotta 2004.
Freud A (1936). Das Ich und die Abwehrmechanismen. München: Kindler 1974.
Freud A (1951). Observations on Child Development. Psychoanal. Study Child; 6: 18–30.
Freud A (1967). Anmerkungen zum psychischen Trauma. In: Dies. Die Schriften der Anna Freud. Bd. 6. München: Kindler 1980; 1819–38.
Freud S (1893). Über den psychischen Mechanismus hysterischer Phänomene. In: Hysterie und Angst. Studienausgabe, Bd. VI. Frankfurt a.M.: S. Fischer 1971; 11–24.
Freud S (1895) (Zusammen mit Breuer J). Psychotherapie der Hysterie. In: Studien über Hysterie. Studienausgabe, Bd. XI. Frankfurt a.M.: S. Fischer 1971; 11–24.
Freud S (1896a). Zur Ätiologie der Hysterie. Bd. VI. In: Hysterie und Angst. Frankfurt a.M.: Fischer 1971; 51–81.
Freud S (1896b). Weitere Bemerkungen über die Abwehr-Neuropsychosen. In: GW I. 5. Aufl. Frankfurt a.M.: S. Fischer 1977; 377–403.
Freud S. (1900). Traumdeutung. Bd. II. Frankfurt a.M.: S. Fischer 1972.
Freud S (1905). Drei Abhandlungen zur Sexualtheorie. In: Sexualleben. Bd. V, Frankfurt a.M.: S. Fischer 1972; 37–133.
Freud S (1912). Zur Dynamik der Übertragung. In: Schriften zur Behandlungstechnik. Ergänzungsband. Frankfurt a.M.: S. Fischer 1975; 157–67.
Freud S (1914). Erinnern, Wiederholen und Durcharbeiten. In: Schriften zur Behandlungstechnik. Ergänzungsband. Frankfurt a.M.: S. Fischer 1975; 205–15.
Freud S (1919). Das Unheimliche. Studienausgabe, Bd. IV. Frankfurt a.M.: S. Fischer 1970; 241–274.
Freud S (1923a). Das Ich und das Es. In: Psychologie des Unbewussten. Studienausgabe, Bd. III. Frankfurt a.M.: S. Fischer 1971; 273–330.
Freud S (1923b). Über den psychischen Mechanismus hysterischer Phänomene. In: Hysterie und Angst. Studienausgabe, Bd. VI. Frankfurt a.M.: S. Fischer 1971; 9–24.
Freud S (1926). Hemmung, Symptom und Angst. Studienausgabe, Bd. VI. Frankfurt a.M.: S. Fischer 1971; 227–305.
Freud S (1940a). Das ökonomische Problem des Masochismus. In: Psychologie des Unbewussten. Bd. III. Frankfurt a.M.: S. Fischer 1975; 339–54.
Freud, S (1940b). Die Ichspaltung im Abwehrvorgang. In: Psychologie des Unbewussten. Bd. III. Frankfurt a.M.: S. Fischer 1975; 389–994.
Freyberger HJ, Spitzer C, Stieglitz RD, Kuhn G, Magdeburg M, Bernstein-Carwson G (1998). Fragebogen zu dissoziativen Symptomen (FDS). Deutsche Adaptation, Reliabilität und Validität der amerikanischen Dissociative Experience Scale (DES). Psychother Psychosom Med Psychol; 48: 223–9.
Fuchs E, Fluege G, Ohl F, Lucassen P, Vollmann-Honsdorf GK, Michaelis T (2001). Psychosocial Stress, Glucocorticoids and Structural Alterations in the Tree Shrew Hippocampus. Physiol behav; 73: 285–91.
Fujiwara E, Markowitsch HJ (2003). Das mnestische Blockadesyndrom – Hirnphysiologische Korrelate von Angst und Stress. In: Schiepek G (Hrsg). Neurobiologie der Psychotherapie. Stuttgart, New York: Schattauer; 187–212.
Garcia A, Martio V, Valles A, Dall-Zotto S, Amario A (2000). Recovery of the Hypothalamic-Pituitary-Adrenal Response to Stress – Defect of Stress intensity, Stress duration and Previous Stress Exposure. Neuroendocrinology; 72: 144–225.
Gast U (1997). Borderline-Persönlichkeitsstörung. In: Egle UT, Hoffmann SO, Joraschky P (Hrsg). Sexueller Missbrauch, Misshandlung, Vernachlässigung. Erkennung und Therapie

psychischer und psychosomatischer Folgen früher Traumatisierungen. Stuttgart, New York: Schattauer 2000; 271–92.
Glover E (1929). The Screening Function of Traumatic Memories. Int J Psychoanal; 10: 90–3.
Greenson RR (1975). Technik und Praxis der Psychoanalyse. Bd. 1. Stuttgart: Klett.
Gruen A (2000). Der Fremde in uns. Stuttgart: Klett-Cotta.
Grunert U (1977). Narzisstische Restitutionsversuche im Traum. Psyche; 31: 1057–78.
Grubrich-Simitis I (1979). Extremtraumatisierung als kumulatives Trauma. Psyche; 33: 991–1023.
Grubrich-Simitis I (1984). Vom Konkretismus zur Metaphorik. Gedanken zur psychoanalytischen Arbeit mit Nachkommen der Holocaust-Generation. Psyche; 38: 1–28.
Hartmann H (1960). Ich-Psychologie und Anpassungsproblem. Psyche; XIV (2): 81–164.
Hartmann H (1964). Ich-Psychologie. Studien zur psychoanalytischen Theorie. Dt. Erstausg.: Stuttgart: Ernst Klett 1972.
Heimann P (1950). On Counter-transference. Int J Psychoanal; 31: 81–4. (Dt.: Über die Gegenübertragung. Forum Psychoanal (1996); 12: 179–84.)
Herman JL (1989). Die Narben der Gewalt – Traumatische Erfahrungen verstehen und überwinden. München: Kindler.
Herman JL, van der Kolk BA (1987). Traumatic antecedents of borderline personality disorder. In: van der Kolk BA (Hrsg). Psychological trauma. Washington DC: American Psychiatric Press; 111–26.
Hillebrandt, R (2004). Das Trauma in der Psychoanalyse. Eine psychologische und politische Kritik an der psychoanalytischen Traumatheorie. Gießen: Psychosozial-Verlag.
Hirsch M (1987). Realer Inzest. Psychodynamik des sexuellen Missbrauchs in der Familie. 2., überarb. Aufl. Berlin u. a.: Springer 1990.
Hirsch M (1996). Wege vom realen Trauma zur Autoaggression. Forum Psychoanal; 12 (1): 31–44.
Hirsch M (1997a). Schuld und Schuldgefühl. Zur Psychoanalyse von Trauma und Introjekt. Göttingen: Vandenhoeck & Ruprecht.
Hirsch M (1997b): Vernachlässigung, Misshandlung und Missbrauch im Rahmen einer psychoanalytischen Traumatologie. In: Egle, UT, Hoffmann SO, Joraschky P (Hrsg). Sexueller Missbrauch, Misshandlung, Vernachlässigung. Erkennung und Therapie psychischer und psychosomatischer Folgen früher Traumatisierungen. Stuttgart, New York 2000; 126–39.
Hirsch M (2001). Multiple Traumatisierung und sexualisierte Übertragung. Forum Psychoanal; 17 (1): 38–50.
Hirsch M (2002). Besonderheiten psychoanalytischer Therapie traumatisierter PatientInnen. Imagination; 3/4: 54–63.
Hirsch M (2003). Täter und Opfer sexueller Gewalt in einer therapeutischen Gruppe – über überwandelnde Gegen- und Kreuzidentifikation. Gruppenpsychother Gryppendyn; 39: 169–86.
Hochauf R (1999). Imagination als Prozessmedium in der analytisch orientierten Psychotherapie bei strukturdefizitären Entwicklungen. In: Hennig H, Rosendahl W (Hrsg). Katathym Imaginative Psychotherapie als analytischer Prozess. Lengerich: Pabst Science Publishers; 54–70.
Hoffmann SO, Bassler M (1995). Zur psychoanalytisch fundierten Fokaltherapie bei Angstpatienten. Forum Psychoanal; 1: 2–14.
Hoffmann SO, Hochapfel G (1995). Neurosenlehre, psychotherapeutische und psychosomatische Medizin. Stuttgart, New York: Schattauer.
Horn G (1990). Selbsterfahrung des Therapeuten durch Regression in das Kindes- und Jugendalter. In: Leuner H, Horn G, Klessmann E. (Hrsg). Katathymes Bilderleben mit Kindern und Jugendlichen. München: Ernst Reinhardt; 229–52.

8 Literatur

Horn G (1994). Die abgestufte Altersregression im Dienste der Therapeutenausbildung. In: Gerber G, Sedlak F (Hrsg). Katathymes Bilderleben innovativ – Motive und Methoden. München: Ernst Reinhardt; 38–81.
Horowitz MJ (1976). Stress response syndrome. Northvale, New York: Jason Aronson.
Holderegger H (1993). Der Umgang mit dem Trauma. Stuttgart: Klett-Cotta.
Holderegger H (2002). Die Darstellung des Traumas in der psychotherapeutischen Beziehung. Imagination; 3/4: 19–29.
Hüther G (2002). Neurobiologische Auswirkungen von Angst und Stress und die Verankerung traumatischer Erfahrungen. Imagination; 3/4: 41–53.
Hüther G (2004). Die Macht der inneren Bilder. Wie Visionen das Gehirn, den Menschen und die Welt verändern. Göttingen: Vandenhoeck & Ruprecht.
ICD-10-SGBV (1999). Internationale statistische Klassifikation der Krankheiten und verwandte Gesundheitsprobleme. 10. Revision. Ausgabe für Zwecke des Fünften Buches Sozialgesetzbuch (SGB V). Deutsches Institut für medizinische Dokumentation und Information (Hrsg). Köln: Deutscher Ärzte-Verlag.
Jacobson E (1978). Das Selbst und die Welt der Objekte. Frankfurt a.M.: Suhrkamp.
Janet P (1889). L'automatisme psychologique: Essay de la psychologie experimentale sur les formes inférieures de l'activité humaine. Paris: Felix Alcan.
Jollet H, Krägeloh Ch, Krippner K (1989). Das KB bei Objektbeziehungsstörungen. In: Bartl G, Pesendorfer F (Hrsg). Strukturbildung im psychotherapeutischen Prozeß. Wien: Literas; 99–109.
Jollet H, Krägeloh Ch, Krippner K (1997). Der schutzgebende Raum in seiner Bedeutung für PatientInnen mit Objektbeziehungsstörungen in der Katathym Imaginativen Psychotherapie – ein praxisorientierter Beitrag. In: Kottje-Birnbacher L, Sachsse U, Wilke E (Hrsg). Imagination in der Psychotherapie. Bern u. a.: Huber; 216–21.
Jung CG (1941). Zur Psychologie des Kind-Archetypus. In: Jung CG, Kerenyi K (Hrsg). Einführung in das Wesen der Mythologie. Zürich: Rhein-Verlag 1951; 107–47.
Kapfhammer HP (1999). Posttraumatische Belastungsstörung. In: Möller HJ, Laux D, Kapfhammer HP (Hrsg). Psychiatrie und Psychotherapie. Berlin u. a.: Springer; 1247–72.
Kapfhammer HP (2001). Trauma und Dissoziation – Eine neurobiologische Perspektive. Persönlichkeitsstörung; 5: 4–27.
Kardiner A (1941). The traumatic neuroses of war. New York: Paul B. Hoeber.
Kernberg OF (1978). Borderline-Störungen und pathologischer Narzissmus. Frankfurt a.M.: Suhrkamp.
Kernberg O (1989). Schwere Persönlichkeitsstörungen: Theorie, Diagnose, Behandlungsstrategien. Stuttgart: Klett-Cotta. (Original: Severe personality disorder. New Haven, London: Yale University Press 1984).
Khan MR (1963). Das kumulative Trauma. In: Ders. Selbsterfahrung in der Therapie. München: Kindler 1977; 50–70.
Khan MR (1983). Erfahrungen im Möglichkeitsraum. Psychoanalytische Wege zum verborgenen Selbst. 2. Aufl. Frankfurt a.M.: Suhrkamp 1991.
Klessmann E, Eibach H (1993). Wo die Seele wohnt. Bern u. a.: Huber.
Klessmann E, Eibach H (1996). Traumpfade. Weg-Erfahrungen in der Imagination. Bern u. a.: Huber.
König K (1981). Angst und Persönlichkeit. Das Konzept vom steuernden Objekt und seine Anwendungen. Göttingen: Vandenhoeck & Ruprecht.
König K (1993). Gegenübertragungsanalyse. Göttingen: Vandenhoeck & Ruprecht.
Kogan I (1987). Vermitteltes und reales Trauma in der Psychoanalyse von Holocaust-Überlebenden. Psyche; 44 (6): 533–45.
Kogan I (1995). Love and the heritage of the past. Int J Psychoanal; 76: 805–23.
Kohut H (1979). Die Heilung des Selbst. Frankfurt a.M.: Suhrkamp Taschenbuch 1991.

Kottje-Birnbacher L (2000). Katathym-imaginative Psychotherapie. In: Reimer C, Rüger U (Hrsg). Psychodynamische Psychotherapien. Heidelberg: Springer; 151–76.
Kottje-Birnbacher L (2001). Einführung in die Katathym-Imaginative Psychotherapie. Imagination; 4: 77–8.
Krippner K (2001). Der geistig-spirituelle Aspekt in der Traumatherapie mit der KIP. In: Bahrke U, Rosendahl W (Hrsg). Psychotraumatologie und Katathym Imaginative Psychotherapie. Lengerich: Pabst Science Publishers; 100–7.
Krippner K (2002). Neue Wege in der Behandlung der posttraumatischen Belastungsstörung mit der KIP. Imagination; 2: 24–37.
Kris E (1956). The Recovery of Childhood Memories in Psychoanalysis. Psychoanal. Study Child; II: 54–88.
Krystal H (1978). Trauma and affects. Psychoanal Study Child; 33: 81–116.
Krystal H (1998). Desomatization and the consequences of infantile trauma. Psychoanal. Inquiry; 17 (21): 126–50.
Krystal H (2000). Psychische Widerständigkeit, Anpassung und Restitution bei Holocaust-Überlebenden. Psyche; 54: 840–59.
Küchenhoff J (1990). Die Repräsentation früher Traumata in der Übertragung. Forum Psychoanal; 6: 15–31.
Küchenhoff J (1998). Trauma, Konflikt, Repräsentation. Trauma und Konflikt – ein Gegensatz? In: Schlösser AM, Höhfeld K (Hrsg). Trauma und Konflikt. Gießen: Psychosozial-Verlag; 13–31.
Küchenhoff J (2004). Verlust des Selbst, Verlust des Anderen – die doppelte Zerstörung von Nähe und Ferne im Trauma. Psyche – Z Psychoanal; 58: 811–34.
Kutter P (1989). Moderne Psychoanalyse. Eine Einführung in die Psychologie unbewußter Prozesse. München, Wien: Verlag Internationale Psychoanalyse.
Ladenbauer W (2001). Hilfe! Psychische Erste Hilfe bei Unfällen – Ideen für hypnotische Techniken. Imagination; 23 (2): 52–81.
Laub D (2000). Eros oder Thanatos? Der Kampf um die Erzählbarkeit des Traumas. Psyche; 9/10: 860–94.
Leuner H (1970). Katathymes Bilderleben. Grundstufe. Stuttgart: Thieme 1989.
Leuner H (1985). Lehrbuch der Katathym Imaginativen Psychotherapie. Bern u. a.: Huber.
Leuzinger-Bohleber M (1996). Erinnern in der Übertragung – Zum interdisziplinären Dialog zwischen Psychoanalyse und biologischer Gedächtnisforschung. In: Psychother Psychosom med. Psychol; 46: 217–27.
Lifton RJ (1995). From Hiroshima to the nazi doctors: The evolution of psychoformative approaches to understanding traumatic stress syndromes. In: Wilson JP, Raphael B (Hrsg). International handbook of traumatic stress syndromes. New York: Plenum Press; 11–24.
Loch W (1967). Grundriss der psychoanalytischen Theorie (Metapsychologie). In: Loch W (Hrsg). Die Krankheitslehre der Psychoanalyse. Eine Einführung. Stuttgart: S. Hirzel; 1–45.
Loch W (1968). Identifikation – Introjektion. Psyche; XII: 271–86.
Loch W (1975). Über Begriffe und Methoden der Psychoanalyse. Bern u. a.: Huber.
Lurija, AR (1973). Das Gehirn in Aktion. Einführung in die Neuropsychologie. Reinbek bei Hamburg: Rowohlt 1992.
Maxeiner V, Krägeloh Ch (2000). Die sprachlose Inszenierung von Gewalt und Macht. Gegenübertragungsprobleme und spezifische therapeutische Interventionen in der Arbeit mit traumatisierten Patienten und Patientinnen. In: Salvisberg H, Stigler M, Maxeiner V (Hrsg). Erfahrung träumend zur Sprache bringen. Grundlagen und Wirkungsweisen der Katathym Imaginativen Psychotherapie. Bern u. a.: Huber; 185–200.
McMahon S (1994). Therapie ohne Couch: Antworten einer Psychotherapeutin auf die häufigsten Fragen ihrer Klienten. Landsberg am Lech: mvg-verlag im Verlag Moderne Industrie 1998.

Mentzos S (1980). Hysterie. Zur Psychodynamik unbewusster Inszenierungen. München: Kindler.
Mentzos S (1982). Neurotische Konfliktverarbeitung – Einführung in die psychoanalytische Neurosenlehre unter Berücksichtigung neuer Perspektiven. München: Kindler.
Mertens W (1990). Einführung in die psychoanalytische Therapie (Bd. 1 u. 2). Stuttgart: Kohlhammer.
Mertens W (1991). Einführung in die psychoanalytische Therapie (Bd. 3). Stuttgart: Kohlhammer.
Mertens W (1992). Kompendium psychoanalytischer Grundbegriffe. München: Quintessenz-Verlag.
Miller A (1978). Das Drama des begabten Kindes. Frankfurt a.M.: Suhrkamp.
Miller A (1980). Am Anfang war Erziehung. Frankfurt a.M.: Suhrkamp.
Miller A (1981). Du sollst nicht merken. Variationen über das Paradiesthema. Frankfurt a.M.: Suhrkamp.
Miltner HR, Krieschel S, Hecht H, Trippe R, Weiß T (2000). Angstmotivierte Aufmerksamkeit: Psychobiologische Grundlagen und neuronale Aspekte ihrer therapeutischen Modifikation. In: Schiepek G (Hrsg). Neurobiologie der Psychotherapie. Stuttgart, New York: Schattauer; 379-403.
Moser T (1996). Dämonische Figuren. Frankfurt a.M.: Suhrkamp.
Moser U, v. Zeppelin I (2004). „Borderline" im Traumalltag. Psyche; 58: 250–71.
Müller-Pozzi H (1985). Identifikation und Konflikt. Die Angst vor Liebesverlust und der Verzicht auf Individuation. Psyche; 39: 877–905.
Niederland WG (1980). Folgen der Verfolgung: Das Überlebenden-Syndrom Seelenmord. Frankfurt a.M.: Suhrkamp.
Ochberg FM (1993). Posttraumatic therapy. In: Wilson JP, Raphael B (Hrsg). International handbook of traumatic stress syndromes. New York: Plenum Press; 773–84.
Parnell L (2002). EMDR-Therapie mit Erwachsenen – Kindheitstraumen überwinden – Stuttgart: Pfeiffer bei Klett-Cotta 2003.
Pynos RS, Steinberg AM, Goenjian A (1996). Traumatic stress in childhood and adolescence: Recent developments and current controversies. In: Van der Kolk B, McFarlane AC, Weisaith L (eds). Traumatic stress. The effects of overwhelming experience on mind, body and society. New York: Guilford; 331–58.
Quindeau I (1994). Trauma und Geschichte. Interpretationen autobiographischer Erzählungen von Überlebenden des Holocaust. Frankfurt a.M.: Brandes & Apsel 1995.
Rand N, Torok M (1999). Freuds und Ferenczis Traumaforschung – eine Gegenüberstellung. Psyche; 53 (5): 441–56.
Reddemann L (2001). Imagination als heilsame Kraft. Zur Behandlung von Traumafolgen mit ressourcenorientierten Verfahren. Stuttgart: Pfeiffer bei Klett-Cotta.
Reddemann L (2004). Psychodynamisch imaginative Psychotraumatherapie PITT – Das Manual. Stuttgart: Pfeiffer bei Klett-Cotta.
Reddemann L, Sachsse U (1996). Imaginative Psychotherapieverfahren zur Behandlung in der Kindheit traumatisierter Patientinnen. Psychotherapeut; 41: 169–74.
Reddemann L, Sachsse U (1997a). Traumazentrierte Psychotherapie. Persönlichkeitsstörungen; 3: 113–47.
Reddemann L, Sachsse U (1997b). Traumazentrierte imaginative Therapie. In: Egle UT, Hoffmann SO, Joraschky P (Hrsg). Sexueller Missbrauch, Misshandlung, Vernachlässigung. Erkennung und Therapie psychischer und psychosomatischer Folgen früher Traumatisierungen. Stuttgart, New York: Schattauer 2000; 375–89.
Reddemann L, Sachsse U (1997c). Stabilisierung. Persönlichkeitsstörungen; 3: 113–9.

Reddemann L, Sachsse U (1998). Welche Psychoanalyse ist für Opfer geeignet? Einige Anmerkungen zu Martin Ehlert-Balzer: Das Trauma als Objektbeziehung. Forum Psychoanal; 14: 289–94.

Reemtsma JP (2002). Im Keller. Hamburg: Rowohlt.

Reich G (1995). Eine Kritik des „Konzeptes der primitiven Abwehr" am Begriff der Spaltung. Forum Psychoanal; 11: 99–118.

Reimer Ch (1996). Tiefenpsychologisch orientierte Psychotherapie. In: Reimer C, Eckert J, Hautzinger M, Wilke E (Hrsg). Psychotherapie – Ein Lehrbuch für Ärzte und Psychologen. Berlin u. Heidelberg: Springer; 9–76.

Resick PA (2003). Stress und Trauma. Göttingen u. a.: Hans Huber.

Rosenberg L (1998). Kraftquellen und Ressourcen in der KB-Therapie. Imagination; 20: 5–36.

Roth G (2001). Fühlen, Denken, Handeln. Frankfurt a.M.: Suhrkamp.

Rubinstein SL (1957). Sein und Bewusstsein. Die Stellung des Psychischen im ungemeinen Zusammenhang der Erscheinungen in der materiellen Welt. Berlin: Akademie-Verlag 1962.

Sachsse U (1989). „Blut tut gut". Genese, Psychodynamik und Psychotherapie offener Selbstbeschädigung der Haut. In: Hirsch M (Hrsg). Der eigene Körper als Objekt. Zur Psychodynamik selbstdestruktiven Körperagierens. Berlin u. a.: Springer.

Sachsse U (1994). Selbstverletzendes Verhalten: Psychodynamik – Psychotherapie. Göttingen: Vandenhoeck & Ruprecht 1995.

Sachsse U (1995). Die Psychodynamik der Borderlinestörung als Traumafolge. Ein Entwurf. Forum Psychoanal; 11: 50–61.

Sachsse U (1997). Die traumatisierte therapeutische Beziehung. Projektive Identifizierung in der Psychotherapie als Kommunikation und Konfliktentlastung. Gruppenpsychother. Gruppendyn.; 32 (4): 350–65.

Sachsse U (2004). Kindheitstraumata – erinnert: ein Report zum derzeitigen wissenschaftlichen Kenntnisstand und zu seiner Anwendung. In: Sachsse U. Traumazentrierte Psychotherapie. Stuttgart, New York: Schattauer; 413–35.

Sachsse U, Reddemann L (1997). Katathym Imaginative Psychotherapie in der Behandlung traumatisierter Patientinnen. In: Kottje-Birnbacher L, Sachsse U, Wilke E (Hrsg). Imagination in der Psychotherapie, Bern u. a.: Huber; 222–9.

Salvisberg H (2001). Trägt eine „Theorie des Geistes" zur psychischen Gesundheit bei? In: Bahrke U, Rosendahl W (Hrsg). Psychotraumatologie und Katathym Imaginative Psychotherapie. Lengerich: Pabst Science Publishers; 143–51.

Sandler J (1976). Gegenübertragung und Bereitschaft zur Rollenübernahme. Psyche; 30: 297–305.

Sandler J (1989a). Das Es oder das innere Kind? In: Ders. (Hrsg). Dimensionen der Psychoanalyse. Stuttgart: Klett-Cotta 1994; 216–34.

Sandler J (1989b). Unbewusste Wünsche und menschliche Beziehungen. In: Ders. (Hrsg). Dimensionen der Psychoanalyse. Stuttgart: Klett-Cotta 1994; 74–90.

Sandler J, Rosenblatt B (1984). Der Begriff der Vorstellungswelt. Psyche; 38 (3): 235–53.

Sandler J, Dreher AU (1996). Was wollen die Psychoanalytiker? Das Problem der Ziele in der psychoanalytischen Behandlung. Stuttgart: Klett-Cotta 1999.

Sandler J, Sandler AM (1998). Innere Objektbeziehungen. Entstehung und Struktur. Dt. Erstausg.: Stuttgart: Klett-Cotta 1999.

Sandler J, Dare C, Holder A (1973). Die Grundbegriffe der psychoanalytischen Therapie. Stuttgart: Klett-Cotta 1996.

Sandler J, Dreher AU, Drews S, Fischer R, Kluwer R, Muck M, Vogel H, Will C (1987). Psychisches Trauma. Ein psychoanalytisches Konzept im Theorie-Praxis-Zusammenhang. Nr. 5. Frankfurt a.M.: Sigmund-Freud-Institut.

Sandler J, Dreher AU, Drews S (1989). Ein Ansatz zu psychoanalytischer Konzeptforschung – illustriert am Beispiel des psychischen Traumas. Zeitschrift für psychoanalytische Theorie und Praxis; 4: 307–21.
Sapolsky RM (1995). Why stress is bad for your brain. Science; 273: 749–50.
Schnell M (1997). Der imaginative Raum – vom Übergangsobjekt zur Objektbeziehung. In: Kottje-Birnbacher L, Sachsse U, Wilke E (Hrsg). Imagination in der Psychotherapie. Bern u. a.: Huber; 207–15.
Seithe A (1989). Erfahrungen mit dem KB-Motiv einer „Guten, freundlichen Gestalt". In: Bartl G, Pesendorfer F (Hrsg). Strukturbildung im psychotherapeutischen Prozess. Wien: Literas; 215–22.
Shengold L (1989). Soul murder. Seelenmord – die Auswirkungen von Missbrauch und Vernachlässigung in der Kindheit. Frankfurt a.M.: Brandes & Apsel 1995.
Sidoli M (1994). Die Entfaltung des Selbst. Erfahrungen aus der Kinderanalyse. München: Kindler.
Singer W (2002). Der Beobachter im Gehirn. Essays zur Gehirnforschung. Frankfurt a.M.: Suhrkamp Taschenbuch.
Soldt Ph (2005). Denken in Bildern. Zum Verhältnis von Bild, Begriff und Affekt im seelischen Geschehen – Vorarbeiten zu einer Metapsychologie der ästhetischen Erfahrung. Lengerich: Pabst Science Publishers.
Solomon Z, Mikulincer M (1987). Combat stress reaction, posttraumatic stress disorder and somatic complaintes among Israeli soldiers. J. Psychosom res.; 31: 131–7.
Spitz R (1956/1957). Übertragung und Gegenübertragung. Psyche; 10: 63–81.
Spitz RA (1974). Vom Säugling zum Kleinkind – Naturgeschichte der Mutter-Kind-Beziehungen im ersten Lebensjahr. Stuttgart: Klett.
Spitzer C, Effler K, Freyberger HJ (2000). Posttraumatische Belastungsstörung, Dissoziation und selbstverletzendes Verhalten bei Borderline-Patienten. Z Psychosom Med Psychother; 46: 273–85.
Stein C (2001). Imagination in der Krisenintervention. Imagination; 1: 74–92.
Stein DJ, Hollander E, Liebowitz MR (1993). Neurobiology of impulsivity and the Impulse control disorders. J Neuropsychiat; 5 (1): 9–17.
Steiner B (1991). Wenn meine inneren Wunden heilen. Skizzen einer analytischen Psychotherapie. Z f Individualpsychol; 16: 54–69.
Steiner B (1994). Das Problem der Macht und seine Verflechtung mit Scham-, Schuld- und Minderwertigkeitsgefühlen. Z f Individualpsychol; 19: 104–12.
Steiner B (1996). Siegfried im Schutz seiner Tarnkappe. Eine Fallskizze über das Verbergen heftiger Schamaffekte. Z f Individualpsychol; 21: 220–34.
Steiner B (1998). Tiefenpsychologisch fundierte Psychotherapie mit traumatisierten PatientInnen. Skript zum Seminar.
Steiner B (2000a). Katathym imaginative Psychotherapie in der Behandlung von Essstörungen. In: Hillenbrand E, Imgart HF (Hrsg). Behandlung, Supervision und Forschung. Bad Wildungen; 53–62.
Steiner B (2000b). Scham und Narzissmus. Unveröffentl. Manuskript.
Steiner B (2001). Aspekte der Behandlung mit der KIP bei Krebspatienten. In: Bahrke U, Rosendahl W (Hrsg). Psychotraumatologie und Katathym Imaginative Psychotherapie. Lengerich: Pabst Science Publishers; 285–95.
Steiner B (2002). Zur Arbeit mit dem inneren Kind. Unveröffentl. Manuskript.
Sterba R (1934). The fate of the ego in psychoanalytic therapy. Int J Psychoanal; 15: 117–27 (Dt.: Das Schicksal des Ichs im therapeutischen Verfahren. Internationale Zeitschrift für Psychoanalyse 1934; 20: 66–73).
Streeck-Fischer A (Hrsg) (2001). Körper, Seele, Trauma: Biologie, Klinik und Praxis. Göttingen: Vandenhoeck & Ruprecht.

Stern D (1977). Mutter und Kind. Die erste Beziehung. Stuttgart: Klett-Cotta 1979.
Stern DN (1992). Die Lebenserfahrung des Säuglings. Stuttgart: Klett-Cotta. (Originalausg: The Interpersonal World of the Infant, 1985.)
Stern DN, Sanders LW, Nahum JP, Harrison AM, Lyons-Ruth K, Morgan AC, Bruschweiler-Stern N, Tronick EZ (1998). Nicht-deutende Mechanismen in der psychoanalytischen Therapie. Das „Etwas-Mehr" als Deutung. Psyche 2002; 56 (9): 974–1006.
Thomä H (2004). Ist es utopisch, sich künftig Psychoanalytiker ohne besondere berufliche Identität vorzustellen? Forum Psychoanal; 2: 135–57.
Ullmann H (1997). Katathym-imaginative Psychotherapie im Entwurf – Handhabung und Verständnis der initialen Tagtraumübung. In: Kottje-Birnbacher L, Sachsse U, Wilke E (Hrsg). Imagination in der Psychotherapie. Bern u. a.: Huber; 83-95.
van der Kolk BA (1996). Complexity of adaptation to trauma. Self-regulation, stimulus discrimination and characterological development. In: Van der Kolk B, McFarlane AC, Weisaith L (eds). Traumatic stress. The affects of overwhelming experience on mind, body and society. New York: Guilford; 182–213.
van der Kolk BA, Saporta J (1993). Biological response to psychic trauma. In: Wilson JP, Raphael B (eds). International handbook of traumatic stress syndromes. New York: Plenum; 25–33.
Van der Kolk BA, McFarlane AC, Weisaeth L (Hrsg) (2000). Traumatic stress – Grundlagen und Behandlungsansätze. Paderborn: Junfermann-Verlag.
Volz-Börs U (1999). „Ich bin wieder ein Mensch." Transformation des frühen psychischen Traumas durch Neubildung von Repräsentanzen. Psyche; 53 (11); 1137–59.
Weiss J, Sampson H, The Mount Zion Psychotherapy Research Group (1986). The psychoanalytic process: Theory, clinical observation and empirical research. New York: Guilford Press.
Wilke E (1990). Das katathyme Bilderleben in der psychosomatischen Medizin. Bern u. a.: Huber.
Wilke E (1996a). Katathym Imaginative Psychotherapie: eine spezielle Form tiefenpsychologisch fundierter Psychotherapie. In: Reimer C, Eckert J, Hautzinger M, Wilke E (Hrsg). Psychotherapie – Ein Lehrbuch für Ärzte und Psychologen. Berlin, Heidelberg: Springer; 77–122.
Wilke E (1996b). Psychotherapie bei psychosomatisch Kranken. In: Reimer C, Eckert J, Hautzinger M, Wilke E. Psychotherapie – Ein Lehrbuch für Ärzte und Psychologen. Berlin, Heidelberg: Springer; 341–89.
Wilson JP (1989). Trauma, transformation and healing. An integrative approach to theory, research and post-traumatic therapy. New York: Brunner and Mazel.
Wilson JP, Lindy JD (1994) (Hrsg). Countertransference in the treatment of PTSD. New York: Guilford Press.
Winnicott DW (1958). Von der Kinderheilkunde zur Psychoanalyse. Frankfurt a.M.: Fischer 1983.
Winnicott DW (1960). The Theory of the Parent-Infant Relationship. Int J Psychoanal; 41: 585–95.
Winnicott DW (1965). Reifungsprozess und fördernde Umwelt. München: Kindler 1974.
Winnicott DW (1971). Vom Spiel zur Kreativität. Stuttgart: Klett 1973.
Winnicott DW (1987). An Melanie Klein, 17. November 1952. In: Rodman FR (Hrsg). Die spontane Geste. Ausgewählte Briefe. Stuttgart: Klett-Cotta 1995.
Wirtz U (1991). Seelenmord. Inzest und Therapie. Zürich: Kreuz.
Wurmser L (1986). Die innere Grenze. Das Schamgefühl – ein Beitrag zur Über-Ich-Analyse. In: Jahrbuch d. Psychoanalyse; 18: 16–41.
Wurmser L (1987). Flucht vor dem Gewissen – Analyse von Über-Ich und Abwehr bei schweren Neurosen. Berlin u. a.: Springer.
Wurmser L (1989). Die zerbrochene Wirklichkeit – Psychoanalyse als das Studium von Konflikt und Komplementarität. Berlin u. a: Springer.

8 Literatur

Wurmser L (1990). Die Maske der Scham – Die Psychoanalyse von Schamaffekten und Schamkonflikten. Berlin u. a.: Springer

Wurmser L (1991). Der goldleuchtende Dolch. Masochistische Übertragung, Über-Ich-Übertragung und Gegenübertragung. Forum Psychoanal; 7: 1–19.

Wurmser (1993). Das Rätsel des Masochismus – Psychoanalytische Untersuchungen von Über-Ich-Konflikten und Masochismus. Berlin u. a.: Springer.

Wurmser L (1994). Zur Psychoanalyse schwerer psychischer Erkrankungen. Forum Psychoanal; 10: 1–12.

Wurmser L. (1998). Zur Behandlung schwer traumatisierter PatientInnen – die psychoanalytische Perspektive. Psychotherapie-Forum 1999; 7 (4): 161–74.

Wurmser L (1999). Magische Verwandlung und tragische Verwandlung – Die schwere Neurose: Symptom, Funktion, Persönlichkeit. Göttingen: Vandenhoeck & Ruprecht.

Wurmser L (2000). Psychoanalytische Behandlung – Trauma, Konflikt und „Teufelskreis". In: Egle UT, Hoffmann SO, Joraschky P (Hrsg). Sexueller Missbrauch, Misshandlung, Vernachlässigung. Erkennung und Therapie psychischer und psychosomatischer Folgen früher Traumatisierungen. Stuttgart, New York: Schattauer; 361–74.

Wurmser L (2003). Blutrituale, Blutopfer und magische Verwandlung – Zur Psychoanalyse des Sadomasochismus. Vortrag, Würzburg, 9. Mai 2003.

Wurmser L (2004). Verstehen statt Verurteilen – Gedanken zur Behandlung schwerer psychischer Störungen – Rede gehalten anlässlich der Verleihung der Ehrendoktorwürde durch die Humboldt Universität.

Wurmser, L. (2005) Die unheilbare Wunde? – Der tragische Charakter und seine Heilung. Unveröffentlichtes Buchmanuskript.

Yehuda R (1998). Psychoneuroendocrinology of posttraumatic stress disorder. Psychatr clin North Am; 21: 359–79.

Yehuda R (1999). Linking the neuroendocrinology of posttraumatic stress disorder with recent neuroanatomic findings. Semin Clin neuropsychiatry; 4: 175–86.

Zepf S (1997). Gefühle, Sprache und Erleben. Gießen: Psychosozial-Verlag.

Sachverzeichnis

A

Abhängigkeit, vertrauensvolle 10
Abhängigkeitsscham 32, 38
Abnahme der Serotoninkonzentration, Depression 47
Abschied, KIP 309–317
Abschluss, traumatische Reaktion 22
Abschlussimagination 315
Abstinenzhaltung, selbstkritische, Psychotherapeutinnen und -therapeuten 89
Abwehr(mechanismus) 24
– fixierte 258
– Motiv, zentrales 298
– regressive 33
– Scham 298
– Trauma 7
Abwehrneurosen 5
Abwehrversuch 33
ACTH (adrenokortikotropes Hormon) 47
Adrenalin 47
Ängste s. Angst
Affekte
– Disregulierung 26
– Mentalisierung 206
– regulierende/Regulation 35, 146
– Wiederholungszwang 97
Affektive Instabilität, Borderline-Persönlichkeitsstörung 66
Affektiver Entwicklungsstillstand 26
Affektregression 26–27
Affektspeicher 59
Affektüberflutung 39–40
– anbahnende 82
Affektumkehrung 33
Aggression 29, 35, 160
– Deutungen 30
– gegen das Selbst 28–30
Aggressor
– Identifizierung 28–30, 96

Akuttraumatisierung, Intervention, sofortige 70
Akzeptierung, nicht beurteilende, Patientinnen 69
Alkohol(missbrauch) 50
– Bewusstseinsveränderung 60
– Neurose 328
– Selbstbehandlungsversuche 71
Alltagsbeziehungen, Übertragung 98
Alpha-Elemente 93
– Containment 94
Als-ob-Umgang, Realität 92, 113
Altersregression(en) 174, 256
– gestufte 174
– Induktion, therapeutisch gezielte 257–258
– induzierte 258, 283
– KIP 111
– spontane 261–266
Ambivalenz, Neurose 328
Amnesie 4, 50, 205
Amygdala (Mandelkern) 45–46
– Extremstress 48
Amygdala-Hippocampus-Verbindung, Zerstörung 49
Anästhesie, emotionale 56
Anale Attribute, Übertragung 103
Angst 6
– Antizipation 84
– Formen 39
– Symbolgestalten, erregende 251
– überwältigende 32
Angstaffekt, Neurose 84
Angstträume, Nachttraum, Aktivierung 306–309
Anpassungsstörungen, Klassifikation 324
Antizipation, Angst 84
Arbeit, ambulante, Abschlussphase, Fortbildungscurriculum 331
Arbeitsbeziehung, therapeutische 89
Arbeitsbündnis, KIP 88–89

Sachverzeichnis

Assoziatives Vorgehen 255
– KIP 79
Auflösung, Übertragung, traumatisierende 105
Auseinandersetzung
– imaginative, traumatisches Geschehen 194–254
– schriftliche Form 314

B

Bäder, warme 74
Bandscheibenvorfall 53
Begegnung, Kind, inneres, verletztes 196–203
Belastende Szenen, Regression 313
Belastungsstörung, posttraumatische (PTBS) 10, 12, 15, 23, 53, 55, 62, 322–323, 327
– allgemeine 55
– basale (bPTBS) 54–56, 62, 323
– Hypocortisolismus 47
– Klassifikation 321–322
– komplexe 327
– kritische 56
– spezifische (sPTBS) 54, 323
– Symptome 54–55, 62
– verzögerte, Klassifikation 323
Berufsbedingte Katastrophe 14
Bestrafung, verachtende 43
Beta-Elemente 93
– Containment 93
– nicht symbolisierte 93
Betäubung, affektive 48
Bewusstseinsveränderung
– Erstarrung 60
– Konstriktion 60
Beziehungserfahrungen, häufig wechselnde 9
Beziehungsherstellung, Fortbildungscurriculum 330
Beziehungsszenen, grenzüberschreitende 112
Beziehungstrauma 17–18
Beziehungswissen, implizites 112
Bezugspersonen, relevante, Konfrontation 217–227
Bilder, mentale, KIP 80–82
Blockierung 40
Bloßstellung 43
Blumenmotiv 117–125
– diagnostisches Instrument 115–125
– Entspannungsvorgabe 116
– Gedeihen 121–122
– Krisenintervention 115

– modifiziertes 135
– Traumatisierung, akute 115
– Vorgabe 116–117
Borderline-Persönlichkeitsstörung 13
– Diagnose 57, 65–68
– Mikrotrauma 67

C

Completion (relativer Abschluss), traumatische Reaktion 21–22
Containment
– Alpha-Elemente 94
– Bedeutung 94
– Beta-Elemente 93
– KIP 93–95
Cortisol 47
Co-Täter 35
CRH (Corticotropin-Releasing-Hormon) 47

D

Dehumanisierung, Selbst 29
Denken
– affektsymbolisches 80
– anschaulich-bildhaftes 79
– begriffsymbolisches 80
Depersonalisation 60
Depression 13
– neurotische, sexueller Missbrauch 64
– – Trauma, kumulatives 65
– – Verlassenheitstrauma 65
– Serotoninkonzentration, Abnahme 47
Deprivation, frühkindliche 9
Derealisation 60
Desorganisation 8
Diagnose 52–68
– neurosenpsychologische 63–65
Diagnostisch-Statistisches Manual s. DSM
Dialektik, Trauma 61–62
Dichotomes Denken, Neurose, schwere 328
Dissoziation/dissoziative Störungen 4, 18, 26, 60, 62
– Borderline-Persönlichkeitsstörung 66
– Identitätsstörung 4, 327
– Klassifikation 324–325
– Trauma, psychisches 71
Distanzierung, Vermeidung 108
Doppelidentität 34
Doubling 71
Drogen
– Bewusstseinsveränderung 60

Drogen
- Neurose, schwere 328
- Selbstbehandlungsversuche 71

DSM (Diagnostisch-Statistisches Manual) 14
DSM-IV 54
Durcharbeiten
- Fortbildungscurriculum 331
- Gefühle 283–292
- Interventionsmöglichkeiten 257
- KIP 111
- Motive 257
- Stabilisierungsphase 274–280
- Trauma 254–309
- vertieftes 255
- Wiederbegegnung 285

E

Ego-State-Arbeit 175
Eifersucht 32
Eindringen (Intrusion) 58–59
- traumatische Reaktion 21

Eltern, Schuldübernahme, Introjektion 229
Elternverlust, früher 9
EMDR (Eye Movement Desensitization and Reprocessing)
- Erwachsenen-Selbst 175
- Kind-Selbst 175

Emotionale Energie, Kind, inneres 173
Emotionale Sicherheit, Imagination 85
Emotionale Verarbeitung, Objektbeziehungen, prägende 252
Empörung 29
Engagement, soziales 72
Entfremdungserlebnisse, Neurose, schwere 328
Entspannungsinstruktion, Tresormotiv 141–142
Entspannungskurse 73
Entspannungsmusik 74
Entspannungsvorgabe, Blumenmotiv 116
Entwicklungspsychologische Entstehung/Herkunft, Erfahrungen, interaktionelle 99
Entwicklungsstillstand, affektiver 26
Ereignisse, kritische 56
Erfahrungen
- interaktionelle 99
- transaktionelle 99

Erinnerungen, traumatische 58
Erinnerungsbilder, bPTBS 56

Erlebnisinhalte, emotionale, Benennen 94
Erlebniszustand des Durcharbeitens, traumatische Reaktion 20
Ernährungsfragen 72
Erregung, regulierende 146
Erstarrte Zustände/Erstarrung (frozen states) 56
- apathisch-depressiv 56
- Bewusstseinsveränderung 60
- Durcharbeiten des Traumas 20
- psychomotorische 48

Erwachsenen-Selbst, Eye Movement Desensitization and Reprocessing (EMDR) 175
Es, Veränderungen, regressive 12
Extremstress
- Auswirkungen 44, 47
- Informationsbearbeitung 48

Extremtraumatisierung 28
- Persönlichkeitsveränderung 62

Eye Movement Desensitization and Reprocessing s. EMDR

F

Fallengelassenwerden 10
Familienhaltung 35
Familienklima 35
Familiensituationen, traumatogene 195
Familienstruktur 73
Festgefahrensein im infantilen Stadium, Kind, inneres 171
Fibromyalgie 53
Figuren, dämonische 230
Flashback-Rekollektionen 50
Fliegender Teppich, Motivvorgabe 291–292
fMRT (funktionelle Magnetresonanztomographie) 44
Fortbildungscurriculum 329–331
Freezing 48
Fremdkörper, innerer, Introjektion 230
Frontalhirn 46
Frozen states s. Erstarrte Zustände/Erstarrung
Frühkindliche Szene, Liebesobjekt 111
Frühreife, sexuell angegriffenes Kind 7
Frustrationsaggression, Wiederholungszwang 96
Frustrierung, intensive 96
Funktionelle Magnetresonanztomographie s. fMRT

Sachverzeichnis

G

Gedächtnisstörung 4
Gedächtnisverlust 61
Gefährten, evozierte 146–147
– Tagtraumarbeit 88
Gefühle(n)
– Abstumpfung 48
– Durcharbeiten 283–292
– eine Gestalt geben 285
– Überstimulierung 28
Gegenübertragung(sreaktion) 95–112
– Grundtypen 107
– Haltung, persönliche 108
– – psychotherapeutisch-orientierte 108
– Identifizierungsprozesse, ablaufende 106
– Inszenierung 106
– KIP 110–112
– Nichtaufgebenwollen 109
– Psychopharmaka 108
– Psychotherapie 70
– Schuldgefühle 109
– seelische Erlebnisse 107
– szenisches Verstehen 114
– Tagträume 111
– Widerstand/Widerstehenwollen 109
Gehirn 45
Geiselnahme 14
Gestalt(en)
– hilfreiche, schützende und unterstützende 144–170
– – Arbeit, Schwierigkeiten 168–170
– – Einführen 166–168
– – Finden 144–170
– – am sicheren, geschützten Ort 147
– wehrhafte 160–166
– weise, gütige und milde, Introjekte 248–251
– – Motivvorgabe 248–249
Gestaltungskurse 73
Giftgaskatastrophe 14
Gleichmächtigkeit 87
Gleichrangigkeit 87
Glucocorticoidrezeptoren, Zunahme 47
Grausamkeit, seelische 25
Grenzsetzung 268–274

H

Halt/Halten, KIP 87, 89
Halte-Funktion, Mutter 8
Haltung
– persönliche, Gegenübertragungsreaktion 108
– psychotherapeutisch-orientierte, Gegenübertragungsreaktion 108
Handlungsfähigkeit, Darniederliegen 11
Hass 32
Haus der Gefühle 285
– Motiv 286
Helfer
– Anwesenheit, Tagtraum 222
– innerer 144
Hemmende Reize, Hippocampus 49
Hilflosigkeit, Trauma 10
Hilfreiche therapeutische Beziehung 86–87
Hippocampus 46
– Extremstress 48
– Reize, hemmende 49
– Volumenreduktion 50
Hippocampus-Kortex-Verbindungen, Zerstörung 49
Hypermnesie 4, 50
Hypnoide Zustände 26
Hypnose 60
Hypocortisolismus, Belastungsstörung, posttraumatische 47
Hysterie 5
– Diagnose 65

I

ICD-10 54
ICD (International Classification of Diseases) 14
Ich
– Einengung 8
– Entwicklung, traumatische Ereignisse 71
– Fragmentierung, traumatische 39
– Funktionen, Nachreifung 84
– Identifizierung 33
– Objektbeziehung 227
– Schrumpfung 8
– Schwächung, passagere 85
– Stabilisierung, Motivvorgaben 139
– Vermittlertätigkeit 11
– Verzerrung 9
Ich-Ideal 42
– Kind, ideales 171
– Über-Ich 171
Ich-Spaltung
– Borderline-Persönlichkeitsstörung 67

Ich-Spaltung
- (psycho)therapeutische 88, 206
Ich-Sphären, konfliktfreie 85
Ideales Selbst
- Objekt-/Subjektpol 42
Identifikation
- Aggressor 28–30
- Ich-Vorgang 33
- projektive 93
Identitätsentwicklung, traumatische Ereignisse 71
Identitätsspaltung, Borderline-Persönlichkeitsstörung 67
Identitätsstörung, dissoziative 327
Imaginationen/ Imaginative Auseinandersetzung 314
- emotionale Sicherheit 85
- Fortbildungscurriculum 330
- KIP 80–82, 111
- stabilisierende 86, 176
- Fortbildungscurriculum 330
- traumatisches Geschehen 195
Impulsivität, Borderline-Persönlichkeitsstörung 66
Individuationsbestrebungen, Einengung 293
Individuationskonflikte 35
Infantilität, Kind, inneres 171
Informationsverarbeitung 48–50
- Extremstress 48
Instruktion, traumatische Szene, Begegnung 207
Interaktionen
- generalisierte, Repräsentationen 147, 169
- konstruierend-verstehende 97
Interaktionsrepräsentanzen 97, 146
International Classification of Diseases s. ICD
Interventionsmöglichkeiten, Durcharbeiten 257
Introjekte/ Introjektionen 32, 99
- Eltern, Schuldübernahme 229
- Fremdkörper, innerer 230
- Gestalt, weise, gütige und milde 248–251
- negative, Arbeit 227–251
- - Motivvorgabe 234
- Objektbeziehungen, Internalisierung 228
- positive, Arbeit 227–251
- Symbolkonfrontation 234
- traumatogene, Auftauchen 233–248
- - Begegnung 253–254

- - Einfluss 248–251
- - Konzepte 229–231
- - Machtminderung 233–248
- - psychotherapeutischer Umgang 231
- - Symbolkonfrontation 251–252
- - Täterrepräsentanz, Begegnung 251–252
Intrusion (Eindringen), traumatische Reaktion 20–21, 58–59
Intrusives Motiv 205

J

Janusköpfigkeit 38
Judenverfolgung 11

K

Kampf-oder-Flucht-Reaktion 8, 47
Katastrophe 14
Katastrophengefühl 93
Katathym-Imaginative Psychotherapie s. KIP
Katecholamine 47
Kind, inneres 88, 99, 113
- Anteile 147
- Arbeit mit dem Konzept 171–193, 330
- emotionale Energie 173
- feinfühliges 98, 171
- gesundes 178
- Hinwendung zum Potenzial 283–292
- ideales 171
- Motivvorgabe 185
- Objekt-bezogenes 172
- Ödipuskomplex 172
- Psychotraumabehandlung 175–193
- reales 173
- Stabilisierungsphase 177–178
- unbewusstes 172
- unverletztes 178, 196
- - Motivvorgabe 179
- - Ort, sicherer, geschützter 178, 184
- verletztes 184, 196
- - Annäherung 113
- - Begegnung 196–203
- - Motivvorgabe 197–198
- - Schwierigkeiten 202–203
- wütendes 258
Kindesmissbrauch 15
Kindesmisshandlung 276
Kindheitstrauma, sexuelles 5
Kindmotiv 173
Kind-Selbst, EMDR 175

Sachverzeichnis

KIP (Katathym-Imaginative Psychotherapie) 77–82, 173
- Abschied 309–317
- Altersregression 111
- Arbeitsbündnis 88–89
- assoziatives Vorgehen 79
- Basis, sichere und stabile 87
- begleitendes Vorgehen 79
- Behandeln 87
- Bilder, mentale 80–82
- Containment 93–95
- Durcharbeiten 111
- Fortbildungscurriculum 329–331
- Gegenübertragung 110–112
- Grundvoraussetzungen 82–112
- Halt 89
- Halten 87
- Imaginationen 80–82, 111
- Initial- und Stabilisierungsphase 113–170
- Konfliktlage 78
- Motive 78
- narzisstische Restitution 134–140
- Neuorientierung 309–317
- potential space 92
- Psychotherapeutenverhalten 78
- psychotherapeutischer Prozess 112–317
- Räume und Orte, schützende und bergende, aufsuchen 91–93, 125–134
- Rahmen, schützender 90–91
- Sicherheit 89
- Stabilität 89
- Stellungnahme, obergutachterliche 90
- Stundenkontingent 90
- Symbolkonfrontation 79
- Tagtraum 78
- Tresormotiv 140–144
- Übertragung 110–112
Klassifikationen
- diagnostische 32, 321–326
- symptomorientierte 32, 321–326
Körperkontrolle 35
Koffeinkonsum 72–73
Kompromissbildungen 99
Konflikte 6
- Fokussierung 255
- Gruppen 38
- Hervortreten 281–283
- innere 34
- Intensitätsskala 27
- Regulation 35
- Stabilisierung 281–283
- Traumatisierung 24, 34–38
- Wiederholungszwang 97
Konfliktlage, KIP 78
Konfrontation, Bezugspersonen, relevante 217–227
Konstriktion 59–61
- Bewusstseinsveränderung 60
Kontrollfunktion, Schwäche 23
Konversionsstörungen 62
- Klassifikation 324–325
Kooperation, einfühlsame 87
Kortex, assoziativer 45
Kräfte, konstruktive, eigene 295
Kriegsneurosen 6
Krisenintervention 83
- Blumenmotiv 115
KZ-Inhaftierung 11

L

Lebensbedrohliche Erkrankung 14
Lebensfreude, Verlust 293
Libidinöse Entwicklung, phasenspezifische Themen 9
Liebesobjekt, frühkindliche Szene 111
Liebesunwertes 39
Liebesverlust 40
Locus caeruleus 45
Lösungen, neue 206
Loyalitätskonflikte 37
- äußere 38
- Scham-Schuld-Dilemma 37
- Über-Ich 38, 100

M

Macht 32
Malkurse 73
Mandelkern s. Amygdala
Masochismus
- klinischer 100
- sexueller 29
Masochistische Neigungen 34
Masochistische Übertragung 29
Masochistisch-impulsive Handlungssequenz 31
Masturbation, zwanghafte 39
Medium, externes/inneres 92
Mentale Bilder/Mentalisierung 26, 53, 80
Mikrotrauma, Borderline-Störung 67

Missbrauch 14
Misshandlung 14
– Grausamkeit, Introjektion 29
Modell der Schichtung der Aggression 28
Modifizierung, aktive 113
Motiv(e)
– des Baches 140
– des Berges 140
– Durcharbeiten 257
– Garten Eden 140
– KIP 78
– konfrontative 130
– narzisstisch restitutive 85, 130, 139
– stabilisierende 130, 139
– – Imaginationen 86
Mutter
– Halte-Funktion 8
– Reizschutzfunktion 9
Mutterrepräsentanz, Konfrontation 266–268

N

N-Acetyl-Aspartam (NAA), Konzentrationsverminderung 50
Nachttraum
– Aktivierung, Angstträume 306–309
– traumatische Situation, Manifestation 213–217
Narzissmus 29
Narzisstische Neigungen 34
Narzisstische Restitution, KIP 134–140
Negativismus, Übertragung 103
Neid 32
Neuorientierung, KIP 309–317
Neurobiologische Erkenntnisse, Traumaforschung 44–51
Neuromodulatoren 47–48
Neurosen 6, 34
– Angstaffekt 84
– depressiv-hysterische 64
– Diagnose 63–65
– Intensitätsskala 27
– Kernkonflikte 38
– psychoanalytische Konzeption 25
– schwere 327–328
– Sexualität 4–5
– traumatische 7, 11
– Verarbeitungsmuster 30
Neurotoxizität, Stresshormone 50
Neurotransmitter 47–48
Nichtaufgebenwollen, Gegenübertragung 109

Nikotinkonsum 72–73
Noradrenalin 47
Notfallreaktion, traumatische Reaktion 19
Numbing 48

O

Objektbeziehungen 8, 99
– bewusste 252
– Entwicklung 8–9
– Ich 227
– Internalisierung, Introjektionen 228
– prägende, emotionale Verarbeitung 252
– Über-Ich 227
– vorbewusst bleibende 252
Objektbilder, gute, Wiederbelebung 169
Objekt(e) 8
– gute, Aufbau 87
– ideales 144
– innere 98
– – steuernde 87
– verinnerlichte 98
Objektempfindung, gespaltene, Borderline-Persönlichkeitsstörung 66
Objektliebe, aktive/passive 7
Objektlose Sensation 6
Objektpol, Selbst, ideales 42
Objektrepräsentanzen 97
Objektverlust 9, 40
Objektwelt 6
Ödipuskomplex
– Kind, inneres 172
– negativer 34
Opioide, endogene 48
Orale Strebungen 35
Ort, sicherer, geschützter 125
– Kind, inneres, unverletztes 178, 184
– Schwierigkeiten 133
– Sicherheitsgefühl/-erleben 126

P

Panik 40
Paranoides Erleben, Borderline-Persönlichkeitsstörung 66
Patientinnen, Akzeptierung, nicht beurteilende 69
Periaquäduktales Grau 45
Peritraumatische Expositionsphase 20
Persönlichkeit, Zusammenbruch 11
Persönlichkeitsorganisation, multiple 327

Sachverzeichnis

Persönlichkeitsveränderung
- andauernde 325–326
- Extremtraumatisierung 62
- psychische Krankheit 62
- Schmerzsyndrom, chronisches 62

PET (Positronenemissionstomographie) 44

Phantasie(n) 94
- hasserfüllte 10
- masochistische 24
- narzisstische 24
- ödipale 121
- optische 79

Phobie 5
Phobische Trennung, Über-Ich 30
Physioneurose 7
Physische Aktivität, tägliche 72
Polarisierung 25
- Selbst 32
Positronenemissionstomographie s. PET
Posttraumatic Stress Disorder s. Belastungsstörung, posttraumatische
Potential space, KIP 92
Potenzial des Kindes, Hinwendung 283–292
Psychische Strukturen, Über-Ich-Introjekte 250
Progression 81
Projektion 32
Pseudoidentität 33
Psychische Krankheit, Persönlichkeitsveränderung 62
Psychisches System, Überforderung 17
Psychisches Trauma, Dissoziation 71
Psychoanalytischer Ansatz von Wurmser 24–45
Psychoneurosen 5
Psychopharmaka, Gegenübertragungsgefühl 108
Psychophysiologische Gesamtreaktion 19
Psychosomatische Symptome, Durcharbeiten des Traumas 20
Psychotherapeutenverhalten, KIP 78
Psychotherapeutinnen/-therapeuten, Abstinenzhaltung, selbstkritische 89
Psychotherapeutische Beziehung, hilfreiche 86–87
Psychotherapeutischer Prozess, KIP 112–317
Psychotherapeutischer Umgang, Introjekte, traumatogene 231
Psychotherapie
 - Gegenübertragungsreaktion 70

- katathym imaginative s. KIP

Psychotraumabehandlung/-therapie
- Beziehung, Wiederaufnahme 70
- Hypothese 70
- Kind, inneres 175–193
- KIP, Fortbildungscurriculum 329–331
- Regeln, allgemeine 69–74
- Stabilisierung 84–95

Psychotraumatic Stress Disorder/ Psychotraumatische Belastungsstörung s. Belastungsstörung, posttraumatische

Psychotraumatologischer Ansatz von Fischer und Riedesser 16–24

PTSD (Posttraumatic/Psychotraumatic Stress Disorder) s. Belastungsstörung, posttraumatische

R

Rache 29
Rahmen, schützender, KIP 90–91
Raum
- analytischer, KIP 91
- bergender 125
- imaginativer 92
- schöpferischer 92
- sicherer, geschützter 125–134
- therapeutischer, KIP 91
Reale Beziehung, Übertragung 105
Realität, Als-ob-Umgang 92, 113
Realitätsorientierung, Serotonin 48
Realitätswahrnehmung, verzerrte 60
Rebellion, Übertragung 103
Reexternalisierung 43
Regression 81
- belastende Szenen 313
- traumatische Erfahrungen, Durchleiden 194
Reinszenierung 4
- Beziehungserfahrungen, traumatische 97
Reizüberschwemmung 11
Relativer Abschluss s. Completion
Repräsentanz 145
- episodische 146
Repräsentationen generalisierter Interaktionen 146–147, 169
Ressentiment 29
Ressourcen, innere, Verlöschen 8
Restitution, narzisstische, Motivvorgaben, stabilisierende 139

Resymbolisierung, traumatische Situation/Szene 203–212
Retraumatisierung 50, 53
Reviktimisierung 13
Rivalität 32
Rückzug 12

S

Sadismus 29
Schädel-Hirn-Trauma 15
Scham 28
– Abwehr 298
– äußere 39
– Genese 39
– innere 42
– namenlose 39
– Traumatisierung 38–43
Schamaffekt 42
Schamangst 39–40
– Intensität 40
– Verhaltensmuster 40
Schamkonflikte 34
– Über-Ich 100
Scham-Schuld-Dilemma/-Konflikt 36, 195
– Loyalitätskonflikte 37
Schizoide Charakterzüge 9
Schmerzempfindung, Verlust 60
Schmerzen, chronische 43
Schmerzsyndrom, chronisches, Persönlichkeitsveränderung 62
Schock, Trauma 10
Schützender therapeutischer/analytischer Raum, KIP 91–93
Schuld, verleugnete 36
Schuldgefühle 228
– Gegenübertragung 109
Schuld-Konflikte 34
– Über-Ich 100
Schuld-Scham-Konflikt 32
Schwimmen 74
Schwindel 53
Screen-Trauma 10
Seelenbegriff 173
Seelenblindheit 25, 38
Seelenmord 25, 38
Seelische Erlebnisse, Gegenübertragung 107
Seelische Verletzung 14
Sehstörungen 53
Selbst
– Dehumanisierung 29

– Empfindungen 146
– falsches, Ad-hoc-Entwicklung 12
– ideales 42
– Polarisierung 32
– Sexualisierung 29
Selbstäußerungen, Einengung 293
Selbstbehandlungsversuche, Alkohol/Drogen 71
Selbstbehauptung, psychische 96
Selbstbeobachtung 88
Selbstberuhigung, traumatische Reaktion 21
Selbstempfindung, gespaltene, Borderline-Persönlichkeitsstörung 66
Selbstfürsorge, Möglichkeiten 73
Selbsthilfegruppen 73
Selbstliebe, Verlust 43
Selbst-mit-dem-Anderen 112
Selbstmord 43
Selbstobjekt 87
Selbst-sein-Wollen 31
Selbstverletzungen 13, 52
Selbstverlust 40
Selbstverständnis, Erschütterung 17
Selbstverstümmelung 43
Selbstverurteilung 32
Selbstwerterniedrigung 228
Selbstzerstörerische Handlungen, Neurose, schwere 328
Serotonin, Realitätsorientierung, flexible 48
Setting, tragendes 85
Sexualisierung, Selbst 29
Sexualität, Neurosen 4–5
Sexuelle Kontakte zu Patientinnen und Patienten 89
Sexuelle Traumatisierung 13
Sexueller Missbrauch, Depression, neurotische 64
Sich-als-wirkliches-Gegenüber-Erweisen 87
Sicherheit, KIP 89
Sicherheitsgefühl/-erleben, Ort, beschützter 126
Signalangst 40
Sitzungen, feste Zeiten 90
Somatoforme Beschwerden, Trauma 53
Spiegeln, interaktives 113
Sprechen
– inneres 94
– über das Trauma 72
Stabilisierung(sphase)
– Durcharbeiten 274–280

- Fortbildungscurriculum 330
- Kind, inneres 177–178
- Konflikte 281–283
- Psychotraumabehandlung 84–95
- Stellenwert 84
- Traumakonfrontation 253–254
Stabilität, KIP 89
Stellungnahme, obergutachterliche, KIP 90
Stigmatisierung 53
Stimmungsschwankungen 52
Strafende Handlungen 43
Stress response 20
Stresshormone 47
- Neurotoxizität 50
Stress-Syndrom, posttraumatisches 13, 55
Stundenkontingent, KIP 90
Subjekt-Objekt-Erfahrungen, traumatische 230
Subjekt-Objekt-Interaktionen 113
Subjektpol, Selbst, ideales 42
Subjektrepräsentanz 97
- Kind, inneres 171
Substanzen, unzerstörbare 135
Substanzmissbrauch 13
Suizidale Handlung, Borderline-Persönlichkeitsstörung 66
Symbolkonfrontation 266–268
- Gestalten 251
- gezielte 258
- Introjekte 234, 251–252
- KIP 79
- Täterkonfrontation 218
- Technik 251
Symptomatik aus neurobiologischer Sicht 50–51
Symptomproduktion, Dimensionen, basale 58
Synapsen, Dysfunktionen 47
Szenisches Verstehen
- Gegenübertragung 114
- Übertragung 114

T

Täter/Täterin 35
- Desidentifikation 203
- Distanzierung 203
Täterkonfrontation 95, 217–227, 268–274, 293
- Stabilisierungsphase 218
- Symbolkonfrontation 218

Täter-Opfer-Konstellation, intrapsychische 228
Täterrepräsentanz
- Begegnung 253–254
- - Introjekte, traumatogene 251–252
- Fortbildungscurriculum 330
Tätervernichtung 293
Tagtraum 94
- Erleben 206
- Erlebnisverarbeitung 206
- Gefährte, evozierter 88
- Helfer, Anwesenheit 222
- KIP 78
- Konfrontation 303
- Motive, narzisstisch restitutive 81
- Wandlungen 306
Tanzkurse 73
Teilpersönlichkeit, Ausbildung 4
Tempel der Stille, Motiv 138
Thalamus 46
Thalamus-Kortex-Verbindung, Zerstörung 49
Therapeutische Beziehung
- Über-Ich-Übertragung 104
- Übertragung, traumatisierende 104
Thermalquelle, Motiv 138
Tier, wehrhaftes, Motiv 160–166
Tod
- psychogener 28
- symbolischer 40
Trance 60
Trauerarbeit 292–298
- leisten 292–298
Trauma 9
- Abwehrmechanismus 7
- akutes, Blumenmotiv 115
- Auseinandersetzung, imaginative 194–254
- Definition von Fischer und Riedesser 16–18
- - von Wurmser 25–28
- Dialektik 61–62
- Durcharbeiten 254–306
- Durchleiden, Regression 194
- Folgeerscheinungen, Diagnose 62–63
- Fortbildungscurriculum 330
- Hilflosigkeit 10
- Integration 254–309
- Intensitätsskala 27
- intrafamiliäres 195
- Introjekte 103

Trauma
- im Kindesalter, Verarbeitungsmuster 30–34
- Konflikt 24, 34–38
- Konfrontation, Stabilisierungsphase 253–254
- Konzepte 3–13
- kumulatives 9
- – Depression, neurotische 65
- Phänomenologie 14
- prädisponierende Faktoren 9
- psychisches 5
- – Konzepte 3–43
- – Verlaufsmodell 18–24, 54
- psychotherapeutische Behandlung 83
- Qualität 15
- Realität, Aufdeckung 204
- Realitätsbenennung 86
- Reinszenierung 97
- Scham 38–43
- Schock 10
- somatoforme Beschwerden 53
- stattgefundenes, Verarbeitung 114
- Transformation 72
- Trauerphase 254–309
- Über-Ich 25
- Überidentifizierung 108
- Übertragung 95
- unfallbedingtes 14
- Verarbeitung 72
- verbal-emotionales 25
- Wiedererleben 61

Traumaarbeit 194

Traumaforschung
- anatomische Strukturen 45–47
- neurobiologische Erkenntnisse 44–51
- Symptomatik aus neurobiologischer Sicht 50–51

Traumatische Reaktion 19–23
- Abschluss 22
- biphasischer Charakter 21–22
- completion-tendency 22
- Erlebniszustand des Durcharbeitens 20
- Fortbestehen, chronisches 23
- Intrusion (Eindringen) 21
- Intrusionsphase/-zustand 20
- Natur und Dynamik 71
- Notfallreaktion 19
- peritraumatische Expositionsphase 20
- Selbstberuhigung 21
- Verleugnungsphase/-zustand 20

Traumatische Realität, Einbrüche 176

Traumatische Situation/Szene 6, 18–19
- Begegnung, Instruktion 207
- Manifestation, Nachttraum 213–217
- Resymbolisierung 203–212

Traumatischer Prozess 23–24

Traumatisierende Übertragung 102–103

Traumaverarbeitung
- Aggressor, Identifikation 96
- biphasische Reaktion 21–22
- Dimensionen 57–58

Trennung, phobische, Über-Ich 30

Trennungskonflikte 35

Trennungsschuld 32, 38

Trennungstraumata 9

Tresormotiv
- Entspannungsinstruktion 141–142
- KIP 140–144

Triebäußerungen, phasenspezifische 6

Triebimpulse 99

Triebkonflikte 35

Triebumkehr 33

Trotz 29
- Übertragung 103

U

Übererregung 58

Übererregungsniveau, bPTBS 56

Über-Ich 24, 34, 42
- Bildung, Loyalitätskonflikte 38
- Bindung 37
- Gegenübertragung 108
- Grausamkeit, Introjektion 29
- Ich-Ideal 171
- Objektbeziehung 227
- phobische Trennung 30
- Strukturdefekte 228
- Trauma 25
- Veränderungen, regressive 12

Über-Ich-Haltung 99

Über-Ich-Introjekte 113, 228, 230
- psychische Strukturen 250

Über-Ich-Übertragung 98–99, 298
- Auflösung 105
- normale 100
- therapeutische Beziehung 104
- traumatisierende 99–100

Über-Ich-Verurteilungen 29

Sachverzeichnis

Überidentifizierung
- Gegenübertragungsreaktionen 107
- Traumatisierte 108

Überstimulierung, Gefühle 28

Übertragung 95–112
- Alltagsbeziehungen 98
- Beziehung, reale 105
- Deutung 106
- Inhalte 99
- Inszenierung 106
- KIP 110–112
- masochistische 29, 99
- – verkappte 103
- Phänomene 110
- sadistische 99
- szenisches Verstehen 114
- traumatisierende 99, 102–103
- – Auflösung 105
- – therapeutische Beziehung 104
- Ursachen 98

Übertragungsgefühle, aufkeimende 110

Übertragungs-Gegenübertragungskontext 98

Übertragungsneurose 110

Übertragungsüberzeugung, pathogene 106

Umweltbedingungen, psychotisch verzerrte 11

Unlustvermeidung, Regression-Progression 81

Unwertgefühl 28

Urliebe 39

Urscham 39

V

Verarbeitung
- Trauma, stattgefundenes 114
- Unterbrechung, vorzeitige 23

Verarmung, energetische 8

Verdrängtes, Imaginationen 82

Verfolgungserlebnisse, Auswirkungen 12

Verfolgungstrauma 230

Verführungstrauma 5
- sexuelle Schädigung 5

Verkehrsunfälle 14

Verlassenheitstrauma, Neurose, depressive 65

Verleugnetes, Imaginationen 82

Verleugnung 31, 33, 36
- bPTBS 56
- traumatische Reaktion 20
- Vermeidung 108
- bPTBS 56
- Distanzierung 108
- Gegenübertragungsreaktionen 107
- Verleugnung 108

Vernachlässigung 15, 25

Vernichtungsdrohung 23

Verstehen, empathisches 94

Viktimisierungssyndrom 326

Vorgehen, assoziatives 255

W

Wandlungen, Tagtraum 306

Wehrhafte Tiere/Gestalten 160–166

Weltverständnis, Erschütterung 17

Wiederaufnahme von Beziehung, Psychotraumatherapie 70

Wiederbegegnung, Durcharbeiten 285

Wiedererleben, intrusives 61

Wiederholungszwang 95–112
- Affekte 97
- Bedeutung 96
- Frustrationsaggression 96
- Konflikte 97
- Neurose, schwere 328

Wirklichkeit, äußere 35

Wünsche
- bedrohlich-schuldhafte 6
- triebhaft-lustvolle 6

Wut 29
- mörderische 29

Y

Yogakurse 73

Z

Zeitgefühl, verändertes 60

Zurückgezogenheit 52

Zwanghaftigkeit 24, 34

Zwangsneurose 5

Zwei-Personen-Psychologie 9

Trauma und Psyche

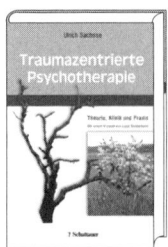

Sachsse (Hrsg.)
Traumazentrierte Psychotherapie
Theorie, Klinik und Praxis

Dieses Buch stellt die Behandlung von Traumatisierungen in den Mittelpunkt. Dabei werden Strategien sowohl zur Behandlung von Bindungs- und Beziehungstraumata als auch zur Behandlung traumatisierender Einzelereignisse vermittelt. Texte mit wissenschaftlicher Orientierung bilden das Fundament, auf dem sich das Gebäude „Traumazentrierte Psychotherapie" aufbaut.

Alle Elemente, Interventions- und Behandlungsstrategien werden ausführlich begründet und im Einzelnen mit klinischen Beispielen veranschaulicht. Ulrich Sachsse verfügt über eine inzwischen 25-jährige Erfahrung in der Behandlung komplex traumatisierter Patientinnen und Patienten.

Vorwort von Luise Reddemann

2004. 463 Seiten, 13 Abb., 25 Tab., geb.
€ 54,–/CHF 86,40 · ISBN-13: 978-3-7945-1971-2
ISBN-10: 3-7945-1971-X

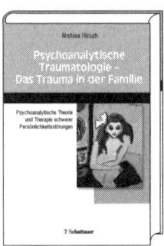

Hirsch
Psychoanalytische Traumatologie – Das Trauma in der Familie
Psychoanalytische Theorie und Therapie schwerer Persönlichkeitsstörungen

Zeitgenössische psychoanalytische Therapie schwer traumatisierter Patienten erfordert ein flexibles Vorgehen zwischen Halten und Grenzen-Setzen, Verstehen und Konfrontieren bis hin zum spielerischen psychodramatischen Mitagieren. Mathias Hirsch hat seine Konzepte für den prototypischen Extremfall von familiärer Traumatisierung aus seiner jahrelangen Erfahrung mit der psychoanalytischen Therapie derart betroffener Patienten erarbeitet. Er stellt hier sowohl die theoretischen und historischen Grundlagen als auch die psychoanalytische Therapie ausführlichst dar. Das Ergebnis ist ein hochaktuelles Buch über moderne Psychoanalyse bzw. psychodynamische Psychotherapie.

2004. 316 Seiten, 6 Abb., geb.
€ 44,95/CHF 71,90 · ISBN-13: 978-3-7945-2317-7
ISBN-10: 3-7945-2317-2

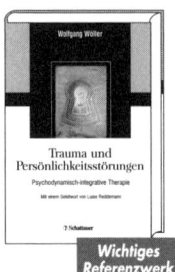

Wichtiges Referenzwerk

Wöller
Trauma und Persönlichkeitsstörungen
Psychodynamisch-integrative Therapie

Sind Persönlichkeitsstörungen das Ergebnis von traumatischen Erfahrungen? Dieses Buch erläutert mögliche Zusammenhänge zwischen der Persönlichkeitsstörung eines Menschen und seinen traumatischen Erlebnissen in Kindheit und Jugend. Der Fokus liegt dabei auf chronischen Bindungs- und Beziehungstraumatisierungen.

Sequenzen aus therapeutischen Gesprächen helfen, am konkreten Fallbeispiel Interventionsmöglichkeiten praxisnah nachzuvollziehen. Die Autorinnen und Autoren stellen auch andere neuere Therapieansätze vor und vergleichen Punkt für Punkt diese mit dem eigenen Ansatz; somit erhält der Leser eine gute Orientierung in den aktuellen Therapieverfahren im Bereich der Persönlichkeitsstörungen und traumaassoziierten Störungen.

Geleitwort von Luise Reddemann

2006. 576 Seiten, 1 Abb., 10 Tab., geb.
€ 59,–/CHF 94,40 · ISBN-13: 978-3-7945-2446-4
ISBN-10: 3-7945-2446-2

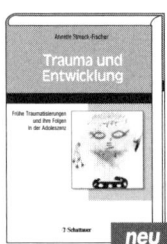

Streeck-Fischer
Trauma und Entwicklung
Frühe Traumatisierungen und ihre Folgen in der Adoleszenz

Die Behandlung traumatisierter Jugendlicher ist eine besondere Herausforderung für Therapeuten. Annette Streeck-Fischer, eine der renommiertesten Fachärztinnen für Kinder- und Jugendpsychiatrie und Psychoanalyse in Deutschland, schärft mit ihrem Buch den Blick für die besondere Problematik und „Ausdrucksweise" traumatisierter Jugendlicher.

Prägnant, anschaulich und oftmals kritisch vermittelt die Autorin ihr fundiertes Wissen. Das Ergebnis ist ein hochaktuelles Praxisbuch, das der Adoleszenz in Psychiatrie und Psychoanalyse den notwendigen Stellenwert verschafft.

2006. 288 Seiten, 29 Abb., 43 Tab., geb.
€ 49,95/CHF 79,90 · ISBN-13: 978-3-7945-2441-9
ISBN-10: 3-7945-2441-1

www.schattauer.de